U0276416

焦树德医学全书

焦树德方药心得（上册）

焦树德 著

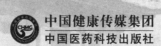

中国健康传媒集团
中国医药科技出版社

内 容 提 要

本书为焦树德教授在方剂和用药方面的临床心得，收录了焦老最经典的两本著作《用药心得十讲》和《方剂心得十讲》。前者将 300 多味中药根据功效，分为十大类别，作为十讲，着重讲解了中药的性味、功能、主治、配伍应用、剂量、使用注意等；后者择集前人常用方剂 200 多首，结合个人经验自拟方数十首，根据不同专题，分为十讲，不拘形式，结合病例生动实用地介绍了焦老对方剂的应用体会。上述方药内容多为焦老生前临床应用亲身体会，实属干货，对临床应用启迪颇深，可供广大临床中医药工作者及中医院校师生阅读参考。

图书在版编目（CIP）数据

焦树德方药心得 / 焦树德著 . —北京：中国医药科技出版社，2017.2
（焦树德医学全书）
ISBN 978-7-5067-8921-9

Ⅰ . ①焦…　Ⅱ . ①焦…　Ⅲ . ①中医临床 – 经验 – 中国 – 现代　Ⅳ . ① R249.7

中国版本图书馆 CIP 数据核字（2016）第 318088 号

美术编辑　陈君杞
版式设计　也　在

出版　**中国健康传媒集团** ｜ 中国医药科技出版社
地址　北京市海淀区文慧园北路甲 22 号
邮编　100082
电话　发行：010 – 62227427　邮购：010 – 62236938
网址　www.cmstp.com
规格　710 × 1000mm $\frac{1}{16}$
印张　32
字数　513 千字
版次　2017 年 2 月第 1 版
印次　2023 年 11 月第 5 次印刷
印刷　三河市万龙印装有限公司
经销　全国各地新华书店
书号　ISBN 978-7-5067-8921-9
定价　**69.00 元**（上下册）

版权所有　盗版必究
举报电话：010-62228771
本社图书如存在印装质量问题请与本社联系调换

出版者的话

　　中医药是我国的国粹之一，她为中华民族的健康保健做出了卓越的贡献。中医药学是一门实践医学，她的传承发展有其自身的规律，历史上多为家传师授，致使目前中医的学术和临床传承也具有很强的个人特色。历代名医都有自己独特的临床经验和理论见解，呈现出一派百花齐放、百家争鸣的气象，虽然各有千秋、各有特色，但百变不离其宗，都不脱离中医基本理论的整体框架和原则，从而实现了同病异治、异病同治、殊途同归的临床效果。

　　国家高度重视中医药发展，抢救挖掘、继承整理名医经验，是中医学术发展的战略起点和关键。中医的发展主要依靠历代医学家临床经验的积累、整理而提高，而整理名医学术经验并出版成书是保存流传名医绝技的重要手段。阅读老中医临床经验的图书，等于间接积累了经验，增加了几十年的临床功力，是中青年医生提高临床能力的必由之路。

　　焦树德是全国首批 500 名名老中医之一，早年向外祖父学习中医，攻读古典医籍，打下了坚实的中医理论基础。后考入天津国医学院、西医专门学校函授学习，1955 年冬，到原中央卫生部举办的西医学习中医研究班学习近三年，再次系统深入地学习中医学，亲聆了蒲辅周、黄竹斋、杨树千、秦伯未等全国几十位中医名家的教诲，毕业时荣获银质奖章。焦老一生精研岐黄，博采众长，学贯中西，注重学术，勤于临床，称其为"中医学术泰斗"毫不为过！尤其在风湿病领域更是卓有成就，首创了"尪痹"病名，确立了它的治疗原则和方药，对中医风湿病学的发展做出了巨大贡献，曾有"南朱（良春）北焦（树德）"的美称。

焦老一生著述较多，但亲笔著作主要有以下几种：《焦树德临床经验辑要》《从病例谈辨证论治》《方剂心得十讲》《用药心得十讲》《树德中医内科》《医学实践录》，其中，《焦树德临床经验辑要》一书第一版曾获得"第十届全国优秀科技图书奖三等奖"，《用药心得十讲》和《方剂心得十讲》更曾是一代人学中医的必备读物，一度风靡业界，口碑传扬。

此次再版，主要收录其亲笔著作，合辑为丛书《焦树德医学全书》。一是对一代中医大师的深切缅怀和纪念，更是希望其学术传承能够源远流长，永不停息。分册名字为了突出焦老，都加了"焦树德"的名字，并且将《方剂心得十讲》和《用药心得十讲》合并为一本，命名为《焦树德方药心得》。

为使读者能够原汁原味地阅读名老中医原著，我们在重刊时尽可能遵从保持原书原貌的原则，主要修改了原著中疏漏的少量错误，规范了文字用法和体例层次，在版式上按照现在读者的阅读习惯予以编排。此外，为了方便读者阅读，我们对书中出现的部分旧制的药名、病名、医学术语、计量单位等做了修改与换算；对书中出现的犀角、虎骨等现已禁止使用的药品，我们未予改动，但读者在临证时应使用相应的代用品。

借由本全书的出版，希望能够在一定程度上满足广大临床工作者对名医经验学习的渴求，并为中医药的继承与发扬，奉献自己的绵薄之力。

中国医药科技出版社

2016 年 12 月

总 目 录

用药心得十讲

目录
Contents

第8讲　活血化瘀药 ·············· 159

第9讲　其他药物 ·············· 181

第1讲　用药需注意什么

注意辨证论治与理法方药的一致性

中医学几千年来逐步形成了"辨证论治"的医疗体系，它的内容包括理、法、方、药四个方面。临床用"药"要组织处方，组织处方要符合治疗"法"则的要求，治疗法则的确立，有赖于辨证论治的"理"论指导。所以理、法、方、药是紧密联系在一起的。要正确地运用辨证论治，应掌握一定的中医药理论知识。

在临床用药方面，前人积累了丰富的经验。举例来说，同是热性药，附子的热与干姜的热不同；同是寒性药，石膏的寒与黄连的寒不同；同是发散药，桂枝的发散与麻黄的发散不同；同是滋阴药，麦冬的滋阴与地黄的滋阴不同；同是补肾药，熟地黄补肾阴，肉桂补肾阳；同是一味柴胡，在甲方中是取它的发散、和解功能，在乙方中则利用它的升提功能；同是一味大黄，在不同的药方中，又可利用对它的配伍或炮制以及用量大小的变化而改变其治疗作用，等等。我们必须学习和运用这些宝贵的经验和理论，以帮助提高医疗效果。

近些年的动物实验也表明，在中医药理论指导下认识病机、辨证、立法、遣方、用药，对提高疗效确有帮助。例如：用滋阴潜阳药治疗动物神经源性高血压有良效，但如将滋阴药、潜阳药分开试验，则降压效果均差，用桂附八味汤则完全无效；对肾性高血压，用桂附八味汤效果良好，单用滋阴的六味地黄汤也很好，而单用肉桂、附子则基本无效。再如，用四物汤和八珍汤所做动物实验证明，二方对急性贫血状态下的动物，有促进其红细胞增生的作用，而八珍汤的效果尤为显著，说明了"气血双补""阳生阴长"的合理性。还有人用补中益气汤做实验，证明对子宫及其周围组织有选择性收缩作用，并能调整小肠蠕动及肠肌张力恢复的作用，促进营养吸收，这与中医理论"补中益气"是相吻合的。

所以，要想避免那种不分药性寒热，不注意药量大小和配伍变化，不根据证候虚实寒热、转化传变等而呆板硬套的用药方法，就应注意结合辨证论治的理论去运用中药。

注意配伍变化和用量大小的变化

中药的配伍变化很多。药方中药物配伍得恰当与否，直接影响着治疗效果。例如麻黄本为发汗药，但如配用适当量的生石膏，则可减弱它的发汗作用而发挥其宣肺平喘、开肺利水等功能；荆芥为解表药，如配防风、苏叶则为辛温解表药，如配薄荷、菊花则为辛凉解表药；防风可以治头痛，如配白芷则偏于治前头痛，配羌活则偏于治后头痛，配川芎、蔓荆子则偏于治两侧头痛。再如黄连配肉桂可治心肾不交的失眠；半夏配秫米可治胃中不和的失眠；大黄配甘草可治刚吃完饭即吐的呕吐。药方的组织，也常因一二味药的加减而增强治疗作用。例如四君子汤（参、术、苓、草）为健脾补气的方剂，但脾的运化功能差者服用此方后容易产生胸闷胃满的副反应，宋代名医钱乙在这个药方中，加入了一味陈皮以理气和中，名"五味异功散"，而成为临床上常用的著名方剂。再如用补中益气汤所做动物实验证明，其中升麻和柴胡在药方中对其他药有明显的协同作用，并能增强这些药物的作用强度，尤其在肠蠕动方面；如去掉这两药，该方对肠蠕动的作用即现减弱；若单用这两药，则无以上各作用。也有人对茵陈蒿汤做了动物实验，发现把茵陈、栀子、大黄三药分开单味投药时，没有明显利胆作用，只有把这三药合起来使用（即茵陈蒿汤）时，才见到胆汁排泄大量增加，并且是量与质的排泄同时增多。再如有单位对 55 个含有黄连的复方进行了实验和临床观察等研究，结果表明，配伍适宜的黄连复方，确可减少抗药性的形成，提高抑菌效果，增强解毒能力，减低单味药的毒性和副作用。可见药物的配伍变化非常重要。

药物的用量对疗效也有很大关系。例如桂枝汤中，桂枝和白芍的用量相等，就有和营卫解肌的功效；桂枝加芍药汤中，白芍的用量比桂枝多一倍，就成为治太阳病误下，转属太阴，因而腹满时痛的方子；小建中汤中，白芍比桂枝的用量多一倍，又配用饴糖，就成为温建中焦、止腹中痛的方剂了。厚朴三物汤、小承气汤、厚朴大黄汤三个方剂都是厚朴、枳实、大黄三味药组成，因三药的用量在各方不同，治证也就不同。再如清瘟败毒饮原方指出："生石膏大剂六两至八两，中剂二两至四两，小剂八钱至一两二钱；小生地大剂六钱至一两，中剂三钱至五钱，小剂二钱至四钱；川黄连大剂四钱至六钱，中剂二钱至四钱，小剂一钱至一钱半。"并指出："六脉沉细而数者即用大剂，沉而数者即用中剂，浮大而数者用小剂"。可见用量的变化，在处方中，占有重要的地位。

另外，药物的用量也与年龄的大小、患者的体重、病邪的猖衰、身体的强弱、气候的冷暖等，都有着密切的关系。

临床用药如果不注意配伍变化和药量大小的变化，即使是立法和处方的大原则基本上是对的，也往往效果不理想，甚或无效。

注意药物炮制与生用的不同

中药的炮制约有两千年的历史，随着历史的发展，在方法上也不断改进，积累了丰富的炮制与使用经验。中药的炮制虽然已由专门技术人员进行加工，但是临床医生也必须掌握炮制对药效的影响，以便于处方时选择应用。例如：生姜发散风寒，和中止呕；干姜则暖脾胃，回阳救逆；炮姜则温经止血，祛肚脐小腹部寒邪；煨姜则主要用于和中止呕，较之生姜则不散，较之干姜则不燥。再如：当归用酒洗后适用于行血活血，炒炭后则适用于止血；石膏生用则清热泻火，熟用则敛疮止痒；地黄生用甘寒凉血，养阴清热，熟用则甘温补肾，滋阴填精；薏苡仁生用偏于利湿，炒用则偏于健脾；大黄生用泻力最大，适于急下存阴，蒸熟则泻力缓，适于年老、体衰须用大黄者，大黄炭则泻力很小，但却能止大便下血；荆芥生用为散风解表药，炒炭则成为治产后血晕及子宫出血的有效药物；牡蛎生用平肝潜阳，软坚散结，消瘰疬，煅用则敛汗、涩精、止白带。由此可见，同一药物的生用与制熟用，或同一药物的不同炮制方法，使得药物在效能有所区别。在处方选药时，要注意根据具体情况灵活选用具有不同效能的药物。

注意药方的随证加减

前人在长期医疗实践中，不但在每味药物的性味功能方面积累了丰富的经验，并且还创造了许许多多有效的方剂，从而提高了疗效。这些方剂的内容、理论和组织方法，是中医学中极为宝贵的遗产，我们一定要继承和发扬它。但是在使用前人的方剂时，也要注意随证加减，不可拘泥刻板地生搬硬套，原方照抄。例如有的同志开了一张四物汤用来调月经，原方中的药物一味也不敢增减。对月经提前并且血量过多者，也不敢减少川芎的用量，或去掉川芎、加入艾炭等；对月经错后甚至两个多月才来一次的，也不敢加重川芎或更加入红花等；对血分有些虚热的，也不敢把熟地黄换为生地黄。还有的人开八正散，对大黄的用量不敢增减，更不敢去掉，以致造成患者淋病未愈而又变成了泄泻。甚至有的人开方连生姜三片、大枣四枚，都不敢动一动，等等。这样的药方疗效是不会理想的。前人批评这种情况叫作"有方无药"，意思是说你虽然找到了前人的一个有效方剂，但你没有根据患者的具体情况去加减药物，所以效果不会好。

也有另一种情况，有的同志在开方时不去借鉴前人有效的方剂和组方原则，而是对头痛开上川芎、菊花；脚痛开上牛膝、木瓜；患者还有些眼花，再开上草决明、石决明；患者还有些消化不好，再开上焦三仙；还有点肚子胀，再开上木香、槟榔……根据症状现象，开上十味、八味药，药与药之间缺乏有机的联系，没有主药、辅助药的分别，没有药物的配伍变化，没有使药物相辅相成的组织，也没有使它们互纠其偏的配合，未曾辨证立法，缺乏理论上的连贯性。这样的处方，效果也不会理想。前人批评这样的情况叫作"有药无方"，意思是说只有头痛医头、脚痛医脚的各种药物，没有方剂的组织原则或前人有效方剂的借鉴，疗效也不会好。

最好是按照辨证、立法的要求，选好一张比较有效的处方，然后根据患者具体情况，再对方中的药味加以分析，如有不符合目前病情治疗要求的，就把它减去，如需要再加入一两味药的，就选一两味符合辨证、立法要求的，能在这个方剂中起到互相配合、相辅相成、增强治疗效果的，不会影响本方总体治疗要求的药物，加进来以提高疗效。前人的经验认为这种情况叫作"有方有药"，意思是说你开的药方，既符合辨证、立法的要求，又有前人有效方剂的借鉴，或是按照方剂组织的原则，根据理、法的要求，组织成了方剂，选用了比较恰当的药物，药与药之间有着有机的联系，这样的药方就能收到满意的效果。例如辨证为少阳证，立法是和解少阳，选用方是小柴胡汤加减，在开方时要考虑到如患者口渴明显，就去掉半夏，加入天花粉以生津液；如胸中烦热而不呕的，就去掉半夏、人参，加瓜蒌以荡郁热；如腹中痛的，就减黄芩，加白芍以益中祛痛；如口不渴，外有微热的，去掉人参，加桂枝以解肌表；病情较重的，用量要稍大些，病情较轻的，用量可稍小些，生姜夏季可略少，冬季可略多，等等，但总的药方组织没有脱离和解少阳以退半表半里之邪的立法要求。

综上所述，运用中药，要组成方剂，方剂组织是有一定原则的，而方剂的运用又是极其灵活的，需要随证加减变化。当然，这种灵活变化，也不能漫无边际，必须符合辨证、立法的要求。同时疾病的过程在不断地变化，这一阶段需加减这些药，另一阶段则又需加减另一些药。所以运用中药时，要注意方剂的变化，药物的随证加减，这对提高疗效是有很大帮助的。

注意结合运用现代科研成果

事物在发展，历史在前进，用现代科学方法对中药进行研究的丰硕成果，越来越多。我们要及时将这些成果运用于临床，赋予辨证论治以新内容，促进中西医结合，提高医疗水平。例如：金银花、连翘、鱼腥草、蒲公英、紫花地丁、黄连、栀子、黄柏等，均有明显的抗菌作用；黄芪有强壮保肝等作用；鹿茸含有雄性激素为全身强壮药；白芍、马齿苋对痢疾杆菌有较强的抗菌作用；北五加皮有类似毒毛旋花子素的作用；人参、五味子具有"适应原"（注："适应原"样作用系增强机体非特异性的防御能力，这种作用是向着对机体有利的方向进行的），等等。我们在组织药方时，可根据病情，结合这些药理研究成果而选择用药，以进一步提高疗效。同时还要注意，应尽量在中医辨证论治的原则指导下选择应用或配伍具有某种药理作用的中药，不宜偏离辨证论治而中药西用。例如对中医的虚寒痢，单用黄连、白芍、马齿苋等去抑制痢疾杆菌，往往效果不理想，如同时结合中医对"虚寒"证的治疗原则，加用干姜、吴茱萸、附子、白术、党参等温补脾肾药则容易取得效果。再如服用五味子粉剂，可使肝炎患者升高的转氨酶下降至正常，但停药 2~3 周后多又上升；如结合辨证论治，随应证的汤药冲服，则疗效巩固，多不再回升。

所以，我们既要积极运用现代科研成果，又要注意掌握中医辨证论治的方法，将中西医各自的长处结合起来，才能提高疗效，把辨证论治提高到崭新的阶段，促进中医学的发展提高。

尽量能认识中药饮片

中药经过加工能放在药斗中配药方的叫作"饮片"。对这些饮片，临床医生应尽量能辨认出一二百种（或更多）。在学习辨认饮片的过程中，能加强对药物性状、炮制、质地、气味等的进一步了解，这对临床处方选药也有很大的帮助。

过去，曾有的人因为对中药性状、质地等不甚了解，而出过一些偏差。例如在汤药方中开蛤蚧一对；有的开羚羊角一支或一对，也有的开 10~15g；有的认为乌贼骨是骨头，一定体质很重，一开就是 30~60g；对赭石不知其重，对海浮石不知其轻，用量开不准确；甚至把胡芦巴（本来是一种植物的种子）当作葫芦的蒂巴；把破故纸（补骨脂）当作破旧窗户纸，让病家去找等等。说明能认识中药饮片，确对临床用药有很大的帮助。

注意煎服方法

前人在煎药、服药的方法方面，也积累了不少经验，我们也要注意吸取这些宝贵经验。例如《伤寒论》中桂枝汤的煎服法：……取药一剂用水七杯，微火煎取三杯，除去药渣，温服一杯，约过半小时，再喝热稀粥一杯，以助药力，盖上被睡卧约二小时，令遍身潮润出微汗为最好，不可令大汗淋漓，如大汗，病必不除。若服这一杯药，病全好了，就停服其余的两杯。若服一杯没有出微汗，就缩短服药的间隔时间，再照前法服一杯，约在半天多的时间内可连服三杯。若病情较重，则可不分昼夜连续服用。若服完一剂病证仍有，可再煎服一剂。遇汗难出者，可连服二三剂。大承气汤的煎服法：用清水十茶杯，先煮枳实、厚朴，取五杯，去掉药渣，放入大黄，再煎到两杯时，去掉药渣，放入芒硝，更上微火煮一二沸，分成两次服，服药取得大便泻下后，其余的药就停服。《金匮要略》中大半夏汤（半夏、人参、白蜜）的煎服法：以水十杯左右和蜜，用勺扬二百四十遍，用此蜜水煮药，取二杯半，温服一杯，其余的一杯半分成两次服。大乌头煎的煎服法：大乌头五枚，以水三杯，煎取一杯，去掉药渣，加入蜂蜜两杯，再煎至水气尽，得两杯，壮人服多半杯，弱人服半杯，如不效，明日再服，不可一日服两次。再举《温病条辨》中银翘散的煎服法为例：……杵为散，每次服六钱，用鲜苇根汤煎药，闻到药味大出，就取下，不可煮得时间太长。病重的，约四小时服一次，白天服三次，夜间服一次。病不解者，原方再服。还有的药方如"鸡鸣散"，则要求在清晨4时左右服用才有效果。等等。

从以上例子中可以看出，煎药方法、服药方法，都对治疗效果有很大的影响。所以不但要注意药物的性味、功能、炮制、配伍、药理作用以及方药的组织等，还必须注意药物的煎服方法，才能取得良好的效果。概括起来说：解表药宜急火，煎的时间不要太长（15~20分钟），2~4小时服药一次，病好了则停服；补益药宜慢火久煎（30~40分钟），每日早晚各服一次，可比较长期地服用；攻下药宜空腹服；治上焦病的药宜饭后服，治下焦病的药宜饭前服，治中焦病的药宜在两顿饭之间服；急救服药，以快速为主不必拘泥时间。这是仅就一般而言的，具体到每个人而言还应根据病证的具体情况确定煎服方法。总之，我们必须仔细分析病情，根据自己处方中药物组织的要求，详细嘱告患者家属，怎样煎药，哪些先煎，哪些后下，饭前服还是饭后服，约几小时服一次，共服几次……，绝不可不根据病情及药方组织要求如何，都死板地照常规煎服汤药，不管外感、内伤一律早晚各服一次，这样常常发生药方开的虽然符合病情，但由于煎、服方法不对而影响疗效。医生遇此情况，如不究其由，而另开一方，则将耽搁病程。

　　总之，事物是互相关联着的，所以医生临床用药，并不是只开完药方就可以取得理想的疗效，还必须注意各方面的配合，抓好各个环节，才能收到较好的疗效。今愿提出以上几点，与大家共同注意。

第2讲　发散药

本讲介绍具有发汗、解散表邪的药物，这些药多为辛味药，因为"辛"能发散，可使表邪发散从汗出而解。发散药不宜久煎，一般煎15~20分钟即可。

麻　黄

麻黄的主要功能有四：①发汗散寒；②宣肺平喘；③行水消肿；④散阴疽，消癥结。由于临床上最常用为辛温发汗药，所以一般都归在发散风寒药中。

麻黄除了辛温发汗、解表散寒以外，并有明显的宣肺平喘作用。凡是风寒外侵、毛窍束闭而致肺气不得宣通的外感喘咳，都可用麻黄治疗。即使是表证已解，但仍喘咳的，还可以继续用麻黄治疗，这时可改用炙麻黄。生麻黄发汗解表的效力大，炙麻黄发汗力小而平喘止咳的效果较好。

用麻黄治疗喘咳，最好配上杏仁。麻黄宣通肺气以平喘止咳，杏仁降气化痰以平喘止咳；麻黄性刚烈，杏仁性柔润，二药合用，可以增强平喘止咳的效果，所以临床上有"麻黄以杏仁为臂助"的说法。

喘咳的患者，如出现肺热的证候（痰黄稠、喉燥咽干、口鼻气热、遇热则喘咳加重、苔黄、脉数等），则需加入生石膏，或黄芩、知母等，以清肺热而平喘。常用方剂如麻杏石甘汤、定喘汤等，可资参考。

麻黄除了解表平喘之外，还可行水消肿，主要用于上半身水肿明显的，或头面四肢水肿，或急性水肿兼有表证的治疗。麻黄可以温宣肺气、开发腠理、助上焦水气宣化而达到行水消肿的作用。用麻黄治水肿，可能出现以下情况：①水从汗解而消肿；②小便增多而消肿；③大便水泻而消肿；④身有微汗、小便明显增多而消肿。这可以用"肺主皮毛""肺布津液下输膀胱""肺与大肠相表里""水肿病其本在肾，其标在肺"等中医理论解释。近些年来，根据这些经验，用越婢加术汤（麻黄、生石膏、苍术、甘草、生姜、大枣）加减治疗肾炎病的水肿，也取得了一定的效果。

麻黄配熟地黄、白芥子、当归等可以散阴疽，消癥结。麻黄温通发散，气味轻清，外可宣透皮毛腠理，内可深入积痰凝血，《神农本草经》对其有"破癥坚积聚"的记载。《外科全生集》的阳和汤（麻黄、熟地黄、白芥子、鹿角胶、炮姜炭、肉桂、甘草），就是把麻黄（五分）、熟地黄（一两）同用来消散阴疽、痰核、流注结块的最好例子。通过实践摸出了"麻黄得熟地则通络而不发表，熟地得麻黄则补血而不腻膈"的经验。

根据这些经验，我曾用麻黄、熟地黄、白芥子、桂枝、红花、鹿角霜、炙山甲等随证加减，治疗过肢端动脉痉挛病、闭塞性脉管炎等病，确能取得一定的疗效，仅供参考。

麻黄配干姜，还可以祛除深入肌腠中的风寒之邪，我常在治疗风寒痹证肢体疼痛时使用。

麻黄的用量一般为2~9g之间。治疗水肿时常比一般用量较大，可由10g渐加至15g，个别情况下还用到20~25g，这时要配用生石膏25~45g（生石膏与麻黄之比约为3:1），以减少麻黄的发汗作用而达到宣肺利尿的作用。

注意：肺虚作喘、外感风热、单臌胀、痈、疖等证，均不可用麻黄。

桂　　枝

桂枝味辛、性温，功能为散寒解表。常配合麻黄治疗无汗的风寒感冒，有助麻黄发汗解表的作用。配合白芍治疗有汗的风寒感冒，有调和营卫、解肌止汗的作用。

桂枝还能温经、祛风寒、活血通络。可配合当归、赤白芍、川芎、红花、桃仁等，治疗月经后期或经闭不潮以及行经腹痛、腹部癥块等；配合片姜黄、防风治疗因风寒阻络、气血不畅所致的肩臂疼痛；配合赤芍、红花、伸筋草等治疗骨节拘挛难伸、肢体疼痛等；配合羌活、独活、防风、威灵仙、当归、附片等，可治疗风、寒、湿所引起的关节疼痛、四肢疼痛。常用于治疗风湿性关节炎等病。

桂枝还有助心阳和温化水饮的功能。常配茯苓、猪苓、白术、泽泻、紫苏子、桑白皮、炙甘草，治疗水饮凌心的心悸、怔忡、浮肿等；配瓜蒌、薤白、红花、五灵脂，治疗心阳不振而致的胸痹心痛。近些年来，根据这些经验，常用于治疗心功能不全、心绞痛、心肌梗死等病。但要注意辨证论治，不可用于有热证的病例。

桂枝有横通肢节的特点，能引诸药横行至肩、臂、手指，故又为上肢病的引经药。

桂枝配合片姜黄，可治肩臂疼痛。我常这样配伍，用于治疗风寒痹证肩臂疼痛明显者。

用量一般为 3~9g，特殊情况下也可用至 15~30g。

注意：阴血虚乏，素有出血，身无寒邪，阳气内盛者，皆不宜使用桂枝。

荆芥（附：荆芥穗、荆芥炭、芥穗炭）

荆芥味辛、性微温，功能为发汗解表。配防风、紫苏叶，用于辛温解表；配薄荷、金银花、桑叶，用于辛凉解表；配防风、当归、川芎、紫苏梗，用于产后受风。荆芥与其他辛温解表药不同的是风寒、风热的表证，都可以应用。

荆芥还可以透疹、止痒，治皮肤病。配发汗解表的蝉蜕、葛根、薄荷等，可治麻疹不易透出；配赤芍、苍术、黄柏、白鲜皮、苦参等，可治风疹、湿疹、疥、癣等。

荆芥兼能清血分伏热，有理血止血作用。配地榆、槐花炭，可用于治疗便血；配藕节、焦栀子、白茅根，可治衄血；配当归、益母草、棕榈炭、川续断炭，可治月经过多、崩漏、产后失血；配红花，可行恶血等。用于止血时，须炒炭用。

本品茎、穗同切生用，称荆芥；只用其穗称荆芥穗；炒炭用时，称荆芥炭、芥穗炭。荆芥适用于散全身的风邪；荆芥穗适用于散头部的风邪；荆芥炭和芥穗炭适用于止血，并可治疗产后失血过多和血晕症。需选用哪一种，处方时要写清楚。

荆芥能祛血中之风，故为风病、血病、疮病、产后病的常用药。

荆芥善治皮里膜外及血脉之风邪，防风善治骨肉之风邪。

荆芥穗有引药入脑的作用，我在治疗脑血管病时常加入此药。仅供参考。

用量一般为 3~9g。治产后失血而血晕时，可用芥穗炭 30g，单味水煎服。

服用荆芥时，不要食鱼、蟹、河豚、驴肉。

防　风

防风是最常用的辛温发汗剂。配荆芥、紫苏叶，治疗感冒风寒的表证。防风祛风解表治全身疼痛的效果比荆芥好，荆芥祛风解表发汗的作用比防风明显，临床上常常是荆芥、防风同用。

防风有祛经络筋骨中风湿的作用，可用于治疗风寒湿痹、周身骨节疼痛、脊痛项强、四肢挛急等症。这时常与羌活、独活、当归、薏苡仁、威灵仙、伸筋草、鸡血藤等配合应用。

防风还有明显的祛风解痉作用，可用于治疗肝风内动、风痰上扰、破伤风等引起的咬牙、吊眼、四肢抽搐、角弓反张等症。这时要与全蝎同用，防风能增强全蝎祛风止痉的作用。还可随证配用钩藤、蜈蚣、僵蚕等。

防风还能入肝经气分，故可用于肝郁伤脾而致腹痛、腹泻的治疗。常配合白术、白芍等，例如痛泻要方（防风、白术、白芍、陈皮），就是治疗这类疾病常用的方剂。

防风还有治疗肠风便血的特殊作用。反复发作、日久不愈的大便下血，前人经验认为是大肠有风邪，可在对症药方中，加入防风，每收良好的效果，常与地榆炭、槐角炭、炒槐花等同用。

在前人的本草书中有防风"杀附子毒"的记载，故防风与附子同用可减小附子的毒性；防风与黄芪同用，可增强黄芪的作用。

用量一般为6~9g。有时可用至12g。

阴虚火动头痛患者不宜用本品。

紫苏（附：紫苏梗、紫苏子）

紫苏味辛、性温，其气芳香，主要用于解表散寒，但兼有芳香理气、和胃止呕的功能。常用它治疗兼有胸闷、呕吐、胃部不适的风寒感冒（即俗话说的"停食着凉"），常与藿香、荆芥、防风、陈皮、神曲等配合应用，例如藿香正气散。从近些年的临床经验来看，本药常用于急性胃肠炎的治疗。

解表散寒用紫苏叶，行气宽中用紫苏梗，和胃止呕用紫苏（梗、叶同用），降气消痰用紫苏子（要略炒捣碎用）。

紫苏梗还有理气安胎的作用，常用于妊娠呕吐、妊娠腹胀等的治疗。

紫苏有香气，能芳香辟秽，祛暑化浊，解鱼蟹毒，所以也常用于暑湿秽浊、鱼蟹中毒而致的胸闷、呕吐、腹痛等的治疗。

紫苏子下气消痰的作用比较明显，善治肺气喘逆、痰嗽等症，但脾胃气虚常有泄泻者忌用。

紫苏配独活、苍术、槟榔、牛膝，可用于脚气病；配生石膏、白芷，可用于口臭病；配香附、麻黄，可用于发汗解表。

用量一般为6~9g。用紫苏叶时，一般要写明"后下"。

羌　活

羌活味辛、苦，性温。主要功能有以下三种：①辛温解表；②祛风胜湿；③升太阳经和督脉经的阳气。

羌活常用于治疗风寒感冒表证，对身冷无汗、头痛明显的有显效。由于羌活兼有胜湿的作用，所以对夹有湿邪的感冒（恶寒、发热、身体沉重、骨节疼痛、嗜卧、不愿转动翻身）具有特效。

羌活除用为辛温解表药外，"祛风湿"也是它的一大特点，对治疗风湿相搏而致的全身骨节疼痛、颈项疼痛、脊背强痛、脊柱骨节疼痛等，有良好作用。根据这种经验，近些年来多用它治疗风湿性关节炎、风湿热、类风湿性关节炎等，也都取得一定的效果。常与独活、桂枝、赤芍、红花、威灵仙、防风、附子、知母、薏苡仁、松节等同用。

羌活祛风湿与独活不同。羌活偏于祛上半身的风湿，善治脊、项、头、背的疼痛；独活偏于祛下半身风湿，善治腰、腿、足、胫的疼痛。

羌活与桂枝都能祛风散寒，但羌活善于祛散头项脊背部的风寒，而桂枝则善于祛散肩臂手指的风寒。

羌活配片姜黄、桂枝，可治肩、臂、手等部位的风湿疼痛；配荆芥、防风，治风寒感冒、头痛、无汗，尤其对后头部疼痛明显的，效果更好；配苍术，治头痛如裹；配菊花、白蒺藜、蔓荆子，治受风目赤。

羌活又常用为治疗上半身疼痛和后头部疼痛的引经药。

羌活有治疗"督脉为病，脊强而厥"的特点，所以我在治疗脊柱病时，常加用此药。

用量一般为3~10g。

本品辛温燥烈，由于血虚而致全身空痛、虚弱乏力者禁用。

独　　活

独活味辛、性温，也有辛温发散的功能，可用于治疗风寒感冒所引起的头痛、恶寒、发热、身体疼痛、腰腿酸痛等症。但由于独活祛风胜湿的作用较为明显，故临床上，常把它用为祛风湿、治痹痛的药。可与威灵仙、防风、秦艽、豨莶草、松节、透骨草等同用。我常用它配合桑寄生、川断、补骨脂、威灵仙、牛膝、泽兰、红花、附片等，治疗风湿性关节炎偏于虚寒性者，效果较好，尤其是对腰痛、腿痛，效果更为明显。一般用法是：上半身疼痛明显者用羌活；下半身疼痛明显者用独活；全身疼痛者，羌活、独活同用。独活发散解表的力量不如羌活。近代经动物实验研究，证明独活有镇痛、抗关节炎的作用。

独活配细辛能治疗少阴头痛（头痛、目眩、痛连齿颊部，或见风即痛）；配牛膝、木瓜、苍术、地龙、五加皮、川续断，可治两脚风湿疼痛、软弱、难于行走；配黄柏炭、川断炭、桑寄生，还可用于子宫出血。

用量一般为 6~9g；个别体壮而病重者，可用 12g；外用于风湿痛、骨节痛的熏洗剂时，可用 15~30g，并常与桂枝、透骨草、乌头、当归、红花、防风、生艾叶等配合使用。

血虚头痛，肾虚腰痛，阴津不足等证，均不宜用本品。

白　芷

白芷味辛、性温，有散风、除湿、通窍、排脓、止痛五大功能。

1. 散风

白芷辛温发散，能治疗风寒感冒，尤其是头痛重的，更为有效。还能治风疹瘙痒，时起时落。

2. 除湿

白芷气味芳香燥烈，燥可胜湿，有除湿作用。可用于寒湿下注所致的白带，常配合苍术、炒薏苡仁、茯苓、樗白皮、白鸡冠花等。对脾虚湿盛所致的久泻，也有治疗作用，可与肉豆蔻、诃子、茯苓、芡实等同用。

3. 通窍

白芷辛香走窜，有芳香开窍的作用。常用于通鼻窍，治疗鼻塞不通，鼻流腥臭脓涕（鼻渊）等，常与细辛、苍耳子、辛夷、薄荷等配合应用。临床上常用这些药随证加减治疗各种急慢性鼻窦炎、鼻炎等，每收良效。

4. 排脓

白芷还有消毒排脓，生肌长肉，去腐生新的效能。可配用牡丹皮、冬瓜仁、败酱草、红藤、生大黄等，治疗肠痈（包括急性阑尾炎）。配瓜蒌可治乳痈。配赤芍、红花、蒲公英、紫花地丁、野菊花、金银花等，治疗痈肿疮疡。例如外科常用名方仙方活命饮（金银花、防风、赤芍、贝母、穿山甲、天花粉、甘草、乳香、白芷、没药、皂角刺、当归尾、陈皮）中就有白芷。

5. 止痛

白芷善治各种头痛，尤其是对前头痛或眉棱骨处疼痛，有显著效果。除能治头痛外，还可用来治牙痛、胃痛、疮疡痛。但要注意辨证论治随证加减药物，配合使用。

白芷与细辛都能止牙痛，但细辛偏治齿髓疼痛或夜间牙痛，白芷偏治齿龈连面颊部肿痛的牙痛。

近些年来，有的使用白芷治疗溃疡病的胃痛，除白芷的止痛作用外，它的生肌长肉、去腐生新的作用，是否对本病也有一定的影响，尚待进一步研究观察。

据近代研究，本品有抑制细菌和抗真菌的作用。使用小量有兴奋延髓和脊髓神经的作用。

用量一般为 3~9g。

血虚有热或阴虚火旺者忌用本品；痈疽已溃者也宜少用，以免耗伤气血。

藁　　本

藁本也有辛温发散的作用，主要用于治疗风寒感冒引起的头顶疼痛。

头颠顶处为督脉经所过之处，藁本散督脉经风寒，善治头顶痛；羌活散太阳经风寒，善治后头痛；白芷散阳明经风寒，善治前头痛；川芎搜少阳经风邪，解少阳经血郁，善治两侧头痛。

藁本能直走头顶部，故又为治头顶部疾病的引经药。又因督脉经与肾经相连，故本品也能治风寒侵入腰部而致的腰脊冷痛。

用量一般为 1.5~10g。

细　　辛

细辛味辛、性温，有发散风寒的功能，可用于风寒感冒引起的头痛、恶寒、发热、全身骨节疼痛，常与荆芥、防风、羌活、紫苏叶等配伍应用。本品有升浮之性，故又可用于头面部诸风百疾。

细辛的主要特点是有窜透开滞的效能。辛味能开通，可用它开胸中滞气，通肺窍，疏通关节，而治疗咳逆上气，寒痰喘嗽，眼风流泪，鼻塞不闻香臭，风寒痹痛等证。因能辛通肺气，故亦有"利水道"的作用。

细辛可入心、肾、肺、肝四经，故与桂枝、薤白、当归、丹参同用，可治胸痹心痛；与独活、桑寄生、川断、乌药、当归同用，可治腰、膝、腹部疼痛；与干姜、五味子、半夏、麻黄、杏仁同用，可治寒饮犯肺的咳喘；与当归、赤芍、川芎、红花、白芷、瓜蒌同用，可治妇人乳结痛胀，经血不行；与草决明、石决明、羊肝、木贼草、夏枯草同用，可治目痛、目痒、流泪等。

蚕沙也能通凝滞，但偏用于祛风湿滞于肌肉而致的肌肉疼痛；细辛主要是搜风湿寒邪滞于肝肾而致的筋骨疼痛。对经久不愈的疼痛，在应证汤药中加入本品，常常取得好效果。

独活善搜肾经气分伏风，细辛善搜肝肾血分风寒。

用量一般为 1~3g，不超过 3.2g。前人有"细辛不过钱"的说法，但这是指单服细辛而言。在与其他药物配伍应用时，可视具体情况而定，临床上也有在处方中用 1.5g、6g 甚至 9g 的。但须仔细分析，根据病情需要而定，不可贸然地使用大量。

辛 夷

辛夷味辛、性温，有祛风通窍的功能，尤善于通鼻，以散风寒，故常用于通鼻窍，为治鼻病的要药。例如：治风寒感冒的鼻塞不通，可配合细辛、荆芥、防风、苍耳子等；治鼻炎、鼻窦炎，可配合白芷、细辛、苍耳子、川芎、菊花、金银花等。临床上遇有鼻渊（鼻塞、流腥臭脓涕）、鼻鼽（qiú 音求，鼻流清水涕）、鼻窒（鼻中生肉，窒塞鼻孔）、鼻疮、鼻塞流涕等，都可随证配伍应用。

苍耳子也能治鼻病，但偏于散头部风湿，兼治头风头痛；辛夷则偏于散上焦风寒，开宣肺窍。

细辛也有辛通走窜的作用，可通全身之气，但偏于入心肾两经；辛夷则以通上焦之气为主，但配合桑枝、桂枝、松节、红花等也可通利关节。

白芷也能芳香通窍，但主要散头面的风寒而治前头痛、鼻塞；辛夷则善于散上焦风寒，宣肺而通鼻窍。

辛夷配鹅不食草、苍耳子、白芷、薄荷、梅片为细末，用少许搐鼻用，可治鼻塞不闻香臭、鼻炎、鼻窦炎等。

内服用量一般为 6~10g。

阴虚火旺者忌用本品。

苍 耳 子

苍耳子味甘、性温，有祛风、通窍、散结等功能。临床上常用于以下三种情况。

1. 祛风湿

用于治疗风湿所致的周痹（全身疼痛）、四肢拘挛，常配羌活、透骨草、威灵仙、薏苡仁等。本品善通顶脑，故治风湿头痛也有良效。

2. 通肺窍

用于治疗鼻塞不通、鼻炎、鼻窦炎、鼻流涕不止等，常配辛夷、白芷、细辛、川芎、菊花等。

3. 治皮肤病

苍耳子有祛风止痒散结的作用，用于治疗各种癣、疥、痒疹及麻风等。

另外，秋季采新鲜苍耳子，连茎带叶切碎，加水煮，取汁熬膏，摊于布上，贴肚脐及囟门处，可治小儿疳疾、肚大黄瘦、两目少神、消化不良等症；也可用此膏贴瘰疬、疔疮肿毒，有消瘰疬、肿块（如淋巴结核等）、疮毒的作用。

用量一般为6~9g。本药有小毒，不宜使用太大量。

香　薷

香薷味辛、性微温，功能为解表祛暑化湿、利水消肿。主治夏季感冒暑湿的表证，症见恶寒发热、头痛、无汗、身痛或腹痛、吐泻等，常与荷叶、扁豆、佩兰、藿香等同用。并可用于治疗水湿浮肿，小便不利者（如急性肾炎浮肿等），常与白术同用。

扁豆健脾化湿而消暑；荷叶升达清气而消暑；香薷散风利湿浊而祛暑。

冬季伤寒的表证，解表用麻黄；夏季伤暑的表证，解表用香薷。

用量一般为3~6g，体壮病重者也可用9g。

体弱易出虚汗者忌用本品。

生　姜

生姜味辛、性微温，常用于解表发汗、发散风寒的方剂中，以治风寒感冒。可与麻黄、荆芥、桂枝、紫苏叶等同用。也可单用生姜一味，切碎，加红糖适量煮汤饮服，治风寒感冒。前人经验中有"行阳分而发表散寒，宣肺气而解郁调中，畅胃口而开痰下食"的记载，可资参考。

生姜配半夏有明显的和胃止呕作用，并可解半夏毒。生姜也可解南星毒。

生姜与大枣同用，能益脾胃元气，温中祛湿；与白芍同用能制白芍之寒而温经止痛。

生姜汁可化痰止呕，用于治风痰口噤不语，风痰阻滞经络半身不遂等证。这时常配竹沥汁。一般用法是：竹沥汁31g兑入生姜汁6~7滴，分两次服。

干姜温中祛寒，温肺化饮；炮姜温经止血；生姜发散风寒，并能止呕；煨姜治胃寒腹痛，和中止呕，比干姜而不燥，比生姜而不散。要注意根据病情，分别选用。

生姜皮有行水气、消浮肿的作用，可配冬瓜皮、大腹皮、桑白皮、猪苓、茯苓等。

生姜的用量一般为 2~3 片，或 3~9g。干姜、煨姜、炮姜一般用量为 1.5~6g，特别情况可用 9~12g。生姜皮用量一般为 1~4.5g。生姜用量不宜过大，用量太大，可刺激肾脏发炎。

薄　荷

薄荷主要用为辛凉解表药，有辛凉发汗的功能，常用它治疗风热感冒、头晕头痛、咽喉肿痛等，多与荆芥、金银花、桑叶、菊花等同用。

薄荷有发散风热的作用，故可用于由风热引起的风疹、皮肤痒疹、麻疹等。这种情况常与连翘、赤芍、白鲜皮、苦参、蝉蜕等同用。

薄荷尚能清肝明目，用于肝郁化火之目赤肿痛、视物模糊、头痛头晕等证，常配菊花、霜桑叶等。

对于薄荷的用途，大家多注意它发散风热、清肝明目的作用，常不注意它能消食下气、消胀、除霍乱吐泻的作用。这种情况常与木香、槟榔、大腹皮、焦三仙、草豆蔻等同用。

薄荷配地骨皮、银柴胡、秦艽，能退骨蒸痨热；配桑白皮，能泻肺热；配四物汤（地黄、当归、白芍、川芎）能调经顺气，例如逍遥散（柴胡、白术、茯苓、当归、白芍、炙甘草、陈皮、薄荷、煨姜）中，也用薄荷以助散郁调气之力。

桑叶、薄荷都常用为疏风清热药，但桑叶偏于凉血清热，疏风明目；薄荷则偏入气分，富有辛凉解散的作用。

久病、大病之后，不可用薄荷，以免出汗不止。

用量一般为 1.5~6g，病较重者也可用至 9g。入汤药时，要写明"后下"。

菊　花

菊花味辛、甘、苦而性微寒，有疏风散热的功能。常用于治疗风温初起之风热感冒、头痛、目赤等。菊花也是眼科常用的药物，主要用于治疗肝经风热、目赤肿痛、两目昏花、见风流泪、目生云翳等，有清利头目的作用，常配伍黄芩、密蒙花、草决明、青葙子、木贼草、桑叶、蝉蜕等。对肝阳上亢、肝风上扰所致的头晕、头痛，也有治疗作用，常与生石决明、白蒺藜、生地黄、白芍、蔓荆子等同用。

菊花、薄荷都能散风热、清头目，但薄荷偏于发散，辛凉发汗的力量大于菊花。菊花则偏于清肝热，祛肝风，并有养肝明目的作用，可以常用。薄荷则没有养肝之效，不能久服。

菊花还有清热解毒治疗肿疮毒的作用，为外科常用药。一般常与金银花、连翘、蒲公英、紫花地丁等同用。这种情况常用野菊花。后者有很好的解毒作用，与菊花不同。

用量一般为 6~9g，特殊情况也可用至 12~15g。

牛 蒡 子

牛蒡子味辛、苦，性凉，功能为散风除热、宣肺透疹、清热解毒。

牛蒡子配桑叶、菊花、金银花、薄荷，可以治疗风热感冒及温病初起的表证，对兼有咳嗽、喉痛、咽痒的，尤为有效。

小儿麻疹时，如果肺经郁热，咳嗽、咽喉红痛、麻疹出不透，这时可用牛蒡子宣肺透疹，常与荆芥、芦根、黄芩、蝉蜕、葛根、桔梗、薄荷等同用。

牛蒡子有清热解毒作用，常用于咽喉红肿疼痛，如急性扁桃体炎、喉炎、咽炎等；常与山豆根、玄参、桔梗、甘草、黄芩等同用。也可配合金银花、连翘、苦参、当归尾、赤芍等治疗疮疡肿毒，并能促进痈结的部分消散。

牛蒡子还有"利腰膝凝滞之气"的作用，故以本品配川断、牛膝等，可用于腰膝气滞窜走疼痛。

用量一般为 3~9g。

脾胃虚寒、经常泄泻的人，不可用本品。

蔓 荆 子

蔓荆子味辛、苦，性凉，主要能散风清热、凉肝明目、治头痛。

蔓荆子配荆芥、薄荷、菊花、牛蒡子等，治疗感受风热所致的头痛、发热、目痛、面肿等症，具有辛凉散热的功能。

本药能散上部风热，所以凡因风热上犯而致的头痛、目赤、目昏，均可用本品配合桑叶、菊花、草决明、青葙子、薄荷等进行治疗。

蔓荆子最大的特点是能散头部风热而治头痛。尤其是对发于头部两侧近太阳穴处的头痛，临床上常与荆芥、防风、菊花、白蒺藜等同用。单用蔓荆子泡酒饮服，也可以治疗慢性头痛。配养血祛风药，如当归、川芎、白芍、熟地黄、羌活、防风等，也可用于治疗头风头痛。

藁本常用于治风寒头痛；白芷常用于治风湿头痛；蔓荆子常用于治风热头痛。

白蒺藜偏用于肝风上扰而致的眩晕头痛。蔓荆子偏用于风热上攻而致的头沉昏闷、头痛。

用量一般为 4.5~9g。

对于血虚而致的头痛、目痛，均忌用本品。

浮　萍

浮萍为辛凉发汗药，本品轻浮升散，可用于风热表证，症见发热、头痛、无汗、口渴、咽痛、脉浮数等，用一般辛凉解表剂不能发汗者，可配薄荷、黄芩、荆芥、杏仁、淡豆豉等。因本品疏风散热、善达肌表，故常用于治疗热邪郁于肌表而致麻疹不透者；可与牛蒡子、蝉蜕、薄荷、葛根等同用。也可用于治疗风热瘾疹（荨麻疹等）。

浮萍除辛寒发汗而散热外，还有宣肺利水而消水肿的作用，适用于全身水肿而兼发热者（如急性肾炎水肿等）。

用量一般为 1.5~6g，重症可用到 9g，鲜品可用 9~15g，入汤药煎服（后下）。

体虚自汗者忌用本品。

蝉　蜕

蝉蜕味咸、性寒，有以下四大功能。

1. 发散风热

适用于外感风热、温病初起等证，常与金银花、连翘、薄荷、菊花等同用；对兼有音哑、咽痛者效果更好，常与桔梗、胖大海、射干等同用。

2. 透发麻疹

适用于小儿麻疹发热而疹出不透者，用蝉蜕散热透疹，可防热毒内陷，常与牛蒡子、金银花、薄荷、芦根、葛根等同用。配防风、荆芥、浮萍、白鲜皮、赤芍等，也可用于治疗风疹（荨麻疹等）。

3. 祛风解痉

适用于破伤风、高热惊厥、颜面神经麻痹等，有祛风止抽、缓解痉挛的作用，常与全蝎、钩藤、蜈蚣、僵蚕等同用。也常用于中风失音，可加入到祛风、活络、开窍剂中应用。

4. 退翳明目

适用于风热攻目之目赤目昏、目生云翳，常与菊花、木贼草、桑叶、草决明、蔓荆子等同用。

蝉蜕善于散风热、退翳、透疹、祛风解痉；蛇蜕有小毒，善于除风邪，亦善退翳膜，多用于治疗皮肤疥癣、瘙痒等皮肤病。

本品还有"止小儿夜啼"的作用。我常在和胃、消食、清热的汤药中加蝉蜕1.5~6g，用于治小儿夜啼不止，往往收效，仅供参考。

用量一般为2.5~6g，体壮邪盛者可用至10g。治破伤风时可用25~30g，或更多些。

虚证、孕妇及无风热者，不用。

柴　胡

柴胡味苦、性平，有发表和里、退热升阳、和解少阳、疏肝解郁等功能。常用于以下几种情况。

1. 和解少阳

柴胡能使外感侵入于半表半里之邪，由半表半里出表而解。将这种作用称之为"和解少阳"（少阳即属于半表半里）或"发表和里"。邪在半表半里的典型症状主要是寒热往来（患者自觉冷一阵、热一阵，交替发作）和胸胁苦满、口苦咽干、食欲不振、心烦欲呕、舌苔薄白、脉象弦等。见到此证即可用本品与黄芩、半夏、党参、甘草、生姜、大枣（即小柴胡汤）等同用。口渴者，去半夏加天花粉；体壮、病日不多、正气不虚者，可去党参；咳嗽者，去党参，酌加五味子、干姜；口舌干燥少津者，加生石膏；等等。我对急性发热性疾病，例如流行性感冒、急性泌尿系感染、急性扁桃体炎、大叶性肺炎等，临床辨证见有寒热往来、胸胁苦满、口苦咽干、心烦喜呕、脉弦等症者，常以小柴胡汤随证加减。例如治流感可去党参，加荆芥、薄荷、金银花等；治急性泌尿系感染可去党参、生姜、大枣，加黄柏、猪苓、泽泻、川木通等；治急性扁桃体炎可去党参、半夏、大枣，加山豆根、射干、薄荷、金银花、锦灯笼、玄参等；治大叶性肺炎去党参，加荆芥、薄荷、金银花、连翘、苏子霜等。每收良效，仅供参考。

2. 疏肝解郁

肝气郁结，人体阴阳、气血不得正常升降流行，则可上致头痛、胸胀、胁疼；下致腹疼、脐痛、腹中结气、经闭等症。本品能入手足少阳、厥阴（肝、胆、心包、三焦）诸经，在经主气以达阳气，在脏主血以达阴气，宣畅气血，旋转枢机，畅郁阳而化滞阴乃能疏肝解郁。此时常与当归、白芍、白术、茯苓、薄荷、香附、川芎、枳壳等同用。例如逍遥散（柴胡、当归、白芍、白术、茯苓、甘草、生姜、薄荷）、柴胡疏肝散（柴胡、白芍、枳壳、甘草、川芎、香附）等。

3. 升举阳气

本品能引清气上行而治疗脾胃虚弱、清阳下陷所致的气短腹坠、泻痢久久难愈、肛门下坠、腰腹沉重、月经过多、小便频数、脏器下垂、子宫脱垂等症，常与炙黄芪、白术、升麻、防风、葛根、党参等同用。例如补中益气汤（炙黄芪、党参、甘草、白术、陈皮、当归、柴胡、升麻）、升阳益胃汤（炙黄芪、半夏、甘草、党参、白芍、羌活、独活、防风、陈皮、白术、茯苓、泽泻、柴胡、黄连、生姜、大枣）、升提汤（熟地黄、山茱萸、巴戟天、枸杞子、白术、党参、黄芪、柴胡）等。柴胡用于升阳时，用量宜小。

4. 治热入血室

妇女患外感发热期间遇到月经来潮，外邪传入血室，或适遇月经刚完，外邪乘血室空虚而侵入，致寒热发作。有时，甚至出现入夜高热谵语等症，病属热入血室。这时可在应证汤药中加柴胡以开热邪内闭，提邪气由血分出气分，从内而外；或用小柴胡汤随证加减。我在临床遇有此证，都是以小柴胡汤随证加减，确有良效，供参考。

5. 治疟疾

疟疾多有"寒热往来"的症状，故前人治疟也主张和解少阳，多以柴胡剂随证加减。例如先寒后热，寒热定时发作者，可用小柴胡汤随证加减；发时寒多热少，或发时但寒不热者，可用小柴胡汤与桂枝汤同用，随证加减；发时热多寒少或但热不寒者，可以小柴胡汤与白虎汤同用，随证加减。我多在上述方剂中再加入常山、草果、槟榔等，常获良效。据近代研究证明柴胡有抗疟作用，可以抑制及杀死疟原虫。但中医所说的疟疾，不一定都是疟原虫阳性，只要证候符合，治之即有效果。

柴胡能入肝胆，疏达气血。我常用柴胡 9~15g 配黄芩 12g、炒川楝子 7~12g、半夏 10g、红花 9g、皂角刺 3~5g、白蒺藜 9~12g、片姜黄 9g、刘寄奴 9g、泽泻 9~12g、焦四仙各 10g、炒莱菔子 10g、舌苔白厚者可再加草豆蔻 10g（暂名"燮枢汤"），随证加减，用于慢性肝炎表现有右胁隐痛（或两胁均痛），脘闷迟消，腹胀、尿黄，大便欠爽，食欲不振，舌上有苔，或白或黄，脉象弦滑等症，肝功能化验比较长时间不正常者，往往有效，仅供参考。据近代研究报道，柴胡对大白鼠的实验性肝损伤，有抗肝损伤的作用。

柴胡配黄芩可清散肝胆气分结热，配黄连可清散心经血分郁热，配白芍、当归可和血调经、治腹痛。

南柴胡药力比较柔和，适用于疏肝解郁。银柴胡性较凉，适用于退虚热、治骨蒸。竹叶柴胡（北柴胡的嫩枝、叶、茎及根，一起横切入药者）药力最薄，只适用于气郁轻症。北柴胡主要用于和解少阳，退热升阳，疏肝，治疟。药方上只写柴胡时，药房即付给北柴胡。

柴胡先降而后升，宣气散结而开郁调经；前胡先升而后降，下气降火而化痰止咳。

用量一般为 0.9~9g，重症有时可用至 30g。退热及治疟时可用 10~15g。

阴虚内热、阳气易升动者忌用。

第3讲 泻利药

本讲介绍的内容，包括泻下药、利水渗湿药、通利治淋药、利达关节药和逐水药。至于寒性泻火药，则放在以后"寒凉药"中讲述。

大　黄

大黄味苦、性寒，有泻血分实热、下肠胃积滞、推陈致新的功能，故临床上常用它通便泻热、消痈散肿、清热燥湿、活血通经，但最常用于泻下。

急性热性患者，如五六天或七八天不大便，证见高热不退，下午热重，阵阵汗出，晚间神昏谵语，循衣摸床，腹部胀满且痞硬拒按，舌苔黄厚或黄褐焦黑，脉象重按有力，此为化热之邪积结于肠胃之证。这时可急用生大黄、芒硝、厚朴、枳实攻下泻火。患者泻下 1~2 次稀便，常可热退症除。

胃火炽盛的人，口舌生疮，口渴咽燥，齿龈肿痛，大便秘结，或衄血、吐血者，可取生大黄 3~6g，用开水浸泡 20~30 分钟，取汁饮服，每日 1 次，连用 2~3 日，可通便泻火而使病愈。凡大便干秘，数日不行的实证，需用通便者，都可用此法。

热痢初起，由于肠胃湿热积滞而里急后重、大便不爽，可用生大黄配黄连、木香、槟榔等，泻除肠胃积滞，其痢可止。此即"通因通用"之法。

大黄还有散肿消痈的作用。凡痈肿热痛不消，可用大黄内泻毒热、推荡壅滞而使痈消肿散。这时常与赤芍、当归尾、金银花、连翘、牡丹皮等配合应用。例如：大黄配白芷为丸内服，可治头背部的痈毒；配牡丹皮、桃仁、芒硝、冬瓜子、赤芍等，可治肠痈（阑尾炎）。近些年来，用大黄牡丹皮汤加减治疗急性阑尾炎，已收到良好效果。

大黄还可用以清热除湿。例如治疗黄疸（阳黄）时，除用茵陈、栀子、车前子、黄柏等药外，再适当配入大黄，则可加速清热除湿和退黄疸的效果；再如用大黄粉外撒，可治疗黄水疮、湿疹等。

女子由于内有瘀血而导致月经闭止不来、肌肤干燥失荣、瘦弱少食、小腹满、目珠青黯、盗汗等症（俗称干血痨），可用大黄䗪虫丸治疗，每服 1 丸，每日 2 次［大黄䗪虫丸是前人的经验方，市上有成药出售，由大黄、黄芩、甘草、桃仁、杏仁、赤芍、生地黄、干漆、虻虫、水蛭、蛴螬（金龟子的幼虫）、䗪虫（即土鳖）等组成〕。大黄能入血分，其性沉降下行，故妇女因血瘀而月经闭止不行者，可在调经药中加入大黄以活血通经。

另外，大黄配甘草还有止吐的作用。我曾用生大黄配生甘草（大黄甘草汤），结合生赭石、旋覆花、半夏、党参、槟榔等治疗神经性呕吐，取得了满意的效果，仅供参考。

牵牛子泻下，有小毒，主要是攻逐腹部积水；大黄泻下，主要是推荡肠胃积滞、热结。

巴豆、大黄均为峻泻药，但巴豆性热，大黄性寒。

大黄生用则泻下的力量猛烈（所以攻下的方剂中，常用生大黄，且往往注明"后下"）；酒炒（或酒浸、酒洗）则能达身体上部而驱热下行，酒洗并能助其泻力（目赤、牙痛、口疮、胸中焚热者适用）；蒸熟则泻力和缓，适用于老年人及体弱者；炒炭可用于大肠有积滞的大便下血，有止血作用。

大黄与芒硝同用，可使泻下之力增强而且快速；配黄芩、栀子泻肺火；配黄连泻心火；配龙胆草泻肝火；配生石膏泻胃火。

用量一般为1.5~9g，个别病例有时可用12~15g。元气不足，胃虚血弱，病在气分及阴虚便燥者，均不宜用。

遇有忄（chù，音触，恐惧之意）服汤药、每喝汤药即吐者，把汤药煎好后，可先用大黄1g、甘草1g，煎水1小杯，慢慢喝下，服后约过15~20分钟如不吐，则赶紧服汤药，即可不吐。已试多人，有效，附此供参考。（此法是我常用的方法，不必怀疑。）

芒硝（附：玄明粉）

芒硝味苦、咸，性寒，为盐类泻下药。主要用于治疗热邪炽盛所致的大便秘结，常与大黄同用。本品使肠中水分增多，软坚润燥，大黄推荡积滞，二药合用，泻力可以增强，攻下的效果可以加速。

本品除泻下外，尚有软坚破血的作用，可配合当归、红花、桃仁、川芎等，治疗妇女血瘀经闭；配苍术、白术、三棱、莪术、牡蛎、郁金、丹参、山楂核等，治疗腹中癥瘕积块。

芒硝煎水可作为外洗剂，用于治疗目赤、痔疮等；配硼砂、冰片等研为细粉，可外用治疗口舌生疮，或吹喉用于治疗咽喉肿痛。

芒硝与莱菔子同煎，过滤，冷却后析出结晶，经过风干而成为白色粉末，叫作"玄明粉"（因避讳又称为"元明粉"）。玄明粉的泻下作用比芒硝缓和，治疗作用大致相同，多用于热较轻体较弱者。

一般用量：芒硝 1 次 3~6g，玄明粉 1 次 3~9g，均可用汤药冲服。

无热邪结滞者及年老体衰者，忌用本品。

番 泻 叶

番泻叶味甘、苦，性寒，是一种使用方便的泻下药。治疗火热内结的便秘，可取本品 5~7g，用开水浸泡约半小时，取汁分 2 次饮服，隔 4~5 小时服 1 次（服第 1 次如即泻下，第 2 次可停服）。习惯性便秘者，可于每日睡前（或早晨）服 1 次。

本品小量使用可清除胃内宿食而开胃进食，适量应用可泻下通便，过量服用会引起恶心，甚或呕吐。通便泻下一般用 3~7g，用水泡服或入汤药煎服。

番泻叶的泻下作用，可通过乳汁引起母乳喂养的小儿泻肚；本品还有使身体下部充血的作用。故哺乳者忌用；妇女月经期、孕妇及有痔疮者都不适用。

芦 荟

芦荟味苦、性寒，有泻下功能，并能凉肝明目、消疳积、清热杀虫。

芦荟能入肝经血分，有通月经的作用，可配合当归、川芎、熟地黄、茜草、红花等治疗妇女经闭；并能凉肝明目，配草决明、青葙子、生地黄、白芍、夜明砂、石斛等，可治血热目昏。

芦荟配合胡黄连、焦三仙、使君子、苍术、白术、鸡内金、茯苓、槟榔、黄芩、党参等为丸剂服用，可治疗小儿疳积、虫积所致的面黄消瘦、肚大青筋、下午低热等症。

前人经验认为芦荟引药入肝的效力最快，曾用芦荟 0.3g 左右，为末，装胶囊中，随汤药（柴胡、黄芩、半夏、焦三仙、槟榔、白蒺藜、皂角刺、红花、草豆蔻、炒莱菔子等）吞服，治疗慢性肝炎，对恢复肝功能及消除症状均有一定作用。对儿童肝炎，肝功能长时期不恢复者，也可用本品配合胡黄连、柴胡、黄芩、黄连、焦三仙、苍术、槟榔、炒鸡内金、红花、茜草、半夏、枳实等，作为蜜丸服用 2~3 个月，可渐见好转。以上体会，仅供参考。

芦荟作为泻下药治疗热结肠胃时，每用 0.6~1.5g 即可致泻。也有个别的人，用 0.3g 即泻，使用时须视具体情况而斟酌。作为通经、凉血、消痔、杀虫药时，每次用 0.2g 左右即可。小儿用量更要酌减。因本品味极苦，故常把它研为细粉，装入胶囊中，随汤药吞服。一般不入汤剂煎服。小儿一般多入丸药中使用。

芦荟有破血作用，孕妇忌用。

巴豆（附：巴豆霜）

巴豆味辛、性热，有毒，可泻寒积、逐痰癖，为峻泻猛药。用于肠胃中有寒痰积聚、食积胀满、腹中有痞癖癥结等，须用泻法从大便消除者。

内服时，多用巴豆霜（巴豆经过制作而去油者）加入丸、散剂中应用。每次0.06~0.25g即可，不可多服。如服巴豆霜后泻肚不止，赶紧服冷稀粥或饮冷开水可得缓解。注意此时不要喝热粥或热水，越喝热的越助泻力。

巴豆除泻下作用外，还有消除腹中癥结积块的作用。我曾用巴豆霜1.5~2.5g，加入黄连24g、厚朴18g、吴茱萸9g、泽泻9g、白术9g、枳实12g、黄芩9g、茵陈9g、干姜4.5g、砂仁6g、党参9g、茯苓9g、川乌9g、川椒9g、桃仁9g、红花9g、香附12g、三棱9g、莪术9g、皂角刺3g、生牡蛎12g、炙穿山甲6g、昆布12g、乌贼骨6g、山楂核9g、桂枝9g的细末中研匀，炼蜜为丸，每丸3g，每日服2次，每次半丸至2丸（以大便微泻为度），温开水送下，治疗早期肝硬化的肝脾肿大，从几个病例来看，对肝大有一定的效果。有的服1料即可见效，有的需服3~4料才见效。巴豆霜的量及其他药物均可随证增减。因治疗例数太少，仅供参考。

巴豆霜是用量很小即可致泻的泻下药，并有消痞化积的作用，所以小儿科的丸散中常用之，市售的保赤散等儿科中成药中，都含有巴豆霜。

巴豆（去壳）配胡桃仁、大风子、水银等，捣如泥膏状，外擦，可治疥疮。注意巴豆有毒，摸过巴豆的手，不可揉眼，误揉之，可使眼睑肿胀。

火 麻 仁

火麻仁味甘、性平，含有脂肪油，为滋润滑肠的通便药。适用于老年人、热性病后、产后等由于津液不足所致的大便燥结，常与郁李仁、桃仁、瓜蒌仁、熟大黄、蜂蜜等同用。

黑芝麻、火麻仁均可滋润通便，但黑芝麻偏于滋补肝肾、养血益精而润燥，火麻仁则偏于缓脾生津、增液润肠而通便。

用量一般为9~15g，燥结重者也可用20~25或30g。

郁 李 仁

郁李仁味辛、苦，性平。能开幽门之结气，润大肠之燥涩而行气、润燥、通肠，并有利水消肿作用。

火麻仁偏入脾与大肠血分，生津润燥、增液缓脾而滑肠通便。郁李仁偏入脾与大肠气分，通幽散结、行大肠气而导滞润肠。

郁李仁配火麻仁、全瓜蒌、番泻叶，为末蜜丸，每个 10g，每服 1~2 丸，可用于治疗习惯性便秘。

郁李仁兼有行气利水作用，可用于腹水兼有便秘者。

另外，因受惊而失眠，经服一般安眠剂无效者，可在辨证论治的基础上加入酒煮郁李仁（把郁李仁用黄酒煮 10 分钟，去酒）10~15g，往往有效。

用量一般为 6~12g，特殊情况下可用至 30g。

蜂 蜜

蜂蜜味甘、性凉，为润肠通便药。多用于老人、虚人、津液不足、肠道涩滞而致的大便燥结。可用蜂蜜 1~3 羹匙，开水冲服，每日 2~3 次。

蜂蜜煎熟后则不太凉而补中，是很好的滋养品，可用于病后调养。

饴糖、蜂蜜、大枣均味甘补中，但饴糖性微温主入脾，能缓急止腹痛，滋润滑肠之力不如蜂蜜；蜂蜜兼能润肺治疗肺燥咳嗽；大枣甘温补中，但专补脾胃，无润肠通便之力。

川 木 通

川木通味苦、性寒，有利水通淋、导热下行、通经下乳等功能。临床上最常用为利尿治淋药。

川木通能降泻心火，导心经湿热由小便而出。配生地黄、竹叶、生甘草梢（名导赤散），可治疗心火盛、湿热下注所引起的小便不利、尿道作痛、舌尖红等症。川木通有明显的利水清热作用，可用于治疗膀胱结热而致的热淋、血淋等，常配合车前子、栀子、瞿麦、萹蓄、滑石、大黄等同用。以这些药随证加减，可用于治疗急性泌尿系感染。

川木通还能宣通血脉、下乳、利关节。配川芎、当归、红花、赤芍、桃仁等，可治妇女经闭；合猪蹄熬汤饮服，可治产后乳少；配合桑枝、防己、松节、威灵仙、羌活、独活等，可治关节不利、筋骨疼痛。

川木通与泽泻都为利尿祛湿药，但泽泻偏于泻利肝肾经之湿热，川木通偏于泻利心与小肠经之湿热。

川木通与其他利尿药不同，不但能通利小便并且能兼通大便，这也是川木通的一个特点。

据近代报道，木通有显著的利尿和强心作用，故配合茯苓、猪苓、桑白皮、紫苏子、泽泻等，可用于治疗心功能不全所致的小便不利、两足浮肿、全身浮肿、烦闷喘促等症。但应随时注意在辨证论治的基础上加减配合药物。

由于近代用药与古代不同，医生在处方笺上写"木通"时，药房则投予"关木通"，近些年证明关木通含有马兜铃酸类有毒物质，能够伤害人肾，所以应写药典中的名称"川木通"以免伤肾。古代医家是不用关木通的，古人一般写"细木通"。

用量一般为3~9g。

内无湿热，滑精，气弱者及孕妇均忌用本品。

通　草

通草味甘、淡，性微寒，功能为利小便、下乳汁、泻肺热、舒胃气。

本品质轻柔，味淡能渗湿利尿，性寒能清热降火。配防己、茯苓、猪苓、大腹皮等，治水肿小便不利；配川木通、瞿麦、连翘、淡竹叶等，治热淋小便不利；配杏仁、紫蔻仁、薏苡仁、滑石、厚朴、半夏、竹叶等，治湿热内蕴而身重疼痛、舌苔白厚、口不渴、胸闷不饥、午后身热、小便不利等症；配杏仁、黄芩、薏苡仁、桑叶、豆卷等，治疗表证兼湿而致的肺热咳嗽、烦渴、小便不利等症；配穿山甲、川芎、甘草、猪蹄等煎汤饮服，能通乳汁而治乳少。

川木通与通草不同点是：川木通降心火引热下行而利水，其性降中兼通（通血脉、通大便、通利关节）；通草泻肺热助气下降而利水，其性降中兼升（使胃气上达而下乳汁）。

灯心草清心热，引热气下行而利水；通草降肺气，渗湿清热而利水。

王不留行、川木通主要是行血脉、通瘀滞而下乳汁；通草则主要是使胃气上达而下乳汁。

用量一般为3~9g，但在有的下乳方中可用15~18g或30g。

孕妇忌用本品。

茯苓（附：茯苓皮、茯神、茯神木）

茯苓味甘、淡，性平，主要功能为利水除湿、宁心安神、益脾止泄。

茯苓淡渗利湿，能利尿消水。凡五脏六腑身体各部出现水湿停留的证候，皆可用茯苓治疗。例如配党参、白术、半夏、陈皮、猪苓、泽泻、桑白皮、冬瓜皮等，可治脾虚湿停而全身浮肿；配党参、白术、枳实、橘皮、生姜（《外台》茯苓饮），可治胃和胸部有停痰宿水而致满闷不食；配瓜蒌、川椒目、桑白皮、紫苏子、葶苈子、橘红、桂枝、猪苓、泽泻、白蒺藜等，可治胸胁部停水（悬饮）。

茯苓味甘益脾，能助脾运化水湿而达到健脾的作用。例如配党参、白术、猪苓、泽泻、藿香、车前子、炒芡实、伏龙肝等，可治脾虚湿盛引起的水泻；配党参、白术、甘草，可治脾虚气弱等证。

用苓桂术甘汤（茯苓、桂枝、白术、甘草）加炒白芍、木香、吴茱萸、肉豆蔻等，治疗肠功能紊乱（出现脾虚、中焦水湿不化而致消化不良、大便不整者），能取得一定的疗效。

茯苓有宁心安神作用，可治失眠健忘，主要用于心脾两虚、心神不宁、失眠健忘之证，常与当归、白术、柏子仁、远志、酸枣仁、朱砂（0.6~0.9g 冲服）等同用。

猪苓利水之力大于茯苓，但无补益之性，多用于祛邪，不用于补正；茯苓淡渗利湿、益脾宁心，兼有补益之性，祛邪、扶正均可使用，多用于补益剂中。

茯苓一般指白茯苓而言；其色淡红者，称赤茯苓，偏于清热利湿；抱松根而生者，称茯神，偏于宁心安神；茯神中之松根称茯神木，偏于舒筋止挛；茯苓外面的皮质部分称茯苓皮，偏于利水消肿。茯神木可治心掣痛、神惊、健忘，并可平肝祛风，治疗冠心病心绞痛时，在宽胸、通阳、活血、开窍剂中加入茯神木15~30g，有时可收到止痛的效果。

用量一般为9~12g。茯苓皮可用 15~30g，茯神木可用 15~30g。

阴虚津液枯乏者不宜用本品，滑精者亦须慎用。

猪　　苓

猪苓味甘、淡，性平，主要功能为利水渗湿。各种水肿、尿少、湿盛泄泻、淋浊、黄疸等症，皆可使用。例如配白术、茯苓，可治水泻尿少；配苍术、白术、厚朴、砂仁、陈皮、茯苓，可治脾湿肿满、中脘闷胀等症；配萹蓄、瞿麦、川木通、黄柏、滑石等，可治热淋、小便疼痛不利；配茵陈、车前子、黄柏、栀子、大黄等，可治黄疸（阳黄）；配泽泻、滑石、阿胶（名猪苓汤），可治发热、口渴、小便不利、脉浮等症。

猪苓与泽泻合用，能增强利水的效果。

车前子利水而不伤阴，兼能清热；猪苓专主利水。

用量一般为 6~12g，特殊情况时也可用 20~25g 或 30g。

阴虚目昏或无湿而渴者，皆忌用本品。

泽 泻

泽泻味甘、淡、微咸，性寒，主要功能为泻肝、肾二经之火，逐膀胱、三焦之水。临床上主要用为利尿祛湿清热药。例如配合车前子、通草、桑白皮、猪苓等，治疗水肿胀满、小便不利；配合茯苓、海金沙、滑石、萆薢等，治疗小便浑浊如膏；配合生地黄、川木通、猪苓、黄柏、石韦等，治疗热淋尿痛、小便不利；配桑白皮、枳壳、桑寄生、茯苓、大腹皮等，治疗妊娠水肿；配合海金沙、金钱草、牛膝、泽兰、冬葵子、猪苓、茯苓、赤芍等，治疗泌尿系结石；配龙胆草、黄芩、柴胡、茵陈、青黛、车前子等，能清利肝胆湿热，治目赤、胁痛、呕恶少食、黄疸、尿赤等症。

临床上常在补肾药中，佐用一些泽泻，以防补药生热而致产生肾火。治疗肾、膀胱或肝、肾有火邪、湿热时，泽泻是首选药物。

泽泻配白术（泽泻汤），可治支饮及胃内停饮而致的头目眩晕。

泽泻利尿消水，适用于消水臌之腹水。泽兰行血消水，适用于消血臌之腹水。

用量一般为 6~9g，病情需要时也可用 15~18g 或 30g。

阴虚无湿热及肾虚目昏者忌用本品。

车 前 子

车前子味甘、性寒，功能为利水清热、通淋、益肝肾、明目。常用于以下几种情况。

1. 消水肿

车前子有利水消肿作用，常配合茯苓、泽泻、冬瓜皮等，用于治疗各种水肿。

2. 通淋闭

车前子甘寒滑利，性善降泄，能利湿清热。可用于因湿热下注，热结于膀胱、小肠而致的小便淋涩不畅，欲尿不出，不尿自滴，尿道疼痛，甚或小便癃闭，点滴难下。常与茯苓、泽泻、滑石、川木通、瞿麦、黄柏、萹蓄等同用。

3. 疗目疾

本品甘寒能清热明目，可用于肝火上升所致目红、目肿、目痛等急性眼病。常与清火、散风热的药同用，如菊花、桑叶、草决明、黄连、黄芩、蔓荆子、金银花、密蒙花等。

车前子还有养阴滋益肝肾的作用，可用于因肝肾阴虚而致的两目昏暗、视力减退。常与滋补肝肾药如生地黄、熟地黄、菟丝子、石斛、枸杞子等同用。

4. 止泄泻

治疗因湿盛引起的水泄，常用"分利"止泻法，即用利尿药引导水湿从小便排出而达止泻目的。可将车前子与猪苓、茯苓、薏苡仁、竹叶、白术、炒扁豆、炒山药等同用。夏季小儿腹泻、大便如稀水状、多日不止者，可用五味异功散（党参、白术、甘草、茯苓、陈皮）加车前子 3~9g、桔梗 0.9~1.5g，往往收到比较满意的效果。

车前子利水清热、明目止泻；车前草利湿清热兼能凉血止血，可用于尿血、吐血、衄血。

滑石与车前子均能利水，但滑石兼能祛暑，车前子兼能益肝肾明目。

据近些年实验证明，车前子确有显著利尿作用，不仅增加水分的排泄，而且使尿素、尿酸、氯化钠的排泄量也同时增加。另外，也有一定的降血压作用，可用于高血压兼目昏、目赤、尿黄、尿少者。

车前子多入汤药煎服，因其含有多量的黏液质，故须用纱布包后入煎。

用量一般为 3~9g，特殊情况也可用 15~30g。

滑　石

滑石味甘、淡，性寒，功能为利水祛湿、通淋滑窍（滑利尿道）、清暑止渴。常用于治疗热淋、血淋、砂淋等所致的尿道疼痛、小便不利等，可与猪苓、泽泻、车前子、瞿麦、海金沙、冬葵子、萹蓄等同用。

滑石淡可渗湿、寒能清热，适用于暑热病（身热烦渴，小便不利，自汗，脉濡滑等）与湿温病（身热不很高但多日难退，身重嗜卧，神情淡漠，食欲不振，舌苔白厚而腻，脉滑缓）。治暑热病常与甘草（如六一散）、扁豆、扁豆花、竹叶、荷叶、绿豆衣等同用；治湿温病常与薏苡仁、通草、佩兰、白豆蔻、大豆卷等同用；治疗中暑呕吐、泻利等症，可与藿香、佩兰、竹茹、半夏曲、茯苓等同用。

滑石粉外用有滑润皮肤、清热祛湿的作用，可用于痱子、湿疹、脚趾湿痒等病，可以单用，也可以与石膏、枯矾、薄荷等同用。

冬葵子与滑石都能利尿滑窍，但冬葵子兼能通乳汁，滑石兼能清暑热。

通草、川木通、滑石皆能利小便，但通草能引肺热下行而利小便；川木通能导心火下行而利小便；滑石能除膀胱湿热而利小便。同中有异，异中有同。

用量一般为9~30g。

脾胃虚寒、滑精、小便多者忌用本品。

石　韦

石韦味苦、性微寒，主要功能为清肺经气分之热、利膀胱湿热而利水通淋。可用于肺气不清和膀胱湿热所致的尿癃闭和热淋、血淋、砂石淋，常与滑石、瞿麦、萹蓄、川木通、海金沙等同用；配小蓟、仙鹤草、白茅根等，可治尿血；配槟榔、知母等，可用于肺气热所致的咳嗽。

海金沙与石韦都能清利膀胱湿热而治淋，但海金沙偏入血分，石韦偏入气分；海金沙多用于砂石淋，石韦多用于湿热淋。

据近代实验研究，本品对因化学疗法或放射疗法所致的白细胞下降，有使白细胞升高的作用，可资临床参考使用。

用量一般为6~9g，特殊情况也可用15~30g。

萹　蓄

萹蓄味苦、性平，功能为清利膀胱湿热，主要用于治疗热淋、小便不利，常与猪苓、茯苓、泽泻、川木通、滑石、瞿麦等同用。

本品有利湿清热的作用，故有时也用于治疗湿热郁蕴而致的黄疸（阳黄），可与茵陈、车前子、黄芩、黄柏等配合应用；与苍术、黄柏、白鲜皮、苦参等同用，可用于治疗皮肤湿疹。

根据本品主治热淋的作用特点，近些年来常配合黄柏、川木通、茯苓、泽泻、瞿麦、石韦等，用于治疗急性泌尿系感染，有一定效果。据实验报道，本品对金黄色葡萄球菌、痢疾杆菌、铜绿假单胞菌、伤寒杆菌及皮肤霉菌有抑制作用。

萹蓄醋炒有治蛔虫的作用，可用于蛔虫所致的上腹部疼痛，可与乌梅、川椒、黄连、使君子、大黄、吴茱萸等配伍使用。

用量一般为 6~15g。

瞿　麦

瞿麦味苦、性寒，功能为清心热，利小肠、膀胱湿热，主要用于热淋、血淋、砂淋、尿血、小便不利等，常与泽泻、滑石、川木通、萹蓄、猪苓、茯苓等同用。

本品的特点是能入血分、清血热，故治血淋、尿血时常用，一般多与炒栀子、黄柏炭、海金沙、白茅根、灯心炭等同用；并有活血祛瘀的作用，配合当归、川芎、红花、桃仁、牛膝等，可用于治疗经闭、月经有紫黑块等。

瞿麦的穗部利尿作用比茎部效果好，故用于利尿时常选用瞿麦穗。

据近代报道，本品治疗血吸虫病腹水有效。

本品与萹蓄、石韦比较：萹蓄清利膀胱湿热为主，兼治黄疸、湿疹；石韦清肺与膀胱湿热为主，偏入气分，多用于湿热淋。本品清心与小肠、膀胱湿热为主，偏入血分，多用于血淋。

用量一般为 4.5~10g。

孕妇不宜用本品。

海　金　沙

海金沙味甘、淡，性寒，有利尿功能，能清利小肠与膀胱湿热，主要用于各种淋病。例如：配石韦、萹蓄、川木通、猪苓、茯苓、泽泻、黄柏等，用于热淋；配冬葵子、金钱草、滑石、车前子、猪苓、石韦等，用于砂石淋；配黄柏炭、白茅根、泽泻、瞿麦等，用于血淋。

根据近些年来的经验，用海金沙配合冬葵子、牛膝、金钱草、泽泻、泽兰、赤芍、槟榔（或沉香）、王不留行等，治疗泌尿系结石，有时可收到比较理想的效果。腰痛明显的可配用桑寄生、续断、狗脊、杜仲、乳香、没药等。

瞿麦、草薢、海金沙皆用于治淋，但瞿麦多用于治血淋，草薢多用于治膏淋，海金沙多用于治石淋。

用量一般为 3~9g，单用本品时可用 15~30g。

体虚尿频、无湿热者忌用本品。

金 钱 草

金钱草味甘、苦，性微寒，有利水排石功能，能清利肝、胆、膀胱、肾经湿热，主要用于利尿通淋（石淋）和排出结石（胆结石、肾结石、输尿管结石、膀胱结石）。

本品配柴胡、黄芩、半夏、枳实、槟榔、大黄、玄明粉、茵陈等，可用于胆结石；配猪苓、茯苓、冬葵子、滑石、牛膝、槟榔、海金沙、泽兰、泽泻等，可用于泌尿系结石；但要同时注意辨证论治，根据证候的虚实寒热，随证加减用药。例如胆结石患者出现肝郁气滞证（胁肋胀痛、胸闷、脘堵、精神抑郁、喜长吁）者，应配合木香、香附、炒川楝子、郁金等疏肝理气之品；如胁痛或右上腹痛、痛处固定不移、舌上有瘀斑者，又应配合五灵脂、生蒲黄、延胡索、乳香、没药、丹参、红花等活血化瘀之品；大便经常秘结者，又应重用大黄和玄明粉；泌尿系结石如出现肾虚腰痛、膝软乏力等症者，则应配用桑寄生、川续断、枸杞子、沙苑蒺藜等益肾之品；如少腹疼痛喜暖或波及睾丸、会阴等处者，则应配合炒川楝子、炒小茴香、吴茱萸、乌药、荔枝核等暖肝肾行气之品；如小便赤涩、尿道疼痛甚或尿血者，则应配合黄柏、川木通、瞿麦、生地黄、萹蓄等。总之，注意随证加减，疗效就能相应提高。

用量一般为30g，单味使用可用60~90g。

冬 葵 子

冬葵子味甘、性寒滑利，功能为利尿、滑肠、通乳。配车前子、猪苓、茯苓、瞿麦、萹蓄、滑石，可用于小便淋痛、尿少、尿频兼有大便燥结之症；配通草、王不留行、炙穿山甲等，可用于乳汁不通；配漏芦、瓜蒌、白芷、赤芍等，可用于乳痈初起。近些年来，曾利用本品有滑利通窍的作用，配金钱草、海金沙、牛膝、泽兰、泽泻等，用于泌尿系结石，有一定帮助。例如一患者，两天来右下腹部剧痛，疼痛向腰部及尿道放射，尿短赤而痛，大便干。舌苔黄，脉滑数。诊断为湿热淋兼砂石淋。西医诊断为泌尿系结石。经用：冬葵子15g，牛膝15g，泽兰、黄柏各12g，泽泻9g，猪苓、茯苓各15g，金钱草30g，萹蓄12g，生大黄6g，乌药6g，瞿麦12g，黄芩10g，水煎服，共2剂，在排尿时，排出黑褐色结石两小块（小些的如大米粒大小）而痊愈出院。仅供参考。

车前子清利湿热而通淋，兼能利湿止泻；冬葵子滑利达窍而通淋，兼能滑肠通便。

王不留行通行血脉而下乳，冬葵子滑利除滞而通乳。

用量一般为 6~9g，特殊情况也可用 15~30g。

本品为滑利通达之品，故孕妇及无实邪者不宜用。

薏 苡 仁

薏苡仁味甘、淡，性微寒，主要功能有四：利湿、健脾、排脓、舒筋。生用利湿、排脓、舒筋，炒用健脾胃。

1. 利湿

生薏苡仁有利水祛湿的作用。常配车前子、猪苓、茯苓、泽泻等，用于水肿、小便不利；配木瓜、牛膝、防己、紫苏、槟榔等，用于足膝肿痛、湿脚气。

2. 健脾

炒薏苡仁有健脾除湿的功能，常配白术、茯苓、炒山药、炒扁豆、芡实米等，用于脾虚泄泻；对于脾虚湿盛者，常生、熟薏苡仁同用，可收健脾利湿之效。

3. 排脓

生薏苡仁不但能利湿，并有清热排脓的效果。例如配冬瓜子、桃仁、芦根等，用于肺痈（肺脓肿）；配桔梗、白及等，用于肺痈已溃、吐大量脓血者，有帮助排脓的作用；配金银花、当归、生地黄、玄参、生地榆、黄芩、甘草、生大黄、牡丹皮等，用于急性阑尾炎；配附子、败酱草等，用于阑尾炎已化脓穿孔形成脓肿多日不愈者。

4. 舒筋

生薏苡仁还有舒筋、利关节及缓解痹痛的作用。配威灵仙、防己、羌活、独活、桑枝、赤芍、当归、附片等，用于风湿痹痛、筋急拘挛、肢体不能屈伸等症。对由于风湿久痹，筋急拘挛而关节、肢体变形者，除重用薏苡仁配合上述祛风湿之品外，还可同时选配骨碎补、伸筋草、炙穿山甲、红花、地龙、续断、木瓜等活血通络、舒筋壮骨之品。这时可以生、熟薏苡仁同用，既利湿舒筋又健脾益胃。

木瓜、薏苡仁均能舒筋，但木瓜偏于治湿寒所致的筋脉拘急和腿肚转筋；薏苡仁偏于治湿热所致的筋急拘挛、肢体难伸。

扁豆、薏苡仁均能健脾，但扁豆偏于消暑除湿以健脾；薏苡仁偏于淡渗利湿以健脾。

用量一般为 10~20g。但本品味淡力缓，病重者常须重用（30~60g）和久服。滑精及小便多者不宜用本品。孕妇忌用。

防 己

防己味苦、辛，性寒，功能为利水、祛风、通行经络、泻下焦血分湿热。

本品配黄芪、桂枝、白术、茯苓等，用于风水（头面、四肢浮肿，兼有恶风，骨节疼痛，脉浮）、皮水（四肢水肿明显）证。例如防己黄芪汤（防己、黄芪、白术、甘草、生姜、大枣）、防己茯苓汤（防己、黄芪、茯苓、桂枝、甘草）等。这时可适当加用麻黄、桑白皮、冬瓜皮等兼以宣肺利水。配威灵仙、薏苡仁、羌活、独活、红花、赤芍等，可用于风湿痹证的关节肿痛、肢体挛急等症；配木瓜、薏苡仁、地龙、牛膝、槟榔、茯苓等，可用于湿热郁滞而致的下肢浮肿、疼痛、脚肿、湿脚气等症；配川木通、泽泻、猪苓等，可用于膀胱湿热、小便不利等症。

防己有汉防己和木防己两种，作用大致相同。但仔细分析，也微有不同，一般说汉防己偏于祛湿利水，治下焦湿热、下半身水肿、湿脚气时适用；木防己偏于祛风通络、止痛，治上半身水肿及风湿疼痛时适用。若处方上只写防己，药店一般习惯即给"汉防己"，如须选用木防己时，药方上一定要写明"木防己"。

通草甘淡，祛气分之湿热；防己苦寒，泻血分之湿热。

木瓜酸温，化湿兼能舒筋活络，善治筋挛、足痿；防己苦寒，利水兼能通络泻热，善治水肿、脚气。

据近代报道，木防己有治各种神经痛的作用，可用于肋间神经痛、结核胸痛、各种肌肉痛、肩周炎、闪挫、胃痛、月经痛等。

用量一般为 3~9g。本品大苦大寒，不宜大量使用，恐害胃伤中。近代报道汉防己用小剂量可使尿量增加，用大剂量反使尿量减少。

本品性善行，阴虚及无湿热实邪者忌用；热在气分者也不宜用。

木 瓜

木瓜味酸、性温，主要功能为利湿理脾、舒筋活络。

1. 利湿理脾

本品能利湿温脾胃，可用于中焦湿盛所致的吐泻、腹胀，常与紫苏、吴茱萸、茴香、佩兰、甘草等同用；又常用于湿邪流注于小腿、足跗而致的湿脚气（两脚浮肿胀痛、沉重、麻木、妨碍行走），常与紫苏、吴茱萸、桔梗、槟榔、橘皮、生姜（如鸡鸣散）等同用。

2. 舒筋活络

本品主治筋病，筋急者能缓，筋缓者能利。临床用于：①因暑湿伤中，发生吐泻不止而致的两腿腓肠肌痉挛（古书名霍乱转筋），常与藿香、佩兰、扁豆、党参、吴茱萸、白芍、甘草等同用；②因湿邪侵袭，经络不和，筋软关节不利，肿胀沉痛（湿痹），常与牛膝、五加皮、当归、川芎、川乌、威灵仙、海风藤等配伍应用。

白芍治筋病，主要是柔肝缓急而养筋；木瓜治筋病，主要是利湿温肝而舒筋。

用量一般为 6~12g。

本品味酸，单独使用，可有收涩作用，故筋骨关节不利而兼有小便不畅者，不宜单用，须与利水之品同用。

五 加 皮

五加皮味辛、苦，性温，功能为祛风除湿、利水消肿、强腰膝、壮筋骨。可用于风湿痹痛、脚软无力、腰膝酸痛、下肢浮肿等，常与牛膝、薏苡仁、萆薢、木瓜、独活等同用。

本品配木瓜、牛膝，研末服用，可用于小儿脚软不能行走。据近代研究证明南五加皮含有丰富的维生素甲、乙挥发油（五加皮油），故可用于缺乏维生素甲、乙引起的诸种疾病。配茯苓皮、桑白皮、冬瓜皮、陈皮、麻黄等，可用于急性肾炎腰痛水肿；配茯苓、猪苓、泽泻、桂枝等，可用于心功能不全所致的下肢浮肿。据实验报道，北五加皮有类似毒毛旋花子苷 K 样作用，可作为强心药。在辨证论治的基础上结合近人的发明，配伍应用，可进一步提高疗效。

用本品泡酒，名五加皮酒，有祛风湿、壮筋骨、强腰膝的功能，可随证饮用。

本品还可以外用。例如配黄柏、蛇床子、防风、苦参等，煎水外洗，可用于阴囊湿痒，皮肤湿疹等病。

五加皮有南五加皮、北五加皮两种，功能大致相同，但仔细分辨，也有不同之处。北五加皮多用于利湿治水肿，南五加皮多用于强筋骨治脚软无力。

用量一般为 3~9g。

用北五加皮时，如发现脉搏减慢（一分钟低于 60 次），则需停用。

冬瓜皮（附：冬瓜子）

冬瓜皮味甘、性寒，有利尿功能，主要用于治疗各种水肿、小便不利，常与桑白皮、茯苓皮、猪苓、泽泻、车前子等同用。因其性寒，常配用一些生姜、陈皮等，以防其寒。

冬瓜子味甘，性微寒，功能排脓利湿，降痰清肺，润燥导滞。可用于肺痈，肠痈，肺热痰多的咳嗽和大便干燥。治肺痈（肺脓肿）常与桃仁、桔梗、生薏苡仁、芦根等同用；治肠痈（阑尾炎）常与生大黄、牡丹皮、薏苡仁、连翘、赤芍、败酱草等同用；治肺热痰多，常与知母、贝母、瓜蒌、杏仁等同用。

用量：冬瓜皮一般为15~30g，病重者也可用到60g。冬瓜子一般为9~15g，治肠痈、肺痈有时可用到30g。

脾胃虚寒，大便溏软者不宜用本品。

茵　　陈

茵陈味苦、性微寒，功能为清热利湿、退黄疸。配栀子、黄柏、大黄、车前子等，用于阳黄（湿热性黄疸）；配附子、干姜、白术、茯苓、泽泻等，用于阴黄（寒湿性黄疸）；表有湿者能微发其汗，里有湿者能利尿祛湿，故阳黄、阴黄、表湿、里湿皆可用之。近些年来治疗黄疸型传染性肝炎（阳黄证较多），常以茵陈、栀子、黄柏、车前子、柴胡、黄芩、大黄等随证加减应用，对于退黄疸有明显效果。

本品也可用于湿温、暑温初起，症见往来寒热、口苦、胸闷、干呕、头眩、胁痛、不思饮食，或听觉不灵者，常与黄芩、竹茹、陈皮、半夏、枳壳、白豆蔻、薏苡仁等同用。

茵陈有利胆的功能并有抑菌作用，配金银花、连翘、枳实、柴胡、焦三仙、槟榔、赤芍、莱菔子等，可用于胆道感染；配苦楝子（或苦楝皮）、乌梅、使君子、槟榔、川椒、大黄、延胡索等，可用于胆道蛔虫。

用量一般为9~15g，病重者也可用25~30g，个别情况还可用到60g左右。

玉　米　须

玉米须味甘、性平，功能为利尿消水肿。配桑白皮、茯苓皮、陈皮等，可用于肾炎水肿；配茵陈、黄柏、栀子等，可用于黄疸型传染性肝炎；但最常用于治疗各种水肿，也可单味煎水内服。

据近代实验研究，本品有利胆及降血压作用，可与茵陈、金钱草、延胡索、芦根等同用，治疗胆囊炎及胆结石（泥沙状或小块结石）。

单味煎服也可用于高血压及糖尿病的治疗。

用量一般为15~30g，单味使用时可用45~60g。

抽 葫 芦

抽葫芦味甘、性平，功能为利尿消肿，可用于治疗水臌（腹水）和水肿。可单味应用，也可放入利尿方剂中使用。例如配大腹皮、茯苓皮、车前子、车前草等，用于腹水；配白术、茯苓、黄芪皮、冬瓜皮等，用于全身浮肿。

我曾用本品配柴胡、黄芩、茯苓、泽泻、冬瓜皮、大腹皮、车前子、炒莱菔子、白蒺藜、水红花子、沉香等，用于肝硬化腹水，有几例收到满意效果，请参考试用。

入汤剂用量一般为12~30g。单味煎水服用时可用30~60g。也可用本品焙研为细末，每次9g，温开水送服，每日3次，连用10天左右。

甘 遂

甘遂味苦、性寒，有毒，功能为泻逐水饮，是逐水猛剂，可用于重症腹水、胸水、水肿的实证。例如配黄芩、木香、砂仁等，用于水臌（肝硬化腹水、血吸虫病腹水等）；配芫花、葶苈子、杏仁等，用于水饮停聚胸胁（胸水）；配芒硝、大黄，用于外感邪热与内蓄水饮结聚于胸胁脘腹之间（结胸）；配牵牛子，用于水肿腹满（肾性水肿）等。

本品入肺、脾、肾三经，能逐泻上中下三焦之水邪痰饮，使水从大便泻出。可以单用，也可以与他药配伍应用。

本品所含的有效成分不溶于水，故多作为散剂或丸剂使用。

生甘遂作用较强，毒性也较大；煨甘遂泻下作用较弱，毒性也较小；用醋炙后，可减缓其泻下作用和降低其毒性。本品反甘草，与甘草同用则毒性增强。

一般用量：生甘遂为0.3~1g；煨甘遂、醋炙甘遂为1.5~3g。宜先从小量开始，根据情况渐渐加量。

本品为逐水峻泻剂，泻力猛烈，故虚证、体弱者及孕妇忌用。

大 戟

大戟味苦、性寒，有毒，功能为攻泻水饮，为逐水猛剂，可应用于重症的水肿胀满、胸腹积水、肝硬化腹水等。据近代报道也可用于晚期血吸虫病腹水。可单用，也可以与他药配伍应用。例如配芫花、甘遂、大枣（十枣汤），用于胸胁积水（胸腔积液）；配甘遂、白芥子（控涎丹），用于因痰浊水饮积蓄所致的胸脘痞闷、恶水不欲饮、心悸、气短等症；配甘遂、葶苈子，用于晚期血吸虫病腹水等。

大戟与甘遂不同之点：大戟能泻逐上、中、下三焦脏腑之水，甘遂能泻逐上、中、下三焦经隧之水。两药常同时配伍应用，使停蓄在脏腑、经隧的水邪都能被逐出。大戟还有消肿散结、治痈肿疮毒的作用，如"紫金锭"（又名玉枢丹）中即有本品。

用量一般为0.6~1.5g，特殊情况可稍增多，制成散剂或丸剂应用。

本品有毒，有峻泻作用，体弱者和孕妇忌用。服用中如出现咽部肿胀、呕吐，或眩晕、痉挛等，为中毒的症状，应停药。本药反甘草，不能与甘草同用。

芫　花

芫花味辛、苦，性温，有大毒，功能为峻下逐水，兼除痰饮而止咳。配甘遂、大戟、牵牛子、槟榔、轻粉、橘红、青皮、木香为丸（舟车丸），常用于形气俱实的重度水肿、腹水、胸水；配大黄、葶苈子等，也可用于痰浊水饮引起的咳逆喘满。

本品常与大戟、甘遂同用。三药比较起来，芫花毒性最大，甘遂次之，大戟又次之，用醋炙后可减轻其毒性。三药均反甘草，与甘草同用毒性增大。

据近些年的报道，本品可用于肝硬化腹水、晚期血吸虫病腹水和胸腔积液等病。

用量一般为0.5~1.5g，病重体壮者量可稍增大。

体弱者及孕妇忌用本品。

商　陆

商陆味苦、性寒，有毒，主要功能为利尿逐水，兼有清热降气作用，但临床上主要用为逐水药治疗各种重症水肿。例如配鲤鱼煎服（鲤鱼汤），可用于各种水肿（肾炎水肿、心脏性水肿等），有利尿消肿的作用；配槟榔、大腹皮、茯苓皮、川椒目、赤小豆、川木通、泽泻、杜仲等，用于水肿、水臌（肝硬化腹水）、腹胀、二便不利等。

本品对胃肠有刺激作用，饭后服较合适。

本品为末水调（或加些醋）外敷，可用于痈肿疮毒，有消肿拔毒作用。

用量一般为（入汤药剂量）1.5~4.5g；如单味药研末服用为0.4~1.5g。本品有毒，用量不宜过大，大量可引起中毒，反致尿量减少。曾遇一例服本品后，尿量未见增加，尿检查出现了"管型"，是否与肾毒性有关，供参考。

身体虚弱者及孕妇忌用本品。

牵 牛 子

牵牛子又名黑白丑，味苦、性寒，有小毒，功能为下气、通二便、逐水消肿，常用于水肿并有腹水、便秘（湿热郁结而致）、喘胀等症。治腹水胀满（如肝硬化腹水），常与大戟、芫花、甘遂、青皮、陈皮、轻粉等同用(例如舟车丸)，可通过泻下作用而逐水、下气、消胀；配枳实、槟榔、焦三仙、木香等，可用于三焦气滞，湿热郁结，肠胃积滞的便秘、腹胀；配大黄、槟榔、雄黄、使君子等，可用于虫积腹痛、腹胀、大便干秘。

单用本品3~9g，一半生用，一半炒用，为细末，每次用1~2.5g，温开水送服，每日1次或隔一两日1次(视体质强弱而定)，能泻水兼利小便，可用于水肿、腹水等症。

本品常入丸剂、散剂服用，很少入汤剂煎服。在逐水丸剂中除前述舟车丸外，现再介绍一个叫"消水丹"的经验方，供参考使用。牵牛子250g，沉香60g，琥珀30g，甘遂250g，共为细末，水丸如绿豆大。身体较弱者每服10~20丸，体壮者每服30~60丸，白水送下。隔日服1次或隔两三日服1次。起初宜用小量，以后渐渐增大，可连用20~30天。每次服后要泻稀水便数次，尿也可见增多。水肿消退后，应吃容易消化、富于营养、低盐的饮食，好好休养些天，以使身体恢复。

本品泻下逐水，兼能利尿，并有下气、消积、杀虫作用。与上述逐水药又有所不同。

用量一般为2~4.5g，视具体情况而定，要先从小量开始。

体虚者及孕妇忌用。

甘遂、大戟、芫花、商陆、牵牛子这类逐水药物，虽然有逐水消肿的作用，但毕竟是攻逐峻泻之剂，只可用于体壮邪盛者，并要注意不可用之过多过久，以免伤正。这些药物是治标之品，水邪退后，要注意扶正。

另外，川木通、薏苡仁、通草、防己、木瓜、五加皮等，除有利尿祛湿作用外，还有舒筋通利关节的作用，这是与一般利尿祛湿药不同之处。至于祛风湿治关节疼痛的药，以后再谈。

第4讲　补益药

本讲内容除包括补益药外，由于分类及篇幅所限，也将对人体正气具有（或不具有）一定补益作用的、针对（或不仅针对）虚证的安神药、固涩药等一并放在本讲内介绍。基本顺序为补益药（补气、补血、补阴、补阳）、安神药（养心安神、重镇安神、平肝潜阳）、固涩药（固表止汗、固精缩尿止带、敛肺涩肠）。

人参（附：太子参、人参芦）

人参味甘、微苦，生者性平，熟则性温；功能为补五脏、安精神、健脾补肺、益气生津、大补人体元气。常用于以下几种情况。

1. 抢救虚脱

凡久病气虚，或大量失血，或急性暴病所致的突然气微欲绝，四肢厥冷，虚汗淋漓，神昏不语，脉象微、散似有似无等气脱危证，急用人参15~30g，煎水灌服（名独参汤），可大补元气，挽救虚脱。四肢冰冷明显者，可配附片（名参附汤）9~12g以增强回阳救逆的作用。出虚汗较甚者，可加用麦冬、五味子（名生脉散）以益气养阴、止汗固脱。近些年来，常用独参汤或参附汤、生脉散、生脉注射液、参附注射液等抢救各种休克，取得了比较满意的效果。

2. 治疗气虚

脾为后天之本，为人体生气之源。肺主一身之气，为人体真气之海。脾肺气虚则气短懒言，说话声低，四肢倦怠，食欲不振，面色㿠白，精神萎靡，动作气喘，脉虚无力。可用本品补脾肺之气以治气虚，常与白术、茯苓、甘草、黄芪、山药、五味子等配合使用，例如四君子汤（人参、白术、茯苓、炙甘草）、补肺汤（人参、黄芪、熟地黄、五味子、紫菀、桑白皮）等。由于"气之根在肾"，故对肺肾气虚所致气短而喘、吸气困难、咳而无力等症，可与蛤蚧同用（参蛤散）。

3. 扶正祛邪

人参能补益正气，增强抗病能力，故对正气虚而邪气盛的证候，在祛邪的药方中，加用人参，可起到扶正祛邪的作用。例如配紫苏、前胡、桔梗、枳壳等（参苏饮），可治体弱气虚之人患感冒咳嗽等症；配生石膏、知母、粳米等（人参白虎汤），可治气分高热，热邪伤正，正虚热盛之证。

在一般情况下，常用党参来代替本品（参阅"党参"条）。在抢救急症（如虚脱、休克等）及治疗重病时，以用人参为宜。

目前市售的人参，有野生的和人工栽培的两种。野生的称野山参或老山参；人工栽培的又分为红人参、白人参和生晒参；产于朝鲜的又称高丽参。

红人参补气之中带有刚健温燥之性，能振奋阳气，适用于急救回阳。生晒参性较和平不温不燥，既可补气又能生津，适用于扶正祛邪。白人参（也叫糖参）性最平和，但效力也相对较小，适用于健脾益肺。高丽参也有红、白、生晒之分，效力与用法同上所述。野山参大补元气，无温燥之性，补气之中兼能滋养阴津，但货源较少，价较昂贵，故一般比较少用。

太子参味甘、苦，性平，功能益气健脾，但补力小，适用于气血不足、病后虚弱、津乏口干等症。

人参芦味苦，性上升，可致吐。身体虚弱而需用吐法者，可以用之代替瓜蒂。另外，虚人脱肛者，在应证的方剂中加人参芦 0.3~0.6g，有升提的作用。

用量一般为 1.5~9g；独参汤等救急时，可用 9~30g。

凡肺气壅滞、胸闷憋气、表邪未解及一切实证、热证均忌用。

本品反藜芦，畏五灵脂。

如服人参后腹胀太甚者，可用莱菔子或山楂解之。

现代研究表明，人参能增强大脑皮质兴奋过程的强度和灵活性，提高对复合刺激的分析能力，从而增强条件反射；有强壮作用，使身体对多种致病因子的抗病力增强，改善食欲和睡眠，增加体重，减少疲劳；并有强心和促进男女性腺功能的作用；还有降低血糖、抗毒素、提高对缺氧的耐受性等作用。可结合辨证论治参考应用。

党　参

党参味甘、性平，主要功能为补气健脾，常作为人参的代用品以治疗气虚证。临床上常用于以下几种情况。

1. 健脾胃

脾胃之气不足，可出现四肢困倦、短气乏力、食欲不振、大便溏软等症。本品能增强脾胃功能而益气，可与白术、茯苓、甘草、陈皮（五味异功散）或白术、山药、扁豆、芡实、莲子肉、薏苡仁、茯苓（参苓白术散）等同用。

2. 益气补血

气血两虚的证候（气短、懒倦、面白、舌淡，甚或虚胖、脉细弱等），可以本品与白术、茯苓、甘草、当归、熟地黄、白芍、川芎等同用（如八珍汤），以达气血双补的作用。再者，前人经验认为益气可以促进补血，健脾可以帮助生血，所以在治疗血虚证时，也常配用党参益气、健脾而帮助补血。例如配白术、茯苓、甘草、当归、熟地黄、白芍、远志、五味子、陈皮等为人参养荣汤（党参代人参）；配黄芪、白术、当归、白芍、陈皮、龙眼肉、木香、远志等为归脾汤，都是常用的益气补血的方剂。据近代实验证明本品能通过脾脏刺激增加血红蛋白和红细胞。近些年来常以本品配当归、白芍、生地黄、熟地黄等，治疗各种贫血。

3. 治疗气虚咳喘

肺为气之主，肺虚则气无所主而发生短气喘促、语言无力、咳声低弱、自汗恶风、易患感冒、咯痰无力等症。对气虚咳喘常以本品与麦冬、五味子、黄芪、干姜、贝母、甘草等同用。

4. 代替独参汤

急救虚脱时，一般多用人参（独参汤），如一时找不到人参，可用党参30~90g，加附子 6~9g、生白术 15~30g，急煎服，能代替独参汤使用。

黄芪补气，既能升补脾气，又能益肺固表；党参补气，只能健脾补气，无固表之力，但党参还能益气生津，黄芪则无生津之效；黄芪兼能利水，党参无利水作用。

白术补气主要是补脾气，并能健脾燥湿。党参补气，脾肺俱补，但燥湿之力不如白术。

黄精补气兼能润心肺、填精髓、助筋骨，但其性质平和，其效缓慢，久服才能见效；党参补气，其效迅速。

因产地不同，党参有"台党参"（台参）和"潞党参"两种，药效差不多。目前药房已无此分别。

用量一般为 3~9g。重病或急病时，也可用 15~30g，或更多些。

禁忌和注意事项同人参。

据现代研究，本品有强壮作用，能增强身体抵抗力；能使红细胞增加，白细胞减少；能使周围血管扩张，降低血压，并能抑制肾上腺素的升压作用。可根据辨证论治的精神结合使用。

黄　芪

黄芪味甘、性微温，功能为助卫气、固皮表、补中气、升清气、托疮毒、利小便。临床上常用于以下几种情况。

1. 固表止汗

平素体弱的人，或久病重病之后，表虚卫气不固，常有自汗、易受风寒感冒等情况。治疗表虚自汗，可用黄芪固表止汗，常与浮小麦、麻黄根、五味子、煅龙骨、煅牡蛎等同用；对于卫气虚、易出汗，经常易患感冒的，可用黄芪助卫气、固皮表，常与白术、防风（玉屏风散）、桂枝、白芍等同用。

2. 补中益气

脾胃虚弱、中气不足而出现体倦、懒言、食欲不振、大便久溏、面黄气短，或兼腰腹重坠，或兼脱肛者，可用本品补益中气，升提清气，常与党参、白术、当归、陈皮、升麻、柴胡等同用（例如补中益气汤）；配党参（或人参）、升麻、白术、甘草（举元煎），可治疗脾阳虚、中气下陷而致气短、腹沉坠、久泻、脱肛、崩漏等症。

3. 消水肿

黄芪还有利尿作用。常用于治疗头面、四肢水肿，可与防己、白术（或苍术）、甘草、姜皮等同用（例如防己黄芪汤）；或配茯苓、桂枝、甘草、防己（防己茯苓汤），用于全身皮肤及四肢皆水肿，并感觉恶风的。据现代报道，用本品单味（每日 60~90g）浓煎服，可对消除肾炎水肿有效，并对消除尿中蛋白也有一定帮助，也可与党参、茯苓、萆薢、山药、薏苡仁等同用。配北五加皮、桂枝、猪苓、茯苓等，对心脏性水肿也有效，但应随时注意结合辨证论治。据实验研究报道，用于利尿时，用量不可过大，以 9g 左右为宜，可资参考。

4. 补气生血

气血互根，如骤然大失血而血虚气脱，出现面白、出汗、气短、脉细而快等症，可用黄芪 60~120g、当归 9~15g，急煎服，以补气而生血。如出现四肢厥冷、全身凉汗、血压急剧下降者，还可配人参、附子、麦冬、五味子等急煎，进行抢救。

5. 托毒排脓

气血虚弱之人患疮疡，因正气不足，不能托毒外出，而致脓如稀水，疮口久不收口，可以生黄芪与党参、白芷、防风、当归、川芎、桂心、厚朴、桔梗、五味子、甘草等同用（例如托里十补散、托里黄芪散）。据现代研究，黄芪可加强毛细血管抵抗力，扩张血管，改善血行，使久坏之肌细胞恢复活力，故可治慢性溃疡痈疽。

黄芪生用偏于走表，能固表止汗、托里排脓、敛疮收口；炙用重在走里，能补中益气、升提中焦清气、补气生血、利尿。

黄芪皮功能同黄芪，但善于走表，偏用于固表止汗及治疗气虚水肿。

用量一般为3~10g，重病或需要时，可用30~120g。

胸闷胃满、表实邪旺、气实多怒者勿用。

据现代报道，黄芪有保肝、强心、降压、抑菌等作用，并有类生殖激素的作用，可供参考。

白 术

白术味甘、苦，性微温，功能为健脾燥湿、益气生血、和中安胎，是常用的补气药，但与补血药同用，也可以补血（中焦运化旺盛，则气血自生）。

1. 健脾燥湿

脾胃虚弱，中焦运化不健，消化不良，水湿不化，食欲不振，则易出现胃脘闷、腹胀、大便溏软、呕恶、泛水、四肢倦怠等脾虚湿浊不化的症状。这时可用本品健脾燥湿以助中焦运化，常与党参、茯苓、陈皮、半夏、木香、草豆蔻等同用。如脾虚运化失职，中焦湿盛，也可产生脾虚泄泻，这时可用本品与党参、茯苓、猪苓、车前子、炒山药、炒芡实、炒扁豆等同用，以健脾止泄。

2. 益气生血

脾胃为后天之本，是人体气血生化之源。本品最能健脾益气，培补中焦，故能益气生血，常与党参、茯苓、甘草、当归、白芍、熟地黄、川芎等同用，例如八珍汤、人参养荣汤等。近些年来，根据这些经验和理论，常用它治疗各种贫血。

3. 和中安胎

妊娠以后，需要更多的血液养胎，血液来源于中焦，故增加了中焦脾胃的负担，有时可导致中焦运化失常，如胃失和降、胃气上逆而为呕逆、眩晕、胸闷、不食等，名为"恶阻"。可用本品健脾化湿，和中安胎，常与陈皮、竹茹、苏梗、茯苓、藿香、生姜等同用；兼有胎热者（脉数、烦热、苔黄、思冷饮食等），可与黄芩、栀子、白芍等同用；兼血虚者（面色萎黄、唇舌色淡、心慌、气短、脉细等），可与当归、白芍、生地黄等同用；肾虚胎元不固者（腰酸腹坠，腿软无力，容易滑胎、小产，尺脉弱等），可与桑寄生、续断、山药、山萸肉、熟地黄、五味子、黄芪、党参等同用。中气健壮，肝肾气血充足，胎元自然安固。

本品除用于上述诸病证外，还可配猪苓、茯苓皮、冬瓜皮、车前子、桂枝等，用于治疗脾虚水肿；配黄芪、防风、浮小麦等，用于气虚自汗；配枳实、莪术、神曲、麦芽、山楂核、生牡蛎、桃仁、丹参等，用于腹中癥结癖块等。

党参、人参补气，偏于补脾肺元气，适用于补虚救急。白术补气，偏于健脾、补中焦以生气，适用于生气血以治虚。

苍术、白术均能健脾燥湿，但苍术芳香苦温，其性燥烈，兼能升阳散郁，燥湿、升散之力优于白术，而健脾、补气生血之力则不如白术。

生白术适用于益气生血；炒白术适用于健脾燥湿；焦白术适用于助消化、开胃口，散癥癖；土炒白术适用于补健脾胃而止泄泻。

据现代实验研究，本品可使胃肠分泌旺盛，蠕动增速；入血可使血循环增快；还有降低血糖和利尿作用。

用量一般为 4.5~9g，重病或需要时，也可用 15~30g（例如抢救虚脱需用独参汤时，一时得不到人参，可急用生白术 20~45g、党参 30~80g、附片 9~12g，急煎服）。

脾胃阴虚者慎用。

山 药

山药味甘、性温，功能为补脾胃，益肺气，强肾固精，治带下。

1. 补脾胃

配白术、党参、茯苓、扁豆、莲子肉、炒芡实等，常用于脾胃虚而大便虚泄难愈、四肢疲乏无力、脉虚等症。本品有补脾胃而止泄泻的作用。

2. 益肺气

本品有补脾胃以益肺气的作用，常配党参、五味子、黄芪、陈皮、白术等，用于肺气虚而致的气短乏力、懒言声低、自感胸中气少、右寸脉虚等症。

3. 强肾固精

山药有强肾固精的作用，常配生地黄、熟地黄、山萸肉、五味子、锁阳、金樱子等，用于肾虚而滑精、遗精等症。

本品生用能补肾生精、益肺肾之阴而治消渴。上消明显者（口渴甚，饮水不能解渴，消瘦，尿多，自汗等），可与天花粉、麦冬、知母、黄芩、五味子、沙参、生石膏、乌梅等同用；中消明显者（饮食倍增，易饥饿，多饮多食，人体消瘦，四肢乏力等），可与生石膏、知母、葛根、黄精、黄芩、天花粉、生大黄、生地黄等同用；下消较甚者（尿频数，尿量多，口渴，腰酸痛，膝腿乏力，阳痿等），可与生地黄、熟地黄、山萸肉、五味子、泽泻、牡丹皮、茯苓、肉桂（少量）等同用。近些年来根据以上经验和理论，随证加减变化，用于治疗糖尿病、尿崩症、甲状腺功能亢进症等（表现为消渴证者），取得一定效果。

4. 治带下

脾肾两虚、湿邪注于下焦可发为带下病。湿寒重者多为"白带"，湿热重者多为"黄带"或"赤带"。山药既能补脾胃以化湿邪，又能固肾气以止带下。治白带，常与白术、苍术、茯苓、龙骨、乌贼骨、吴茱萸、乌药及车前子等同用；治黄带，常与黄芩、黄柏、白果、车前子、芡实、薏苡仁等同用；治赤带，常与黄柏炭、茜草炭、续断炭、桑寄生、茯苓、当归炭、白术、白芍等同用。

补脾胃、益肺气、治带下用炒山药，强肾生精、治消渴用生山药。

白术燥湿健脾、益气生血之力大于山药，山药补肾强精之力大于白术。

炒薏苡仁、炒山药均能健脾止泻，但薏苡仁偏于利湿以燥脾，山药偏于补脾肾而固涩。

对于阴虚火旺而导致脾虚泄泻者，如只用白术、薏苡仁之类治疗，易致肾阴受伤，在这种情况下，最好是用山药配莲子、芡实等以实脾，则补脾而不妨于肾。

用山药后，有人可产生气壅、腹中胀闷、食欲不振等不适，若配用一些陈皮，可预防之。

用量一般为9~25g，必要时也可用到30g以上。

腹胀、中焦满闷者不宜用本品。

白 扁 豆

白扁豆味甘、性微温，功能为健脾养胃、消暑祛湿，常用于调补脾胃的方剂中。本品补脾不腻，化湿不燥，对脾胃虚弱或大病后，初用补剂时，先用扁豆，最为合适，能调养正气而无饱闷之弊。

配炒山药、白术、党参、茯苓、炒芡实等可用于脾虚泄泻，配天花粉治消渴多饮。

本品有解暑祛湿的作用。夏季感受暑湿之邪而致呕吐、泻痢、烦渴、头昏、胸闷者，可以本品与藿香、佩兰、荷叶、赤小豆、厚朴、白蔻仁等同用。

白扁豆生用消暑祛湿，炒用健脾养胃。

扁豆花解散暑邪之力大于扁豆；扁豆健脾祛湿之力大于扁豆花；扁豆衣清暑热、利暑湿之力优于扁豆，但健脾扶正之力则大不如扁豆。

绿豆性凉，能消心胃之暑，兼能利湿、解毒；扁豆性微温，能消脾胃之暑，并能健脾扶正。

荷叶升清气而消暑，扁豆降湿浊而消暑。

用量一般为 4.5~12g。扁豆花、扁豆衣质轻，可适当减少些。

大　枣

大枣味甘、性温，功能为补脾和胃、强健脾胃，有止泻、生津、补养强壮等作用，并能缓和药性、解毒、保护脾胃。例如十枣汤、葶苈大枣泻肺汤中，都使用大枣以缓和药性、解毒、保护脾胃。

本品配甘草、小麦，名甘麦大枣汤，可用于妇女脏躁（情绪抑郁不乐、悲伤欲哭等）；常配香附、柴胡、生龙骨、生牡蛎、白芍、郁金、胆南星等随证加减应用。

大枣的核，炒焦，泡水代茶饮，能使人安睡。对失眠的人，除服药治疗外，晚间可用此法，辅助治疗。服药不便者，也可用此法治之。

龙眼肉、大枣都能益脾，但龙眼肉偏于养心补血、治心虚，大枣偏于补脾和胃、治脾虚。

饴糖味甘益脾，偏于缓急和中，治中虚作痛；大枣味甘益脾，偏于益气养血，兼能养心，治脾虚心慌如悬。

用量一般为 3~10 枚。

胃胀满、有痰热者，不宜用本品。

甘　草

甘草味甘、性平，主要功能为补脾、清热、解毒、缓急、润肺及调和药性。

1. 补脾

体虚或久病而致中焦气虚（四肢无力、气短、少言、饮食不香、消化不良、大便溏泄等）者，常用本品配党参、白术、茯苓、扁豆、陈皮等以健脾益气。

2. 清热解毒

甘草生用有清热解毒作用，常用于痈疽疮疡的治疗。例如对痈疡（红肿疼痛，如火灸），常与金银花、连翘、赤芍、牡丹皮、紫花地丁、蒲公英等同用；对各种阴疽（患处不红、坚硬、色黯），常与熟地黄、麻黄、肉桂、鹿角胶、白芥子、桂枝等同用，也有解毒作用。现代研究证明，甘草对番木鳖、水合氯醛、白喉毒素、破伤风毒素、河豚毒、蛇毒等，有解毒作用。前人经验中也有甘草"解百毒"的记载。

3. 缓急

"急"含有紧张、痉挛、收缩等义。前人经验认为"甘能缓急"，甘草味甘有缓急作用。对腹中"急"痛者，常与白芍、饴糖、桂枝、大枣、生姜等同用（如小建中汤，适用于虚寒腹痛）。现代研究证明，甘草有缓解胃肠平滑肌痉挛的作用，证明了甘草确有缓急之效。再如与白芍同用，名"芍药甘草汤"，可用于因误用汗法伤及阴血而出现厥逆（肢体末梢部发凉）、脚挛急不伸等症。

4. 润肺

生甘草兼能润肺，用于肺热所致的咽痛、咳嗽等有效。例如配杏仁、贝母、枇杷叶、瓜蒌、知母、黄芩等，用于肺热咳嗽；配桔梗、射干、牛蒡子、玄参等，用于咽喉肿痛。现代研究证明本品为滑润性祛痰药，口服后能使咽喉黏膜减少刺激，适用于咽喉炎症；还证明甘草有抑制结核杆菌的作用，配合抗痨药，可用于肺结核。

5. 调和药性

本品药性和缓，通行十二经，可升可降，与补、泻、寒、热、温、凉等各类药物配合应用，有调和药性的作用。例如与当归、白芍、地黄、川芎、党参、白术、茯苓等补药同用，可使补药作用和缓持久而不骤；与大黄、芒硝、枳实等泻下药同用，可缓和泻药之性，使泻而不速，充分发挥药力而不伤胃气；与生石膏、知母等寒性药同用，可缓和寒性药之寒，以防其伤胃；与附子、干姜等热性药同用，可缓和热性药之热，以防其伤阴；与麻黄、桂枝、杏仁等辛温发散药同用，可使药性和缓，并保护胃气，以防汗后伤津液等。甘草在各类药方中，能使各药互相和谐而无相争之弊，所以前人称它能"调和百药"。

本品与生姜、桂枝、麻仁、麦冬、党参、阿胶、生地黄、大枣、牡丹皮等同用，名炙甘草汤，可用于阴气虚少、阳气虚败而致的脉结代、心动悸之症有一定的效果。近人研究认为甘草有强心作用，与肾上腺素相类似。

用蜜炙过的甘草称炙甘草，适用于补中益气；生甘草适用于清热解毒；生草梢能治尿道中疼痛，适用于淋病；生草节适用于消肿毒、利关节；生甘草去皮称粉甘草，适用于清内热、泻心火。

用量一般为 1~9g。

脾胃有湿而中满呕吐者忌用。长期大量服用可引起水肿、高血压。

本品反大戟、甘遂、芫花、海藻。

现代研究证明甘草流浸膏能抑制组胺所引起的胃酸分泌作用，可用于溃疡病的治疗，有类皮质激素样作用，可用于艾迪生病；与可的松同用有互补作用。

熟 地 黄

熟地黄味甘、微苦，性微温，功能为补血生精、滋肾养肝，是最常用的滋阴补血药。

熟地黄配当归、白芍、川芎，名四物汤，是常用的补血药方，可用来治疗血虚证（面色萎黄、唇舌色淡、月经后期量少、目眩、心慌、脉细等）。近些年来常配合当归、黄芪、党参、阿胶等（随证加减），用于各种贫血。

本品配山药、山萸肉、牡丹皮、泽泻、茯苓，名六味地黄丸（汤），可用于肝肾阴虚证（腰膝酸痛、遗精、盗汗、视物昏暗、耳目不聪、月经不调等）。如阴虚生内热而见骨蒸痨热、消渴、耳鸣耳聋、盗汗消瘦、午后颧红、夜间烦躁、干咳少痰、痰中带血等症者，可与龟甲、知母、黄柏、猪脊髓、地骨皮、秦艽、鳖甲等同用（如大补阴丸等）。

熟地黄配当归则补血，配白芍则养肝，配柏子仁则养心，配龙眼肉则养脾，配麻黄则不黏滞，并能通血脉、温肌腠。如阳和汤（熟地黄、麻黄、白芥子、鹿角胶、肉桂、姜炭、甘草）是治疗阴疽、附骨疽、流注（寒性脓疡、闭塞性脉管炎、肠系膜淋巴结核、慢性骨髓炎、关节结核）等常用的方剂，功能温阳散结。

阿胶补血兼能止血，熟地黄补血兼能填精髓。阿胶滋养肝肾兼能养肺阴，熟地黄滋养肝肾兼能养心血。

桑椹补肝肾，其性偏凉，补血之力不如熟地黄；熟地黄补肝肾，其性偏温，滋阴补血之力远大于桑椹。

当归补血其性动，熟地黄补血其性静。当归生新血而补血，熟地黄滋阴精而养血，二药合用能互补长短。

何首乌也能补肝肾，但补血之力不如熟地黄；熟地黄乌须发之力不如何首乌。

熟地黄久服时，宜用砂仁拌（或佐用一些砂仁），以免腻膈（妨碍食欲、胸脘发闷）。

用量一般为9~25g，重病时也可用到30g或更多些。

阳虚阴盛之人忌用本品。痰多、苔腻、胸膈滞闷者均不宜用之。

当　归

当归味辛、甘、微苦，性温，是治疗血分病最常用的药，能使血各归其所，故名"当归"。它的主要功能有以下几种。

1.补血

本品配黄芪（黄芪30g、当归6~9g）名当归补血汤，常用于失血后而血虚、气血不足、产后流血过多等症。本品配熟地黄、白芍、川芎，名四物汤，是最常用的补血药方；运用此方随证加减，可用于各种血虚证。近些年来，也常用此方随证加减，治疗各种贫血。

2.活血

当归还有活血通络、散瘀消肿的作用。本品与红花、赤芍、三七、桃仁、乳香、没药等配伍，可用于跌打损伤、瘀血肿痛；配连翘、金银花、赤芍、红花、皂角刺、炙穿山甲等，可用于痈疮初起、肿胀疼痛；与桂枝、羌活、独活、威灵仙、片姜黄、红花、薏苡仁、续断、附子等配伍，可用于风寒湿痹、臂腿腰足疼痛；与川芎、红花、半夏、防风、黄芪、桂枝、白芍、熟地黄、炙穿山甲等配伍，可用于肌肤麻木不仁等症。

3.润肠通便

年老、久病、产后失血或津液不足者，因血虚肠燥而大便秘结，可用当归养血润肠而通便，常与麻仁、生地黄、熟地黄、桃仁、肉苁蓉、郁李仁、瓜蒌仁、大黄等同用。

4.调月经

当归与熟地黄、赤芍、川芎、红花、桃仁、茜草、香附等同用，可用于气血凝滞而致的经闭；与白芍、香附、延胡索、炒川楝子等同用，可用于行经腹痛；

与生地黄、白芍、白术、艾炭、阿胶珠、棕榈炭等同用，可用于月经过多、崩漏等症。总之，当归能调理冲、任、带三脉，善能补血、和血，故为妇科调理经血最常用之药。前人把它称之为"妇科专药"，无论胎前、产后各病，都常随证加减采用。

白芍补血偏于养阴，其性静而主守；当归补血偏于温阳，其性动而主走。血虚生热者宜用白芍，血虚有寒者宜用当归。

当归配黄芪、党参，可生气补血；配大黄、牛膝，可破下部瘀血；配川芎、苏木、红花、桔梗，可活上部瘀血；配桂枝、桑枝、路路通、丝瓜络，可通达四肢，活血通络。

当归头和当归尾偏于活血、破血；当归身偏于补血、养血；全当归既可补血又可活血；当归须偏于活血通络。

酒当归（酒洗或酒炒）偏于行血活血；土炒当归可用于血虚而又兼大便溏软者；当归炭用于止血。

用量一般为3~9g，急重病有时用到15g。

大肠滑泄和火旺者，均不宜选用本品。

现代研究表明，当归对子宫有兴奋与抑制两种作用：其水溶性、非挥发性、结晶性成分能兴奋子宫而使收缩加强；其挥发油能抑制子宫平滑肌而使子宫弛缓，并有抗维生素E缺乏症的作用，对一些细菌（如痢疾杆菌、伤寒杆菌、溶血性链球菌等）有抑制作用。

白　芍

白芍味甘、酸、苦，性微寒，主要功能为养血荣筋、缓急止痛、柔肝安脾。

白芍常用为补血养阴药。本品配当归、熟地黄、川芎、白术、阿胶等，能补血虚；配麦冬、五味子、浮小麦等，可用于阴虚盗汗；配生地黄、石斛、女贞子、生牡蛎、珍珠母等，能养阴潜阳。我常用本品配合生牡蛎、生石决明、生赭石、生地黄、黄芩、香附、首乌藤、远志、茯神、（白）蒺藜为主随证加减，用于神经衰弱患者表现为阴虚肝旺证者（头痛、头晕、目眩、急躁易怒、失眠、多梦、轰然而热、健忘、舌尖红、苔薄黄、脉弦细数等），供参考。

肝血不足，筋肉失荣，而出现肢体拘挛、关节强硬、屈伸不利等症，可以本品与伸筋草、薏苡仁、鸡血藤、木瓜、甘草节、当归尾等配伍应用。本品配甘草、牛膝、木瓜、红花、炙穿山甲等，可用于因阴液受伤而引致的腓肠肌痉挛（腿肚子抽筋）以及腿足挛缩难伸等。

白芍配当归、甘草、桂枝、饴糖等，可用于血虚肝旺或脾虚寒所致的腹中疼痛；配木香、黄连、黄芩、葛根、槟榔、白头翁等，可用于急性热利腹痛。本品有缓急止痛的作用，对腹中疼痛效果最好。

白芍能补血养阴而柔肝，因而又能安脾。脾虚肝旺而致的慢性腹泻（生气则加重，泻前腹痛一阵，泻后痛减），常用本品与炒防风、白术、陈皮（痛泻要方）等配伍应用。

白芍还常用于调理月经。本品配当归、生地黄、黄芩、艾叶炭、阿胶（胶艾四物汤）等，用于月经前期或月经过多；配当归、川芎、熟地黄、红花、桃仁（桃红四物汤）、香附等，用于月经错后、量少等；对行经腹痛，常重用白芍；配桑寄生、白术、炒黄芩等，有清热安胎的作用。

养阴、补血、柔肝，用生白芍，和中缓急用酒炒白芍，安脾止泻用土炒白芍。

赤芍偏于行血散瘀，白芍偏于养血益阴；赤芍泻肝火，白芍养肝阴；赤芍散而不补，白芍补而不散。

当归入肝，能动肝阳，白芍入肝，能敛肝阳；当归性动，白芍性静。二药合用，可互纠其偏，互助其用。

熟地黄、白芍皆能补血，但熟地黄补血以入肾生精为主，白芍补血以入肝养阴为主；熟地黄甘温，白芍酸寒。

据现代报道，本品有制菌作用（如痢疾杆菌、伤寒杆菌、大肠埃希菌等），能缓解由于胃肠蠕动亢进而引起的腹部疝痛。

用量一般为 4.5~12g，重症时可用至 15~30g。

产后血瘀、恶露不下者忌用本品。

阿　　胶

阿胶味甘、性平，功能为补血、滋阴、润肺、止血。

阿胶块（烊化服。烊，音 yáng，溶化之意）能补血、滋阴。本品常配当归、熟地黄、白芍、白术等，用于血虚证。近些年来，在辨证论治的基础上常用本品治疗各种贫血。现代研究本品能促进红细胞与血红蛋白的增加。配地黄、鳖甲、龟甲、秦艽、银柴胡、青蒿等，能滋阴清热，常用于阴虚内热、骨蒸痨热等证。

阿胶炒珠常用于止血、润肺。本品配麦冬、百合、白及、沙参、黑栀子、藕节等，用于肺阴虚所致的咳嗽、咳血、肺痨等；配白芍、当归炭、艾炭、棕榈炭、白术等，用于月经过多、崩漏等。近年来常在此方的基础上，随证加入生地炭、黄芪、党参、山萸肉、续断炭、菟丝子、桑寄生、紫河车等健脾补肾药，用于功能性子宫出血。配炒黄芩、苦参、槐花炭、炒地榆、灶心土、防风等，用于大便带血、痔疮出血等。

用于润肺化痰时，可用蛤粉炒；用于止血时，可用蒲黄炒；滋阴、补血时，多生用（烊化服）。

熟地黄、阿胶皆能滋阴补血，但熟地黄偏于补肾阴、填精髓而补血；阿胶偏于润肺养肝、补血而滋阴，兼能止血。

黄明胶（牛皮胶）的功能与阿胶相似，如无阿胶时，可以此代用，但补益之力不如阿胶，兼有活血解毒的作用。

阿胶还有养血润燥而滑肠的作用，可用于妇女产后便秘、老人肠燥便秘、血虚便秘等。

用量一般为 4.5~9g。

舌苔厚腻、食欲不振、大便溏泄者，均不宜用本品。

何 首 乌

何首乌生者味苦涩，制熟后则兼有甘味，性微温；主要功能为养血益精、平补肝肾、乌须发，兼能润便滑肠、消瘰疬、治疟疾。

本品温而不燥，补而不腻，性质平和，适于久服，常用于病后虚弱、阴虚血亏、筋骨软弱以及滋补强壮的丸药中。例如配熟地黄、当归、白芍、阿胶、白术等，可用于肝肾不足、血虚气衰以及各种贫血。据现代研究，本品有促进血液新生的作用。配山萸肉、山药、芡实、五味子、龙骨、牡蛎、远志、茯苓等，可用于肾虚、滑精、遗精、妇女带下等症。

年老、久病、产后失血等，由于津血不足而致肠道津液缺乏，肠管传导涩滞，大便秘结不通者，可用本品配当归、肉苁蓉、黑芝麻、火麻仁等，养血润肠以通便。据现代研究，本品能促进肠管蠕动，适于治虚性便秘。

肝肾虚亏，精血不足，身体衰弱，须发得不到充足的营养而致须发早白者，可用本品配补骨脂、当归、地黄、枸杞子、女贞子、菟丝子、黑芝麻、旱莲草等，作为丸剂服用。

气血流行滞碍则可发生瘰疬、痈肿等，生何首乌可调和气血、解毒消肿，常与蒲公英、紫花地丁、连翘、玄参、生牡蛎、夏枯草等同用。

疟疾邪入阴分，久久不愈者，可用何首乌与人参或党参（何人饮）同用，或用何首乌 25~30g、甘草 3g，水煎服。我曾运用这一经验，结合小柴胡汤和白虎汤，随证加减，治愈过几例查不出原因的定时寒热病，仅供参考。

熟地黄滋补肝肾、添精益髓之力较何首乌为优，但滋腻太甚，容易腻膈害胃；何首乌则不寒不燥，不腻膈，不害胃，又有养血祛风之功，为熟地黄所不及。急需滋补时，用熟地黄为宜；长服慢补时，用何首乌为好；二药也可合用。

黄精也补而不腻，但偏于补中益气、润养肺胃阴津；何首乌偏于滋补肝肾，养血益精。

首乌藤水煎内服，能治失眠，祛风湿，舒经络，除痹痛，煎水外洗有解毒、和血、祛风的作用，可用于风疮、疥癣作痒。

生何首乌适用于消瘰疬，解疮毒，通便结；制何首乌适用于补肝肾，强筋骨，养血，固精。

据李时珍《本草纲目》记载，本品能"止心痛"。故此，我在治疗高血压性心脏病、冠心病、心绞痛等病时，在辨证论治的基础上，有时加用何首乌9~15g，效果尚属不错。因中医说的"心痛"也包括胃脘部疼痛，所以在虚性的胃脘痛，有时也使用。我的习惯用法是生熟各半使用。据现代研究本品有强心作用，尤其对疲劳的心脏，作用更为明显；并且能阻止胆固醇在肝内沉积，减轻动脉粥样硬化。我曾在治疗冠心病的丸药中，加入本品，让患者久服，仅供同志们参考。

用量一般为9~15g，重症时也可用至20~30g。

枸　杞　子

枸杞子味甘、性平，功能为滋补肝肾、益精明目。

肝肾不足而致的腰膝无力、脐腹隐痛、阳痿不举、大便溏泄等症，可用本品与熟地黄、山药、山萸肉、肉桂、附片、鹿角胶、菟丝子等同用（如右归丸）。

肝肾不足，精血不能上注于目而致两目昏暗、视物模糊不清等，可以本品与地黄、山药、山萸肉、茯苓、泽泻、菊花等同用（如杞菊地黄丸）。

本品还有生津止渴的作用，可配天冬、麦冬、山药、玉竹、地黄、知母等，用于消渴病。据现代研究，本品有降血糖的作用。

近些年来，我常以枸杞子、五味子二味合用，代替山萸肉，可供参考试用。

枸杞叶苦甘而凉，可清上焦毒热，代茶饮之，可止消渴；枸杞子的根皮，即地骨皮，能清虚热、退骨蒸。

山茱萸、枸杞子皆能滋肝肾，但山茱萸兼能收肝胆之火，枸杞子兼能益肾中之阳。

桑椹滋阴补血，益脑润燥；枸杞子滋养肝肾，益精明目。

用量一般为 3~9g。

外感发热、消化不良易生腹泻者慎用本品。

沙　参

沙参味甘、苦，性微寒，功能为养阴、润肺、清热。

1. 养阴润肺

前人有"沙参补五脏之阴"的说法，但从临床使用来体会，本品主要是养肺胃之阴效果最为明显。肺阴不足而生虚热，出现干咳少痰、咽喉干燥、咽痛、痰中带血丝、久咳失音等，可用本品与生地黄、知母、麦冬、天冬、川贝母、生甘草等同用。

肺性本燥，易受燥邪所侵，但又恶燥。肺燥则干咳少痰、咽喉干痒、声音嘶嗄、口鼻干燥、舌尖边红；可用本品与桑叶、麦冬、玄参、生石膏、知母、生地黄、百合、火麻仁、阿胶等同用。

2. 清热生津

高热病后，阴液耗伤或久病而致胃阴亏损，舌干口燥、食欲不振、咽干口渴、舌苔剥脱等，可用本品与麦冬、生地黄、石斛、玉竹、玄参、天花粉、生白芍等同用。

本品对阴虚内热、肺痨伤阴等有养阴清热作用。例如肺痨咳嗽、午后潮热、颧红盗汗、五心烦热、干咳少痰、形体消瘦、痰中带血、脉象细数等症，可用本品与生地黄、玄参、鳖甲、秦艽、地骨皮、银柴胡、贝母、百部、白及等同用。

南沙参体较轻、质松，性味苦寒，清肺火而益肺阴，兼有风热感冒而肺燥热者，可以使用；北沙参体重质坚，性味甘凉，主要用于养阴清肺、生津益胃，有外感证者不宜用。处方上只写沙参，药店即付北沙参，如须用南沙参时，要写上"南"字。

党参甘温，补肺胃之气；沙参甘凉，补肺胃之阴。

人参补阳而生阴，沙参补阴而制阳。

用量一般为 4.5~12g。

风寒感冒咳嗽及肺寒白痰多者不宜用本品。

麦　冬

麦冬味甘、微苦，性微寒。主要功能有以下四种。

1. 滋阴润肺

阴虚内热，烧灼肺津，肺阴不足，肺热咳嗽，干咳少痰，烦热口渴，或痰中带血，舌红少津，脉象细数等，可用本品滋阴润肺，清热治咳。常与桑叶、杏仁、沙参、火麻仁、阿胶珠、枇杷叶、天冬等同用。对肺结核、支气管炎、百日咳等病出现阴虚肺热咳嗽者，均可应用。

2. 养阴清心

心阴虚而心中烦热、心悸、心慌、失眠、舌红、脉细数等，常以本品与黄连、阿胶、贝母、生地黄、玄参、丹参、珍珠母、远志等同用。

心气心阴两虚，出现气短倦怠，口渴汗出，脉微弱欲绝而虚脱者，可急配人参、五味子（生脉散），以益气养阴敛汗（汗为心之液）而固脱。

3. 生津益胃

本品有养胃阴、生津液的作用。温热病后，津液耗伤，胃阴不足而口燥咽干、食欲不振、大便数日不行者，可与玄参、细生地、玉竹、冰糖、瓜蒌、生大黄、火麻仁、枳实等同用（如益胃汤等）。

4. 润肺利咽

肺热阴伤，咽喉干痛，声哑失音，舌燥口渴者，可与玄参、生地黄、桔梗、甘草、山豆根、金果榄、知母等同用。

天冬、麦冬皆能滋阴，但天冬甘苦大寒，偏于清热降火，兼能滋肾阴、降肾火；麦冬甘而微寒，偏于润肺宁心，兼能养胃阴、止烦渴。

川贝母、麦冬皆常用于润肺止咳，但川贝母偏于散肺郁而化痰，兼能开心郁而清热，麦冬偏于滋肺阴而清热，兼能养胃阴而止渴。

麦冬用朱砂拌过，名"朱麦冬"或"朱寸冬"，适用于宁心安神。

用量一般为 4.5~9g。

腹泻便溏、舌苔白腻、消化不良者，均不宜用本品。

天　冬

天冬味甘、苦，性寒，常用为滋阴清热药。

阴虚火旺，内热上蒸，肺热而咳，痰少而黏，咽喉干燥，夜间口渴，或痰中带血、五心烦热等症，可与麦冬、玄参、生地黄、石斛、贝母、蜜枇杷叶、杏仁、藕节、白及、生石膏、瓜蒌等同用。肺肾阴虚而致痨热骨蒸、颧红盗汗、干咳少痰、声音嘶嗄等，可与秦艽、白薇、鳖甲、地骨皮、银柴胡、生地黄、龟甲、黄柏、知母等同用。这些经验可运用于肺结核、肺癌、肺脓肿（后期）等病。

肺肾阴虚而出现口渴多饮、饮不解渴、尿频而多者（如糖尿病、尿崩症、甲亢等），可与生地黄、山萸肉、天花粉、知母、沙参、麦冬、五味子、乌梅、枸杞子等同用。

石斛、天冬皆能滋肾阴，但石斛兼能养胃生津，天冬兼能清肺润燥。

用量与注意事项同麦冬。

石　　斛

石斛味甘、淡，性凉，功能为滋阴养胃、清热生津、益肾、壮筋骨等。

温热病后期，因高热而阴津受伤，出现口渴舌燥、食欲不振、舌质发红、舌苔黄黑等症状，可用本品滋养胃阴、清热生津、止渴除烦；但应注意用本品治疗温热病，不可用之过早，以免滋补敛邪。

阴虚内热而发生干咳、盗汗、低热、口渴、舌红、脉细数等症，可用本品与生地黄、麦冬、百合、秦艽、银柴胡、地骨皮等同用。

因肾精不足而致目昏目暗、视力减退，常用本品与生地黄、熟地黄、山茱萸、草决明、沙苑子、地骨皮、菊花、枸杞子等同用。中药店有"石斛夜光丸"和"石斛明目丸"，是治目昏目暗、视力减退的常用成药。因肾虚而两脚麻木痿痹者，也可用本品与牛膝、黄柏、续断、熟地黄、山药、秦艽、薏苡仁、木瓜等同用。

玉竹与石斛均能养阴，但玉竹甘平滋润，养肺胃之阴而除燥热，补而不腻；石斛能清肾中浮火而摄元气，除胃中虚热而止烦渴，清中有补，补中有清。

金钗石斛偏于养胃阴、补肾精；霍石斛常用于老人、虚人、阴液不足者；鲜石斛清热生津、解渴之力较佳，多用于温热病。目前市场上供应以干石斛（川石斛）、鲜石斛、霍石斛为多。总之，石斛虽有数种，但其治疗作用，大体相同。

一般用量：干石斛为6~12g；鲜石斛为15~30g。

舌苔厚腻、便溏者慎用本品。

据现代研究，金钗石斛有抑制葡萄球菌的作用，对急性胆囊炎的高热有迅速退热的作用，能促进胃液分泌，帮助消化。

玉　竹

玉竹味甘、性平，功能为益阴润燥、生津止渴。

本品常用于肺胃阴伤或燥邪伤肺而致的咳嗽少痰、咽干舌燥、燥热口渴等症，多与沙参、麦冬、桑叶、杏仁、石斛、玄参等同用。

温热病后期，因高热时伤耗了胃阴而出现口渴舌燥、食欲不振、胃部不适等症，可用本品与沙参、石斛、麦冬、冰糖、生麦芽等同用。

天冬滋阴偏在肺肾，且性寒滞胃；玉竹养阴偏在肺胃，性平而不害胃，虽养胃阴但不妨脾阳。

用量一般为 6~12g，特殊需要时也可用 15~30g。

据现代研究，玉竹有降血糖的作用。

黄　精

黄精味甘、性平，主要功能为补脾气、养胃阴、润心肺。

本品配伍白术、党参、茯苓、甘草、陈皮、麦芽、谷芽等，可用于脾胃虚弱、饮食减少、精神疲倦、四肢懒动、脉象虚软无力之症。本品性质平和，适于久服、病后调养之用。前人经验认为"黄精可代参芪，玉竹可代参地"，可作为临床应用时参考。

高热病后，胃阴受伤而口干不欲食，食少便干，饮食无味，舌红少苔者，可用本品配玉竹、麦冬、沙参、冰糖、生麦芽等，养阴开胃。

心肺阴虚而致咳嗽少痰、气短乏力、口干、少眠、多梦等症者，可与麦冬、贝母、沙参、远志、杏仁、茯神、枣仁等同用。

本品配蔓荆子、草决明等，可补肝明目；配枸杞子、菟丝子等，可补肾益精；配杜仲、续断等，可助筋骨；配羌活、独活等，可除风湿。

用量一般为 6~9g。

阴盛、气滞者，均忌用本品。

百　合

百合味甘、性平，常用为润肺止咳和清心安神药。本品配生地黄、麦冬、沙参、贝母、梨皮等，可用于阴虚肺燥的咳嗽；配沙参、五味子、马兜铃、诃子、麦冬等，可用于久咳不愈、肺阴虚而肺气浮散之证（久咳不止，已无实邪，咽干少痰，气短微喘）；配麦冬、莲子、远志、黄连、阿胶、玄参等，可用于热病后余热不清的神志恍惚和阴虚的心烦、失眠。

五味子味酸而收，偏于治肺气之浮散；百合甘敛润肺，偏于治肺阴之虚燥。

百部温肺化痰而治嗽，并可杀虫；百合甘敛润肺而治嗽，并可宁心。

另外，百合还有益气调中的作用。用本品 30g 配乌药 9g，名百合汤，可用于久久难愈的胃痛。我常用百合 30g、乌药 9g、丹参 30g、檀香（后下）6g、草豆蔻 9g、高良姜 9g、香附 9g、川楝子 6g 作为基础方，随证加减，对溃疡病所致长期胃痛，属于虚实并见、寒热夹杂、气血皆病的证候，往往能取得满意的疗效，仅供同志们参考。

用量一般为 9~12g，需要时也可用 25~30g。

外感咳嗽时不宜使用本品。

女 贞 子

女贞子味甘、苦，性平，主要功能为滋补肝肾、清热明目。

本品配何首乌、桑椹、生地黄、杜仲、山药、旱莲草、枸杞子等，可用于肝肾阴虚所致的阴虚发热、头发早白、两目昏花、耳鸣耳聋、牙齿动摇、腰膝酸痛等症。

本品性质平和，补阴而不腻滞，适于久服，不像生熟地黄那样容易腻滞，但滋阴之力也不如二地。

本品配桑椹、旱莲草制成蜜丸，久服，可用于身体衰弱，慢性虚损诸证。

何首乌补肝肾，乌须发，偏走血分，其性微温；女贞子补肝肾，乌须发，兼清气分，其性微凉。

用量一般为 6~9g。

胃有寒者或老年，用本品时，可佐用一些补脾暖胃的药（如白术、陈皮、草豆蔻等）。

旱 莲 草

旱莲草味甘、酸，性平，主要用为滋补肝肾药，并能凉血止血。

本品配女贞子名二至丸，常用于肝肾阴虚之头发早白、脱落，也可在为丸时加入桑椹汁。

本品配生地黄、玄参、白茅根、黄柏炭、大小蓟、瞿麦、泽泻等，可用于尿血；配生石膏、知母、黄芩、白及、藕节炭等，可用于吐血；配槐角、地榆、槐花炭、黄柏、防风等，可用于便血；配桑寄生、续断炭、白术、棕榈炭、艾叶炭、当归炭、阿胶等，可用于崩漏。

近些年来在治疗再生障碍性贫血、功能性子宫出血、紫癜等病的方剂中，也常随证选用本品。

旱莲草有墨（黑）旱莲与红旱莲之分。墨旱莲偏于补肾、滋阴、止血；红旱莲偏于凉血、活瘀、清热，并能治疮疡。处方上写旱莲草一般给墨旱莲。

用量一般为9g，特殊需要时可用15~30g。

桑 椹

桑椹味甘、性凉，为滋阴补血药。市上有"桑椹膏"成药，每次服9~15g，每日2次，热开水冲服，功能滋补肝肾、聪耳明目。

本品配麦冬、沙参、玉竹等，可用于阴虚津少所致的口渴舌燥、大便干涩等症。

桑椹有黑白两种。白桑椹（未成熟者）功力小，黑桑椹（成熟者）功力大。常配何首乌、旱莲草、女贞子等，用于阴血虚所致的头发早白、头发脱落等症。

用量一般为6~9g。

腹部有寒、大便溏软者忌用本品。

黑 芝 麻

黑芝麻味甘、性平，为滋补肝肾药，有补精、润燥、滑肠等功能。

本品配枸杞子、菊花、熟地黄、山茱萸、（白）蒺藜等，可用于肝肾不足所致的头晕眼花；配何首乌、桑椹、旱莲草、女贞子、生地黄等，可用于肝肾不足的头发早白。

本品含油脂多，有润肠通便的作用；配当归、桃仁、肉苁蓉、火麻仁等，可用于津枯血燥的便秘。

何首乌乌须发兼能养血，黑芝麻乌须发兼能润肠。

用量一般为9~12g，多用于丸剂中。

便溏、口渴、火牙痛者不宜用本品。

龟 甲

龟甲味咸、微甘，性凉，为滋阴潜阳药，以滋阴为主。例如阴虚而致的骨蒸劳热、盗汗，肺痨咳嗽、咳血等症，可用龟甲滋阴养血以清虚热，滋补肝肾以壮根本；常与熟地黄、生地黄、知母、黄柏、猪脊髓、天冬、麦冬、玄参、沙参等同用。

温热病高热经久不退，阴液耗伤而致阴虚液燥，虚风内动，证见手足轻微抽动、舌干无津、下午低热、夜间烦躁、脉细而弦数等，可用龟甲配麦冬、白芍、阿胶、钩藤、鳖甲、生牡蛎等滋阴养液、潜阳息风。常用的方剂如三甲复脉汤、大定风珠、小定风珠等（《温病条辨》方）。

肝肾阴虚，肝阳上浮而出现头晕、目眩、耳鸣、烦躁易怒、轰然而热、偏头痛等症者，可用本品滋阴潜阳而收降肝热；常与白芍、生地黄、生牡蛎、生石决明、菊花、黄芩及六味地黄丸等同用。

肝主筋，肾主骨，对肝肾不足所致的筋骨痿弱、腰酸腿软、不能行走、驼背鸡胸、小儿囟门不合等，可用本品补肾强骨、滋肝荣筋；常与牛膝、山药、山萸肉、补骨脂、胡桃肉、杜仲、续断、地黄等同用。

本品有滋阴凉血的作用，可用于阴虚火旺而血热妄行所致的月经过多、崩漏、咳血、衄血等症；常与生地黄、玄参、阿胶、黄芩、白芍、黄柏、白茅根、侧柏炭、棕榈炭等同用。

本品咸能软坚，并能通任脉、和血络，故有消散癥瘕癖块的作用。对于因血虚气滞、邪气郁于经隧血络而腹中积有癥瘕癖块者，可与鳖甲、赤芍、生牡蛎、红花、桃仁、山楂核、郁金、柴胡、香附、莪术、三棱等同用。近些年来常以此法治疗肝脾肿大。

用龟甲熬的胶，名"龟甲胶"，性味甘平，滋阴补血的作用比龟甲更好，并有止血的作用；但通血脉、消癥瘕的力量，则不如龟甲。

鹿茸偏于通督脉、补肾阳，龟甲偏于通任脉、补肾阴。

玳瑁长于平肝镇惊，功力偏于潜降；龟甲长于补阴降火，功力偏于滋收。

鹿角胶补阴中之阳，通督脉之血；龟甲胶收孤阳之汗，安欲脱之阴。二者可以合用，药房有成品（名龟鹿二仙胶）。

用量一般为9~25g，必要时可用30~60g；须打碎、先煎。

舌苔腻、食欲不振者慎用本品。

鳖　甲

鳖甲味咸、性凉，是常用的滋阴清热药，并有软坚散结的功能，兼能平肝潜阳。

因阴虚内热而见骨蒸痨热、盗汗、颧红、肺痨干咳、痰中带血等症，可用本品滋阴清热，常与银柴胡、秦艽、青蒿、地骨皮、知母、当归、乌梅、白芍、生地黄、玄参等同用。

疟疾久久不愈，左胁下出现硬块，名曰"疟母"（脾肿大）。本品咸能软坚，散结消癥。可用本品醋炙研末服，每日2~3次，每次3g；也可与柴胡、黄芩、党参、半夏、桃仁、牡丹皮、射干、生牡蛎、三棱、莪术等同用。张仲景《金匮要略》书中有"鳖甲煎丸"，是治疗疟母的专剂。近些年来用此丸治疗脾大，也有一定的效果。

妇女经闭，气血流通不畅，腹中瘀积结滞而生癥块者，可用本品与桃仁、红花、当归尾、赤芍、生大黄、三棱、莪术、桂枝、炙穿山甲等同用，以通经消癥。

龟甲偏于入肾滋阴，补益之力大于鳖甲；鳖甲偏于入肝退热，散结之力大于龟甲。

牡蛎偏于化痰结、消瘰疬；鳖甲偏于除胁满、散疟母。

用量一般为9~15g，重症时也可用到30g；入汤药须"先煎"。

无阴虚内热者、消化不良者、肠冷便泄者忌用本品。

鹿　茸

鹿茸味甘、咸，性温，有补肾阳、强筋骨、益精髓、养血等功能，可用于肾虚腰冷，四肢酸楚，头晕目眩，遗精阳痿等虚损衰弱之证。对小儿元阳不足，发育迟慢，畏寒无力，两腿痿软，难于行走等症，可在六味地黄丸方中加入鹿茸、南五加皮、淫羊藿、补骨脂、续断等，作为丸剂服用。

本品不入汤药，常作为粉剂，装入胶囊中吞服。每次用量0.6~1.5g，每日1~2次，温开水送下，或随汤药冲服，也常常加入丸剂中使用。

鹿　角　胶

鹿角胶味甘、性温，主要功能为温补下元、补阴中之阳、通督脉之血、生精血、止血崩。功能与鹿茸大致相似，但补力缓慢，久服方效。多用于崩漏带下、虚性出血及阴疽（没有红肿热痛的肿块）。例如配阿胶、当归炭、蒲黄、乌贼骨等，用于虚寒性的崩漏、带下；配杜仲、肉苁蓉、淫羊藿等，可用于阳痿；配熟地黄、山萸肉、山药、茯苓等，可用于小儿发育不良等症；配人参、黄芪、当归、熟地黄等，可用于温补气血，滋养精血，强壮身体；配麻黄、熟地黄、白芥子、肉桂等，可用于阴疽（如阳和汤）。

鹿角活血消肿之力大于鹿角胶，鹿角胶滋补止血之力大于鹿角。

龟甲胶也为滋补药，但龟甲胶偏用于滋阴，鹿角胶补阴之中兼能补阳，二胶合用，阴阳俱补。

用量一般为6~9g，烊化服。

鹿　　角

鹿角味咸、性温，也是补肾阳、益精血的药，作用与鹿茸差不多，只是作用较缓弱，可作为鹿茸的代用品。

鹿茸常用为峻补肝肾药，补力大于鹿角，鹿角补肝肾的作用虽稍缓弱，但活血、散瘀、消肿毒的作用却大于鹿茸。例如配杜仲、续断、补骨脂、附片等，可用于肾阳虚衰所致的腰痛；配金银花、连翘、穿山甲、红花、赤芍等，可用于疮疡肿毒。

鹿角的处方用名为鹿角镑或鹿角片，可入汤药中煎服，也可为末冲服，或放入丸剂中使用。生用偏于助阳活血、散瘀消肿，炙熟或熬胶用则偏于温补肝肾，滋养精血。

用量一般为3~9g，需要时也可用至15g。为末冲服时，每次0.9~2.5g，每日2~3g。

鹿　角　霜

鹿角霜为鹿角熬胶后的残渣，温补之力小于鹿角和鹿角胶，可用于脾胃虚寒，食少便溏等证。有时也作为鹿角或鹿角胶的代用品，但用量需比二药大些。

用量一般为6~9g，特殊需要时也可用20~25g。

巴　戟　天

巴戟天味辛、甘，性温，主要功能为补肾阳，兼有强筋骨、祛风湿作用。

凡由于肾阳虚而致的性功能不好，如阳痿、早泄等，可用本品配熟地黄、山药、淫羊藿、枸杞子等治疗。由于肝肾虚寒而引起的少腹部冷痛、寒疝、腰骶部酸痛等，可与乌药、吴茱萸、胡芦巴、补骨脂、小茴香、续断等同用。本品兼有强筋骨、祛风湿的作用，因风寒湿痹引起的腰膝疼痛或腿部肌肉日渐软弱、消瘦等症，也可用本品配桑寄生、独活、肉桂、附子、牛膝、续断、木瓜、当归、党参等治疗。

淫羊藿补肾阳，偏入肾经气分，并有燥性；巴戟天补肾阳，偏入肾经血分，燥性较小。

肉苁蓉补肾阳兼能润燥通便，巴戟天补肾阳兼能祛风寒湿痹。

用量一般为 3~9g。

淫 羊 藿

淫羊藿味辛、甘，性温，是常用的补肾阳药，兼有强筋骨、祛风湿的作用。

本品峻补肾阳，兴奋性功能而治疗阳痿；常与熟地黄、仙茅、肉苁蓉、枸杞子、巴戟天、沙苑子、山萸肉、锁阳、阳起石、羊睾丸等同用，作丸剂服，也可用本品浸酒（浓度为 10%）饮用。

淫羊藿性味辛温，祛风寒，补肝肾而壮筋骨。因风寒湿所致的四肢肌肤酸痛，麻木不仁，或关节疼痛，腿软无力，可与威灵仙、苍耳子、肉桂、附子、川芎、独活、续断等同用，水煎服；或为细末，温酒送服一钱，每日 2 次。我曾以本品配熟地黄、山萸肉、山药、茯苓、附子、肉桂、巴戟天、肉苁蓉、牛膝、续断、杜仲等，用于治疗脊髓痨、脊髓炎等所致的下肢截瘫，或两腿无力、二便失控等症，有一定效果，供参考。

枸杞子补肾益精，偏用于肾精虚者；淫羊藿补肾助阳，偏用于肾阳虚者。

仙茅补肾阳并能助脾胃运化，增进食欲；淫羊藿补肾阳并能祛风湿、强筋骨，治四肢风冷不仁。

用量一般为 3~9g，特别需要时也可用 12~15g。

性欲亢奋者忌用。

据现代研究报道，本品有促进精液分泌的作用。

仙 茅

仙茅味辛、性温，有小毒，主要用为温肾壮阳药，兼有暖胃的功能。肾阳虚而阳痿、腰膝冷痛，老年遗尿等症，可用本品与熟地黄、山萸肉、淫羊藿、枸杞子、五味子、续断等同用。胃脘部冷气胀痛，或泛酸水，食欲不振等症，可用仙茅与砂仁、吴茱萸、木香、高良姜等同用。

近年有用本品与仙灵脾（淫羊藿）、巴戟天、黄柏、知母、当归等同用（名二仙汤），治疗高血压表现为肾虚证者，取得了一定效果，可资参考。

用量一般为 3~9g。

补 骨 脂

补骨脂又名破故纸，味辛、苦，性大温，主要功能为补肾阳、固下元、暖脾胃、止泄泻。

凡因肾阳虚而致的阳痿、性功能减退、腰膝冷痛、阴囊湿冷、下腹部虚冷等症，可用本品与胡桃肉、杜仲、阳起石、续断、附子、熟地黄等同用。肾主下元，肾阳虚可导致下元不固而出现遗尿、尿频、尿失禁等症，可用本品与桑螵蛸、菟丝子、乌药、益智仁等同用；也可用本品炒脆为末，睡前服。我曾用本品配桑螵蛸、覆盆子、乌药、益智仁、熟地黄、山萸肉、炒鸡内金、茯苓、煅龙骨、煅牡蛎、桑寄生等，治疗青少年或成年人顽固性遗尿，取得满意的效果。

脾胃虚寒而致消化不良，慢性泄泻等症，可用本品与肉豆蔻、大枣、生姜（名二神丸）、茯苓、白术等同用。本品既能温肾又能暖脾，故对脾肾阳虚而致的"五更泄"（又名鸡鸣泄，即每日清晨拂晓时泻肚）最为适用；常与吴茱萸、五味子、肉豆蔻（名四神丸）等同用。我常在四神丸方的基础上随证加入炒山药、诃子、茯苓、白术、附子、炮姜等药，用于治疗慢性痢疾、慢性肠炎、肠结核等病的泄泻，有一定效果，供参考。

肉豆蔻与补骨脂均能止泄泻，但肉豆蔻偏于助脾阳、燥脾湿而涩肠止泄，补骨脂偏于补肾暖脾而固肠止泄。

用量一般为 3~9g。

尿血、便秘者及孕妇慎用本品。急性泌尿系感染而致尿频者，也不宜用之。

肉 苁 蓉

肉苁蓉味酸、咸，性温，主要用为补肾阳药，兼有润肠通便的功能。

肉苁蓉质地油润，能补肾阳，又无燥性。配熟地黄、菟丝子、杜仲、山药、巴戟天、淫羊藿等，可用于肾虚所致的腰痛、膝软、阳痿、性功能减退、眩晕耳鸣等症；配当归、川芎、白芍、艾叶、香附、续断等，可用于肾气虚寒之月经衍后、子宫寒冷、久不受孕等症；配熟地黄、当归、桃仁、火麻仁、黑芝麻等，可用于老年人或妇女产后气血衰弱，津液缺乏而致的大便干秘。

火麻仁通便由于滋脾润肠，肉苁蓉通便由于滋肾润燥。

用量一般为 6~12g，需要时也可用 15~30g。

据现代研究，本品有降血压作用；也可作为膀胱炎、膀胱出血及肾脏出血的止血药（个人意见：用于止血时最好配凉血药；或仅用于下虚性的出血）。

益 智 仁

益智仁味辛、性温，主要功能为温脾肾、燥脾湿、摄涎唾、缩小便。

脾胃虚寒之腹中冷痛、呕吐泄泻、涎多泛酸等症，可用本品补脾阳、燥脾湿，常与白术、黄芪、砂仁、木香、茯苓等同用。

益智仁有摄涎唾的作用。我曾治疗一位26岁男性患者，主要症状是严重流口水，每夜都把枕头浸湿半边，每日需洗晒枕头，2~3年来很痛苦。用益智仁配苍术、茯苓、诃子、半夏、陈皮等随证加减，服用5~6剂，即止住涎水，供参考。

益智仁配乌药为末，用山药糊为丸，名缩泉丸，常用于治疗遗尿、小便频数、夜间尿多等症，每次可服二钱，每日2次，温开水送下。如加入桑螵蛸、五味子、山萸肉、补骨脂等，则效果更好。配补骨脂、肉豆蔻等，可用于脾肾虚泻；配高良姜、丁香治胃寒呕吐（水多涎多者）。

覆盆子涩性大，补肾缩小便的作用大于益智仁；益智仁燥性大，燥脾摄涎唾的作用大于覆盆子。

用量一般为3~9g。

一切燥热证及尿色黄赤而且尿道疼痛的尿频数者，均不应使用本品。

菟 丝 子

菟丝子味甘、辛，性温，主要用为补肝肾药。对于因肝肾不足所致的腰膝疼痛、阳痿遗精、视力减退、小便淋沥等症，皆常使用。例如配五味子、莲子肉、远志、芡实等，用于遗精；配沙苑子、淫羊藿、枸杞子、巴戟天等，用于阳痿；配草决明、枸杞子、菊花、车前子、青葙子、熟地黄、生地黄等，用于视力减退。

根据本品有补肝肾、益精血、强腰膝、固下元的作用，近年来对功能性子宫出血、习惯性流产、再生障碍性贫血等病，也常在辨证论治的基础上加入本品。

蛇床子补肾，偏助肾阳，并可外用祛湿治阴痒；菟丝子补肾，偏于益精，温而不燥，很少外用。

用量一般为9~12g。

杜 仲

杜仲味甘、微辛，性温，是常用的补肝肾、强筋骨、壮腰膝的药物，并有安胎作用。肾主腰膝，肝主筋，肾主骨。如因肝肾虚弱而致腰痛、膝腿无力者，可用本品补肝肾、强筋骨而益腰膝，常与熟地黄、续断、怀牛膝、山药、山萸肉、补骨脂等同用，腰腿发凉、喜暖怕冷的，还可加附片、肉桂、淫羊藿等。

孕妇如因肾虚而致胎动（妊娠两三个月，腰痛，胎动欲坠，身体下部乏力，或兼见尺脉弱等），可用杜仲补肾安胎，常与桑寄生、续断、白术、熟地黄、白芍、苏梗、当归等同用。如因肾虚而胎漏（孕妇子宫出血），常用杜仲炭配续断炭、当归、白芍、阿胶、艾叶炭等治疗。

伤科中常把杜仲与续断同用。前人经验认为杜仲能促进筋骨离开的部分结合起来，续断能促使筋骨断折的部分接续起来，二药同用可增强疗效。内科也常以这二药同用，以加强补肝肾、强筋骨、壮腰膝的作用。

桑寄生、杜仲皆能治腰痛，桑寄生祛风湿，益血脉，适用于肾经血虚，风湿乘袭所致的腰痛；杜仲温气，燥湿，适用于肾经气虚，寒湿交侵所致的腰痛。桑寄生与杜仲都有安胎的作用，但桑寄生益肝肾血脉，补筋骨而使胎牢固；杜仲补肝肾之气，肝肾气足而胎自安，二药常同用。

本品性温而燥湿，入肾经气分，用熟地黄补肾时，佐用一些杜仲，可使熟地黄补而不滞。

用量一般为 3~9g。

肾阴不足而有虚热者不宜用之。

现代研究证明，杜仲有降血压的作用，炒杜仲的降压作用较大，煎剂比酊剂作用较强。有热证者，可与黄芩同用。

续　　断

续断味苦、辛，性微温，主要功能为补肝肾、续筋骨、通血脉、利关节、安胎。常用于以下几种情况。

1. 肾虚腰痛

因肾虚而致的腰痛腿软、行走不利等症，常以本品配杜仲、狗脊、怀牛膝、生地黄、熟地黄、制附片等，可补肝肾、壮筋骨、利关节而止痛。

2. 跌打损伤

跌打损伤，筋骨折断，外伤肿痛等，常以本品配当归、川芎、乳香、没药、三七、杜仲、牛膝、骨碎补等，可消肿止痛，接续筋骨，有促进组织再生之效。

3. 胎动、胎漏

妊娠两三个月胎动欲堕者，常以本品配桑寄生、杜仲、白术、当归等，可固肾安胎。胎漏也可致胎动不安，常以续断炒炭配当归、白芍、生地黄、杜仲炭、阿胶、艾叶炭等，有止血安胎的作用。

杜仲入肾经气分，偏治腰膝酸痛；续断入肾经血分，偏治腰膝关节不利、行动艰难，二药常同用。

狗脊兼入督脉，偏治腰脊部僵痛，兼能祛风湿；续断偏治腰膝腿足疼痛，兼能活血。

近年来常于腰肌劳损、扭伤、肾炎、泌尿系感染等出现腰痛者随证选用本品。

用量一般为 5~10g，特殊需要时，也可用 25~30g。

狗　　脊

狗脊味苦、甘，性温，功能为补肝肾、强腰膝，兼能除风湿。素日肝肾虚弱，气血不足，兼受风寒湿邪所侵而发为腰脊疼痛、腿软乏力等症，可以本品配川牛膝、海风藤、木瓜、续断、秦艽、独活等。

狗脊为性质平和的补肝肾药，除上述症状外，因肝肾不足而引起的月经过多（配当归炭、白芍、艾叶炭、生地黄、黄芩等）、白带（配白术、白蔹、苍术、茯苓、白鸡冠花等）、尿频（配菟丝子、五味子、桑螵蛸等）等，均可随证加减使用。对老年人腰脊酸痛、腿软脚弱等症，更为适用。

近些年来对于脊椎关节炎、脊髓病、脊椎压缩性骨折后遗症等病，我常在补肝肾、通血脉、祛风寒的基础上加用本药 12~25g（例如曾用于治胸椎压缩性骨折取得满意效果的主方：生熟地黄、山药、山萸肉、骨碎补、补骨脂、南红花、续断、杜仲、独活、制附片、淫羊藿、金狗脊、牛膝、肉桂，随证加减），似有一定帮助，供参考。狗脊毛炒炭有止血作用，主要用于外伤止血。

用量一般为 6~9g，需要时可用 12~30g。

牛膝（附：土牛膝）

牛膝味苦、酸，性平，主要功能为补肝肾、强筋骨、散瘀血、引药下行。

本品配龟甲、黄柏、知母、熟地黄、当归等，可用于肝肾虚所致的腰膝酸疼、足软无力；配苍术、黄柏，名三妙丸，可用于湿热下注引起的两腿红肿、两足不能步履、下部湿疮等。

牛膝有行血散瘀的作用，常配桃仁、当归尾、红花、川芎、赤芍、牡丹皮等，用于气血凝滞所致的经闭、癥瘕等症；配红花、川芎、当归、木通、滑石、冬葵子等，可用于胞衣不下；配泽兰能利腰膝间死血，也可用于瘀血所致的腰腿疼痛。

牛膝入肝肾二经，有下行之力，并能引药至腿，可作为治疗身体下部疾病的引经药。

对泌尿系结石，可重用牛膝利水通淋，再配伍冬葵子、泽泻、泽兰、猪苓、茯苓、海金沙、金钱草、木通、槟榔等，有促进结石下行、排出的作用。

用于散恶血、破癥结、活血散瘀时，可用生牛膝；用于补肝肾、壮筋骨、强腰膝时，可用制（酒浸或酒蒸）牛膝。

怀牛膝偏于补肝肾；川牛膝偏于散瘀血，并能祛风治痹。

另有一种叫"土牛膝"的，是天名精的根，与牛膝功能不同。土牛膝性味甘寒，功能破血、止血、解毒、清热，可用于火热牙痛、乳蛾、喉痹（包括急性扁桃体炎、咽炎、喉炎等）、血淋等。

处方上只写牛膝，药房即付给怀牛膝。

用量一般为 2~9g，需要时也可用 15~30g。

因本品性善下行，故对滑精、溏泄者及孕妇，不应使用。

据现代研究，本品可使血压暂时下降，牛膝素有溶血及使蛋白质凝固作用；配金银花、赤芍等，可用于血栓闭塞性脉管炎（脱疽）；治疗急性扁桃体炎及防治白喉，都有良好效果。

蛇 床 子

蛇床子味辛、苦，性温，内服有温肾阳、暖子宫的功能，可用于男子阳痿、性功能减退，女子宫寒不孕等症，常与熟地黄、山萸肉、茯苓、菟丝子、沙苑子、当归、肉桂、淫羊藿等同用。本品外用有燥湿、杀虫、止痒的作用。对于阴道滴虫引起的白带（滴虫性阴道炎），可用本品煎汤冲洗，或制成阴道坐药、软膏等使用。本品配苦参、黄柏、密陀僧等研末，油调外涂，对顽癣、湿疮等有效。

本品单味煎汤外洗，可用于阴囊湿痒流水。

用量：内服一般为 3~9g，常作丸剂用；外用取 9~30g，煎汤外洗。

肾经有火、性功能亢奋者，忌用本品。

阳 起 石

阳起石味咸、性微温，主要用为补肾阳药。可配熟地黄、山药、山萸肉、茯苓、泽泻、淫羊藿、巴戟天、附子等，用于男子肾阳虚而致的阳痿、阴部冷汗，女子子宫寒冷、腹痛、久不受孕等症。对阳痿也可用阳起石 30g、熟地黄 30g，水煎服。

用量一般为 9~30g。

肾阳偏亢者不宜用。

韭 菜 子

韭菜子味辛、甘，性温，有温补肝肾的功能。本品配龙骨为末，温水（或酒）送服 3g，每日 2 次，可用于遗精；配桑螵蛸，可用于下元虚冷之小便不禁；配芡实、白术，可用于白带等症。

用量一般为 3~9g。

肾经有热者忌用。

紫 河 车

紫河车现代名"胎盘"，味甘、咸，性温，功能为大补气血，是滋补强壮药。本品气味俱厚，可用于各种虚损、精血不足的证候。前人有"精不足者，补之以味"的经验，即指用这些厚味之药。

本品有肉腥味，常在丸药中使用，或焙干研粉，装入胶囊中吞服，不入汤药。例如河车大造丸等，可用于虚劳羸瘦、身体虚弱、精神不振、遗精、阳痿等症。

据现代研究，本品能促进乳腺、女性生殖器、卵巢的发育；有免疫作用，能增强抵抗力；对子宫发育不全、子宫萎缩、功能性无月经、子宫肌炎、子宫出血、乳少、产后垂体前叶功能减退（席汉综合征）、贫血、肺结核、支气管炎等，都有治疗作用。

鹿茸补肾、督（督脉经）的阳气，并能生精益髓；紫河车补肝、肾的阳气，功能益血助气。

用量一般为 2~4.5g。

有虚火者忌用本品。

山 茱 萸

山茱萸味酸、苦、涩，性微温，功能为补肝肾、强身体，是常用的滋补强壮药，兼能涩精、止尿频、敛汗益阴。

肝肾不足而见腰酸腿软、头晕耳鸣、遗精早泄、月经过多、身体虚弱等症者，可与地黄、山药、牡丹皮、泽泻、茯苓（六味地黄丸）等同用；遗精明显者，可加锁阳、金樱子、五味子等；月经过多者，可加黄柏炭、艾叶炭、阿胶珠等；腰痛者，可加续断、杜仲等。

肾虚而小便频数者（腰酸腿软、小便频数无疼痛、尿色正常、尺脉弱，或为老年人），可配桑螵蛸、益智仁、覆盆子、乌药、地黄、山药、五味子等。

本品味酸苦而涩，能收敛，有止汗固脱作用。凡正气不足而虚脱，汗出不止者（如休克时的冷汗淋漓等），可用本品与五味子、麦冬、生黄芪、煅龙骨、煅牡蛎等同用。血压急剧降低者，可与人参、附片等同用。

五味子偏于敛肺经耗散欲绝之气，收肾脏耗散欲失之元阳；山茱萸偏于滋肝肾不足之阴，敛阴阳欲绝之汗。

金樱子、山茱萸皆能固精秘气，但金樱子兼能收肺气、敛大肠，山茱萸兼能缩小便、收阴汗（阴部多汗）。

用时要去净核，前人经验认为不去核反能滑精。所以处方上常写"山萸肉"，意思是指用无核的果肉。

用量一般为3~9g，急救虚脱时可用20~30g。

肾阳亢奋，下焦有热，小便不利者，均不宜用本品。

沙 苑 子

沙苑子又名沙苑蒺藜、潼蒺藜，味甘、性温，主要功能为补肾固精。

本品配续断、牛膝、杜仲等，可用于肾虚腰痛；配山萸肉、五味子、莲须、龙骨、巴戟天、仙茅等，可用于肾虚所致的遗精阳痿；配桑螵蛸、菟丝子、覆盆子、益智仁、补骨脂等，可用于老年人肾虚小便频数或失禁；配枸杞子、菊花、（白）蒺藜、菟丝子、决明子等，可用于肾虚所致的头晕眼花。

本品治肾虚所致遗精、早泄效果最好，我常在六味地黄汤的基础上，加本品9g、莲须2g、五味子8g、龙骨10g，水煎服，每收良效，请参考。

蒺藜主要用于散郁调肝，沙苑子主要用于补肾益精。

菟丝子、沙苑子皆能补肾益精，但菟丝子稍温而不燥，偏于生精强肾，可治久无子女；沙苑子温助肾阳，偏治遗精阳痿，兼能明目。

用量一般为9~12g，需要时也可以再多些。

性欲亢奋者忌用本品。

酸 枣 仁

酸枣仁味甘、酸，性平，主要功能为养肝、宁心、安神、敛汗。本品能补养心肝之血而安神定志。最常用于肝胆血虚不能养心而致心烦不眠、多梦、易惊等症。一般偏于心脾不足、气血两虚者，常配黄芪、白术、当归、白芍等（如归脾汤：黄芪、白术、当归、龙眼肉、酸枣仁、党参、茯苓、远志、木香、甘草）；偏于肝胆虚热者，常配知母、茯苓、黄芩等（如《金匮》酸枣仁汤：酸枣仁、知母、茯苓、川芎、甘草）；偏于阴虚肝旺者，常配白芍、生石决明、生地黄、龙齿、茯苓、生牡蛎等。据现代研究证明，酸枣仁能抑制中枢神经系统，有镇静催眠作用。生用或微炒用，如果炒枯则失去镇静效能。

酸枣仁甘酸能敛虚汗，并能生津，对久病失血，或忧思劳伤心脾而出现疲乏、出汗、烦渴、心惊等症，可配生地黄、白芍、山萸肉、五味子、牡蛎等。

黄连治心火亢盛之心中烦热不得眠，酸枣仁治肝胆不足之虚烦神怯不得眠。

酸枣仁生用甘酸而润，偏用于肝胆虚热之证；炒熟用则酸温而香，兼有醒脾作用，偏用于肝、胆、心、脾血虚少眠之证。

前人还有生枣仁治多眠，炒枣仁治失眠的说法，但近人用动物作药理实验，未见如此相反的作用。古代也有的医家提出这是酸枣肉与酸枣仁之误，认为酸枣肉可治多眠，如同麻黄可发汗，麻黄根、节能止汗的道理，可供参考。我治失眠是用炒酸枣仁，最好是新炒的。新炒的比炒后放好久的效果好，供参考。

用量一般为3~9g，特殊需要时可用15~30g。

肝、胆、心、脾有实热或暑湿内停以及初感风寒者，不宜用本品。

柏 子 仁

柏子仁味甘、性平，主要用为养心安神、润燥通便药。本品能补心气、养心血而安神。对思虑过度、心脾受损而出现心慌不安、惊悸失眠、夜间盗汗等症，常以本品与地黄、酸枣仁、当归、党参、茯苓、麦冬、五味子、远志等同用。

柏子仁还有养血润肠的作用，对年老、久病、体衰、津血枯耗而致的大便秘结，可以本品与桃仁、杏仁、当归、火麻仁、瓜蒌、松子仁等同用。

合欢花治肝郁的失眠，首乌藤治阴阳不交的失眠，柏子仁治心虚的失眠。

郁李仁偏治幽门气结而致的便秘，柏子仁偏治血虚肠燥的便秘。

用量一般为3~9g。

膈间多痰及大便泄泻者，不用本品。

远 志

远志味苦、性温，主要功能为安神益志、祛痰开窍。

本品有交通心肾而安神的作用。人体在正常情况下，心阳下交于肾，肾阴上交于心，心肾功能协调相交。如因心肾不交而致失眠、惊悸等症，常用本品配茯苓、酸枣仁、地黄、党参、首乌藤、五味子等。

本品还有益志的作用，可用于因心肾不足而致的记忆力减退、善忘、精力不集中等症，常配菖蒲、龙骨、龟甲、麦冬、五味子、柏子仁等。

由于痰阻心窍而致神志不清、惊痫、耳目不聪等症，可用远志化痰开窍，常配天竺黄、郁金、菖蒲、胆南星等。现代研究表明，远志能使支气管分泌增加，促使支气管内容物容易咯出，有祛痰作用，可用于支气管炎等。一般常配杏仁、紫菀、前胡、甘草等，用来祛痰止咳。

用量一般为3~9g。

首 乌 藤

首乌藤也叫夜交藤，味甘、性平，常用为安神药，但它也有通经络、除痹痛的功能。

首乌藤有使身体阴阳协调的作用，适用于肝肾阴虚而阳旺所致的虚烦不眠、多梦等症，可与生地黄、白芍、龙骨、牡蛎、远志、玄参等同用。

另外，本品还有通经活络的作用，可用于风寒湿痹、全身窜痛等症，常与桑寄生、桑枝、独活、羌活、桂枝、当归、红花、附子等同用。

用量一般为9~30g。

朱 砂

朱砂味甘、性寒，有毒，为重镇安神药，并有清热解毒功能。

本品性寒，质重，入心经，有清热、镇惊、安神的作用。由于心火太盛或心经痰热所致的惊悸、癫狂、失眠等症，可用本品配黄连、生地黄、当归、甘草（朱砂安神丸）等；或配磁石、神曲（磁朱丸）等。本品不入汤药，常作为丸药用（如上述丸药）或作为细粉冲服。例如上述症可用黄连、生地黄、远志、天竺黄、郁金、生铁落等煎汤，送服朱砂粉0.6~0.9g。有时也作为丸药的外衣用。曾用香附、白芍、黄芩、黄连、天竺黄、菖蒲、远志、郁金、生赭石、生牡蛎、生铁落等随证加减，冲服朱砂0.6~0.9g，用于精神分裂症狂躁不安者，有一定效果。

本品性寒，清热、安神，故也常用于清暑热、安心神的药剂中，如益元散（滑石、甘草、朱砂）等。人丹、避瘟散等祛暑药中也常有朱砂。

《内经》有"诸痛痒疮皆属于心"的理论记载，认为血中有火热可生毒疮、痈肿等症。本品能清心热，也是外科、喉科常用的清热解毒药品。例如配僵蚕、硼砂为细末，吹喉用，可用于急性扁桃体炎、咽喉肿痛等症。治咽喉病的古方"玉钥匙散"即为西瓜霜、西月石、飞朱砂、僵蚕、冰片所组成，是有效的吹喉剂。

珍珠母安神主要是养心阴、降心火，朱砂安神主要是镇惊清热。

生铁落重镇心肝，坠痰下气，偏治癫狂善怒；朱砂镇心降火，偏治心经邪热，神昏谵妄。

用量一般为0.3~0.9g，随汤药冲服，重症时可用1.5~2.5g。

据现代研究，本品可降低大脑中枢神经兴奋性，有镇静作用。

注意本品不可直接见火，以免分解出金属汞而致中毒；不可用过大剂量，不可长期服用，以免中毒。

琥　珀

琥珀味甘、性平，主要功能有以下三种。

1. 镇惊安神

主要用于治癫痫。由于突然受到严重的惊吓而发生神昏、吐白沫、吊眼、抽搐等症，称作惊痫。小儿目触异物或突闻异声都可致此病。本品有镇惊安神及通心窍的作用，常与朱砂、胆南星、牛黄、全蝎、天竺黄等同用（如琥珀镇惊丸）。

2. 利水通淋

本品有淡渗利尿的作用。对于膀胱热结而致尿血、尿痛、排尿困难等症，可用本品配木通、萹蓄、滑石、茯苓、泽泻、瞿麦等。

3. 散瘀活血

妇人由于产后恶露不净，渐致下腹部疼痛拒按，并有硬块作痛等症，为腹中有瘀血所致，可用本品散瘀活血，常配当归、川芎、鳖甲、三棱、延胡索、没药、红花、桃仁、五灵脂等。

朱砂重镇清热而安神，琥珀镇惊通窍而安神。

珍珠母镇心平肝而安神，兼能去目翳、收疮口；琥珀镇惊通窍而安神，兼能利水通淋。

用量一般为0.3~2.5g，随汤药冲服。

凡阴虚内热，津液不足而尿少、小便不利者，不可用本品。

磁　石

磁石味辛、咸，性寒。本药为重镇之品，主要功能为补肾纳气、平肝潜阳、定志安神。

1. 补肾纳气

肾虚而瞳孔扩散、视物不清，肝肾两虚而目睛昏暗，眼生黑花，白内障等，常以本品配熟地黄、生地黄、枸杞子、菊花、石斛、白芍、当归、菟丝子、夜明砂、青葙子、羊肝、朱砂等；或配朱砂、神曲为丸内服（磁朱丸，磁石使精水不外遗，朱砂使邪火不上侵），为治白内障常用的中成药（名磁朱丸）。久病久咳或体质虚弱，导致肾气亏虚，不能纳气归肾而发生虚喘，症见气短喘息，劳累时更甚，吸气比呼气困难，吸气短，自觉气不能下纳于丹田（指脐下部分），或兼见腰膝酸软，面色发黑，两尺脉弱等；临床称此证为肾不纳气的虚喘。本品能引肺气入肾，常配熟地黄、山萸肉、山药、牡丹皮、茯苓、泽泻、肉桂、五味子、附片、沉香、苏子、杏仁等，有摄纳肾气而平喘的作用。

2. 平肝潜阳

肝肾阴虚，虚阳上扰而出现耳鸣、耳聋、眩晕、目花、头痛等症，常以磁石配生地黄、白芍、生赭石、生石决明、蝉蜕、菊花、黄芩、桑寄生等。

3. 定志安神

对于心神不安、惊恐失眠、心慌虚怯、癫痫等，可以本品配远志、朱砂、珍珠母、当归、白芍、柏子仁、茯神、龙齿等。

生赭石镇厥阴心包之气，除血脉中之热，养血镇逆，兼能镇降肝阳；磁石镇纳少阴上浮之火，使心肾相交而定志安神。赭石偏入心肝，磁石偏入肝肾。

紫石英重镇，能补心肝血分而温暖子宫；磁石重镇，能补肾养肝而纳气归肾。

黑铅纳肾气，是由上而下，镇降肾气之上逆；磁石纳肾气，是由下而上，引肺气下降，纳气以归肾。

磁石能吸铁者，称"灵磁石"。灵磁石效果较好。

本品是一种含铁的矿石，使用时最好配合神曲、鸡内金等助消化药物，既能帮助吸收，又可免于害胃。

用量一般为9~30g。打碎，先煎。

龙骨（附：龙齿）

龙骨味甘、涩，性平。本品有生用、煅用的分别。生龙骨有平肝潜阳、镇静安神的功能；煅龙骨有固涩收敛的功能。

由于阴虚阳亢所致的烦躁、失眠、头目眩晕等症可用生龙骨平肝潜阳，常与生地黄、白芍、玄参、（白）蒺藜、黄芩、远志、生牡蛎等同用。由于受惊而心神不宁，或心虚而易惊、心悸、失眠、睡时易惊醒等症，可用生龙骨镇惊安神，常与远志、茯神、琥珀、龙齿、当归、熟地黄、珍珠母等同用。可在辨证论治的基础上，选用于治疗失眠、头痛、烦躁等症的方剂中。

煅龙骨收敛固涩的效果大于生龙骨，常用于治疗多汗、遗精、崩漏、白带过多、遗尿、久痢等症。本品配麻黄根、浮小麦、生黄芪、白术等，可治自汗；配麦冬、五味子、生地黄、牡蛎等，可治盗汗；配金樱子、锁阳、黄柏、远志、莲子心等，可治遗精；配桑寄生、续断炭、煅牡蛎、棕榈炭、阿胶等，可治崩漏；配樗根白皮、苍术、薏苡仁、茯苓等，可治白带；配桑螵蛸、覆盆子、益智仁、乌药、山萸肉等，可治遗尿；配赤石脂、木香、乌梅等，可治久痢。

龙齿、龙骨作用大致相同，但龙齿安神镇惊的作用大于龙骨，龙骨固涩下焦精气的作用大于龙齿。

牡蛎、龙骨虽均有平肝潜阳的作用，但牡蛎兼有软坚散结、降痰除瘕的作用，龙骨兼有止痢、止血的作用。

煅龙骨在外科收口、生肌的外用药中也常用，有生肌长肉、收口敛疮的作用。

用量一般为9~15g。生龙骨有时可用20~30g；煅龙骨则不宜用量太大。

火盛而遗精者忌用，误用可致尿赤涩痛。

牡　蛎

牡蛎味咸、涩，性微寒，生用有益阴潜阳、软坚散结的功能；煅用有缩小便、止带下的功能。

因阴虚阳亢而致的烦躁、失眠、盗汗等症，可用本品益阴潜阳，常与生龙骨、生地黄、白芍、黄芩、香附、远志、首乌藤等同用。

生牡蛎有益肾养阴、清热、解渴、除烦的功能。对于因阴虚所致的夜间口渴、虚热烦躁等症，可以本品与玄参、生地黄、天花粉、白芍、石斛等同用。

本品有化痰散结的作用。例如用生牡蛎、玄参、川贝母为末，蜜丸，每服

9g，日服 2 次，可用于消散瘰疬、痰核（颈淋巴结核、甲状腺瘤、颈淋巴肉芽肿等）。

本品对腹中癥癖、疟母等（肝、脾肿大，腹中肿物等）肿块，有软坚散结、消化肿块的作用。常用生牡蛎与鳖甲、红花、桃仁、三棱、莪术、郁金、柴胡、神曲、山楂核、射干、白术等同用，或作丸剂久用。

牡蛎煅用则可加强收敛固涩的作用，常用于白带、崩漏、遗精、遗尿等症，可与白术、苍术、山萸肉、山药、莲子心、桑螵蛸、益智仁、覆盆子等同用。

本品含有钙质，与苍术等同用，可用于小儿钙质缺乏的佝偻病等。

海蛤粉咸而化痰，偏用于治咳嗽，痰黏稠不易咯出者；牡蛎咸而化痰，偏用于软坚散结，治瘰疬、痰核，散癥瘕。

用量一般为 9~30g。煅牡蛎用量要小些。

珍 珠 母

珍珠母（真珠母）味咸、性凉，主要有以下几种功能。

1. 降心火、清肝热

发热性疾病因痰热内盛，热入心包，热极生风而致神昏谵语、惊痫抽搐等症，可用本品配郁金、黄连、天竺黄、胆南星、菖蒲、远志、水牛角、朱砂、钩藤、全蝎等。

2. 潜肝阳、安心神

心肝阴虚、肝阳亢躁、心神不宁而致眩晕、耳鸣、失眠、心悸、虚烦、多梦等症，可用本品与生白芍、生地黄、（白）蒺藜、远志、黄芩、香附、钩藤、生赭石等同用。我常用此类药物治疗神经衰弱属于阴虚阳旺证者，有较满意的效果，请作参考。

珍珠母、远志、首乌藤、酸枣仁、柏子仁均能安神治失眠。其中，珍珠母偏用于心肝阴虚，心经有热的失眠；远志偏用于心肾不交、痰阻心窍的失眠；首乌藤偏用于肝肾不足、阴阳失调的失眠；酸枣仁偏用于肝胆血虚的失眠；柏子仁偏用于心血不足的失眠。

珍珠母、石决明均有潜阳的作用，但珍珠母偏降心火，石决明偏降肝火。心经神志病常用珍珠母，肝经阳亢病常用石决明。

龙齿长于镇惊安神，珍珠母长于养心安神。

用量一般为 9~30g（先煎）。

心经有寒、水饮凌心者，不宜用本品。

麻 黄 根

麻黄根味甘、性平，是常用的止汗药。本品能引补气药到达卫分，固腠理而止汗。配生黄芪、煅牡蛎、浮小麦、党参、白术等，常用于阳虚、卫气不固而致的自汗症；配地黄、山萸肉、五味子、柏子仁、麦冬、生牡蛎等，也可用于阴虚内热，虚烦不眠，潮热盗汗症；与黄芪、当归等养血固表药同用，可治产后虚汗。

用量一般为 6~9g。

浮小麦（附：小麦）

浮小麦味甘、性凉，是常用的止汗药。

"汗为心之液"，本品入心经，甘凉止汗。治阳虚自汗，可配生黄芪、麻黄根、牡蛎等；治阴虚盗汗，可配柏子仁、麦冬、五味子、白芍、生地黄等。

浮小麦也可用于久病、大病之后，因津液精血消耗太多而致阴虚，出现心烦盗汗，下午潮热，身体消瘦，舌嫩红而干，脉细数等症。常与沙参、麦冬、五味子、白芍、生地黄、地骨皮、玄参、秦艽、鳖甲等同用。

浮小麦是把小麦放入水中淘之，取其干瘪体轻或枯瘦带皮而浮在水面上者入药，是临床常用之品。至于小麦（不浮在水面上者），有时也入药，其性味甘平，能养心除烦；可用于脏躁病的悲伤、喜哭、忧郁等（现代认为是癔病的一种表现），如《金匮》甘麦大枣汤（甘草、小麦、大枣）；也可随证配用一些疏肝、解郁、养心、安神之品，例如香附、白芍、柴胡、远志、茯神、珍珠母、龙齿等。小麦与浮小麦不同，处方时，小麦常写为"淮小麦"或"净小麦"以示区别。

麦苗性味辛寒，有除烦热、退黄疸的作用。

麻黄根固腠理而止汗，浮小麦去心经虚热而止汗；小麦养心除烦，无止汗作用。

用量一般为 9~30g。小麦用量相同。

金 樱 子

金樱子味酸、涩，性平，主要功能为补肾秘气、涩精固肠。

本品配芡实、龙骨、牡蛎、锁阳等，可用于肾虚滑精、遗精；配桑螵蛸、覆盆子、山药、莲须等，可用于遗尿；配山药、芡实、莲子肉、苍术、茯苓等，可用于妇女白带过多。

"肾司二便"，本品既有补肾秘气、涩固精关、止带下、摄小便的作用，并且还有固涩大肠而止泄的作用。临床上常以本品配合补骨脂、山药、芡实、茯苓、五味子、肉豆蔻、党参、白术等，用于慢性泄泻。我用"四神丸"（补骨脂、吴茱萸、五味子、肉豆蔻）配合"附子理中汤"（附子、白术、党参、干姜、炙甘草）加入金樱子、诃子、茯苓等，随证加减，用于慢性痢疾、慢性肠炎久久不愈者，曾屡收满意的效果，谨供参考。

莲须清心固精而治遗精，金樱子秘肾气固精而治遗精。有梦而遗精者选用莲须，无梦而滑精、遗精者选用金樱子。

本品亦可熬成流浸膏使用，如市售之"金樱子膏"，可用于遗精、遗尿、带下、久泻等证，服用方便，可以选用。

据现代研究，本品可使肠壁之黏膜收缩，分泌减少，故有止泻作用，可用于慢性肠炎。

用量一般为 4.5~9g。

心肾有实火邪热而致遗精、尿痛、尿频者，忌用本品。

莲子（附：莲子心）

莲子味甘、涩，性平，有养心、健脾及补肾、固涩等功能。莲子入药时须摘去皮、心，所以又称莲子肉。

莲子能入心经，对心虚或心肾不交而心神不安、失眠多梦等症，常与茯神、远志、柏子仁、珍珠母、龙齿等同用。

本品能健脾、厚肠胃，常配白术、山药、扁豆、茯苓、党参、芡实、木香等，用于治疗脾虚泄泻、消化不良、便溏少食、面黄白消瘦等脾虚证。

对心肾虚而致的遗精，常以本品与生地黄、山萸肉、五味子、远志、金樱子、锁阳等同用。

脾肾两虚湿邪下注而致久泻、白带过多、白浊等，可用本品固涩下焦。常与肉豆蔻、芡实、白鸡冠花、炒山药、炒薏苡仁、诃子、白术、茯苓、白石脂等同用。

莲子肉养心健脾，莲子心清泄心热，莲房炭止血，莲须涩精固肾。

芡实、莲子均为甘平固涩之品，但芡实偏用于固肾涩精，莲子偏用于养心健脾。

用量一般为 2~10g。

覆 盆 子

覆盆子味甘、酸，性微温，主要功能为补肝肾、固精、缩小便。常用于以下几种情况。

1. 目昏

由于肝肾不足而致的两目昏花、视力减弱等症，可用本品配枸杞子、车前子、菟丝子、五味子、地黄、沉香、磁石、夜明砂等。

2. 遗尿

肾司二便。对肾虚不能摄固小便而致遗尿、小便余沥、小便频数等症，可用本品补肾、缩小便而止遗尿。常配桑螵蛸、五味子、山萸肉、乌药、益智仁等，对治尿崩症有一定效果。

3. 遗精

肾虚精关不固而致遗精、滑精、早泄等症，可用本品补肾固精。常配生地黄、熟地黄、山萸肉、五味子、锁阳、金樱子等。

金樱子、覆盆子均能治遗精、滑精，但金樱子兼能治泄泻、久痢、大便频数，覆盆子兼能治遗尿、小便频数。

用量一般为 4.5~9g。

小便不利、尿道涩痛及性功能亢奋者忌用。

桑 螵 蛸

桑螵蛸味甘、咸，性平，主要功能为补肾、固精、缩小便。

对肾虚精关不固所致的遗精、早泄，可配龙骨、莲须、山药、地黄、金樱子等。

本品最常用于治疗肾虚、收摄无权所致的遗尿或小便频数（尿道不疼的），可与益智仁、乌药、山萸肉、山药、龙骨、党参等同用。我常以本品配熟地黄、山萸肉、山药、五味子、益智仁、覆盆子、炒鸡内金、续断等随证加减，用于治疗遗尿症，每收满意效果。例如有一患者20多年来每夜睡中遗尿1~2次，因而经常睡在木板上，不敢铺被褥，很痛苦。根据脉症诊断为肾虚寒证，经服用：桑螵蛸12g、益智仁9g、乌药12g、覆盆子12g、续断15g、淫羊藿12g、肉桂4g、制附片6g、锁阳12g、鸡内金12g、熟地黄24g、桑寄生30g，40余剂而痊愈，谨供参考。

益智仁、覆盆子、台乌药、桑螵蛸均有缩小便的作用。益智仁补脾肾，涩精、缩小便，兼摄涎唾；覆盆子补肝肾，固精气，性味酸涩而缩小便；台乌药温膀胱肾冷气、顺膀胱肾逆气而治小便频数；桑螵蛸固肾而缩小便。

海螵蛸通经、活血、止腹痛、制胃酸，桑螵蛸补肾、固精、缩小便。

用量一般为 4.5~9g。

阴虚火旺、膀胱有热者忌用；急性泌尿系感染所致的尿频数（多属湿热证）者，不宜用本品。

海 螵 蛸

海螵蛸又名乌贼骨，味咸、涩，性微温，能入肝肾血分，有通血脉、活经络、补肝血、祛寒湿的功能，并能止血、止带、固精、制酸。

前人经验用乌贼骨、茜草为末，以雀卵为丸，用鲍鱼汤送服，可治女子伤肝，血枯经闭之证。我在临床上曾用此方常服，配合应证汤药，治疗青年女子经化验、透视、体检未找到原因的经闭，并有骨蒸潮热、消瘦盗汗等，收到了满意的效果，特附此提供参考。

本品有通血脉、活经络、祛寒湿的作用。前人常用此药治疗脐周腹痛、胃痛泛酸等症，有通络、活血、止痛、制酸的效果。常随证配高良姜、香附、五灵脂、丹参、白芍、当归、乌药等。

近些年来，各地报道以本品配白及、贝母、甘草等，为粉末冲服，用于溃疡病出血及溃疡病的治疗，收到了良好的效果。

对各种出血，本品又有收敛止血的作用，因入肝肾血分，肝肾主下焦，故常用于妇女血崩（子宫大出血），可配白术、黄芪、煅龙骨、煅牡蛎、山萸肉、五味子、菟丝子、续断炭、莲房炭、棕榈炭等。《医学衷中参西录》的"固冲汤"中就用了本品，以治血崩有良效，可资参考。

本品也常用于治疗赤白带下，多与山药、龙骨、牡蛎等同用。

据现代研究，本品含有钙质和胶质，是良好的制酸剂和止血剂，既可内服，又可外用。内服散剂较汤剂疗效好。

龙骨、乌贼骨均有收敛作用，但龙骨收涩呆滞，乌贼骨则收敛之中兼有活瘀之力。

桑螵蛸偏于补肾气，常用于固肾精、缩小便；海螵蛸偏于补肝血，常用于止崩带、疗腹痛。

用量一般为 3~9g，作散剂吞服时可用 0.3~2g。

内有热邪及有表证者，不宜用本品。

瓦 楞 子

瓦楞子味咸，性平。生瓦楞子软坚散结，消痰祛瘀；煅瓦楞子止胃酸过多。

对于腹中癥瘕癖痞、老痰积块，无名肿物，本品有软坚散结、消积块、祛瘀血的作用。可配枳实、白术、生牡蛎、山楂核、莱菔子、红花、赤芍、当归、桂枝、穿山甲、莪术等，注意随证加减。

对于胃脘疼痛、泛吐酸水（胃酸过多）等症，用煅瓦楞子有制酸、止痛的作用。常与高良姜、香附、吴茱萸、黄连、草豆蔻、木香、半夏、茯苓、延胡索等同用。

近些年来，用煅瓦楞子配甘草（等份），共为细末，每次服2~4g，每日3次，温开水冲服，对胃及十二指肠溃疡、胃酸过多有效。大便干秘者，可加生大黄；胃部喜暖者，可加高良姜；胃痛明显而固定不移者，可加延胡索、五灵脂。

服煅瓦楞子可使人大便干燥，故对于胃痛泛酸而又有大便干秘者，使用本品时，要配生大黄、番泻叶等。

乌贼骨通血脉、祛寒湿而治腹痛，瓦楞子软坚散结、消痰积而治胃痛。

延胡索治胃痛由于活血行气的作用，瓦楞子治胃痛由于制酸祛瘀的作用。

用量一般为6~9g，需要时也可用至12~18g。生用时须打碎先煎。

经常大便干结者，不宜用本品。

五 味 子

五味子味酸、咸（其皮味甘，其核辛苦，五味俱全），性温，主要功能有以下四种。

1. 敛肺

本品能收敛肺气，并能益肾纳气，对久嗽不愈、肺张叶举、肺气浮散而产生的干咳失音、气短喘息、身倦无力、面色少华等症，可用五味子配百合、生地黄、山萸肉、紫菀、马兜铃、枇杷叶等。但要注意，肺中尚有实邪的咳嗽，不能用收肺药。

2. 补肾

"肾司二便"。对肾虚而致的遗精、滑精、遗尿等症，可以本品补肾固精、收纳肾气。常与地黄、山萸肉、龙骨、牡蛎、金樱子、牡丹皮、泽泻、茯苓、远志等同用。对因肾虚而致的久泻、久痢等症，常以五味子配补骨脂、吴茱萸、肉豆蔻、炒白术、炒山药、茯苓、炮姜、党参、木香等，脾肾双补而收效。

3. 养心、敛汗

由于心气不足而致失眠、心悸、易惊、多梦等症，可用五味子收养心气而安神，常配柏子仁、远志、茯神、龙齿、珍珠母、龙眼肉、党参等。据现代研究证明，五味子能提高大脑皮层的工作能力，能兴奋呼吸中枢，可以调节心血管系统病态生理功能及改善血液循环，在血管运动中枢，特别是上述中枢受抑制时作用更为明显，故常制成五味子酊（90%），较长期服用，以治神经衰弱之失眠、健忘（每次 1~2ml，每日 3 次）；或取五味子 30g，用白酒 300ml 浸 7 天，每服 8~10ml，每日 2~3 次。中医则多以本品随证加减使用。

"心主汗""肾主五液"，五味子能养心滋肾，其性味酸收，故又有止汗作用。对阳虚自汗症，常与浮小麦、生黄芪、麻黄根、酸枣仁等同用。对阴虚盗汗证，常与麦冬、生地黄、玄参、山萸肉、龙骨、煅牡蛎、黄柏、乌梅等同用。

4. 生津止渴

五味子能滋肝肾之阴，生脾胃之津，收肺肾耗散之气，故又有生津止渴的功能。对阴津不足所致的口渴引饮等症，可以五味子配麦冬、生地黄、玄参、乌梅等。对于糖尿病属于肾虚消渴者，可于六味地黄丸方中加入五味子（9~12g）、肉桂（0.5~1.5g），水煎服，可有一定效果，请参考试用。

山萸肉、五味子均能止汗，但山萸肉偏于滋养肝肾之阴，五味子兼能收养心肺之气及肾中耗散欲脱之气。

金樱子酸涩入肾固精，兼能涩肠止泄；五味子酸收入肾固精，兼能敛肺止嗽。

入补益药炒熟用，入治嗽药生用。

据现代研究报道，五味子对金黄色葡萄球菌、白色葡萄球菌、肺炎球菌、伤寒杆菌、霍乱弧菌、铜绿假单胞菌有抑制作用；有兴奋子宫平滑肌的作用，故可增强产妇的分娩能力；对肝炎恢复期转氨酶高而久不恢复者，用本品降转氨酶有一定效果（研为粉末服用）；临床可结合具体情况选用。

用量一般为 1.5~9g。

肾阳亢奋、肺有实热、蓄痰停饮、肝火妄动、痧疹初发等证者，皆禁用本品。

乌　　梅

乌梅味酸、涩，性温，有以下几种功能。

1. 酸涩收敛

常用于止泻、止血、止痢，并有敛肺止咳的作用。对脾虚久泻，大肠滑泄不止，甚至脱肛不收，可用本品酸涩固肠以止泻，常与党参、苍术、白术、茯苓、山药、木香、诃子、肉豆蔻、五味子等同用。对大便下血、月经过多等，也可用本品酸涩止血，常与地榆炭、槐花炭、黄芩炭、艾叶炭、阿胶等同用。对于久痢不止，常以本品与黄连、木香、赤石脂、禹余粮、白芍、煨葛根、诃子、炮姜等同用。对久咳伤肺，肺气浮散而干咳久久难愈之症，可用本品收敛肺气以治咳，常与百合、五味子、紫菀、诃子肉等同用。

2. 生津止渴

对消渴、烦热口渴等症，常与麦冬、石斛、沙参、玉竹、天花粉等同用，也可以单味煎汤服。近些年来治疗糖尿病、尿崩症、甲状腺功能亢进症等出现口渴甚者，用六味地黄汤（生地黄、山萸肉、山药、茯苓、牡丹皮、泽泻）随证加减，同时配入乌梅、五味子及少量肉桂，常取得良好效果。

3. 驱蛔止痛

乌梅有驱蛔虫的作用。前人治蛔常把酸、苦、辛、热的药同用，认为蛔虫见酸则软（见苦则下，见辛则伏，得热则安）。一般常与川椒、吴茱萸、干姜、使君子、生大黄、黄连等同用，常用的药方如"乌梅丸"（乌梅、细辛、桂枝、党参、附子、黄柏、黄连、干姜、川椒、当归）、安蛔汤（党参、白术、茯苓、炮姜、川椒、乌梅）等。乌梅还有止虫痛的作用。前人经验对胃痛、腹痛症怀疑为虫痛者，可用乌梅6~9g，煎汤1大杯，让患者喝下，如疼痛明显减轻者，可诊断为虫痛，即可按虫病治疗；如饮后疼痛如前者，即不一定是虫痛，可再进一步分析观察，仔细诊断。此法简便易行，可供试用。在农村如一时找不到乌梅，也可以用醋半碗（约60ml）饮之。

生津止渴、涩肠、敛肺时去核生用，止血时炒炭用。

另外，本品还有软坚、消胬肉、治鸡眼等作用。用乌梅30g，盐水浸泡24小时，去核，加醋适量，研磨成软膏，敷于鸡眼、胼胝上，外用橡皮膏贴之，数日可掉。

夏日煎乌梅汤饮用，可生津清热，消暑解渴。

山楂、乌梅均味酸，但山楂不涩不收，而能消积破气；乌梅则酸涩收敛，而能敛肺涩肠。

用量一般为1~4.5g，特别需要时也可用6~9g。

诸证尚有实邪者忌用。病情须用发散者忌用。

据现代研究，乌梅对金黄色葡萄球菌、铜绿假单胞菌、多种肠道致病菌、结核菌及皮肤真菌有抗菌作用，用于治疗肠炎、菌痢等有效；有使胆囊收缩，促进胆汁分泌的作用，对治疗胆道蛔虫、疟疾、钩虫病有效。

诃　子

诃子又名诃黎勒，味苦、酸、涩，性温，主要功能为涩肠、敛肺、下气、调中、化痰、开声音。

本品有收涩大肠的作用，对久泻、久痢，可与肉豆蔻、吴茱萸、芡实、木香、肉桂、五味子、补骨脂、茯苓、白术、赤石脂等同用。对大便下血，可与防风、槐花炭、地榆炭、黄柏炭、白术、续断炭同用。我曾将四神丸合八味地黄丸方加诃子、赤石脂、乌梅等用于慢性痢疾，可取得比较满意的效果，供参考。

对妇女崩漏、带下、胎漏、胎动欲堕等证，也可用本品与白术、山药、续断炭、黄芩炭、桑寄生、补骨脂、艾叶炭、苎麻根等同用，有收涩止血、固胎的作用。

诃子能收敛肺气，对因久咳不愈而致肺气浮散，症见久咳无痰，气短声嘎者，可以本品与百合、乌梅、五味子、麦冬、马兜铃等同用，以收敛肺气而止咳。但须注意，用上述这些收敛肺气的药品治疗咳嗽时，必须在后期肺内确实已无实邪时，方可应用，否则容易敛邪难出，使咳久久难愈。

本品与乌梅、旋覆花、金果榄、五倍子、射干、蝉蜕等同用，随证加减用于慢性喉炎、慢性咽炎、声音嘶嘎等症，可收到一定效果。

五倍子、诃子皆能敛涩止血，但五倍子性寒，诃子性温。

金樱子酸涩，主要用于涩固精关；诃子主要用于涩肠止泻痢。

肉豆蔻暖脾燥湿而止泻，诃子涩肠固脱而止泻。

乌梅止久痢、下血，兼能生津止渴、杀虫；诃子止久痢、下血，苦多酸少，故又能下气、降肺火。

生用行气、消胀、保肺、清痰，煨熟用则温胃固肠。诃子皮可用于久嗽、喘逆、久泻，涩性更为明显。

用量一般为3~9g。

咳嗽、痢疾初起，及肺有实热、湿热泻痢、火冲气喘等症情者，均忌用本品。

据现代研究，本品对白喉杆菌、痢疾杆菌、肺炎球菌、铜绿假单胞菌、金黄色葡萄球菌、白色葡萄球菌、变形杆菌、溶血性链球菌等有抑制作用；诃子到肠的下部方有收敛作用，可用为治痢疾药；口含能治喉炎。

白 果

白果又名银杏，味甘、苦、涩，性平，有小毒，主要功能为收肺益气、定喘治嗽，并能缩小便、止白带。

对哮喘痰嗽，常与麻黄、苏子、冬花、半夏、桑白皮、杏仁、黄芩、甘草（白果定喘汤）等同用。对久嗽失音，可与桑白皮、茯苓、麦冬、蝉蜕等同用。因本品有收涩作用，故在治咳嗽时，用于久嗽（肺中已无实邪者）较为合适，或与开宣肺气药（如桔梗、麻黄、细辛等）同用，以免敛邪。

对小便频数、遗尿等症，可与乌药、益智仁、覆盆子、鸡内金、熟地黄、山药、山萸肉等同用。对白带症，可与白术、茯苓、炒薏苡仁、白鸡冠花、椿根白皮等同用。

五味子温收肺气、纳气归肾，偏用于久嗽兼喘者；白果收肺益气，偏用于痰喘兼咳者。

炒熟用益肺定喘，生用降痰。

用量一般为 1.5~9g。不可用量过大，以免引起胀闷或中毒。中毒时可出现头痛、呕吐、呼吸困难、抽筋等症。这时可用生甘草 30~60g 煎水服，或用白果壳 30g 煎水服。

外感咳嗽初起时不宜用。

肉 豆 蔻

肉豆蔻味辛、性温，主要功能为燥脾、暖胃、涩肠。常用于以下几种情况。

1. 温脾止泄

对于脾胃虚寒所致的久泻、久痢，本品有温脾燥湿、涩肠止泻的作用，常与党参、白术、茯苓、诃子、木香、芡实、砂仁等同用。本品对"五更泄"（每日清晨泻肚）效果最好。五更泄为脾肾虚寒所致，常需以本品与吴茱萸、五味子、补骨脂同用（四神丸，是治五更泄最常用的药方）。我常用该方随证选加党参、白术、茯苓、诃子、山药、山萸肉、肉桂、附片、干姜、乌药、灶心土等，用于治疗慢性肠炎、慢性痢疾、肠功能紊乱（表现为慢性泄泻）等病，有良好效果，请参考使用。

2. 温胃行气

本品功能温胃助消化、下气消胀，对中焦虚寒所致的食物不化、食欲不振、胃脘胀痛等症，常以本品与木香、高良姜、砂仁、香附、半夏、厚朴、枳壳等同用。现代研究表明，本品所含之挥发油，能增进胃液分泌及胃肠蠕动而有开胃促进食欲、消胀止痛的功能；但用大量反有抑制胃液分泌、胃肠蠕动的作用。故用于温胃行气、开胃进食时，用量宜轻（1.5~4.5g），用于温脾止泻时，用量宜重些（9~12g）。

益智仁与肉豆蔻均能燥脾，但益智仁偏用于脾湿多涎，并能补肾缩小便而治遗尿；肉豆蔻偏用于脾虚泄泻，并能温胃行气。

补骨脂与肉豆蔻均能治泄泻，但补骨脂温补肾阳而治肾虚寒所致的大便溏泄，肉豆蔻温脾燥湿而治脾虚寒所致的肠滑便泻。

用量一般为 1.5~9g。

有实热火邪者忌用。

赤石脂（白石脂）

赤石脂为天然产的一种红色的多水高岭土，主产于山西、河南、江苏等地，除去杂质，研成细末入药。赤石脂，味甘、酸、涩，性温；常用为收涩药，有固涩收湿、敛脱止泻、止血止带的作用，外用于疮疡久不收口。

本品甘酸涩性温，质重而涩，有收敛固肠的功能。最常用于久泻、久痢不止，大肠虚寒滑脱不禁，甚至因泻痢过久而脱肛等症。如肠胃虚寒，腹中冷痛，下痢脓血，久久不止，可与干姜、粳米同用。先将赤石脂研为细末，留一半不煎，其余一半与干姜、粳米同煎，煎至米熟后，弃去渣滓，再把留下的一半赤石脂末放入汤内，分两次温服（《伤寒论》桃花汤）。如肠滑不禁，泻痢不止，可与禹余粮（赤石脂禹余粮汤）同用，或加车前子、茯苓之类，兼利小便。总之，本品用于下焦不固之证。

本品可固涩止血，治疗妇女崩（子宫大量出血）漏（子宫经常小量出血）不止，常与生地黄、当归、白芍、白术、酒炒黄芩、续断炭、棕榈炭、艾炭、阿胶、桑寄生、炙黄芪等同用。

对于慢性痢疾、慢性肠炎、溃疡性结肠炎、肠结核等，在辨证论治的基础上，加用本品可使大便次数减少。对于妇女功能性子宫出血，男女大便下血久久不止等，加用本品，可帮助止血。

据现代研究报道，本品对发炎的胃肠黏膜有保护作用，一方面可以减少异物的刺激，一方面可吸着炎性渗出物，使炎症缓解。对胃肠出血也有止血作用。本品亦能吸着消化道的毒物，故也可用于磷、汞内服中毒时，服用本品以防止毒物吸收。

禹余粮、赤石脂均能涩肠止痢、止血，但禹余粮甘咸性寒，赤石脂甘酸性温。

花蕊石、赤石脂都能酸涩止血，但花蕊石偏治咳血、吐血，赤石脂偏治崩漏、便血。

白石脂与赤石脂主治略同，但赤石脂偏入血分。

赤石脂常煅用，以增加其涩性。

用量一般为 9~15g，重症时可用至 30g。

大肠有实邪者禁用本品。连续服用有使食欲减退的弊害。

本品重坠，故孕妇慎用。

禹　余　粮

禹余粮味甘、咸、涩，性微寒；与赤石脂功能差不多，同为涩固下元的药物，可用于久痢、久泻、赤白带下、子宫出血、大便下血等症。但本品性微寒，兼有清热作用。

用量及注意事项均同赤石脂。

第5讲　理气药

本讲主要介绍理气药，以及一些兼具理气功能的化痰止咳平喘药、化湿药。

陈皮（橘红、橘络、橘核、橘叶、青皮）

陈皮味辛、苦，性温，是常用的理气药，并有燥湿化痰的功能。常用于以下几种情况。

1. 消胀止呕

由于肺胃气滞而致的胸闷、上腹部胀满、恶心、呕吐、胸腹胀痛等症，可以本品与枳壳、半夏、紫苏梗、紫苏子等同用；兼有胃热的（苔黄，喜冷饮食，脉数）可加黄芩、川楝子；兼有胃寒的（苔白，喜热敷及热饮食，脉象迟缓）可加乌药、高良姜；兼有中焦湿盛的（舌苔白厚而腻，不喜饮水，脉象滑）可加茯苓、苍术等。

2. 燥湿化痰止嗽

对于中焦湿痰上犯或外感风寒导致肺气不利而发生咳嗽、痰多、胸闷、不思食、舌苔白腻、脉滑等症，常以陈皮配半夏、茯苓、紫苏子、杏仁、炒莱菔子、金沸草（旋覆花，古时又名金沸草；现代以其花为旋覆花，全草名金沸草）、前胡等；外感证明显的，可再加荆芥、桔梗、麻黄。

3. 理气开胃

对中焦气滞、食欲不振等症，可与麦芽、谷芽、蔻衣、神曲、山楂等同用，有促进食欲的功能。

4. 避免补药引起壅气胀满的副反应

在使用党参、黄芪、白术、山药、地黄等补药时，如配一些陈皮，则有防止发生胸闷、中满、食欲不振等副反应的作用。

《本草备要》中有陈皮"辛能散，苦能燥能泻，温能补能和，同补药则补，同泻药则泻，同升药则升，同降药则降，为脾肺气分之药，调中快膈，导滞消痰，利水破癥，宣通五脏"的记载，可以说概括了陈皮的功能。

陈皮就是橘子皮，以存放的时间长、陈久者为好，所以叫陈皮。广州产的橘子皮较好，故又名广陈皮。橘皮刮去里面的白东西，叫橘红，又分广橘红、化橘红，后者为化州柚皮，化橘红化痰之力优于广橘红。

化橘红、广橘红、陈皮均有化痰作用，其中化橘红化痰效力最大，对痰多、痰稠、痰白黏者适用；广橘红偏于轻清入肺，适用于外感咳嗽痰多胸闷者；陈皮理气消胀开胃的作用大于橘红，橘红化痰的作用大于陈皮。

橘络有化痰通络的作用，常用于咳嗽、胸胁闷痛以及手指麻木等。橘核可散结止痛，常用于治疝气痛。橘叶能疏肝解郁，常用于胸胁闷痛、乳房发胀等。

青皮偏入肝胆，破气散滞，兼能治疝；陈皮偏入脾肺，理气和胃，兼能化痰。

用量一般为 3~9g。

本品性味香燥，过用、久用可耗散正气；无气滞者勿用。

木　香

木香味辛、苦，性温，功能为行肠胃滞气、疏肝开郁、和胃健脾，是常用的行气药。气行则痛定，故可治一切冷气滞塞疼痛。

木香偏于行肠胃的滞气，常用于肠胃气滞而引致的胃脘胀闷疼痛、脘膈间胀闷多嗳、腹胀、腹痛等症，可与藿香、香附、高良姜、槟榔、砂仁、草豆蔻、丁香等同用；兼有胁痛的，可加炒川楝子、枳壳、青皮等。

本品又有芳香化湿的作用，对于肠胃气滞、湿停不化所致的呕吐、腹痛、泄泻等，也常以本品配藿香、佩兰、竹茹、半夏、茯苓、灶心土、木瓜、黄柏、黄连等。

木香配黄连，名香连丸，是治疗痢疾的常用方。以木香行肠胃滞气而除里急后重，兼能芳香化湿；黄连燥湿清热、凉血解毒而止大便脓血，故对肠胃湿热积滞所致的痢疾，效果很好。临床上常以香连丸方随证加减，用于治疗各种痢疾。例如湿重者可加茯苓、薏苡仁、苍术、车前子；热重者可加黄芩、黄柏、白头翁、马齿苋；食滞者可加焦三仙、槟榔、炒鸡内金；有表证者可加葛根、荆芥；有寒者可加吴茱萸、肉桂、干姜；腹痛重或大便脓血多者，可加白芍（重用）、当归等。

木香配砂仁，可治脘腹痞满；配槟榔，可除里急后重；配莱菔子，可治腹胀；配小茴香，可治疝痛；配乌药，可治小腹部气逆作痛。

砂仁行气，偏于和中消食除痞闷，兼能引气归肾；木香行气，偏于行肠胃滞气而消腹胀，兼能燥湿治泄、实大肠。

槟榔破气去滞消食，其性降，兼治脚气；木香行气消胀和肠胃，其性燥，兼能治痢。

乌药偏用于顺膀胱肾脏逆气（小腹部气胀、气痛），木香可用于治冲脉逆气里急（从小腹两侧至脐旁的部位逆气攻冲作痛）。

入行气方时，宜用生木香；入治泄、实大肠方时，宜用煨木香（用纸裹煨过）。

补药中，少佐一些木香，可以免除滋腻、呆滞的弊病而增强治疗效果。例如香砂六君汤、归脾汤中都用了一些木香。

用量一般为0.9~9g，特殊需要时也可用至12g。

肺虚有热、血分燥热、虚火上冲者，均忌用本品。

据现代研究报道，木香对副伤寒杆菌及一些致病性霉菌有抑制作用；并对胆绞痛时的脘腹胀痛、逆气攻痛等有缓解作用。

青　皮

青皮味苦、辛，性温，功能为破气消滞、舒郁降逆，并能治疝气疼痛。

由于肝气郁结而致的胸膈胀闷、气逆不食、胁肋痛胀、善怒、气滞胃痛等症，可用青皮破气结、疏肝郁，常与枳壳、紫苏梗、香附、槟榔、厚朴、陈皮等同用。

青皮能破气平肝，引诸药至肝经，配乌药、川楝子、吴茱萸、小茴香、橘核等，能治疝痛。例如天台乌药散(乌药、川楝子、木香、小茴香、高良姜、青皮、槟榔)中就用青皮破气平肝，该方为治疗小肠疝气牵引脐腹疼痛常用的方剂。我常运用前人这些经验对睾丸结核、慢性睾丸炎、前列腺炎等病，出现睾丸坠痛、牵引小腹疼痛、会阴部坠胀、喜暖畏冷等症者，用炒川楝子9~12g、炒橘核9g、青皮6~9g、炒小茴香6~9g、乌药9g、吴茱萸3~6g、荔枝核9g、白芍12~15g、肉桂0.9~3g，随证加减，常可取得满意的效果，仅供参考。

香附能通十二经气分，行气开郁，兼能调经理血；青皮主入肝经，破气开郁，兼治疝痛。

枳实破气，苦寒而降，偏用于快利胸膈，消导肠胃积滞。青皮破气，辛温而散，苦温而降，偏用于胁肋疼痛，破肝经气结。

用量一般为3~9g。

气虚者慎用；无气滞及多汗者不用；不可过用、久用，恐伤伐正气。

枳　　实

枳实味苦、性微寒，主要功能为破气、消积、导滞、除痞。枳实善于破泄胃肠结气，对心下痞痛、胃脘硬胀、食滞腹胀腹痛、大便不畅等，效果很好，常与枳壳、木香、槟榔、神曲、麦芽、山楂、大黄等配伍使用。对胆道感染、胆囊炎等引起的脘腹胀满、呕逆、食物不下、两胁膜胀等症，可用小柴胡汤（柴胡、黄芩、半夏、党参、甘草、生姜、大枣）减党参、甘草，加枳实、槟榔、大黄、玄明粉等，常可取得一定疗效，但要注意随证加减。

枳实有下气导滞通大便的作用，常用于胃肠有积滞而大便秘结不通之症，可与大黄、厚朴、芒硝、玄明粉、瓜蒌、槟榔、火麻仁等同用。例如大承气汤（枳实、厚朴、生大黄、芒硝）、小承气汤（枳实、厚朴、生大黄）、枳实导滞丸（枳实、大黄、黄芩、黄连、神曲、白术、茯苓、泽泻）等。

枳实破气结的作用很强，对气结而成的坚积，用枳实破其气结，气行则积消；因气结而痰阻者，用枳实破其气结，气行则痰行；由于气结而胸脘痞闷、胸痛者，用枳实破其气结，则痞闷自除。

枳实配白术，能除腹中积聚痞满、按之硬痛等症，例如《金匮》枳术汤（枳实、白术）治心下硬，大如盘、痞满，芍药枳术丸（赤芍、枳实、白术、陈皮）治食积痞满及小儿腹大胀满、时常疼痛等症；配厚朴，能除中满；配大黄、芒硝，能破泻肠中结实。

我曾用枳实配瓜蒌、薤白、檀香，用于胸痹心痛，效果良好。

青皮破肝经气结，枳实破胃肠气结。

木香行肠胃滞气，偏用于理气消胀；枳实破肠胃结气，偏用于除痞消积。

用量一般为 1.5~9g。

孕妇慎用。气虚中满、气陷便溏、胃虚不思食者，均禁用本品。

枳　　壳

枳壳味苦、酸，性微寒。功能与枳实相近似，但枳实主入脾胃，枳壳主入脾肺；枳壳力缓，偏于理气消胀，枳实力强，偏于破气消积；枳实破降下行之力强，枳壳开胸宽肠之力强。

枳壳配桔梗，可宽胸消胀；配槟榔，可使胸中结逆之气下行；配荆芥、防风、红花、赤芍，能治遍身肌肤麻痒。

我曾用枳壳配片姜黄、白蒺藜，用于邪滞肝肺而发生的胁痛。

用量一般为 3~9g。

脾胃虚、气虚者慎用本品。

据现代研究报道，枳实、枳壳的煎剂均可使胃肠和子宫的平滑肌兴奋性增强，并可使胃肠蠕动规律化，对胃扩张、胃下垂、消化不良、脱肛、疝气、子宫脱垂等有治疗作用。

沉 香

沉香味辛、苦，性微温，主要用为降气药，兼能温肾平喘。常用于以下几种情况。

1. 温中降气

由于中气失其和降、气逆为害而出现胸脘胁肋闷胀、心腹疼痛、呕吐泄泻、胃冷、呃逆等症，可用本品降气温胃而调中。常配香附、枳壳、炒川楝子、青皮，治胸脘胁肋闷胀；配高良姜、吴茱萸、延胡索、蒲黄，治心腹疼痛；配半夏、藿香、竹茹、茯苓、木香、白术，治呕吐泄泻；配紫苏、豆蔻、丁香、柿蒂，治胃冷呃逆。

2. 温肾平喘

本品性温而降，能引气归肾，温补肾阳，用于肾虚寒所致的气喘，多见吸气较呼气困难、吸气不能深纳丹田（脐下部分）、腰膝冷痛、阳痿滑精、腿软乏力、尺脉缓弱等症。常与补骨脂、胡芦巴、阳起石、黑锡、硫黄（后两味药不入汤药，只是做丸药时用）、附子、小茴香、肉豆蔻、川楝子、木香、肉桂等同用。例如局方黑锡丹，即用上述诸药配制而成。每次可服 1.5~2.5g，最多不超过 3g，每日 1~2 次。沉香有时也可用于肺气不降、痰浊壅阻的实喘咳嗽，常与紫苏子、前胡、半夏、厚朴、陈皮等同用。例如局方苏子降气汤（紫苏子、半夏、前胡、厚朴、陈皮、甘草、当归、沉香）等，利用本品降气之力而消痰平喘。

旋覆花降肺脾痰气，沉香降脾肾逆气。

槟榔降气，但偏于破泻下降，正气虚者忌用；沉香降气，无破泻的作用，不伤正气。前人经验认为沉香"行气不伤气，温中不助火"，可资参考。

降香降血中之气而止血，沉香降肾虚不纳之气而平喘。

本品常研为细粉，用汤药送服，既节省药品，又效果可靠。一般不入汤药煎服。

用量一般为 0.6~2.5g，汤药送服。

气虚下陷者忌用本品。

檀　香

檀香味辛、性温，为理气开郁之品，主要功能为调脾肺、利胸膈。

本品能引脾胃之气上升而增进饮食；能开发胸肺之气郁而宽畅胸膈。故当脾肺之气失调时，常以本品配紫苏梗、瓜蒌壳、枳壳，治胸膈闷胀；配丹参、砂仁、乌药、百合、高良姜，治心腹疼痛；配陈皮、生麦芽、沙参、麦冬，治饮食少进。

我常以檀香配瓜蒌、薤白、桂枝、红花、赤芍、远志、五灵脂、蒲黄、槟榔等，用于治疗冠心病心绞痛，对除胸闷、定疼痛有较满意效果。还常以本品与丹参、砂仁、高良姜、香附、百合、乌药等同用，治疗久治不愈的胃脘痛（包括溃疡病）。上举两种方药，可以随证加减（注意：丹参与百合都用30g，其他药用6~9g），仅供参考。

檀香有紫、白两种，紫檀香性味咸寒，偏入血分，外用敷金疮（指金属利器造成的创伤，并包括因创伤而化脓溃烂的疮），能消肿定痛。处方上只写"檀香"二字时，即给予白檀香，如需要紫檀香时，须在处方时，写明"紫檀香"。

沉香降气，降中有升，但偏用于降气；檀香理气，升中有降，但偏用于宣散气郁。

降香理气兼入血分，偏用于治疗折伤，止血活血，消肿定痛；檀香偏用于理气开郁，并能治心腹诸痛。

用量一般为1.5~9g。入汤药时要"后下"。

香　附

香附味辛、微苦，性平，是最常用的理气开郁药。其性宣畅，能通行十二经、八脉的气分，前人称它能"主一切气"，解六郁（气郁、血郁、痰郁、食郁、火郁、湿郁），调月经。常用于以下几种情况。

1. 疏肝解郁

香附芳香辛散，有调气、疏肝、解郁的作用，可用于因情绪不畅、肝气郁滞而致的脘腹胀满、胁肋胀痛、吃饭不香、胸闷喜长吁等症。常与柴胡、白芍、郁金、青皮、陈皮、木香、厚朴、紫苏梗等同用。兼有血郁的（舌质紫黯、月经不潮、面色不华等），可酌加川芎、红花等；兼有痰郁的（舌苔白腻、呕恶多痰、体胖、不欲饮水等），可酌加半夏、橘红、茯苓等；兼有食郁的（食欲不振、嗳腐吞酸、舌苔厚、胃脘痞闷等），可酌加炒槟榔、焦神曲、炒麦芽等；兼有湿郁的（舌苔水滑、胸闷、不愿喝水，或有轻度浮肿、便溏等），可酌加苍术、白术、羌活、猪苓、泽泻等；兼有火郁的（口苦、心烦、尿黄、舌尖红），可酌加栀子、黄芩、川楝子等。

2. 行气定痛

香附行气通滞，通则不痛，最常用于气滞胃痛（胃痛由生气引起，或遇有心情不舒畅则胃痛加重，兼有胁肋胀痛、脉弦等）。常与高良姜、木香、白豆蔻、川楝子、延胡索、白芍、紫苏梗等同用。常用的药方如良附散：取香附 60~90g 为细末，装入瓶中盖紧；再取高良姜 60~90g 为细末，装入另一瓶中盖紧。遇有气滞寒郁的胃脘痛，如辨其为气滞重于寒郁（生气则痛加重或攻及胁肋、性急易怒、脉弦），可取香附末 2.1g、高良姜末 0.9g，混合为一包，温开水送服。如辨其为寒郁重于气滞（胃脘喜暖、喜热饮食、遇寒则痛加重、脉弦迟缓），可取高良姜末 2.1g，香附末 0.9g，混合为一包，温开水送服。如辨其为气滞寒郁并重的，可取香附末、高良姜末各 1.5g，混合服用。注意，这两种药末，要在使用时现混合，效果较好。我还常把良附散、百合汤、丹参饮三个方子合起来使用，自命名"三合汤"，用于久治不愈、虚实寒热证交错互见的胃脘痛（包括溃疡病、慢性胃炎、胃窦炎等），往往取得比较满意的效果。现把具体药方举例如下：高良姜 9g、香附 9g、百合 30g、乌药 9g、丹参 30g、檀香（后下）6g、砂仁（或草豆蔻 9g）2.5g。如痛点明显固定及舌质黯或有瘀斑的，还可加失笑散（五灵脂、蒲黄）；吐酸水的，加煅瓦楞子；大便干的加生大黄、槟榔，请参考试用。

3. 理气调经

香附本为行气药，但又能入血分，所以前人称它为"血中气药"（意思是能入血分的行气药）。本品能理气调经（调整月经周期），对妇女因情绪不畅、肝气郁滞而引致的月经不调、过期不潮、行经腹痛等症有效，常与当归、白芍、熟地黄、红花、五灵脂、川楝子、小茴香、乌药、桃仁等同用。本品还能引补血药至气分以生血，无论胎前、产后各证，皆可结合使用，所以前人又称香附为"女科要药"。

香附生用，偏于上行胸膈，外达皮肤；制熟用则偏入肝肾而利腰足。用于通行经络时，宜酒浸炒；用于消积聚时，宜醋浸炒；用于消化痰饮时，宜姜汁浸炒；用于妇女崩漏、月经过多，宜炒黑用（名黑香附，兼有止血作用）。

香附与党参、白术等同用，可助其益气；与熟地黄、当归等同用，可助其补血；与木香同用，可疏滞和中、行肠胃滞气；与檀香同用，则理气宽胸、消胀醒脾；与沉香、柴胡同用，可升降诸气；与川芎、苍术同用，可解诸郁；与栀子、黄连同用，可降火清热；与茯苓、远志同用，可交心肾之气；与小茴香、补骨脂同用，可行肾经滞气；与厚朴、半夏同用，可降痰消胀；与三棱、莪术同用，可消散积块；与葱白、紫苏同用，可宣解表邪；与艾叶同用，可暖子宫、活气血。

香附与青皮、莪术、生牡蛎、浙贝母、射干同用，可治疗因气滞而产生的腹中气聚成块。

木香辛温，偏于行肠胃滞气，主入气分；香附辛平，偏于宣畅十二经气分，兼入血分。

青皮入肝，破气散结，兼能治疝；香附入肝，理气开郁，兼能调经。

厚朴行气，偏用于消胀除满；香附行气，偏用于疏肝解郁。

用量一般为 3~9g。

气虚血燥者慎用。

据现代研究报道，香附能抑制子宫肌收缩，并对肌紧张有弛缓作用。

川 楝 子

川楝子味苦、性寒，有小毒，亦名金铃子。

本品能入肝经疏肝气，故常用于治疗肝气痛、肝气胀、胁痛、疝痛、胸脘满闷疼痛等症，常与延胡索、木香、青皮、厚朴、香附等同用。本品还能引心包经火热下行，导小肠、膀胱湿热，故也可用于清利湿热，常与川木通、竹叶、生地黄、泽泻等同用。

前人经验认为川楝子"为疝气要药"，但其性寒凉，用于寒证时须配小茴香、荔枝核、吴茱萸、肉桂、乌药、补骨脂等。炒用也可减少寒性。

川楝子配延胡索，可用于热性胃痛；配枳壳、香附，可用于肝热胁痛；配乌梅、川椒，可用于蛔虫腹痛。

同为治疝气的药物，荔枝核性温，川楝子性寒。

苦楝子偏于杀虫，常用其根皮；川楝子偏于疏肝理气，治疝。

川楝皮可用于杀虫。

疏肝、治疝时炒用，清热时生用。

用量一般为 3~12g。脾胃虚寒者忌用。

乌　药

乌药味辛、性温，主要功能为行气宽胀、顺逆止痛、温散肝肾冷气、疏达腹部逆气，是常用的温性行气药，兼能温肾缩小便。

本品善于治下焦属于寒性的气痛，临床上最常用为温肾治疝的要药。对由于肾间冷气波及肝经而致的少腹攻痛、疝气疼痛、睾丸冷痛坠胀等症，可以本品与吴茱萸、木香、青皮、炒小茴香、炒橘核、荔枝核、肉桂、川楝子等同用。常用的药方如天台乌药散：乌药、木香、小茴香、高良姜、青皮、槟榔、川楝子（用巴豆、麦麸同炒，去巴豆与麦麸）。

对于因寒邪侵犯脾胃，中焦寒冷，气行不畅而致消化不好，胸腹胀痛，绵绵不休，甚则呕吐，胃部喜暖，进稍凉的饮食则上述症状加重等症，可用本品温散脾寒，行气宽胀，顺逆止痛，常与香附、高良姜、陈皮、半夏、神曲、生姜、吴茱萸等同用。对妇女受寒而致的经行腹痛，可与当归、吴茱萸、香附、炒小茴香、川芎、炒白芍、肉桂、炮姜等同用。

因肾经虚冷而致小便次数多者（尿色不甚黄、尿道无疼痛、遇寒加重），常用本品配桑螵蛸、益智仁、山药、五味子等。根据前人这一经验，曾治疗一妇女，产后尿失禁10多年，西医诊断为膀胱麻痹。虽经多处诊治，都未见效，裤中经常垫以棉絮等，非常苦恼。经望、闻、问、切四诊合参，诊断为肾经虚寒、小便失司之证。治以温肾固摄之法，处方以八味地黄丸加乌药、桑螵蛸等。服用10余剂，病去大半，再稍调处方，又进10余剂而痊愈。其处方主要药物如下：熟地黄、山药、山萸肉、茯苓、泽泻、牡丹皮、附子、肉桂、乌药、桑螵蛸、益智仁、覆盆子、五味子、煅龙骨、煅牡蛎、淫羊藿。这些药物可随证加减，仅供参考试用。

小茴香暖下焦、散寒邪而定疝痛，乌药温肝肾、散冷气、顺逆气而治疝痛。

香附行十二经滞气，开郁散结，偏入肝胆，长于治少腹气滞；乌药顺膀胱肾脏逆气，治疝、缩尿，偏入肾经，长于治小腹气逆。

用量一般为 4.5~9g。

气虚有内热者，慎用本品。

荔　枝　核

荔枝核味甘、性温，有行散滞气的功能，适用于各种气滞作痛。

本品能入肝经，最常用于治疗疝气疼痛、睾丸坠胀疼痛等症，常与小茴香、橘核、青皮、乌药、川楝子等同用。

荔枝核（烧存性）配炒香附，可用于妇女腹部血气凝滞而刺痛；配高良姜、香附、五灵脂，可用于胃脘痛。

荔枝核还可用于治疗奔豚气（患者自觉有气发于小腹，向上攻冲，冲至心下或上腹部即疼痛发作），常与小茴香、木香、吴茱萸、肉桂等同用。例如《医学心悟》奔豚丸（荔枝核24g、小茴香21g、木香21g、肉桂9g、附子15g、吴茱萸15g、茯苓45g、橘核45g、川楝子30g，共为细末，炒砂糖为丸，每服6g，淡盐汤送下。有热证者可减去肉桂、附子）。我常以奔豚丸方合桂枝加桂汤（桂枝、白芍、炙甘草、生姜、大枣、肉桂，或不加肉桂而加重桂枝的用量）、旋覆代赭汤（旋覆花、生赭石、半夏、党参、生姜、甘草、大枣）等三个方子的主要药物合起来，随证加减，作为汤药，治疗奔豚气病（西医往往诊断为神经官能症），也每收良效，可供参考。

用量一般为6~12g。

无寒湿滞气者慎用本品。

佛手（附：佛手花）

佛手味辛、苦、酸，性温，主要功能为理气和中、疏肝解郁。

本品适用于肝胃不和，气滞胃痛所致的胸闷胁胀、食欲不振、呕吐等症，常与香橼、香附、紫苏梗、厚朴、半夏、陈皮、藿香等同用。

佛手配青皮、川楝子，治肝气郁结而致的胃脘痛；配竹茹、黄芩，治妊娠呕吐；配降香、沉香曲，能增强降逆止呕的作用。

香橼化痰的作用大于佛手，佛手治呕的作用大于香橼。佛手花偏用于胸胁气滞作痛，并能开胃醒脾；佛手偏用于中焦气滞、胃痛、作呕。

陈皮化痰燥湿的作用大于佛手，佛手疏肝解郁的作用胜于陈皮。

用量一般为4.5~9g。

佛手与香橼虽均为理气药，但其药力缓和，药性和平，适用于较轻之症。遇有气郁、气滞重症，须配合其他理气药同用。

香橼

香橼味辛、酸、苦，性温，有调气、宽胸、化痰的作用。本品适用于肝气郁滞而致的胁痛、胃脘痛、脘腹满闷、嗳气、呕吐等症，常与半夏、生姜、木香、砂仁、白蔻仁、香附、紫苏梗、厚朴花等同用。

对于痰气逆满而致的咳嗽胸闷、痰多气喘，也可以与紫苏子、杏仁、瓜蒌、紫菀、莱菔子等同用。

玫瑰花疏肝和胃，兼能活血通络；香橼醒脾畅肺，兼能化痰。

妊娠初期使用本品能增进食欲。

用量一般为 4.5~9g。

薤 白

薤白味辛、苦，性温，主要功能为助胸阳、开心窍、散胸中与大肠气滞，兼能活血。

对胸中阳气不振而产生胸痹刺痛、心痛血滞、肺气喘急等症，常与瓜蒌、白酒、桂枝、枳壳、五灵脂、蒲黄、檀香、红花、紫苏梗、紫苏子、槟榔、川芎等同用。这些经验可用于治疗心绞痛等。

治疗胸痹心痛，常用的瓜蒌薤白白酒汤中的白酒，我曾用过黄酒兑入汤中，也用过白酒（少量），也用过醋。从疗效看，用醋效果最好，所以在此补充。本方的白酒，查文献考证用醋最好。

对大肠气滞而产生的泄利下重、大便涩滞等症，常与白芍、木香、黄连、槟榔、枳实、枳壳等同用。

本品兼有活血散瘀而生新的作用，故对久病、气血瘀滞、肢体疼痛等症，可与桂枝、当归、红花、羌活、片姜黄、松节等同用。例如趁痛散（牛膝、当归、桂枝、白术、黄芪、独活、生姜各15g，薤白、炙甘草各7.5g，共为粗末，每次用15g，水煎服）中就用了薤白，该方为治疗产后气弱血滞、受风着凉、遍身疼痛的常用方。

干姜温肺而助胸阳，偏用于祛心肺寒邪；薤白入心宣窍，行气活血而助胸阳，偏用于治胸痹刺痛。

细辛虽能入心助阳，但以入肺肾为主，故水停心下咳喘吐涎沫时可用之；薤白虽能散大肠气滞，但主要入心助胸阳，故心阳不振而胸痹（心胸疼痛）时常用之。

用量一般为 3~9g，特殊重症有时可用到 15g 或更多。

无气滞血滞者，不宜用本品。

柿 蒂

柿蒂味苦、涩，性平，功能为降逆气、止呃逆。治呕哕时，常配半夏、竹茹、生姜、藿香、刀豆子、赭石等。治呃逆时，常配丁香、沉香、旋覆花等。对虚证呃逆（重病、久病、老人体弱者），还可加党参、人参、附子、白术、陈皮等。我曾对脑出血等中枢神经系统疾病引致的呃逆，用柿蒂7~10个、公丁香(后下）2.5~4.5g、生赭石（先下）30~45g、旋覆花（布包）9g、党参9~12g、半夏9g、刀豆子9g、紫苏子6~9g等，随证加减，水煎服，有一定效果，谨供参考。

用量一般为3~9g，或3~7个。

旋　覆　花

旋覆花味苦、辛、咸，性温，主要功能为降气、化痰、行水。常用于以下几种情况。

1. 嗳气呕逆

由于大汗或泻下后，胃气受伤，或湿痰阻滞不降而引致肺胃之气上逆，出现嗳气频频、脘部痞闷、胸胁胀满、食入即吐、食物与痰水俱出等症，常用本品与代赭石、半夏、生姜、党参、竹茹、紫苏子、茯苓等同用，痰湿盛者，可加陈皮、炒莱菔子等。

2. 咳喘痰多

本品能降气化痰，使气降痰消而咳喘平。故对肺气不降，痰浊、水饮蓄积，胸膈滞塞，气机不畅所致的咳嗽、痰多黏稠、气逆作喘等症，常与陈皮、半夏、桑白皮、杏仁、紫菀、紫苏子、槟榔、炒莱菔子等同用。

本品的全草（花、梗、叶全用）名"金沸草"，除有降气化痰作用外，兼可用于风寒咳嗽。故对外感风寒而致的咳嗽、痰多，常用金沸草配荆芥、前胡、半夏、细辛、茯苓、苏叶、桔梗、陈皮等。

我曾用旋覆花配公丁香、柿蒂、半夏、生赭石、人参、生姜，水煎服，用于脑出血患者的呃逆，取得效果。如用于脑、胸手术后患者呃逆不止者，可再加桃仁、红花。此方均取得了良好效果，请参考试用。

紫苏子降气，兼能开郁温中；旋覆花降气，兼能消痰行水。

海浮石治痰结如硬块，旋覆花治唾黏、痰黏如胶漆。

本品性下降，前人有"诸花皆升，惟旋覆花独降"的经验记载。根据前人的经验，曾用旋覆花配紫苏梗、厚朴、半夏、生牡蛎、茯苓、香附、黄芩、金果榄、乌梅炭等，随证加减，用于梅核气（咽中似有痰核黏着，咯之不出，咽之不下，不妨碍饮食，但咽中常有异物感），可取得一定效果。梅核气为痰气凝滞所结成，故用此降气消痰之品，往往有效。

用量一般为 3~9g。因多绒毛，故须用纱布包煎。

气虚、大肠寒冷泄利者忌用本品。

莱 菔 子

莱菔子味辛、甘，性平，主要功能为降气平喘、化痰消积、理气除胀。常用于以下几种情况。

1. 痰喘咳嗽

由于痰浊阻肺，肺失肃降而产生的咳嗽、气喘、痰多、胸闷等症，可用本品配紫苏子、白芥子（三子养亲汤），也可根据证候选配陈皮、半夏、茯苓、炙甘草等。我在临床上遇有老人慢性支气管炎咳喘痰多者，常用麻黄、杏仁、炒莱菔子、炒紫苏子、炒白芥子、半夏、陈皮、茯苓、炙甘草等，随证加减，常可取效。为了容易记忆，取名为"麻杏二三汤（"二"指二陈汤；"三"指三子养亲汤）。舌苔厚腻、大便干的，可加熟大黄、槟榔、瓜蒌；呼气较困难的，可加枳壳、桔梗、前胡；吸气较困难的，可加磁石、沉香；咳嗽较重的，可加紫菀、枇杷叶、贝母；咳痰清稀而凉的，可加干姜、细辛、五味子，等等。

2. 食积腹胀

对于饮食积滞而致的脘部堵闷，嗳气吞酸，腹部膜胀等症，可以本品与焦三仙、槟榔、枳实、木香等同用。

莱菔子生用，性善上升，服量较大时，能致恶心呕吐（临床上生用较少，但对胃中食滞须吐出时，可以生用）。炒用则性善降，可用于降气化痰，消胀平喘。

山楂核偏用于助消化、磨积块；莱菔子偏用于消痰化滞，降气除胀。

用量一般为 4.5~9g。

气虚无痰积者忌用本品。

紫 苏 子

紫苏子味辛、性温，主要功能为下气平喘、消痰止嗽、利膈开郁。

紫苏子有润心肺、降气消痰的作用。对于肺失肃降，痰多气逆而咳喘、胸闷诸症，常与杏仁、炒莱菔子、炒白芥子、陈皮、紫菀、前胡、厚朴、当归、沉香等同用。常用方如三子养亲汤（炒紫苏子、炒莱菔子、炒白芥子）、苏子降气汤（炒紫苏子、半夏、陈皮、前胡、厚朴、甘草、当归、沉香）等。

本品还有温中降逆的作用。对胃气上逆、痰浊上泛而致的呕恶、吐哕等症，常用本品配半夏、藿香、茯苓、陈皮、丁香、焦三仙、枳实等。

紫苏梗也是常用的调气药，请参阅"紫苏"条。

莱菔子、紫苏子均有降气平喘的功能，但莱菔子消痰破积之力优于紫苏子，紫苏子下气开郁之力优于莱菔子。莱菔子偏用于消腹胀，紫苏子偏用于利胸膈，二药常合用，以治胸腹胀闷。

用量一般为 3~9g。炒熟打碎用。

气虚下陷者忌用本品。

槟　榔

槟榔味辛，性温。降气破滞是它的特长，兼能行痰下水、消积杀虫。

本品长于降气，前人经验认为"性如铁石之降"，能把人体最高部位之滞气，降泻至极下之处。所以对于因气逆、气滞所造成的胸腹胀闷、嗳气呕逆、腹满便难、痢疾后重、脚气水肿等症，都可使用。例如：对胸腹胀闷，常配枳壳、紫苏梗、藿香梗、厚朴花等；对嗳气呕逆，常配生赭石（先下）、旋覆花（布包）、紫苏子、丁香、半夏、竹茹等；对腹满便难，常配厚朴、枳实、生大黄等；对痢疾后重（前人认为调气则后重可除），常配木香、厚朴等；对脚气水肿，常配紫苏、陈皮、木瓜、防己等。

对由于气滞不运而致痰食积聚，疝癖癥瘕（肝脾大及良性肿物、囊肿以及某条肌肉紧张等）、虫积疳积、腹水胀满等症，可借本品降气破滞、行痰下水、杀虫消积之力，配合消食、化痰、活血祛瘀、利尿、消积等品，随证加减治疗。例如：对痰食积聚、疝癖（"疝"与"癖"是两种症候，但习惯上通称疝癖。"疝"是形容脐两边有条状筋块扛起，状如弓弦，大小不一，或痛或不痛；"癖"是指潜匿于两胁之间的积块，痛时摸之才觉有物）癥瘕等症，可配焦三仙、莱菔子、牵牛子、桃仁、红花、三棱、莪术、生牡蛎、香附、郁金、皂角子、山楂核、苍术、白术、枳实等。对虫症疳积等，可配使君子、乌梅、榧子、雷丸、南瓜子、胡黄连、川椒、细辛、焦三仙、炒鸡内金等；对腹水胀满，可配茯苓、猪苓、泽泻、大腹皮、桂枝、陈皮、冬瓜皮等。

本品配葶苈子，能降痰治喘；配山楂核、莪术，能消积化滞。

枳实消导积滞，除痞满的功能大于槟榔。槟榔降气下行的效力大于枳实，兼能杀虫。

大腹皮（即槟榔的皮）散无形的气滞，消胀而利水。槟榔消有形的坚积，降气而行痰。

使君子杀蛔虫、健运化，槟榔驱绦虫、消疳积。

用量一般为 4.5~9g，驱绦虫时可用到 60~90g 或更多些。

气虚及大便溏泄者不宜用本品。

厚　朴

厚朴味苦、辛，性温，主要功能为下气、除满、燥湿、消胀。

对脾胃运化力差，又受寒湿侵袭，中焦运化失常、寒湿停滞所引起的胸腹满闷、呕吐、腹部胀满等症，可用本品与木香、干姜、草豆蔻、陈皮、茯苓、半夏、藿香等同用。如湿邪较重的（胸闷少食，舌苔白厚而腻，脉濡、滑、缓），可再加用苍术、炒薏苡仁、砂壳等。如外感寒邪入里化热，热结肠胃而出现腹部胀满、痞硬不喜按、大便秘结、下午身热加重、谵语等症，可与枳实、生大黄、芒硝等同用。例如《伤寒论》中的大承气汤（厚朴、枳实、生大黄、芒硝）、小承气汤（厚朴、枳实、生大黄）等。

因本品能降气，故对胸腹胀满、气上逆而喘咳之症，也常配用。例如桂枝加厚朴杏仁汤（桂枝、白芍、炙甘草、生姜、大枣、厚朴、杏仁），可用于外感风寒、自汗的咳喘。苏子降气汤（紫苏子、半夏、炙甘草、前胡、厚朴、陈皮、当归、生姜、肉桂），可用于痰多气逆、胸满咳喘等症。

枳实破气，偏用于消积滞、除痞硬，兼能泻火；厚朴下气，偏用于消腹胀、除胃满，兼能燥湿。

大腹皮下气消胀，兼能利水，偏用于腹部水肿；厚朴下气消胀，兼能燥湿除满，偏用于腹胀便结。大腹皮利水之力优于厚朴；厚朴下气之力优于大腹皮。

苍术燥湿，能除脾湿、升清阳；厚朴燥湿，能除胃满、降积滞。一升一降，各有不同。

青皮破肝气郁结，治因怒胁痛；厚朴下胃肠积气，治胀满腹痛。

厚朴花性味功能与厚朴大致相同，但药力较小，兼能理肝气，治肝胃气滞、胃脘闷痛等，又是其特点。

厚朴花偏用于上、中二焦，厚朴偏用于中、下二焦。

厚朴生用，偏于下气；姜汁炒用，偏于止呕。配党参、白术、茯苓、肉豆蔻、五味子等，可用于治久泻；配青皮、川楝子，可用于肝胃气滞而痛。

用量一般为 2~6g，急重症时也可用到 9~12g 或再多些。

本品为温燥下气之品，虚人及孕妇慎用。

现代研究报道，本品煎剂在试管中，对金黄色葡萄球菌有很强的抑制作用。

砂　仁

砂仁味辛、性温，主要功能为行气调中、醒脾开胃、助消化，并能引气归肾，兼有温肾、化湿的作用。

对因气滞及脾胃寒湿而引致的脘腹胀满、痰湿积滞、呕吐、泄泻、腹痛、消化不好等症，可用本品行气散寒，化湿和胃，助消化，常与枳实、白术、木香、半夏、陈皮、茯苓、藿香、焦神曲等同用。

对因脾胃虚寒而致的泄泻（腹部冷痛、喜按喜暖、口不渴、大便清稀），可用本品温脾、散寒、燥湿，常与党参、白术、木香、炮姜、茯苓等同用。对因脾胃虚寒而致的冷痢（腹中冷痛、里急后重、大便带有白色黏胨、遇寒加重），也可用本品暖脾、行气、化湿，常与木香、草豆蔻、吴茱萸、槟榔、当归、炒白芍等同用。因本品可以行气，使大便通畅不滞，故也有时用于湿热痢的大便不爽，但须与黄连、黄芩、马齿苋、白头翁等寒性药同用以监制其温性。

对因妊娠而胃气上逆、胸闷呕吐等导致的胎动不安，可用本品与苏叶、藿香、黄芩、白术、木香、当归等同用，可以安胎和中。

重用熟地黄等质地滋腻的补药时，配用一些砂仁，可避免滋补药妨害消化、减低食欲的副作用。前人有"砂拌熟地"（用砂仁拌黏熟地黄）的用法。既免除了熟地黄滋腻碍胃之弊，又可引熟地黄归肾，可谓一举两得。

蔻仁（详见"白豆蔻"条）与砂仁均有行气调中的作用，但蔻仁和胃止呕的作用胜于砂仁，砂仁暖胃燥湿的作用胜于蔻仁。

肉桂与砂仁均能入肾，引火归元（肾）时用肉桂，引气归元（肾）时用砂仁。

砂壳（砂仁的外壳）也有理气醒胃的作用，但缺乏砂仁温中散寒的效力。砂壳气味薄，燥性小，肝旺胃弱者用之适宜。

据现代药理研究，砂仁有芳香健胃作用，可促进胃的功能，促进消化液的分泌，并可排出消化管内的积气。

用量一般为 1.5~4.5g，特殊需要时可用 6~9g。入煎剂时，宜打碎后下，久煎会减小药效。砂壳体轻，一般用 0.9~1.5g 或 2~2.5g。

本品有芳香温燥之性，阴虚有热者应慎用。

白　豆　蔻

白豆蔻，2000 年《中华人民共和国药典》上称为"豆蔻"，味辛、性温，是常用的行气、化湿、健胃、止呕药。

本品能宣散肺中滞气，温行胃中寒气，燥化脾经湿气，适用于脾胃虚寒、湿郁或气滞而导致的消化不良、呕吐反胃、胸脘满闷、腹部胀痛等症，常与藿香、半夏、陈皮、生姜、丁香等同用。

本品有芳香行气、温燥化湿的特长，可用于治疗夏秋之交发生的湿温病（身热不扬、有汗而热不退、头痛身重、胸脘堵闷、食欲不振、口不渴或口甜、小便不利、舌苔白厚滑腻、脉象濡滑缓），常与杏仁、薏苡仁、厚朴、半夏、滑石、通草、竹叶（三仁汤）等同用，而收到辛开、苦降、淡渗的功能，是治疗湿温最常用的药。

白豆蔻配陈皮、生麦芽、香稻芽等，可用于食欲不振；配高良姜、香附、干姜、吴茱萸等，可用于胃寒疼痛。

白蔻衣（即白蔻皮）长于理气宽胸消胀，温性较白豆蔻小，可应证选用。

本品若去皮使用，名白蔻仁。

用量一般为 1.5~6g。入汤药"后下"药效较好。

肺胃火盛及气虚者忌用本品。

处方上如果只写"蔻仁"，药房即给紫蔻仁（白豆蔻的上等品，个儿大、味浓、药力足）。紫蔻仁主用为芳香行气、温中调胃药，功能介于砂仁与白豆蔻之间，芳香温燥之性比砂仁较小，但比白豆蔻稍强。故在调胃药中，有时可以紫蔻仁代替砂仁。

草　豆　蔻

草豆蔻味辛、性温，主要功能为燥湿、温中、破气、开郁。常用于以下几种情况。

1. 中焦寒湿不化

本品辛温芳香，其气燥烈，能化湿浊。对于中焦寒湿不化所致的呕吐、反胃、噎膈、痞闷、泻痢、腹胀、舌苔白厚而腻、脘闷少食等症，可用本品与藿香、陈皮、木香、砂仁、厚朴、紫苏梗、茯苓、旋覆花等同用。

2. 胃脘痛

本品辛散滞气、温化寒湿。对于因寒湿客于中焦使胃气滞而不行产生胃脘疼痛、脘腹堵闷、舌苔白厚等症，可以本品与高良姜、香附、檀香、砂仁、紫苏梗、槟榔、乌药、丹参、百合等同用。参看"香附"项下的三合汤方。在三合汤中我常以本品代替砂仁。

在临床上遇有因寒湿郁滞而出现定时寒热，舌苔白如积粉（血液检查疟原虫阳性或阴性）的证候，我常在柴胡、厚朴、知母、黄芩、槟榔、常山、藿香、苍术等应证方药中加用本品，以芳化湿浊。前人有"除瘴截疟"的记载，可资参考。

白豆蔻与草豆蔻功能大致相同，但白豆蔻常偏用于行气宽膈，芳香燥湿的作用不如草豆蔻；草豆蔻则偏用于破气开郁、温中燥湿。白豆蔻偏入肺，草豆蔻偏入脾。

肉豆蔻偏用于固涩大肠而止泄，草豆蔻偏用于燥湿破气而开郁。

草果辛香燥烈之性更胜于草豆蔻，偏用于截疟消痰；草豆蔻长于温中调气而化湿。

用量一般为3~9g。

久服、过服可助脾热而耗散正气。

第6讲　寒凉药

本讲主要介绍具有辛寒、甘寒、苦寒、咸寒、酸寒以及辛凉、甘凉等性味的常用清热药。其中包括清热泻火、清热解毒、清热解暑、清热燥湿、清热凉血息风、清虚热、清热化痰止咳平喘等类药物。

石　　膏

石膏味辛、甘，性寒。生用为清肺胃火热之药，能清火、止渴、除烦、退热；煅用名熟石膏或煅石膏，清热作用大减，有收敛作用，外科常用在敛疮、祛湿、止痒，或作为石膏绷带用。内科以生用为主，常用于以下几种情况。

1. 伤寒阳明经证

外感风寒，传变化热，出现高热炙手，全身出大汗而高热不退，口大渴，思冷饮，烦躁，甚或神昏狂乱，脉象洪大而数。生石膏能清解阳明经火热，可以本品为主药，与知母、甘草、粳米、天花粉、芦根等同用（如白虎汤）。如发高热、大汗、口渴已数日，见舌燥乏津、脉象虚大者，可加党参。

2. 时行热疫

流行性热性传染病表现为恶寒发热，头痛目痛，颇似伤寒（但本证头痛如劈，两目昏痛，与伤寒不同），高热狂躁，烦心，口干，狂妄少眠，甚则吐血、衄血、发斑，舌红生刺，口唇焦裂，或大汗口渴，或有小汗，脉象或沉或浮但均有数象。此为气血毒热俱盛（气血两燔），可用生石膏与生地黄、水牛角、黄连、栀子、黄芩、知母、赤芍、玄参、连翘、牡丹皮、竹叶、大青叶等同用（类如《疫疹一得》清瘟败毒饮）。我曾用清瘟败毒饮随证加减，治疗流行性脑脊髓膜炎、流行性乙型脑炎等流行性热性传染病，确有效果。请参阅各地报道。

3. 温病发斑

温病热毒深入血分而高热发斑，或皮下红斑如锦纹，或斑成一片一片，妄狂不宁，舌质绛赤而干晦，或生芒刺，舌苔黄褐少津，脉象细数，可用生石膏与玄参、知母、生甘草、粳米、水牛角（类如化斑汤）等同用。

4. 胃火牙痛

胃经火热而致牙痛、齿龈红肿、口渴、大便干秘等症，可以生石膏与地骨皮、生地黄、生大黄、牡丹皮、升麻、薄荷等同用。兼有伤风者，可加荆芥、防风。

5. 肺热咳喘

肺素有热，外感风寒，皮毛束闭，肺气不宣，邪热内郁，而见咳嗽、气喘、口渴、痰黄、面红、口鼻气热、脉浮数等症，可以生石膏配麻黄、杏仁、甘草（麻杏石甘汤）、荆芥、薄荷、前胡、黄芩等。我常以麻杏石甘汤加金银花、连翘、薄荷、荆芥、芦根、黄芩、桔梗等，用于大叶性肺炎、急性支气管炎表现为肺热咳喘证者。如痰中带血，可去麻黄，加白茅根、炒栀子等，谨供参考。

寒水石与生石膏均为清热泻火药，但寒水石清肺胃实火，偏入血分，无解肌达表之力。生石膏清肺胃火热，主入气分，并有解肌达表，使邪外透的效力。

大青叶与生石膏皆常用于时行热疫。但大青叶苦咸大寒，偏用于心胃毒热、狂热烦乱、血热赤斑、热毒赤痢等症。生石膏辛甘而寒，偏用于肺胃疫热炽盛、肌热炙手、头痛如劈、大汗烦渴等症。

用量：生石膏一般为9~45g，特殊需要时可用至90~120g。

治疗重病时，不可用量太小。入汤药须打碎先煎。

煅石膏以外用为多，内服较少用。

血虚发热、胃弱、肺虚、非实热证者，均忌用本品。

据现代研究报道，用天然石膏煎汁对人工发热之家兔有明显退热作用。

知　母

知母味苦、性寒，主要功能为清热、滋阴降火。

知母苦寒清热，对由热邪盛所致的高热、出汗、口渴、心烦、面红等症，可用本品配生石膏、生甘草、天花粉、芦根、黄芩等。由肺热而致的咳嗽、痰黄、口渴、便秘等症，常以知母配贝母、瓜蒌、黄芩、栀子、生石膏、桑白皮、杏仁等。

一般苦寒药，如黄连、黄芩、黄柏、栀子等，虽能清热但都有化燥伤阴的缺点。知母则无此缺点，并且有滋阴降火的作用。对阴虚所致的发热、骨蒸盗汗、五心烦热、肺痨咳嗽、消渴引饮等症，常以本品配地骨皮、秦艽、生地黄、白芍、炙鳖甲、玄参、黄柏、白薇、麦冬等。

知母多用盐水炒以下行入肾，如用黄酒炒也可上行入肺。

黄柏坚肾清热，偏用于肾经湿热、淋浊、膝软；知母滋肾降火，偏用于肾经虚热、骨蒸、消渴。黄柏清下焦有形湿热，知母泻下焦无根之火。二药常合用，可增强其滋肾、坚肾、清热、降火的作用。

天花粉、知母均能清阳明胃热。但天花粉并能益胃生津，知母兼能滋阴降火。也有人认为知母苦寒滑降，多用可伤胃肠引起泄泻，天花粉甘凉益胃又能生津，对胃有益无损，主张把白虎汤（生石膏、知母、甘草、粳米）中的知母改为天花粉。我也常根据病证的具体情况，改用天花粉或在白虎汤中轻用知母加用天花粉，每取良效，可资参考。

用量一般为6~9g。

肾阳虚、两尺脉微弱及大便溏泄者，忌用本品。

据现代研究报道，本品有解热作用，对伤寒杆菌、痢疾杆菌、大肠埃希菌、铜绿假单胞菌、葡萄球菌、肺炎球菌、溶血性链球菌、百日咳杆菌等有较强的抗菌作用。

芦 根

芦根味甘、性寒，功能为清热生津，常用于以下几种情况。

1. 清热解渴

芦根味甘能生津液，性寒能清热降火，上能清肺热，中能清胃火，下能利小便，引热从小便排出，故对温热病初起而发热、口渴、微咳、头痛等症，可以本品配桑叶、菊花、连翘、薄荷等，如《温病条辨》桑菊饮（桑叶、菊花、杏仁、连翘、薄荷、苦桔梗、甘草、芦根）。温病热入气分，热邪伤津而致高热汗出、口渴引饮、小便短赤、烦躁不宁等症，可以芦根配生石膏、知母、甘草、粳米、天花粉等。

2. 清肺热

风热犯肺而致肺热咳嗽、痰黄、口渴、喉痒、胸闷，甚或痰中带血等症，可以本品配杏仁、桔梗、金银花、生石膏、知母、瓜蒌、牛蒡子、大青叶、黄芩、炒栀子等。大叶性肺炎也可用此方加减治疗，如恶寒、胸痛、气闷、无汗者，可加荆芥、薄荷、苏叶（或麻黄）；寒热往来、胸胁闷胀疼痛者，可加柴胡、青蒿；面红壮热、口渴有汗者，可重用石膏、芦根，再加连翘；痰中带血较多者，可加生藕节、白茅根、白及等。对肺内素蓄毒热，又受外感之邪束闭皮毛，肺气不宣，毒热不散，郁壅化脓而成肺痈（肺脓肿），症见胸满、胸痛、咳嗽、发热、痰中带脓血、痰味甚腥臭者，可用本品配生薏苡仁、桃仁、冬瓜仁等，一般初起时可加荆芥、金银花、连翘、黄芩等，中期吐腥臭脓痰多时加桔梗、白及、甜葶苈，后期脓痰已排尽时加沙参、天花粉、生黄芪等。

3. 清肺透疹

小儿麻疹病早期，可用芦根 30~60g，煎水一茶杯，一日分数次服，或加同量西河柳一同煎服，旨在清泄肺热，使麻疹容易出透。

芦根分干芦根与鲜芦根两种。鲜芦根清热、生津、清肺透疹的作用均优于干芦根。但如找不到鲜芦根时，也可用干芦根。

天花粉偏入胃经，清胃热，生津止渴，兼有解毒、消肿、排脓、生肌的功能；芦根偏入肺经，兼有清宣肺热、治肺痈、透麻疹的功能。

用量一般为干者 9~30g，鲜者 15~60g。

天 花 粉

天花粉味甘、性寒，功能为清热、生津、解毒、排脓。内科、外科均常使用。主要用于以下情况。

1. 热病伤津

温热病邪热炽盛，耗伤津液而致唇干、口渴、舌红少津、心烦等症，可以本品配麦冬、石斛、玉竹、生地黄、玄参等。

2. 消渴

口渴引饮，饮不解渴，喝水几倍于正常人，排尿多，易饿多食，人渐消瘦等，病名曰消渴。天花粉味甘酸生津，能止渴除烦，治消渴常与生地黄、山萸肉、山药、麦冬、五味子、牡丹皮、知母、生石膏等同用。根据前人经验，我常以本方用于治疗糖尿病、尿崩症、甲状腺功能亢进症等表现为以口渴为主的疾病，注意辨证加减。

3. 痈肿疮毒

本品有清热解毒、排脓消肿的作用，常用于乳痈（配瓜蒌、白芷、贝母、漏芦、蒲公英等）、痈肿（配连翘、金银花、赤芍、当归尾、炙穿山甲、皂角刺等）、疖疮（配连翘、忍冬藤、甘草、紫花地丁、赤芍等）。

石斛与天花粉均有生津止渴的作用，但石斛滋肾阴、明目的作用大于天花粉，天花粉清火、养胃阴的作用大于石斛。

天冬、麦冬也能养阴生津止渴，但其性黏腻，容易碍胃（影响食欲及消化）；天花粉生津止渴，且能益胃。

用量一般为 9~15g，治消渴有时用至 30g。

本品忌与乌头、附子同用。

脾胃虚寒者忌用本品。

淡 竹 叶

淡竹叶味甘、淡，性寒，功能为清热除烦、利尿渗湿。

心经有火，上焦实热而引致的心烦、失眠等症，可以淡竹叶配淡豆豉、栀子仁等。

温热病热入心包而出现神昏、谵语等症，可用淡竹叶配莲子心、带心连翘、郁金、天竺黄、菖蒲、远志等。现代药理实验证明淡竹叶有解热作用。

对心与小肠有湿热而致舌尖红赤、小便黄赤、尿道涩痛等症，可以本品配木通、生地黄、猪苓、泽泻、灯心草、黄柏等。

灯心草、淡竹叶均能清心利水，但灯心草偏治五淋、尿道涩痛而小便不利；淡竹叶偏治心中烦热、舌红、尿赤而小便不利。灯心草兼入肺，淡竹叶主入心。

淡竹叶是一种禾本科植物，并非淡竹的叶，不宜混同。

用量一般为 1.5~4.5g，重症时也可用到 9g。

栀 子

栀子味苦、性寒，是常用的清热泻火药，能清泻三焦火热，祛湿解毒。常用于以下几种情况。

1. 各种热性病

凡一切由于火热所致的头痛、目赤、牙痛、咽喉痛、口舌生疮、火毒疔肿、发热烦躁、大便干结、小便黄赤等症，皆可用栀子清热泻火，常与黄连、玄参、黄芩、赤芍、生石膏、生大黄等同用。

2. 血热妄行

由于血热而出现衄血、吐血、咳血、尿血等症。可以本品配生地黄、牡丹皮、侧柏叶、白茅根、生藕节、白及等。我曾用栀子炭配生石膏、生地黄炭、黄芩炭、藕节炭、白及、生赭石、旋覆花、白茅根、玄参、知母、杏仁等，治疗较顽固的咳血，取得了较好的效果（一男性患者，患支气管扩张而咳血甚剧，每晚需到某大医院急诊室过夜，咳血时即急由静脉滴注脑垂体后叶素而止血，连续多夜，届时即咳血，经用上述汤药随证加减，服用数剂，未再咳血，即正常上班工作），仅供参考。

3. 黄疸

由于湿热郁蒸而致的黄疸（阳黄），可以本品配黄柏、茵陈、生大黄、车前子等。

4. 湿热淋

湿热下注而发为热淋（小便频数、排尿热痛、尿色黄赤、舌苔黄腻、脉滑数），可以本品配黄柏、木通、滑石、萹蓄、车前子、泽泻、猪苓等。

生栀子用于泻火；炒栀子、栀子炭（炒炭）用于止血；栀子衣用于清肺与皮表之热；栀子仁用于清内热，去心烦。

黄芩偏于泻中上二焦的火热；黄连偏于泻心胃的火热，并能燥湿；黄柏偏于泻下焦膀胱与肾的火热；栀子可泻上、中、下三焦的火热。

用量一般为 3~9g。

栀子有使大便溏泄的作用，故大便虚泄、无湿热证者均忌用本品。

现代研究表明，栀子有促进胆汁分泌的利胆作用，对多种细菌有抗菌作用。

夏 枯 草

夏枯草味苦、辛，性寒。功能为平肝阳、散郁结。常用于以下情况。

1. 肝阳头痛

因肝阳上亢而致的头部胀痛、眩晕、眼花等症，可用本品清肝火，平肝阳，常配菊花、白蒺藜、生赭石、黄芩、生牡蛎、白芍、生地黄、泽泻、地骨皮等。高血压患者出现肝阳上亢证者，也可用此方随证加减。据现代研究报道，夏枯草有降低血压和利尿的作用。

2. 瘰疬痰核

由于肝气郁结、痰气凝聚而致颈部两旁产生瘰疬痰核（包括颈淋巴结核等），可用本品疏肝郁、缓肝火而散结消痰核，常与生牡蛎、玄参、黄芩、海藻、贝母、百部、柴胡、赤芍等同用。配瓜蒌、白芷、蒲公英、漏芦等，可用于乳房有结块；配板蓝根、马勃、牛蒡子、大青叶等，可用于腮腺炎。药房中有"夏枯草膏"可以购服。

据现代研究，夏枯草对结核杆菌、痢疾杆菌有抑制作用。

3. 目珠夜痛

肝主目，肝肾阴虚，肝阳亢盛可致眼珠疼痛，其特征是眼珠不红不肿，好似正常一样，惟到下午或前半夜，眼珠即感胀痛或抽痛。夏枯草有止"目珠夜痛"的作用。我常以本品配决明子、生石决明、白蒺藜、石斛、地骨皮、黄芩、生地黄、玄参等，治疗眼珠发疼痛，或青光眼、高血压病等出现目珠夜痛者，每收良效，请参考。痛久血虚者，可加当归、白芍等。

玄参治瘰疬，偏于滋阴降火，解毒散结；夏枯草治瘰疬，偏于平肝解郁，清热散结。

菊花治头痛，偏于散风热；夏枯草治头痛，偏于平肝清热。

用量一般为 9g，重症时也可用到 15g。

决 明 子

决明子味咸，性微寒，是常用的清热明目药。

本品能清肝胆郁热，对于肝胆郁热所致的目赤肿痛、羞明流泪、头痛、眩晕等症，可用决明子配菊花、蔓荆子、黄芩、白蒺藜、青葙子、木贼草等。

决明子久服，有明目作用。我常以决明子配生地黄、石斛、当归、白芍、黄芩、沙苑蒺藜、地骨皮、菊花、枸杞子、生石决明、夜明砂等，用于治疗肝肾不足而致目昏、视力减退、目干涩发抽等症（包括视网膜炎、视神经萎缩等），每收良效，仅供参考。据现代研究，本品含有维生素 A 类物质。

以本品捣碎，每次用6g 左右，水煎服或沏水代茶饮，每日 1 次，经常服用，对于高血压病而兼见目昏、目赤、大便干者，有一定帮助，或与菊花、夏枯草同用。据现代研究报道，本品有降血压的作用。

蔓荆子治两侧头痛，以疼痛近于颞颥部者效果较好，偏于散风明目；决明子治两侧头痛，以疼痛近于太阳穴处者疗效较好，偏于清肝明目。

木贼草退目翳而明目，决明子清肝热而明目。

用量一般为 3~9g。捣碎煎服。

青 葙 子

青葙子味苦，性微寒，是眼科常用药。能治肝经毒热上冲而致的目赤肿痛、目生障翳、羞明流泪等症，常与菊花、夏枯草、黄芩、木贼草、桑叶、蔓荆子、龙胆草、黄连等同用。

本品还有散风清热、止痒的作用，可用于肝经风热而致的头痛、眩晕、目赤、目胀、目昏、高血压等症。常与龙胆草、黄芩、生赭石、生石决明、决明子、生地黄、赤芍、菊花、钩藤等同用。对于皮肤因风热而瘙痒者，也可用本品与白鲜皮、蝉蜕、防风、薄荷、栀子衣、苦参等同用。

用量一般为3~9g。

本品有扩大瞳孔的作用，故瞳孔散大的眼病患者禁用之。

密 蒙 花

密蒙花味甘、性微寒，是眼科常用药，功能为退翳明目。

密蒙花能清肝经虚热而明目，常用于青盲、目昏、多泪、多眵、小儿疳气攻眼等症，可与白蒺藜、菊花、决明子、石决明、羌活、谷精草等同用。

本品还有消目中赤脉、去翳的作用，可与木贼草、桑叶、夏枯草、菊花、夜明砂、蝉蜕等同用。

本品还可祛目中之风而治目珠发痒。我对此症常以本品配蔓荆子、防风、赤芍、菊花、荆芥、薄荷（少量）等，效果良好。供参考。

用量一般为3~9g。

黄 芩

黄芩味苦、性寒，为常用的清热燥湿和清热解毒药。能泻中焦实火，燥肠胃湿热，清少阳邪热，兼能凉血安胎。

1. 泻中上焦实火

因胃火上壅而致的咽痛、牙痛、口腔溃疡、扁桃体肿痛、膈间闷热、大便干结、肺热咳嗽等症，可用本品清热泻火，常与生地黄、玄参、连翘、黄连、生大黄等同用。兼有外感表证的，可加荆芥、薄荷；咳嗽较重的，可加桔梗、瓜蒌、杏仁、枇杷叶等。

2. 燥肠胃湿热

对由于肠胃湿热、湿热下注而致的泄泻、痢疾、热淋等，皆可用黄芩清热燥湿，常与黄柏、茯苓、猪苓、炒扁豆、炒薏苡仁（治湿热泻）、黄连、葛根、木香、槟榔（治湿热痢）、木通、萹蓄、滑石、猪苓、泽泻（治湿热淋）等同用。对中焦湿热郁蒸而致的黄疸（阳黄），也常用本品与黄柏、栀子、茵陈、猪苓、泽泻、车前子等同用。

3. 清少阳邪热

病邪居于少阳而出现寒热往来、口苦咽干、胸胁苦满、食欲不振、恶心欲呕等症，可以黄芩配柴胡、半夏、生姜、甘草、党参等（如小柴胡汤）。我常用小柴胡汤减去党参、甘草，加茵陈、黄柏、栀子、生大黄、车前子、焦三仙、炒槟榔等，用于治疗黄疸型传染性肝炎，对退热、退黄均有良效；去党参、甘草，加炒川楝子、草豆蔻、炒莱菔子、红花、茜草、白蒺藜、皂角刺、焦三仙、槟榔等，随证加减，用于无黄疸型传染性肝炎，也有良好效果。谨供参考。

4. 凉血安胎

妇女妊娠，因胎热不安而出现恶心呕吐、心中烦热、口中吐水、腹部不适、饥不欲食等症，可以黄芩配竹茹、橘皮、生姜、黄连、紫苏梗、茯苓等。

黄芩酒炒偏用于泻肺火，治上焦湿热；黄芩炭可用于各种热性出血；枯芩（又名片芩，中空而黑的）偏于泻肺胃之火，清肌表之热；子芩（又名条芩，里外坚实，黄色微绿的）偏于泻肠胃之火，并常用于清热安胎。

桑白皮、地骨皮泻肺经气分之热。黄芩、栀子泻肺经血分之热。

柴胡清热缘于"苦以发之"（发散的意思），是散火热之标；黄芩清热缘于"寒以胜之"（苦寒直折，以寒胜热的意思），是直折火热之本。同是清热，作用各有不同。二药合用，为治少阳邪热的专剂。

据现代研究报道，黄芩有退热及利尿作用，可降低血压，对痢疾杆菌、伤寒杆菌、大肠埃希菌、百日咳杆菌、葡萄球菌、溶血性链球菌、肺炎球菌等皆有抗菌作用，对流感病毒有一定的抑制作用。

用量一般为 3~9g。

脾胃虚寒者禁用本品。

黄　连

黄连味苦、性寒，主要功能为清泻心胃火热、凉肝胆、解热毒，并有燥湿作用。四川产者效力较好，故又名川黄连。

由于心胃火热而致的口舌生疮、目赤牙痛、尿赤便秘等症，可以本品配生地黄、川木通、竹叶、黄芩、生大黄等。如血分热毒郁积而生疮疡疔肿等症，可以本品配黄芩、栀子、黄柏、赤芍、紫花地丁、金银花、连翘等。

温病热邪入心而见神昏谵语、烦躁不宁、汗出口渴、身热、舌红等症，可以本品配天竺黄、郁金、菖蒲、远志、连翘、水牛角、生地黄、玄参等。

心热亢盛而致的心烦失眠、口干舌红、尿黄脉数等症，可以本品配栀子、生地黄、当归、甘草、辰砂、豆豉等。

热邪结滞于胃脘而见心下痞满、脘腹热痛等症，可以本品配厚朴、枳实、半夏、瓜蒌、陈皮、茯苓、生大黄等。黄连配枳实为治"心下痞"（胃脘部堵塞感）的常用药。

本品还有清肝明目作用。用黄连煎水，外用洗目，可治目赤目痛，暴发火眼（包括急性结膜炎等病）等症。

黄连还能燥湿。对湿热积滞而致的痢疾（腹痛、大便频数不爽、带有脓血、里急后重、舌苔黄腻、口干不欲多饮、脉象滑数），常以黄连配木香、白芍、当归、槟榔、黄芩、白头翁、茯苓、厚朴、枳实等。

黄连配吴茱萸，可用于肝火旺、肝胃不和而致的胃痛嘈杂、泛吐酸水；配细辛，可用于口疮；配肉桂，可用于心肾不交；配木香，可用于痢疾；配干姜，可用于腹中寒痛下痢；配大蒜，用于大便下血。前人这些经验，皆用一寒一热、一阴一阳，互相配伍、互相制约而取效，在组织处方时，可资借鉴。

黄柏偏用于清下焦湿热，并能坚肾；黄连偏用于清中焦湿热，并能泻心火。

胡黄连偏用于骨蒸劳热，五心烦热，并用于小儿疳积惊痫；川黄连偏用于中焦湿热，并用于各种疮疡肿毒。

用量一般为0.9~6g，重症者可用至9g。

阴虚烦热、脾肾虚泄、气虚作泄等证者，皆忌用本品。

据现代研究报道，黄连有广泛的抗菌作用，其中对痢疾杆菌作用最强。主要有效成分为小檗碱。

黄　柏

黄柏味苦、性寒，能清热燥湿、坚肾益阴。配黄连、木香、马齿苋、白头翁等，可用于湿热痢；配木香、藿香、茯苓、白术等，可用于湿热泄泻；配木通、生地黄、竹叶、滑石、萹蓄、猪苓等，可用于湿热淋；配茵陈、栀子、车前子、生大黄等，可用于湿热郁蒸而致的黄疸；配槐角、槐花炭、地榆、防风等，可用于痔疮便血；配苍术、牛膝、木瓜、薏苡仁等，可用于湿热伤筋而出现下肢痿弱，甚或麻木、瘫痪等症。本品能坚肾清热而益阴，故能清热降火，常配合滋阴药用于清阴虚阳亢所致的虚火，例如知柏地黄丸(熟地黄、山萸肉、山药、茯苓、牡丹皮、泽泻、知母、黄柏)和大补阴丸(地黄、龟甲、知母、黄柏、猪脊髓)等，都是治疗阴虚火旺所致骨蒸劳热、盗汗、梦遗、口干、经闭、下午颧红等症的有效方剂。

据现代研究报道，本品的抗菌作用与黄连差不多；对阿米巴、利什曼原虫也有抑制作用；有降低血压及血糖的作用。

我常用黄柏或黄柏炭（12~15g），随证加入白茅根或茅根炭、大小蓟、续断炭、猪苓、茯苓、木通、生地黄等，用于治泌尿系感染、尿血等症，有较好效果，请参考试用。

清热燥湿用生黄柏；坚肾、清虚热用盐水炒黄柏；治尿血、便血用黄柏炭。

用量一般为3~9g，重症也可用至12~18g。

无实热者慎用。

龙　胆　草

龙胆草味苦、性寒，功能为清泻肝胆火热、除下焦湿热。

1.清泻肝胆火热、湿热

对肝胆二经有实热火邪而致的头晕、头胀痛、胁痛、口苦、耳聋、耳肿、口渴、尿黄、尿少、黄疸等症，可用龙胆草配黄芩、栀子、泽泻、木通、车前子、当归、柴胡、生地黄、甘草，这个药方名"龙胆泻肝汤"，是临床常用的方剂，清泻肝胆湿热效果良好。对传染性肝炎证属肝胆湿热证者，在辨证论治的基础上，加用一些龙胆草，对降低转氨酶有时有一定帮助，仅供参考。

2.清除下焦湿热

龙胆草主入肝经，肝主下焦，对肝经湿热所致的阴部湿痒热痛，阴部湿疹，尿道疼痛，小便频数而尿热、尿少、尿血等症，可以本品配黄柏、泽泻、石韦、萹蓄、木通、苦参、竹叶、茯苓等同用。对湿热下注而致足膝红肿、脚气肿而流水等症，可与牛膝、木瓜、黄柏、苍术、槟榔、防己、忍冬藤、赤芍等同用。

3.促进食欲

本品用小量（0.6~1g），有刺激胃液分泌、促进食欲、帮助消化的作用。但如用大量，则苦寒害胃，反会引起恶心呕吐、头昏不欲饮食等症。

4.清肝明目

肝胆有火热，上犯于目而致目赤肿胀、瘀肉高起、羞明多眵等症，可以本品与木贼草、菊花、决明子、荆芥、蔓荆子、黄芩等同用。

用量一般为0.6~6g。

脾胃虚弱、大便溏泄者忌用本品。

秦　皮

秦皮味苦、微涩，性寒，主要有以下两大功能。

1. 清热治痢

对于湿热痢疾（大便带脓血、里急后重、舌苔黄腻、口干不欲多饮、脉滑、夏秋之交为多），可用本品配黄连、黄柏、白头翁、木香、槟榔、白芍、当归、厚朴、枳实、茯苓等。

2. 清肝明目

肝经有热、上攻于目而致两目赤肿疼痛、目中发热、羞明怕光、眼生翳膜、迎风流泪等症，可用秦皮、滑石、黄连各等份，研为细末，每次用1.5g，水煎数沸，去滓，取清液，俟温洗目（《证治准绳》秦皮散）；或配合菊花、薄荷、桑叶、黄芩、木贼草、决明子等水煎内服。

据现代研究报道，本品对风湿性关节炎、风湿性肌炎等疾病有效，可使风湿病患者尿中的尿酸量显著增加。

白头翁治痢，偏于清热凉血；秦皮治痢，偏于清热涩肠。

用量一般为3~9g。

苦　参

苦参味苦，性寒，功能为清热、燥湿、杀虫，常用于湿热郁伏之证及皮肤病。

对由于湿热郁滞而产生的痢疾、黄疸、黄带、白带等症，可用苦参配黄柏、木香、茯苓、车前子（布包）、白芍、茵陈、薏苡仁、龙胆草等。

对于由湿热蕴结而致的湿疹、荨麻疹、皮肤湿疮等症，可用本品配连翘、赤芍、防风、白鲜皮、红花、黄柏、蝉蜕等。我常以苦参配白鲜皮、赤芍、红花、桑枝、防风、连翘、皂角刺、炙穿山甲、蝉蜕、蛇蜕（0.3~0.6g）等，治疗比较顽固的荨麻疹，每取良效，仅供参考。

苦参配菊花可以明目止泪；配麦冬解渴生津；配茵陈、车前子可治湿热黄疸；配槐花治大便下血及热痢；少佐些麻黄可退遍身痒疹。

苦参煎汤外洗，可用于痔疮疼痛，或肛门、阴部生疮，常与皮硝、苦楝皮、槐花等同用。

玄参凉血滋阴，清热降火，偏用于咽喉肿痛；苦参凉血泻火，清热燥湿，偏用于皮肤湿疹、荨麻疹等。

用量一般为 6~9g；治皮肤病时可用至 15~30g。

肝肾虚寒者忌用本品。

前人有苦参久服或多次大量服用则伤肾、使人腰重腰痛的说法，可资参考。

据现代研究报道，苦参有良好的利尿作用，对阴道滴虫有杀灭作用，有抗多种皮肤真菌的作用。

白　鲜　皮

白鲜皮味苦、性寒，主要功能为祛湿、利关节。

本品最常用于治疗湿热郁滞所致的皮肤痒疮、湿疹、阴囊湿疹、疥癣、风疮等，常与金银花、连翘、荆芥、黄柏、苍术、苦参、红花、赤芍、炙穿山甲、茯苓等同用。我常以白鲜皮 30g、苦参 15~30g、荆芥 9g、防风 9g、连翘 12g、赤芍 15g、红花 9g、蝉蜕 6g、茯苓 9g、蛇蜕 0.3g、炙穿山甲 6g，结合具体情况，随证加减，用于治疗顽固的荨麻疹，可取得一定效果，仅供参考。

白鲜皮也可用于由湿热引起的关节肿痛，常与威灵仙、黄柏、木瓜、苍术、防己、薏苡仁、松节等同用。

对妇女湿热下注所致的阴部湿痒、阴中湿痒、赤白带下等，可与茯苓、泽泻、苍术、黄柏、苦参、牛膝等同用。

根据前人对本品可治风黄、急黄的经验记载，我曾用本品配柴胡、黄芩、泽泻、车前子、黄柏、秦艽、焦三仙等随证加减，治疗经用大量茵陈未能见效的急性黄疸型传染性肝炎表现为湿热郁蒸而致深度黄疸的患者，疗效很好，请参考试用。

据现代研究报道，本品对多种皮肤真菌有不同程度的抑制作用，其浸出液有解热作用。

用量一般为 3~9g，重症者也可用至 15~24g，甚或 30g。

下部虚寒者不宜使用本品。

金银花（附：忍冬藤）

金银花（又名忍冬花）味甘、性寒，是常用的清热解毒药，有以下三大功能。

1. 解表清热

温病初起，邪在卫分，热在上焦，症见身热头痛、口渴、咳嗽咽干、脉浮数等，可用本品清散上焦风热，解表清热。常与连翘、牛蒡子、荆芥、薄荷、淡豆豉等同用。

2. 清热解毒

对血分毒热壅滞而生痈肿疮疡，红肿热痛，甚或化脓溃烂，可用本品清血热、解疮毒，常与连翘、赤芍、当归尾、菊花、没药、乳香、天花粉、甘草等同用。凡一切痈疮疥癣、梅毒恶疮等症，皆可以本品随证加减治疗。

3. 清热止痢

对于热毒停滞于中焦而致发热腹痛、大便带脓血、里急后重等症，本品能清热解毒，常与当归、白芍、葛根、黄连、木香、白头翁、赤芍、甘草等同用。据现代研究本品对痢疾杆菌、伤寒杆菌、大肠埃希菌、百日咳杆菌、葡萄球菌、肺炎球菌等有抗菌作用，故可用于急性菌痢（表现为热证者），常与黄连、黄芩、白芍、葛根、木香、马齿苋等同用。

大叶性肺炎初起时，也可用本品与杏仁、连翘、牛蒡子、桔梗、薄荷等同用（参看"解表清热"项）；如病情转化为肺热咳喘症时，可用本品配合麻黄、生石膏、杏仁、生甘草、连翘、黄芩、知母、薄荷等。

用量一般为6~12g，重症时也可用至30~60g。

虚寒泄泻及疮流清脓无热毒者，不宜用本品。

忍冬藤的性味、功能都与金银花相似，一时找不到金银花时，可用忍冬藤代替，不过"藤"的作用比"花"的作用稍小些，故用量要比金银花大些，一般15~30g。忍冬藤并有通经活络、消经络中风热的作用，我于急性关节炎表现为关节热肿疼痛者，常将此药与威灵仙、秦艽、羌活、独活、黄柏、赤芍、苍术、防己、木瓜、透骨草、红花等同用。

连　　翘

连翘味苦、辛，性寒，是常用的清热解毒药，主要功能有以下三种。

1. 清心火

对温热病热邪入心而出现的高热神昏、谵语、烦躁等症，可用连翘与玄参、麦冬、竹叶卷心、莲子心、天竺黄、郁金、黄连、水牛角等同用。对心经有火，移热于小肠而致小便热痛、淋浊不清、尿频、尿痛等症，常与生地黄、木通、猪苓、泽泻、萹蓄、茯苓、滑石等同用。对心火上炎而致的目赤肿痛、咽喉肿痛、口舌生疮等症，可与金银花、赤芍、黄芩、生石膏、生地黄、玄参等同用。

2. 解疮毒

本品有清热散结、解毒排脓的作用。对于因毒热结聚而致的各种疮毒、痈肿，可以本品配金银花、菊花、赤芍、红花、紫花地丁、蒲公英等。因本品常用于治疗各种疮毒痈疖，所以前人经验认为它是"疮家要药"。

3. 散温邪

温热病初起，温热毒邪尚在卫分，热在上焦，症见身热头痛、口渴、微恶寒或不恶寒、微咳、咽喉痛、脉浮数等，可以本品清散上焦心肺热邪，常与金银花、桔梗、薄荷、竹叶、荆芥穗、淡豆豉、牛蒡子、芦根、甘草等同用（如银翘散）。如咳嗽较多者，可配桑叶、菊花、杏仁、薄荷、桔梗、甘草、芦根等（如桑菊饮）。

金银花兼能散风热，升散透达的作用大于连翘；连翘兼散血中郁火壅结，消肿散结的作用大于金银花。

蒲公英消疔毒的作用大于连翘，连翘清上焦心肺火热的作用大于蒲公英。

前人经验认为带心连翘偏入心经，故温病热入心包时，多用带心连翘。连翘心味苦性寒，主入心经，在清心火的药方中，可用此引经攻邪。

连翘与莲子心同用，可入心经；与金银花同用，清热解毒兼散风热；与赤小豆同用，可清利湿热；与荆芥、薄荷同用，可辛凉解表。

用量一般为 6~9g，重症时可用至 15~30g。

大肠有寒、大便溏泄者及阴疽不红不痛者，均不宜用本品。

据现代研究报道，本品对金黄色葡萄球菌、痢疾杆菌、伤寒杆菌、大肠埃希菌、铜绿假单胞菌、肺炎球菌有较强的抗菌作用，也有抗真菌的作用。

蒲 公 英

蒲公英味苦、性寒，功能为清热解毒、消痈散结。

外科常用于治乳痈、肠痈、疔疮、疖肿、痈肿不散等症，内科则多用于治疗热痢、瘟毒、腮腺炎、扁桃腺炎等，常与金银花、连翘、黄芩、黄连、大青叶、赤芍、玄参、山豆根等同用。

我常用蒲公英 15~30g、瓜蒌 30g、白芷 6~9g、连翘 9g、炙穿山甲 6g、赤芍 12g、红花 9g、皂角刺 4.5g、夏枯草 9g，治疗急性乳腺炎（已破溃者，去穿山甲、皂角刺，加天花粉、当归）有良好效果，谨供参考。

据现代研究，本品对金黄色葡萄球菌、大肠埃希菌、痢疾杆菌有抑制作用。

紫花地丁凉血解毒的作用大于蒲公英，蒲公英散结消肿的作用大于紫花地丁。二药常合用。

败酱草清热排脓，偏用于治肠痈（包括阑尾炎）；蒲公英清热解毒，偏用于治乳痈（乳腺炎）。

鱼腥草清热解毒味辛入肺，宣散壅结，偏用于治肺痈（肺脓肿）和肺部感染；蒲公英兼能入肝胃二经，消肿散结，偏用于治乳痈及乳房肿块（治肿块可在上述治乳痈方中，加生牡蛎30g、玄参150~240g、大贝母9g）。

用量一般为9~25g，病重者可用至30~60g。

鲜蒲公英捣烂外敷，可用于乳痈、疔疮、痈肿等。

凡阴疽及疮疡久溃不愈者，均忌用本品。

紫花地丁

紫花地丁味苦、辛，性寒，功能为清热解毒、凉血消肿。

外科常用于治疗疔毒、痈肿、无名肿毒、恶疮，经常与蒲公英、金银花、连翘、菊花、赤芍、当归尾等同用。

内科常配合金银花、连翘、大青叶、玄参、生地黄、牡丹皮、赤芍、黄芩、黄连等，用于治疗瘟毒、疫毒营血毒热证而致的发斑、狂躁等；也可用于细菌感染而导致的高热烦躁等症。

配金银花、天葵、蒲公英、野菊花，名"五味消毒饮"，可用于一切毒疮、痈肿，尤常用于治疗毒。也可以此为基础，随证加减。

蒲公英散结消肿的作用较好，长于治乳痈；紫花地丁凉血解毒的作用较好，善于治疗毒。

据现代研究报道，本品有广谱抗菌作用。

用量一般为9~15g，病重者可用至30~60g。

无热证的阴疮患者不宜用本品。

大青叶

大青叶味苦、性大寒，主要功能为清热、解毒、凉血。

本品最常用于温病、瘟疫、瘟毒所致的高热神昏、咽喉肿痛、头痛牙痛、口舌生疮、出疹发斑、吐血衄血以及丹毒、痄腮（腮腺炎）、猩红热等。可配玄参、生地黄、生石膏、知母、黄芩、金银花、连翘、荆芥、薄荷、牡丹皮、水牛角等。例如《证治准绳》大青汤（大青叶、玄参、生石膏、知母、木通、甘草、地骨皮、荆芥穗），可用于热毒发斑等证。我常用大青叶15g、黄芩6~9g、板蓝根9g、玄参9~12g，随证加减，用于腮腺炎有效。对于温病血分毒热炽盛而致的发斑、衄血、吐血等症，我常用化斑汤（生石膏、知母、玄参、水牛角、甘草、粳米）加大青叶、生地黄、牡丹皮、赤芍、炒栀子、大小蓟等，可收比较满意的效果，谨供参考。

据现代研究报道，大青叶有抗病毒和杀灭钩端螺旋体的作用，对金黄色葡萄球菌、白色葡萄球菌、甲型链球菌、脑膜炎球菌、肺炎球菌等有抑制作用。

用量一般为6~15g，重症有时用到30g。

脾胃虚寒者忌用本品。

青　黛

青黛味咸、苦，性寒。主要功能与大青叶差不多，但凉血作用比大青叶更强，并且有消膈上热痰的功能。本品为爵床科植物马兰、蓼科植物蓼兰或十字花科植物菘兰叶干燥色素的加工制品，为细粉末状，还可以外用。

对于因血热妄行而发生的衄血、吐血、咳血以及温热入血、热毒发斑等症，可以本品配地黄、玄参、大青叶、白茅根、生石膏、知母、丹皮炭、栀子炭、藕节炭等。用脱脂棉或纱布条蘸青黛、血余炭（2:1）塞鼻，可止鼻衄。

对肝火炽盛、热极生风而致的高热抽搐、惊痫神昏等症，可配胆南星、全蝎、天竺黄、郁金、黄连、远志、菖蒲、钩藤等。

对肺热咳嗽，痰黏成块，不易咯出者，可用青黛消膈上热痰，常配蛤粉（名"黛蛤散"），随汤药冲服，每次0.9~1.5g。

青黛还可以吹喉用，治疗咽部生疮、红肿痛烂。例如青黛散（青黛、牙硝、朱砂各1.8g，黄连、黄柏各9g，雄黄、牛黄、硼砂各0.9g，冰片0.3g，研细末，吹敷咽部）。腮腺炎时腮腺肿大疼痛，可用青黛冷开水调涂，能消肿止痛。

大青叶清心胃毒热，偏用于瘟疫热狂；青黛泻肝经郁火，偏用于惊痫热斑。

用量一般为0.9~4.5g，用纱布包煎；如用汤药冲服，每次0.3~0.6g或1g。

中焦虚寒及阴虚潮热者忌用本品。

败　酱　草

败酱草味辛、苦，性微寒，功能为清热解毒、消痈排脓、祛瘀止痛。对肠痈（阑尾炎）可与连翘、生大黄、牡丹皮、冬瓜子、赤芍、玄明粉等同用。

对血瘀而致的腹痛、腹胀、腹部有硬块等症，也可用本品配当归、赤芍、红花、延胡索、木香、五灵脂、桃仁、三棱等。我曾用本品配生薏苡仁、金银花、连翘、制附片、乌药、白芍、当归、五灵脂、桃仁等，治疗阑尾破溃后形成脓肿，时日较长者。

蒲公英长于治乳痈，败酱草长于治肠痈。

用量一般为9~15g，重症也可用到30g。

寒证腹痛患者忌用本品。

射 干

射干味苦、性寒，主要功能为清热解毒、消痰散结。常用于以下几种情况。

1. 咽喉肿痛

对于痰热交结、壅塞咽喉而致的咽喉肿痛、痰不易咯吐、痰声如拽锯、呼吸困难等症，可用本品清肺胃痰热，消肿散结利咽喉，常配山豆根、桔梗、甘草、玄参、连翘、黄芩、锦灯笼等。本品是治喉痹咽痛的要药。

2. 肺热喘咳、喉中痰声

对因肺热痰结而出现咳嗽气喘、喉中如水鸡声等症，可用本品清肺消痰，常与麻黄、半夏、黄芩、细辛、款冬花、紫菀、杏仁、瓜蒌、白果等同用。

3. 腹中癥结痃癖

对腹中积痰瘀血结成癖块痃痕（包括肝脾肿大等）等症，可用本品散血消痰，开结消积，常配鳖甲、神曲、莪术、山楂核、炙穿山甲、生牡蛎、生大黄、枳实、红花、桃仁、当归、赤芍、黄连、白术、槟榔等，做成丸剂服用。

山豆根泻火清热的作用大于射干，射干消痰散结的作用大于山豆根。

马勃清散肺热而利咽喉，偏用于肺气不得宣畅而致的咳嗽、喉痛、音哑；射干泻胸中实热，消痰散结而利咽喉，偏用于热盛痰结而致的咳嗽、咽肿、喉中水鸡声。

据现代研究报道，射干能消除上呼吸道的炎症渗出物，并有止痛、解热作用。

用量一般为2.5~4.5g，重症时可用至6~9g。用量不可过大。

脾胃虚寒者及孕妇忌用本品。

板 蓝 根

板蓝根味苦、性寒，主要功能为清热凉血、解毒利咽。常用于以下几种情况。

1.大头瘟

风热瘟毒，侵入血分而致头部红肿、发热、咽喉肿痛，甚至神昏谵语，可用本品降心火、清胃热、凉血、解瘟毒，常与黄连、牛蒡子、玄参、连翘、黄芩、柴胡、马勃等同用。

2.时疫斑疹

时疫（流行性、传染性、季节性热病）传染，瘟毒入血，营血热炽，出现身热、烦躁、口渴、头痛、咽痛、鼻衄、出疹、发斑、舌绛紫黯等症，可用本品配金银花、连翘、薄荷、牛蒡子、玄参、生地黄、牡丹皮、生石膏等。

3.咽喉肿痛

风热毒火上犯咽喉而致头痛、发热、口渴、便秘、咽喉红肿热痛、单双乳蛾（单侧或双侧扁桃体肿大）等症，可用本品清热、凉血、解毒，常与黄芩、栀子、生地黄、玄参、薄荷、牛蒡子、射干、锦灯笼、连翘、金银花、生大黄等同用。

大青叶、板蓝根均能清热、凉血、解毒。其中，大青叶凉血、解毒、化斑的作用胜于板蓝根；板蓝根利咽喉、治大头瘟的作用胜于大青叶。

用量一般为 4.5~9g 或 12g。

脾胃虚寒者不宜用本品。

据实验研究及临床报道，板蓝根对伤寒杆菌、溶血性链球菌、大肠埃希菌、副伤寒杆菌、痢疾杆菌、金黄色葡萄球菌等均有抑制作用；治疗流行性腮腺炎有良好效果；用于流行性乙型脑炎取得了满意效果；对流感和麻疹均有疗效；用于无黄疸型肝炎、慢性肝炎也有一定疗效。

山 豆 根

山豆根味苦、性寒，主要功能为泻火解毒、利咽喉，常用于治疗咽喉红肿疼痛。

对于火热上炎、热毒上侵咽喉而致的咽喉红肿疼痛、咽下困难等症，可用本品泻火清热、解毒消肿。常配玄参、麦冬、金银花、桔梗、甘草、薄荷、锦灯笼等。对于喉风急症（包括严重的急性扁桃体炎），牙关紧闭，水谷不得下者，也可用山豆根 15g、桔梗 12g、白药子 12g 急煎服，有效。对肺热咳嗽，也可用本品配黄芩、瓜蒌、贝母、知母、桔梗、玄参等。

山豆根配射干，治痰热结滞于咽喉而致咽喉肿痛；配板蓝根，治毒热炽盛而致咽喉烂痛；配槐角、槐花，治痔痛出血。

板蓝根偏治瘟毒颐肿、咽喉红烂；山豆根偏治火毒上炎之咽喉红肿。

马勃治喉痛，偏于轻宣肺热，使热邪外透；山豆根治喉痛，偏于泻火解毒，降火消肿。射干治喉痛，长于清热、消痰、散结，偏治痰热结滞之扁桃体红肿。

据现代研究报道，山豆根对治疗癌瘤有效。也有人报道山豆根治疗鼻咽癌效果好，可供参考。

用量一般为 3~9g。

脾胃虚寒、大便泄泻者，不宜使用本品。

锦 灯 笼

锦灯笼又名金灯笼，味苦性寒，功能为清热解毒、散火消肿，主要用为清肺热药。

对于肺热咳嗽，痰多黄黏，咽喉肿痛等症，可用本品清散肺热，常配瓜蒌、黄芩、知母、玄参、桔梗、山豆根等。

我常以本品配生地黄、玄参、荆芥、薄荷、金银花、连翘、桔梗、黄芩、山豆根、射干等，用于治疗急性扁桃体炎。我的体会是：扁桃体发红肿大的可用射干；咽喉发红疼痛而扁桃体不甚肿大的可用山豆根；兼见声音嘶哑的可加用牛蒡子、蝉蜕；兼见颈部红肿的可加用马勃、板蓝根；扁桃体化脓腐烂的加用青黛、板蓝根，或用青黛散（方见青黛项下）吹喉；扁桃体肿大不易消退的，除用射干外，并加用僵蚕。锦灯笼于以上各症中均可加入，对热证咽喉肿痛有效。同时也要注意全身情况，随证加减，不可机械死板。

用量一般为 3~6g，重症时也有用到 9g 的。

对无火热的咽喉痛（全身无热象，局部不红不肿），不宜使用本品。

马 勃

马勃味辛、性平，主要用为清肺热、治喉痛药。

对由于肺经有热而致的咽喉肿痛、鼻干咽燥等症，可用马勃配连翘、荆芥、山豆根、射干、黄芩、薄荷、玄参等。对咽喉肿痛及颈部、腮部赤肿者，此为瘟毒所致，可用本品配板蓝根、连翘、牛蒡子、薄荷、荆芥、玄参、僵蚕、苦梗等。我常用此方随证加减，用于治疗流行性腮腺炎有良效。

马勃也可用于肺热所致的咳血、鼻衄等症，常与黄芩炭、白茅根、生藕节、生侧柏等同用。马勃末外用，可以止外伤出血。

对肺受风热所致的咳嗽、失音等症，可用马勃配荆芥、薄荷、杏仁、牛蒡子、蝉蜕、前胡、锦灯笼等。

马勃配连翘、薄荷、牛蒡子、荆芥穗、僵蚕、黄连、黄芩、玄参、板蓝根、苦梗、甘草、升麻、柴胡（名为普济消毒饮），可用于治疗大头瘟（有的去升麻、柴胡）。

用量一般为1.5~6g；瘟毒及大头瘟等重症者可用到15g或更多。

白 头 翁

白头翁味苦、性寒，能清泻胃与大肠邪热，常用于治疗痢疾，并有解毒功能。

对于肠胃热毒积滞而致大便带脓血、血多脓少、里急后重、腹痛便频等症，可用本品清大肠邪热，通利大肠积滞，常与黄连、黄柏、秦皮、木香、槟榔、白芍等同用。

本品配地榆、槐花炭、黄芩炭、炒槐角等，可用于大肠有热而致的大便下血、痔疮下血等症。

黄连、白头翁均能治疗痢疾，但黄连清热兼能燥湿，对湿热痢效果较好，白头翁主清大肠血热，对热痢下血效果较好；黄连对细菌性痢疾效果较好，白头翁对阿米巴痢疾疗效较好。

用量一般为3~9g。

虚寒久痢者忌用本品。

七叶一枝花

七叶一枝花又名蚤休、草河车、金线重楼。味苦、性微寒，有小毒，是常用的清热解毒药。常用于以下几种情况。

1. 咽喉肿痛

对肺胃有毒热而致的咽喉肿痛、单蛾（一侧扁桃体红肿）、双蛾（两侧扁桃体红肿）等症，常以本品配连翘、黄芩、生地黄、玄参、赤芍、射干、山豆根、薄荷、锦灯笼等。

2. 疔毒疮疡

对血有毒热而致的各种毒疮痈肿、疔毒恶疮，常以本品配金银花、连翘、赤芍、当归尾、红花、天花粉、炙穿山甲、紫花地丁、蒲公英、野菊花等。《本草纲目》中曾记载一首民谚："七叶一枝花，深山是我家，痈疽如遇着，一似手拈拿。"说明本品对痈疡疮毒有良好功能。配夏枯草等也可用于淋巴结核。据现代研究，本品有抗菌作用。也有试用于治癌瘤者。

本品解毒、祛毒的作用大于蒲公英、紫花地丁、金银花等品，故凡对毒性大的疾病，常用本品解毒护心。

用量一般为6~9g。用量大时，可出现恶心、呕吐等不良反应，一般来说并无危险。据前人经验认为体内有毒者，容易发生呕吐，但吐后，毒即可内消。可根据具体情况分析。

鸦 胆 子

鸦胆子味苦、性寒，功能为清热解毒、治痢截疟，主要用于治休息痢、热积痢及间日疟。

休息痢指痢疾时作时愈者，好像发作一段时间，休息一段时间，又发作一段时间，又休息一段时间，缠绵难愈，甚至迁延1~2年。这种痢疾包括阿米巴痢疾在内。在痢疾发作的时候，可用鸦胆子10~20粒（去壳取仁），用龙眼肉包裹，捻成小丸数粒，空腹时用温开水吞服。服一次不愈，过2~3天后再服一次，可连用2~3次。在痢疾休息的时候，可服些调理脾胃的药，以扶助正气，增强抵抗力。

对热邪积滞而致的痢疾，大便如红果酱者，可配黄连、木香、枳实、白芍、槟榔等，煎汤送服本品，每次5~10粒。

对间日疟，可用鸦胆子5~10粒（去壳）研碎，装入胶囊中吞服，一日3次，连用3~5天。

据现代研究报道，本品能杀灭阿米巴原虫及疟原虫；对肠寄生虫、阴道滴虫都有杀灭作用。

鸦胆子仁捣烂外敷，可以蚀赘疣，治鸡眼，敷疣上或敷鸡眼上，可使其脱落。

用量一般为5~10粒，一日3次；或一次10~20粒，隔2~3天服一次。前人经验认为青壮年可以按1岁1粒计算，但必须用龙眼肉包裹吞服，如装入胶囊服用这样大量，则可致腹痛泻肚。

虚寒痢患者忌用本品。

漏 芦

漏芦味苦、咸，性寒，功能为清热解毒、下乳汁。

最常用于治乳痈。乳痈未破时，可配瓜蒌、白芷、蒲公英、连翘、皂角刺等；已破者，可去皂角刺，加天花粉、当归等。

配路路通、王不留行、炙穿山甲、天花粉、通草等，可用于产后乳汁不下、乳汁太少等症。

瓜蒌治乳痈长于宽胸散结，清热化痰；蒲公英治乳痈长于清热解毒，消痈散结；漏芦治乳痈长于泻热解毒，通乳利经脉。

用量一般为 6~9g。

生 地 黄

生地黄味甘、微苦，性寒，主要功能为凉血清热、滋阴补肾。

1. 凉血清热

生地黄甘苦而寒，能凉血而清热，并能凉血止血。最常用于温热病，热邪侵入营分（高热，甚或神志恍惚，口反不渴、舌质红或绛、斑疹隐隐欲现、脉象数而略细）或血分（高热、谵语、舌质紫绛少津、斑疹透露，或吐血、衄血、昼静夜躁、脉象细数）时，常与玄参、连翘、栀子、郁金、竹叶心、牡丹皮、赤芍、生石膏、犀角等同用，如清营汤、化斑汤、犀角地黄汤等。据现代研究报道，生地黄有止血作用，能促进血液凝固。

2. 滋阴补肾

本品能滋阴补肾，可用于阴虚有热而产生的骨蒸劳热、干咳、咽喉燥痛、痰中带血、手足心热、盗汗等症，常与地骨皮、炙鳖甲、牡丹皮、秦艽、知母、白薇、玄参、天冬等同用。

另外，温热病后期，因热邪伤耗津液而致的口渴、食欲不振、下午烦热、暮热早凉等症，也可用本品与麦冬、玉竹、沙参、梨汁、冰糖、藕汁、生麦芽、炒谷芽、香稻芽等同用，可以养阴生津，清热益胃（如益胃汤等）。

对于阴虚不能胜热，而致消渴（口渴思冷饮，饮不解渴，人渐瘦弱，小便频多，易饿等），常以生地黄与山萸肉、山药、茯苓、牡丹皮、泽泻、五味子、天花粉等同用。我常重用生地黄、熟地黄、山药，配合山萸肉、茯苓、泽泻、牡丹皮、五味子、紫肉桂（不可太多，0.9~2.5g 即可）等，随证加减，用于治疗糖尿病、尿崩症等，每获良效，请参考试用。据现代研究报道，本品有明显降低血糖作用。

生地黄简称生地，主要用于凉血、清热、滋阴、生血；炒炭称生地炭，主要用于止血（衄血、便血、尿血、吐血、咳血、崩漏等）；用黄酒蒸制者，名熟地黄，主要用于补肾滋阴、养血；地黄从土中挖出洗净即用者名鲜生地，性大寒，主要用于温热时疫，血中火毒热炽而狂热谵语等症。另有细生地或小生地，养阴而不腻，适用于温热病后期、阴津不足而食纳不好的情况。生地黄味厚滋腻，用大量或久服时，容易滞腻有碍胃口，此时宜用细生地；或配用一些砂仁，或用姜汁炒用。

配麦冬润肺清火；配天冬滋肾降火；配玄参解毒清热凉血；配犀角（水牛角代替）凉血化斑。

用量一般为9~15g，重症可用30g或更多些，鲜生地常用30~60g。

脾胃虚寒、大便溏软者，暑湿盛、胸闷不食者，均禁用本品。

玄　参

玄参味苦、咸，性寒，主要功能为滋阴降火、清热凉血、解毒软坚。

阴虚火旺，火热上炎而出现咽喉肿痛、口渴烦热等症者，可用本品与生甘草、桔梗、麦冬、牛蒡子、生地黄、黄芩、连翘等同用。

温热病热邪入营，邪热伤阴而见口干烦躁，夜寐不安，舌质红绛，甚至高热谵语、斑疹隐隐等症，可与水牛角、生地黄、黄连、连翘、麦冬、牡丹皮等同用（如清营汤）。如阴液耗伤而出现大便秘结者，可与麦冬、生地黄、玉竹、瓜蒌、生大黄等同用。

本品不但能滋阴降火，而且有凉血解毒的作用。如热毒炽盛而致血热发斑、烦躁不宁者，可用本品与生地黄、水牛角、生石膏、知母、甘草、赤芍、牡丹皮等同用（如化斑汤）。

由于痰热郁结而颈部发生瘰疬者（颈淋巴结肿大），可用本品软坚散结，常配贝母、生牡蛎，名曰消瘰丸，或适当加入夏枯草、昆布、海藻等。运用这种经验曾结合辨证论治用于治疗颈淋巴结结核（酌加：百部、黄芩、香附、青皮、炙穿山甲、赤白芍等）、颈淋巴肉芽肿〔酌加：连翘、天花粉、蒲公英、柴胡、赤芍、皂角刺、穿山甲、牛蒡子、小金丹（吞服）等〕以及甲状腺肿大（酌加：黄芩、知母、生赭石、郁金、白芍、炙穿山甲、橘红、旋覆花、黄药子等）等，都能收到一定效果。

生地黄与玄参都能滋阴，但生地黄甘寒补阴，偏于凉血清热，适用于血热之火，玄参咸寒滋阴，偏于滋阴降火，适用于阴虚上浮之火。

苦参苦寒，泻火燥湿，善治外部皮肤湿热疥癫；玄参咸寒，降火养阴，善治内部肾阴不足，骨蒸劳热。

麦冬养阴，偏于润肺；玄参养阴，偏于滋肾。

用量一般为 6~12g，重病可用至 30g。

大便溏泄及痰湿盛者忌用。本品反藜芦。

据现代研究，本品有降血压和降血糖的作用。对铜绿假单胞菌有较强的抑制作用。

牡 丹 皮

牡丹皮简称丹皮，味辛、苦，性寒，有以下两大主要功能。

1. 凉血

在凉血作用中，又有两种不同的用途：①凉血止血：可用于血分有热而致的吐血、衄血、咳血、尿血、月经过多、出疹发斑等症，可与生地黄、玄参、水牛角、赤芍、知母、生石膏、大青叶、白茅根、仙鹤草、地榆炭、棕榈炭等同用。②凉血除蒸：因阴虚血热而致骨蒸劳热、无汗、口渴、经闭等症，可用牡丹皮清血中伏热以凉血除蒸，常与青蒿、鳖甲、地骨皮、桑白皮、玄参、秦艽等同用。

2. 活血

在活血的作用中，也有两种不同的用途：①活血化瘀：对血瘀停滞而致的月经闭止、腹中癥块等症，可用本品散瘀血、化癥块，常与当归尾、赤芍、延胡索、牛膝、三棱、莪术、桂心、红花等同用，例如《妇人良方大全》牡丹皮散；②活血消痈：肠痈（急性阑尾炎）初起尚未化脓而出现发热、呕吐、右下腹疼痛等症，可用本品散瘀血、消痈肿，常与大黄、芒硝、桃仁、冬瓜子、赤芍等同用，例如《金匮》大黄牡丹皮汤。

地骨皮偏治有汗的骨蒸劳热，牡丹皮偏治无汗的骨蒸劳热；地骨皮又能泻肺中伏火，牡丹皮主泻血中伏火。

黄柏与牡丹皮皆能除肾热，但黄柏苦而坚肾，降肾中邪火，牡丹皮辛润而凉，清肾中燥火。

凉血止血时炒炭用，凉血清热、活血化瘀时生用。

用量一般为 4.5~9g。

脾胃虚寒泄泻者忌用本品。

据现代研究报道，本品有抑菌、退热、降血压等作用；能使子宫内膜充血，有通经作用等。

紫 草

紫草味甘、微苦，性寒，功能为凉血活血、透斑疹、清热解毒、通大便。主要用于以下几种情况。

1.凉血活血，透斑疹

对于麻疹或斑疹，因血热毒盛而出现身热口渴，斑疹欲出不出，或虽出而不爽利，大便干涩者，可用紫草凉血、活血、解毒、透疹，常与薄荷、牛蒡子、蝉蜕、桔梗、连翘等同用。若斑疹、麻疹虽出而色紫黑、大便秘结者，也可用本品凉血活血通便，常与赤芍、牡丹皮、大青叶、蝉蜕、连翘等同用。

本品与甘草同用（紫草3~6g，甘草1.5~3g，水煎服，每日1次，连服3~7日），可有预防麻疹的作用。有报道，在接触麻疹患者后5日内服药，预防率可达90%以上。但也有人认为对预防麻疹的效果尚不能肯定，须待进一步观察。希望各地同志加以研究。

2.消肿解毒，通大便

痈肿疮疡多因血分热毒壅郁所致，症见潮红肿胀、灼热痛、大便秘结等，可用紫草凉血解毒，活血消肿，常配合金银花、连翘、当归尾、赤芍、红花、皂角刺等（已破溃者，不用皂角刺），或将紫草配白蜡、麻油、当归、血竭、轻粉、白芷、甘草，熬膏外用（玉红膏），效果也很好。市售品有紫草油（紫草、植物油1:2浸泡7~10天）、紫草膏（10%，基质为凡士林85%、羊毛脂15%）等，皆为治疗皮肤炎症、烫伤、湿疹、中耳炎、阴道炎、子宫颈炎等病的常用药。

本品有凉血通便的作用，凡因血分毒热而致大便秘结者，皆可随证加用。

据现代研究报道，本品有兴奋心脏及缓和的解热作用。

用量一般为3~9g。

无论斑疹、疮毒，凡兼大便稀泻者，皆不宜用本品。肠胃虚寒、大便溏泄者亦不宜用之。

羚 羊 角

羚羊角味咸、性寒，主要功能有以下三种。

1.清热解毒

对温病、瘟疫、瘟毒所致的高热、神昏、谵语、发狂等症，可以本品与生地黄、玄参、生石膏、寒水石、金银花、连翘、黄连、大青叶、郁金、天竺黄、远志、菖蒲等同用。

2. 平肝息风

对高热性疾病所引起的高热抽搐、咬牙吊眼、颈强直视、四肢拘急以及小儿惊风、子痫（妊娠期间抽搐、咬牙等）等症，可用羚羊角与钩藤、全蝎、蜈蚣、白芍、赤芍、黄芩、白蒺藜、防风、天竺黄、胆南星、生地黄等同用。常用方如羚羊钩藤汤（羚羊角、桑叶、川贝母、生地黄、钩藤、菊花、白芍、甘草、竹茹、茯神木）等。对肝火太盛而致的头痛眩晕，也可以本品配菊花、白蒺藜、黄芩、蔓荆子、泽泻、龙胆草、生地黄、生赭石、生石决明等。

3. 凉肝明目

对肝热所致的目昏、目赤肿痛、视物不清等症，可以本品配黄芩、黄连、栀子、玄参、菊花、白蒺藜、柴胡、石斛、地骨皮、木贼草等。

犀角（现已禁用）凉血解毒的作用胜于羚羊角，偏于心热神昏、血热发斑；羚羊角凉肝息风的作用胜于犀角，偏用于平肝息风，凉肝明目。

羚羊角多锉研为细粉使用，一次可用 0.7~1.5g，随汤药冲服。如用羚羊角片煎汤服，一般常用 1.5~3g，另煎兑入汤药内服。

非温热、瘟毒重症及肝经无热者，均不用本品。

青　蒿

青蒿味苦、性寒，并有清凉芳香的气味，主用为清热药，并能清凉解暑。

1. 清虚热

温热病恢复期，因邪热伤阴，阴分余邪未清，症见暮热早凉、口干舌红等，可用本品清除阴分伏热，常配知母、鳖甲、牡丹皮、生地黄等，例如《温病条辨》青蒿鳖甲汤。

2. 骨蒸劳热

阴虚火旺而致的骨蒸劳热、盗汗、咳嗽、痰中带血、颧红、心烦、手足心发热等症，可用青蒿清血中伏火、除阴分伏热，而退骨蒸劳热，常配合鳖甲、秦艽、知母、地骨皮、胡黄连、生地黄、牡丹皮、白薇、当归等。

3. 疟疾寒热

温热病邪伏少阳经而见寒热交作，或疟疾定时寒热等症，可用本品入肝胆二经，清透邪热，常与黄芩、郁金、菖蒲、金银花、竹茹、枳壳、半夏等同用。

对疟疾的定时寒热，可配合小柴胡汤（柴胡、黄芩、半夏、党参、甘草、生姜、大枣）加槟榔、草果等。有人报道，用青蒿干燥粉末制成片剂，每日服 3.75g，在疟疾发作前 3~4 小时吞服，连服 5~6 日，治疗各型疟疾都有效，有效率可达 81.8%，但对恶性疟，疗效略差。

4. 解暑热

本品有芳香化浊、清暑避秽的功能，常配藿香、佩兰、豆卷、滑石、通草等，用于夏季受暑、身热无汗、肢体困倦、胸闷不畅等症。

此外，青蒿尚有清肝胆之热而明目和退黄疸的作用。对肝火上炎而致目昏、目赤、羞明等症，常与菊花、石决明、决明子、黄芩、栀子等同用；对肝胆湿热郁蒸而致的黄疸发热、尿赤尿少等症，可与茵陈、车前子、黄柏、栀子等同用。

地骨皮泻肝肾虚热，退有汗的骨蒸，兼清肺中伏火；青蒿清肝胆虚热，退无汗的骨蒸，兼除温热久留。

柴胡和解表里，主治邪居少阳之寒热往来；青蒿清肝胆虚热，兼治温热留连，寒热交作，似表似里，类虚类实，或暮热早凉，久久不愈。

用量一般为 3~9g，重症时可用至 12~25g。

里有虚寒、大便溏泄及产后气虚者，均勿用本品。

白　　薇

白薇味微苦、性寒，主要功能为清热凉血、利尿通淋，常用于治疗虚热低热。

1. 热病伤阴的低热

温热病恢复期，高热虽退，但因高热期中伤耗阴津，正气不易立即恢复，故常有余热未尽的低热出现，症见口渴、夜热早凉、下午低热、食欲不振等，可以本品与地骨皮、知母、青蒿、牡丹皮、沙参、天花粉等同用。

以上是临床上最常用的一般方法。另外，白薇也可用于温热病热入营分、血分证的高热。因为白薇主入阳明经（兼入冲、任二脉），能凉血清热，益胃生津，是治温热病的良药，可与生地黄、玄参、生石膏、赤芍、知母、牡丹皮、大青叶、连翘、水牛角等同用。即使是温病初起，兼见舌红、口干，伴有头昏、怕风者，也可用本品配入辛凉解表剂（如金银花、牛蒡子、薄荷、菊花等）中应用。

2. 胎前、产后的烦热

妇女妊娠烦热、遗尿、小便热痛等症，本品能入冲、任二脉，清血分之热，故可用本品配合白芍、黄芩、黄柏等。产后因失血过多而致血虚发热、烦乱、呕吐者，可用本品与竹茹、藿香、青蒿、陈皮等同用。

根据本品能入任脉的经验，我对于血热尿赤淋痛、膀胱炎、前列腺炎等病，在辨证论治的基础上，常加用本品，每收良好效果，仅供参考。

青蒿清肝胆虚热，退无汗的骨蒸，治热在骨间，可将邪热由阴分引至气分而使其外出；白薇清肌胃虚热，治原因不明的低热，兼清冲任血热。

白蔹除血热，偏用于解毒治疮，并能敛合疮口；白薇除血热，偏用于退虚热。

用量一般为 4.5~12g，重病者可用至 15g。

血分无热及肠胃虚寒、大便泄泻者，均勿用本品。

地 骨 皮

地骨皮味甘、微苦，性寒，主要功能为泻肺火、清虚热，常用于以下几种情况。

1. 肺热咳嗽

肺经有热、郁而化火而致的咳嗽、气急、痰黄、口渴，甚或咳痰带血以及身热鼻衄（小儿易见）、舌红脉数等症，可用本品清泻肺经火热，常配桑白皮、生甘草、黄芩、生石膏、贝母、知母等。大便干秘者，可加生大黄、瓜蒌、杏仁泥。儿科有"钱乙泻白散"（地骨皮、桑白皮、生甘草、粳米），治小儿肺热咳嗽有效。

2. 骨蒸劳热

由于阴虚火旺、血虚内热而致的下午潮热、两颧发红、盗汗、口渴、手足心热、烦躁、干咳甚或痰带血丝、舌质红瘦、脉细数等症，本品能凉血退虚热，是治"有汗骨蒸"的有效药物，常与生地黄、鳖甲、天冬、麦冬、阿胶、银柴胡、沙参、玄参、知母等同用。

3. 消渴烦热

本品能凉血清热，对内热消渴、大渴引饮、饮不解渴、心中烦热等症，可以本品与生地黄、天花粉、知母、生石膏、生山药、五味子、枸杞子、泽泻、麦冬、玉竹、生黄芪等同用。根据以上经验，我有时在辨证论治的基础上，加用本品治疗糖尿病表现为消渴者；也常以地骨皮配泽泻，用于高血压（舒张压高为主）

表现为血热肝旺者，均有一定效果，仅供参考。据现代研究报道，本品稍有降低血糖的作用，并有解热及降低血压的作用。

4. 血热出血

因血分有热而致的咳血、衄血、尿血等症，可用本品捣汁（鲜地骨皮）半茶杯至一茶杯饮服（无汁者，可用水煎汁）。咳血、衄血者饭后服，尿血、吐血者饭前服，也可与生地黄、白茅根、藕节、侧柏叶、大小蓟、黄芩炭、牡丹皮炭等同用。

桑白皮清肺热，泻肺火，偏入气分；地骨皮泻肺火，清血热，主入血分。二药常同用，以气血双清。

用量一般为 3~9g。

凡无血分热证及中焦虚寒或虽血分有热而又兼外感者，均不宜用本品。

银　柴　胡

银柴胡味甘、微苦，性微寒，主要功能为凉血、清虚热，常用于以下两种情况。

1. 骨蒸劳热

阴虚火旺而骨蒸劳热，症见下午潮热，骨蒸盗汗，手足心热，心烦口渴，面黄白而颧红，脉细数者，可用本品与胡黄连、秦艽、生地黄、鳖甲、地骨皮、玄参、青蒿、知母等同用。常用方如清骨散（银柴胡、胡黄连、秦艽、鳖甲、地骨皮、青蒿、知母、甘草）。

2. 疳积发热

小儿因消化不良、虫积而腹大腹胀、面黄肌瘦、毛发憔悴、低热或下午及夜间发热以胁腹部发热较为明显者。对此疳积发热，可用本品与地骨皮、胡黄连、山楂、神曲、麦芽、使君子、槟榔、鸡内金等同用。

北柴胡（一般简称柴胡）退热，主要是和解少阳经的实热；银柴胡退热，主要是退阴分的虚热。

青蒿入肝胆，清肝胆虚热，兼治温热留连不退，似表似里，类虚类实；银柴胡入肝胃，清肝胃虚热，兼能退疳积发热。

用量一般为 2.5~9g。

胡　黄　连

胡黄连味苦、性寒，主要功能为消疳热、退虚热。

小儿不注意饮食或有寄生虫病而致伤害脾胃，影响消化，渐致疳积（腹大青筋、食欲不振、四肢消瘦、午后低热、头发干枯打缕、脾大等），可用本品配焦三仙、槟榔、炒鸡内金、木香、炒莱菔子、枳实、白术、地骨皮、使君子等。

胡黄连也可用于湿热痢疾，常与木香、槟榔、白芍、当归、白头翁等同用。

对于阴虚劳热（下午发热、手足心热、人体渐渐消瘦、两颧发红），可用本品与地骨皮、白薇、百部、沙参、青蒿、炙鳖甲、秦艽、生地黄、玄参等同用。本方在辨证论治的基础上用于结核性的低热，能收到一定效果。

本品小儿科使用最多，常用于小儿疳积、身热惊风等症。

胡黄连细粉用乳汁浸调点眼，能治疗肝经风热所致的目昏、目赤等症，效果良好。

我曾用胡黄连配合鸡内金、柴胡、黄芩、草红花、焦三仙、槟榔、炒莱菔子、陈皮、半夏、芦荟（0.15g）等，治疗八九岁小孩传染性肝炎、肝功能长期不恢复正常者，收到了满意的效果。

川黄连清热泻火，偏用于湿热毒盛、痢疾、疮毒等实热证；胡黄连主要用于阴虚发热、小儿疳积、惊风等症。

用量一般为3~9g。

外感发热及脾胃虚寒者忌用本品。

瓜　蒌

瓜蒌味甘、微苦，性寒，能涤荡胸中的郁热、消除肺经的痰结、清上焦之火。主要功能为清热化痰，宽胸降气，润肠通便，并能治乳痈（包括急性乳腺炎在内）。

1. 清热化痰

对于肺热痰多而致的咳嗽、痰多黄稠、黏不易出、胸闷气促口渴、苔黄腻等，可以瓜蒌与知母、贝母、黄芩、桔梗、桑白皮、地骨皮、枇杷叶等同用。对肺热伤津或肺有燥热而致的干咳少痰、口渴唇燥、咽喉干呛、大便干燥、舌苔黄燥等症，也可用本品清热润燥，常与麦冬、沙参、知母、梨皮、枇杷叶、玄参、生地黄等同用。

2. 宽胸降气

对痰浊结滞于胸中而致胸中憋闷疼痛、心痛彻背、背痛彻心等症，可以本品与薤白、枳实、槟榔、红花、檀香、五灵脂、焦山楂、丹参等同用。如外感证误下而致胃脘部痞硬疼痛，不喜按，胸闷痛者，可用瓜蒌配黄连、半夏（小陷胸汤）同用。

3. 润肠通便

瓜蒌不但能润肺化痰并且能润大肠而通利大便。对肺与大肠有热、伤耗津液或久病伤津，或老年津亏等而导致大便干结者，可用瓜蒌仁或全瓜蒌润肠通便。我常用瓜蒌30g配桃仁泥、杏仁泥各9g及槟榔9g，加入应证的汤药中，治疗上述的便秘。如年老或体虚而大便干结、数日不行，又不适用大黄攻下者，可用瓜蒌30g、玄明粉1.5~4.5g，同捣（捣至瓜蒌仁碎开为适度），水煎服，或加入应证汤药中使用，通便的效果可靠而性质稳妥，请参考试用。症情需要时，也可与大黄同用。

4. 消乳痈

产后乳汁不畅，乳积化热，毒热蕴结成痈而乳房红肿疼痛、恶寒、发热等，可用瓜蒌30g与白芷、当归、乳香、没药、漏芦、金银花、蒲公英、炙穿山甲等同用。

瓜蒌皮偏于宽胸降气；瓜蒌仁偏用于降痰及肠痈，例如千金牡丹皮散（瓜蒌仁、牡丹皮、生薏苡仁、桃仁）可用于急性肠痈（包括急性阑尾炎等）；全瓜蒌偏用于宽胸降气，润肠通便，消乳痈。

我曾用瓜蒌30g、川椒目5g、桑白皮9g、紫苏子10g、葶苈子9g、炒莱菔子9g、半夏9g、化橘红10g、茯苓15g、猪苓12g、车前子（布包）12g、白蒺藜10g、桂枝5g，水煎服，治疗一位70多岁患肺癌的老太太。患者左胸膜腔有多量积液（经某医院检验胸水，癌细胞很多），医生认为已到晚期，嘱家属准备后事，没想到服用上述汤药（有时随证稍事加减）15剂后，即不咳不喘，能平卧、两侧卧（原已1个多月不能平卧，只能向一侧坐卧，或坐而俯在被、枕上），饮食大增。服30~50剂后，不但自觉症状消失，并且能自己行走，到院中晒太阳、散步，自理生活。又过半年后追访，仍很好，一如病前状况。据现代研究报道，瓜蒌及猪苓均有抗癌作用，可能有一定关系，惜以后因工作关系，未再追访，仅提供参考。

用量一般为瓜蒌皮6~12g；瓜蒌仁6~15g；全瓜蒌9~30g。

虚寒性泄泻者不宜用本品。

不可将本品与附子、乌头同用。

天 竺 黄

天竺黄味甘、性寒，功能特点是能清心经热痰而开窍醒神、豁痰定惊。

热性病因高热而神昏（热邪入心）、痰多、谵语者，可用本品配合连翘、生石膏、知母、玄参、远志、菖蒲、陈胆星、竹叶卷心、黄连等；如出现四肢抽搐、咬牙等现象，是痰热生风所致，可再加钩藤、全蝎、蜈蚣、郁金、水牛角、羚羊角粉（冲服）等。

小儿肺热引起的咳喘、痰多，可以本品与瓜蒌、知母、黄芩、贝母、枇杷叶等同用。小儿痰热惊风，症见喉中痰多、吊眼直视、牙关紧闭、四肢抽搐等，可用本品配胆南星、雄黄、牛黄、朱砂、麝香、郁金、白僵蚕、茯苓、蝉蜕、全蝎等（例如牛黄镇惊丸、抱龙丸等成药）。

对于中风不语、痰涎壅盛、口眼歪斜、半身不遂等症，常以本品配白僵蚕、天麻、胆南星、石决明、全蝎、瓜蒌、桑枝、红花、钩藤等。

胆南星偏于涤消肺、脾、肝三经的热痰，天竺黄偏于清豁心经的热痰。

川贝母润燥化肺经之痰，天竺黄定惊除心经之痰。

用量一般为 2.5~9g。

竹 茹

竹茹味甘、性微寒，功能为清热除烦、化痰止呕。

对胃中有热引起的呕逆心烦、食入即吐、舌苔黄、口渴、脉数等，常以本品与黄连、橘皮、半夏、茯苓等同用。如中焦痰热上逆，症见呕吐胁胀、惊悸不眠、中焦烦乱、呃逆、口苦，呕吐物呈痰浊样黏液，或带臭味者，可以本品配枳实、半夏、橘皮、茯苓、甘草（《局方》温胆汤）、黄芩、枇杷叶等。因胃虚有热而致的呕逆、心烦，本品最为适用，味甘能和胃，性寒能清热，常配合橘皮、党参、甘草、大枣（《金匮》橘皮竹茹汤）等。

妊娠恶阻，呕吐心烦，常用本品配黄芩、橘皮、茯苓、紫苏梗、淡竹叶等。

淡竹叶清上焦烦热，凉心利水；竹茹清中焦烦热，和胃止呕。

半夏温燥，化湿痰而止呕；竹茹甘寒，消热痰而止呕。

枇杷叶清肺胃之热，偏用于风热实火所引起的咳嗽、呕吐；竹茹清肺胃之热，偏用于虚热痰浊导致的心烦、呕逆。

用量一般为 4.5~9g。

竹 沥

竹沥味甘、微苦、辛，性寒，为祛痰的重要药物。能祛经络四肢、皮里膜外的痰浊，是其特点。常用于以下几种情况。

1. 中风不语、半身不遂

肝风内动、风痰上扰而发生中风，症见仆倒、不省人事、牙关紧闭、痰声辘辘、半身不遂、言语失利等，可用竹沥（兑入生姜汁2~3滴）9~30g，随应证的汤药冲服（不会吞咽者可用鼻饲法）。如神志已清，但痰浊阻滞经络、气血流行失畅而致半身肢体不遂、手足不能自由活动者，可用本品配合应证汤药冲服，以祛四肢经络、皮里膜外的痰浊（加入生姜汁数滴，疗效较好）。我常用竹沥（兑入生姜汁数滴）15~60g；分为2次，用桑枝、红花、赤芍、川芎、当归尾、桃仁、炙穿山甲、地龙、胆南星、钩藤、瓜蒌、半夏等煎汤送服，治疗脑血栓形成所致的半身不遂，常取得良效。

2. 小儿惊风、大人癫狂

小儿痰热壅盛上扰清窍，痰热生风而致惊风抽搐、咬牙吊眼、口吐痰涎泡沫，可用本品清心胃痰热，化痰以息风，常用3~6g灌服，或随汤药冲服。

对大人肝气郁滞化热，痰热蒙蔽心窍而神明失常，或骂人打人、爬屋上墙，或独自哭笑，自言自语等，本品能清热化痰，滑肠通便，以清心胃痰热，常与郁金、天竺黄、菖蒲、远志、香附、生赭石、青礞石、胆南星、生铁落、黄连、黄芩、大黄等同用。

3. 热入心包

高热性疾病在高热阶段突然出现神志昏迷、痰声辘辘、谵语、烦躁等，可用本品清化胸间及心经热痰，常与牛黄、水牛角、生地黄、玄参、郁金、黄连、连翘心、远志、菖蒲等同用。近些年来在治疗流行性乙型脑炎及流行性脑脊髓膜炎等病出现上述证候时，常用竹沥汁送服安宫牛黄丸（常用鼻饲法）0.6~1.2g，对祛痰、清热、醒神都有帮助。

白芥子性温，能除皮里膜外之痰；竹沥性寒，偏于除经络之痰。

天竺黄清心经热痰，其性偏燥；竹沥也能清心经热痰，其性滑利。

竹沥性寒滑，最好每30g加入生姜汁数滴，既可增加其行经络、达四肢、祛皮里膜外之痰的效果，又可防其过寒害胃。

用量一般为9~30g，重症也可用到60g。

寒痰、寒嗽、胃弱消化不好及大便溏泄者，不宜用。

葶 苈 子

葶苈子味辛、苦，性寒，功能为泻肺降气、逐痰饮、消水肿。

1. 泻肺降气

肺气壅塞，失其肃降功能而致的气逆作喘、咳嗽痰多，可用本品与紫苏子、半夏、枇杷叶、杏仁、白前等同用。对热郁成痈而发的肺痈，可用本品与金银花、连翘、鲜芦根、生薏苡仁、冬瓜子、桃仁等同用。

2. 逐痰饮、消水肿

本品入肺经能降泻肺气，入膀胱经能利水，故对肺气壅滞、气化不行，水气不利而致痰浊水饮影响肺气肃降，症见咳喘、痰多、喉中痰声、胸胁胀闷、喘不得卧、全身或面目浮肿者，可用葶苈子与大枣、防己、椒目、大黄、杏仁、茯苓、贝母、木通等同用。

葶苈子又名苦葶苈，力峻性急，泻肺而易伤胃，故常与大枣同用，以护中气。另有甜葶苈，功能与苦葶苈相似，但药力和缓，泻肺而不伤胃，适用于虚人及老年人。

大黄泻血闭，并能荡泻肠胃结热；葶苈子泻气闭，并能消除膀胱停水。

据现代研究报道，本品有强心利尿的作用。也有人报道用葶苈子末 1~2g，一日 3 次，饭后服，治疗慢性肺源性心脏病并发心力衰竭有效，可资参考。

用量一般为 2.5~6g，重症也可用至 10g。

肺虚者及孕妇忌用。

第7讲 温热药

本讲介绍具有温性或热性，能够祛除寒邪的药物。前人有"寒者温之"的治疗经验，就是说用温热药以治疗寒证。寒邪在表的用辛温解表药，已在第二讲"发散药"中谈过。寒邪在里的，则须用本讲的"温热药"来治疗。因为祛除寒邪的药也能扶助人体的阳气，所以从"扶正"的角度来看，温热药又有补阳的功能，并且时常与补药同用，可与"补益药"互相参看。

本讲中也包括了一些虽然药性温热，但并非用于寒证的药物。

附　　子

附子味辛、甘，性热，有毒。因四川产的效力最好，故又名"川附子"。本品有回阳救逆，逐寒燥湿，温助肾阳的功能。其性走而不守，能内达能外彻，能升能降，凡凝寒痼冷（"痼冷"指寒气久伏于身体某一经络、脏腑，形成局部的寒证，经久不愈。多见于脾胃虚弱，内有寒饮或寒湿久痹的患者），痹结于脏腑、筋骨、经络、血脉者，皆能以之开、通、温、散；凡阳气将脱，四肢厥逆冰冷，凉汗淋漓或绝汗如油者，皆可回阳救逆、立挽危亡。

1. 回阳救逆

由心肾阳虚欲绝或大吐、大下、大汗后导致的阳虚欲脱而出现脉微欲绝、四肢厥逆、手足冰冷等虚寒险证，可急用附子（9~15g）回阳逐寒，鼓舞身体阳气，增强机体生命活动力。常配干姜（9g）、炙甘草（6g）（名四逆汤）或人参（9~15g，甚至30g）（名参附汤）等以回阳救逆。一般因内寒所致者用四逆汤；因气血两虚所致者用参附汤；兼有大汗淋漓者，可再加麦冬、五味子各9g。我常用此药抢救各种休克，一般都与人参、麦冬、五味子等同用，效果比较理想，请参考试用，如不能内服，可用鼻饲法给药。参看"人参""干姜"二药。治休克时要注意"辨证"。

2. 逐寒燥湿

因风寒湿三邪侵入身体而致气血凝滞、闭塞而出现关节、肌肉疼痛，筋骨麻木、沉重，膝肘屈伸不利，阴天下雨则疼痛加重等症，可用附子逐寒燥湿，常与羌活、独活、威灵仙、桑寄生、秦艽、赤芍、炙穿山甲、松节、苍术、当归等同用。脾受寒侵而见腹痛、腹泻、大便清稀、手足发凉、腹部不暖等症，可用附子逐寒燥湿，常与干姜、白术、党参、茯苓、炙甘草等同用。

3. 温助肾阳

肾阳虚衰可表现为生殖功能低下，男子则阳痿，女子则宫寒不孕。本品能补肾助阳，增强生殖功能，常与鹿角胶、熟地黄、肉桂、菟丝子、枸杞子、当归、巴戟天、生艾叶、阳起石、茯苓等同用。中医学认为肾阳是人体的"元阳"（一切生命活动的原动力），故温助肾阳也寓有补元阳的效果。可用于肾阳虚衰所致的腰膝冷痛、阳痿精寒、脐腹疼痛、夜间多尿、足冷膝软、饮食少思、五更泄泻、神疲怕冷、右尺脉弱等症。用于补肾阳时，常与熟地黄、山茱萸、山药、肉桂等同用，例如八味地黄丸（熟地黄、山药、山茱萸、丹皮、茯苓、泽泻、附子、肉桂）、右归饮（熟地黄、山茱萸、山药、枸杞子、杜仲、附子、肉桂、甘草）等。

据近代研究报道，附子有强心作用。

肉桂助肾阳，暖下焦，能引上浮之火下归于肾（引火归原）。附子回阳气，通行十二经，能追复散失欲绝的元阳（肾阳）。

我近些年来治疗痹证，常用附子配防风。这样用时，附子、防风各12g，因防风有"杀附子毒"的作用，但这也是不得已而用之。用附子时，必须小心，在用量上，仍须十分注意。

白附子是另一品种，白色，形似附子（体较小），故名白附子。性偏上行，能祛风燥痰，偏用于头面风痰之疾，如吊线风（颜面神经麻痹口眼歪斜）等。川附子回阳逐寒，并能助肾阳，而白附子无助肾阳的功能。

附子因加工方法不同，可分炮附子、淡附片、黑（乌）附片、白附片等名目，功能主治大致相同。若细分之，则炮附子（亦称黑附片）最常用，药力足，效果快；淡附片（亦称白附片）药力较和缓。

另有川乌，与附子是同一植物，性味功能均相近，现在药房中已有的不分开。前人经验认为温肾助阳用附子，通痹祛风用川乌。参看"乌头"项。

附子配人参、山茱萸，治汗脱亡阳；配熟地黄、当归，能助生血之力；配肉桂，能补助肾阳；配桂枝、白芍、黄芪皮，治阳虚自汗。

用量一般为1.5~9g。

凡非虚寒证、寒湿证者忌用；热厥入咽即毙；孕妇忌服。

一般不可与半夏、瓜蒌、贝母、白及、白蔹同用。

肉 桂

肉桂味辛、甘，性热，有温补肾阳、温中逐寒、宣导血脉、引火归原的功能。其性浑厚凝降，守而不走，偏暖下焦，能助肾中阳气（旧称"命门之火"），并能纳气归肾，引火归原。

1. 温补肾阳

肾阳不足则可发生男子阳痿、精冷，妇女久不生育等症。男子常配鹿茸、熟地黄、菟丝子、枸杞子、沙苑子、山茱萸、附子、肉苁蓉、巴戟天、山药、茯苓、泽泻等。女子常配当归、熟地黄、白芍、川芎、香附、生艾叶、附子、紫石英、吴茱萸、乌药等。肾阳虚也可导致小便不利，甚至发生水肿等，可用本品与熟地黄、山药、牛膝、山茱萸、茯苓、丹皮、泽泻、附子、车前子（济生肾气丸）等同用。参看"附子""温助肾阳"的内容。

2. 温中逐寒

因受寒冷之气而导致的心腹疼痛、腹胀、少腹冷痛、寒疝、痛经等，可用本品与高良姜、香附、吴茱萸、小茴香、乌药、丁香、沉香等同用。脾肾阳虚影响到中焦运化失调而产生虚寒性泄泻，大便清稀，甚至完谷不化等症，可以本品与党参、白术、茯苓、炙甘草、干姜、附子、补骨脂、肉豆蔻、诃子、五味子等同用。我常以本品配附子、党参、白术、茯苓、木香、补骨脂、吴茱萸、肉豆蔻、五味子、诃子、炒山药、灶心土（煎汤代水，用此汤煎药）等，随证加减，用于治疗慢性痢疾、慢性肠炎等病，表现为虚寒泄泻者，可取得一定效果，供参考试用。

据近代研究，本品所含之挥发油有缓和的刺激作用，能增强消化功能，排出消化道积气，缓和胃肠痉挛性疼痛。

3. 宣导血脉

血在脉中流行，寒则凝涩，温则流通。如气血虚弱，寒邪阻滞，气血流行不畅而生阴疽，或手指、足趾发凉疼痛，或指节黑烂，甚则趾（指）节腐烂脱落（脱骨疽，近代称闭塞性脉管炎），可用肉桂温通血脉，常配熟地黄、麻黄（同捣）、白芥子、鹿角胶、附片、红花、干姜、细辛、桂枝尖等。如气血虚弱的人，痈疽溃烂后久不收口，也可以本品配党参、黄芪、白术、茯苓、当归、白芍、川芎、熟地黄、炙甘草（十全大补汤）等。据近代研究，本品有中枢性和末梢性扩张血管作用，能增强血液循环。

4. 引火归原

肾阳虚衰而致虚阳上越，出现面赤、虚喘、汗出如油、足膝寒冷、脉虚无根、尺脉微弱等症，此为真寒假热的戴阳证，须速用好肉桂引火归原，纳气归肾，常配合熟地黄、山茱萸、五味子、人参、附子、煅龙骨、煅牡蛎等。如肾火上浮而出现上热（口干，喉痛，牙痛，不红不肿，夜间加重，痛连齿颊）下寒（腰痛，腿足发凉，便溏，尺脉弱）之证，也可用本品引火归原，常配玄参、川续断、牛膝、熟地黄、知母、细辛、桑寄生等（这时肉桂用 0.9~2.5g即可）。

附子的作用迅速急烈，能回阴寒证中几欲散失的阳气（回阳救逆），故前人称它能"救阴中之阳"。肉桂的作用和缓浑厚，能补下焦肾中不足的真火（温补肾阳），更能引火归原，以息无根之火，故前人称它能"救阳中之阳"。救急药中多用附子，补益药中多用肉桂。

干姜温中逐寒，偏入脾经气分，回阳通脉，兼通心阳。肉桂温中逐寒，偏入肾经血分，抑肝扶脾，兼交心肾。

质量好、药力足的肉桂称"紫油桂"；刮去外面粗皮及里面薄皮的称"桂心"，性不太燥，适用于助心阳、交心肾；幼桂树皮称"官桂"，力弱性燥，适用于温中燥湿；一般通称肉桂。

我常以六味地黄汤（熟地黄 60g 或生、熟地黄各 30g，山药 60g，山茱萸 9g，茯苓 9g，丹皮 9g，泽泻 6g）中加肉桂（最好是紫油桂）0.9~2g，水煎成 2~5L，晾温，代茶饮，用于治糖尿病口渴引饮者，渴则饮此水，症情逐渐减轻，饮水日渐减少，煎药汁也逐渐减少，减至与正常人差不多时，则改为汤药服用，每日 1剂，常收良效，谨供参考（有时再加五味子 6~9g）。

用量一般为 0.6~4.5g；重症时可用 9~15g。

本品在阴虚火旺或热病伤津者忌用，孕妇禁用，不宜与赤石脂同用。

干姜（附：炮姜）

干姜味辛、性热，主要功能为温中散寒、回阳通脉，能引血分药入血中气分而生血，引附子入肾而祛寒回阳，并能温助心肺阳气。常用于以下几种情况。

1. 腹痛、腹泻

由于脾胃虚寒或寒邪影响脾胃运化功能而致的脘腹冷痛，喜热喜按，或吐或泻，吐泻物清稀等症，可用干姜温中散寒，常与党参、白术、炙甘草、藿香、吴茱萸、茯苓、陈皮等同用。若胸腹俱冷痛、大寒，呕吐不能食，腹中寒气上冲，上下疼痛者，可与花椒、人参（或党参）、饴糖同用（大建中汤）。

2. 亡阳虚脱

体弱阳虚者抵抗力弱，如遇寒邪太盛，内侵脏腑，而出现脉微欲绝、四肢逆冷、凉汗湿衣、大便清稀完谷不化，或用发散药过多，致大汗淋漓、四肢厥冷、体温低下等，此为寒邪伤阳或大汗亡阳而造成阳气欲脱的证候。可急用干姜回阳通脉，常与附子、甘草同用（四逆汤）；虚人、老人还可再加党参（或人参）；冷汗不止者，还可加麦冬、五味子、山茱萸等。

3. 寒痰咳喘

由于阳气虚，水湿不化，聚而为饮，水饮寒痰，上犯于肺，可致咳嗽，吐白色稀水泡沫状痰，气喘，畏冷，头眩，不欲饮水，冬季易发等症，可以本品配细辛、五味子，名"姜辛味"法，有温肺、开肺、合肺的功能，常加入应证汤药中使用，例如小青龙汤(麻黄、桂枝、白芍、甘草、半夏、干姜、细辛、五味子)等。

干姜配麻黄，可祛除伏于肌腠中的寒邪。我常以麻黄6g配干姜9~12g，用之效果尚好，未见不良反应。但要注意，必须详细辨证，确诊为寒邪者，方能用之。

薤白辛苦温滑，入心经，通气滞，助胸阳而治胸痹（心、胸及背疼痛）。干姜辛温入脾经，兼入心肺，助阳而补心气。

炮姜炭偏用于温经止血，偏治小腹、脾肾之寒。干姜偏用于治胃脘、脐腹、心肺之寒。

用量一般为0.9~6g。炮姜炭用0.6~3g。

精血不足及内有热邪者，不宜用本品。

乌　头

乌头分两种，四川省栽培的称"川乌"（其侧根即附子），野生的和全国其他地区产的均称"草乌"。

川乌味辛，性大热，有大毒，其功能主治与附子基本相同，禁忌亦相同，请参阅"附子"项下，兹不赘述。

草乌味辛，性大热，有大毒，主要功能为搜风胜湿，除寒开痹，破积散结，并有开顽痰、治顽疮及麻醉止痛的功能，以毒攻毒的作用胜过川乌和附子。

本品配桑寄生、独活、续断、牛膝、威灵仙、伸筋草、千年健、制附片、骨碎补等，用于受风寒所致的腰腿关节、肌肉疼痛，行路不便等久治不愈之症；配川乌、乳香、没药、桑枝、桂枝、防风、川芎、红花、地龙、炙穿山甲、大黑豆等，可用于中风瘫痪、手足颤抖、言语不利等症。

对久治难愈的偏正头风、头痛、风痰头痛，也可用本品配川乌、赤小豆、苍术、川芎、生姜、藿香、乳香、麝香（少许）、佩兰等量，共为细末，用煎生葱的水为丸如绿豆大，每服 1.5~3g，用薄荷 1.5g，煎汤送下，每日 2 次，饭后服。同时可将丸药数粒，温水化开，涂于两太阳穴处及前额部（注意勿使药入眼），往往有效，请参考。

据近代研究川乌、草乌均含有乌头碱，有一定的抗癌作用，因而有的用作抗癌药。

我应用本品治癌症时，多用含有本品的古方成药"小金丹"随辨证论治的汤药内服。兹介绍"小金丹"的药方和制法如下：

草乌（用甘草、金银花水炙）46g、白胶香 46g、五灵脂（醋炙）46g、地龙 46g、木鳖子（去皮）46g、乳香（醋炙）23g、没药（醋炙）23g、当归 23g、香墨 3.7g，共为细末，再研入麝香 9.4g，共研合极均匀。然后用白面 100g 打糊，俟冷，与药粉搅拌和匀，搓制成丸，阴干，每丸干后重 0.63g，每服 2 丸，日服 2 次，温黄酒或温开水送下。此药丸可用于瘰疬结核、乳疮、乳痈、肿块坚硬疼痛，一切阴疽初起。

我曾在辨证论治的基础上，随应证汤药送服（或另服）小金丹 2~3 丸（1.5g 一丸者，可服 1 丸），每日 2 次。用于治疗颈淋巴肉芽肿、乳腺癌（早期）、胃癌等，均能取得一定效果，在自觉症状减轻的同时，并且可使硬结变软或兼见缩小，有的几至全消。可惜病例太少，治疗时间不长，没能作专门系统的观察，不能做出结论，仅提供参考。

用量一般为 0.6~3g，重症可稍多。

禁忌及注意事项与附子同，请参看该药。

吴 茱 萸

吴茱萸味辛、苦，性热，有温胃散寒、疏肝燥脾、暖肾治疝的功能。常用于治疗以下几种病证。

1. 胃痛吐酸

对胃寒疼痛、吞酸、呕吐、胸满等症，可用吴茱萸温胃散寒、降逆止呕，常与生姜、半夏、高良姜、藿香、砂仁等同用。如肝气郁而化热，肝热犯胃而吐酸、胃痛者，因本品有疏肝功能，可与黄连（黄连用量要大于吴茱萸5倍）同用（名左金丸）。

2. 脾肾虚泄

脾肾虚寒引起的泄泻，主要表现为天将黎明时，腹中响鸣、疼痛，立即上厕泻肚，或伴有腰酸腿冷、腹部喜暖等。本品辛温入肾，能散下腹部寒气，常与补骨脂、五味子、肉豆蔻（四神丸方）等同用。以这四味药为主，再适当配合一些应证药物即可，确有效果。我常用四神丸方加炒白术、茯苓、党参、木香、土炒白芍、槟榔、炒黄柏、灶心土（煎汤代水）等，随证加减，用于慢性肠炎，肠功能紊乱等病，确能取得一定疗效，仅供参考。

3. 疝痛

因肝肾寒气而致的疝气疼痛、睾丸坠痛等，可以本品与乌药、青皮、川楝子、橘核、小茴香、肉桂、荔枝核等同用。

4. 痛经

子宫寒冷而致月经衍期，血少而黑，经行腹痛，可以本品与川芎、当归、红花、桃仁、香附、小茴香、牛膝、熟地黄、肉桂等同用。据近代研究，本品有收缩子宫的作用。

另外，吴茱萸还有一定的下气作用，如寇宗奭曾说："此物下气甚速"。东垣先生也用此治"浊阴不降……膈塞胀满"。我则用吴茱萸配牛膝、木瓜、猪苓、泽泻等，治疗小腿及足部浮肿，请参阅《方剂心得十讲》"足胕消肿汤"。

半夏止胃气不和、中焦有湿的呕吐。吴茱萸止脾胃虚寒、厥气上逆的呕吐。

花椒偏治肾火衰微、肾经冷气上逆。吴茱萸偏治浊阴不降、肝经厥气上逆，并能引热下行（可用于虚火上炎的口舌生疮）。

山茱萸滋肝经的阴液，温肝补肾而收虚汗，止遗精。吴茱萸开厥阴的气郁，温肝暖脾而下逆气，止寒呕。

用量一般为0.9~6g，特殊重症可用至9g。

燥热之证者忌用本品。

花椒（附：椒目）

花椒味辛，性热，有温中祛寒、下气、杀虫等功能。

因寒所致的胃痛、腹痛、腹中冷气攻胀等症，可配干姜、党参（人参）、饴糖（大建中汤）、高良姜、香附等。据动物实验报道，本品所含的挥发油，小量能使离体肠管持续性蠕动增强，大量则使之抑制。

对蛔虫引起的脘腹疼痛、呕吐等，常以本品配乌梅、黄连、黄柏、细辛、桂枝、附子、干姜、当归（乌梅丸）等。

本品煎汤外洗，可用于皮肤湿疹、四肢风湿疼痛等。

椒目（即其种子）味辛、苦，性寒；功能入肾行水，能利小便、消水肿、除水饮。常与茯苓皮、大腹皮、槟榔、赤小豆、泽泻、木通等同用。

我曾用椒目瓜蒌汤（《医醇賸义》）随证加减，治疗渗出性胸膜炎、胸腔积液数例，都取得了良好效果。我常用的处方如下：椒目9g、全瓜蒌30g、桑白皮12g、葶苈子9g、泽泻12g、猪苓15g、茯苓15g、车前子（布包）12g、杏仁9g、白蒺藜9g、枳壳9g、冬瓜皮30g、桂枝4.5g，随证加减，仅供参考。

花椒，药店常用四川产者，故处方上常写"川椒"，椒目则写"川椒目"。

用量一般为1.5~4.5g。椒目的用量可稍大些。

阴虚火旺者忌用本品。

小 茴 香

小茴香味辛、性温，功能为温肾祛寒、行气开胃，是治疝气疼痛的要药。

下焦有寒邪导致肝肾虚寒气逆而出现小肠疝气、少腹疼痛、小腹坠胀、睾丸肿胀疼痛或睾丸偏坠牵掣疼痛等，可用本品与乌药、橘核、吴茱萸、青皮、炒川楝子、荔枝核、木香、胡芦巴等同用。我曾用此方随证加减，治疗睾丸结核、慢性睾丸炎等，取得了良好效果，谨供参考。

据近代研究，本品所含的茴香醛用于豚鼠实验性结核的治疗可增强链霉素的效力。

小茴香能入下焦，温经散寒，故也可用于治疗胞宫虚寒所致的月经后错、行经腹痛、腹部喜暖、月经色黑有块等症。常与当归、熟地黄、川芎、白芍、炒川楝子、延胡索、五灵脂、南红花等同用。

小茴香还能行气开胃，对胃中寒气疼痛、气逆呕吐等，可与半夏、生姜、吴茱萸、茯苓、木香等同用。如因胃寒导致的消化不好、食欲不振、饭后胀饱迟消等症者，可与麦芽、陈皮、香稻芽、炒神曲、砂仁、木香等同用。

胡芦巴、小茴香均能温肾、散寒、治疝，但胡芦巴偏用于陈久痼寒，小茴香偏用于浅近新寒。

吴茱萸、小茴香俱治寒疝，但吴茱萸偏于温肝，小茴香偏于温肾。

小茴香生用偏于理气，盐水炒用偏于温肾。

用量一般为 0.25~9g。

阴虚有热者忌用本品。

丁　香

丁香味辛、性温，有强烈的芳香气味，主要功能有以下三种。

1. 暖胃

对寒证胃脘痛以及寒性腹痛、腹胀、遇冷吞酸等症，可用丁香温暖脾胃，理气降逆，常与木香、砂仁、陈皮、藿香、高良姜、槟榔等同用。

2. 降逆

寒邪犯胃，胃气不降而引致的呃逆或呕吐，丁香能温胃降逆气，是治寒证呃逆或呕吐的要药，常配柿蒂、旋覆花、吴茱萸、藿梗等（治呃逆），如老人或久病中寒呃逆，可加人参（党参）、橘皮、竹茹、生姜。寒证呕吐可与吴茱萸、半夏、生姜、高良姜、陈皮等同用。

3. 温肾

肾阳不足而致的阴部寒冷、阳痿等症，可用丁香温肾助阳，常配熟地黄、山茱萸、肉桂、附子、山药、巴戟天、茯苓、淫羊藿等。

丁香有公丁香、母丁香之分，性味功能大致相同。但公丁香药效迅速，母丁香药力持久，二药也常合用。

柿蒂、丁香都能治呃逆，但柿蒂苦温降气，丁香辛香暖胃降逆。

丁皮即丁香树皮，主治心腹冷痛，可代丁香。

用量一般为 0.9~3g，特殊重症时可再多些。

胃津不足、中焦燥热者不宜用本品。

高良姜（附：红豆蔻）

高良姜味辛、性热，有温胃散寒、消食的功能。

对胃脘冷痛、胃寒呕吐、中焦寒性腹痛、脾胃虚寒而致的泄泻、胃寒食滞等，均可应用。治寒性胃痛，常与香附、吴茱萸、砂仁、藿香、神曲等同用。治寒性呕吐，常与半夏、生姜、丁香、茯苓、苏子等同用。治寒性腹痛，可与当归、炒白芍、桂枝、炮姜等同用。治寒性泄泻，可与木香、茯苓、泽泻、肉桂、炒山药、芡实等同用。治胃寒食滞，可与砂仁、焦三仙、炒槟榔、草豆蔻、炒鸡内金等同用。

前人经验方有良附丸（高良姜、香附，治胃痛）、高良姜汤（高良姜、厚朴、当归、桂心、生姜，治胃肠绞痛），都是临床常用的有效方剂。

干姜温中的功能偏在于脾而温脾寒，常用于治脐腹部的寒痛。高良姜温中的功能偏在于胃而散胃寒，常用于治脘腹部的寒痛。

生姜辛重于温，长于外达走表，祛外寒，止呕吐。高良姜温重于辛，长于温中走里，散内寒，止疼痛。

高良姜子名为红豆蔻，有温肺散寒、醒脾燥湿、消食解酒的功能。我曾以红豆蔻配合干姜、甘草、款冬花、紫菀、苏子、吴茱萸、杏仁、茯苓、香附、半夏等，用于矽肺患者表现为肺胃俱寒而咳嗽、吐白痰、胃脘痛者，有一定临床效果，仅供参考。

用量一般为 2.5~9g。

因热而致的吐泻、胃痛者禁用本品。

艾　　叶

艾叶味苦、辛，性温。临床应用时分为以下两种。

1. 艾叶

有温中祛寒、温暖子宫、调经、安胎等功能。对腹中冷痛、小腹寒痛、子宫寒冷而久不受孕、虚寒性痛经等，可与当归、干姜、炒白芍、肉桂、小茴香、吴茱萸、香附等同用。

2. 艾炭

艾叶炒炭后则主要用于止血，对于下元虚寒而致的月经过多、崩漏（子宫出血），以及孕妇受寒、腹中疼痛、胎动不安等症，可与当归、白芍、熟地黄、阿胶、棕榈炭、益母草、桑寄生、续断炭等同用。

将艾叶捣成绒状，名艾绒，功能与艾叶相同，但较优于艾叶。艾绒又是做艾卷或艾炷（用于针灸）的原料。

用量一般为 2.5~6g，止血时可用艾炭 15~30g。

阴虚有血热者不宜用本品。

胡　芦　巴

胡芦巴味苦、性大温，有温补肾阳、散寒除湿的功能，最常用于治疝气寒痛。

对因肝肾虚寒而致的疝气疼痛、睾丸坠痛、小腹疝瘕、睾丸肿痛寒冷等症，可用本品与小茴香、吴茱萸、炒橘核、乌药、川楝子、肉桂、青皮等同用。我曾用上述药物，随证加减，用于睾丸结核、慢性睾丸炎、副睾丸炎等睾丸痛坠而无红肿热痛者，收到比较好的效果，仅供参考试用。

因受寒凉而引致肠胃痉挛疼痛，也可用本品与高良姜、香附、木香、干姜、吴茱萸等同用。

小茴香治疝偏于行气散寒，胡芦巴治疝偏于温肾散寒。

用量一般为 3~9g。

阴虚阳亢者忌用本品。

半　夏

半夏味辛、性温，有毒，有燥湿化痰、健脾胃、和中降逆、止呕吐的功能。

1. 燥湿化痰

脾主运化水湿，湿不运化就可生痰，前人有"脾为生痰之源"的认识。如湿盛痰多而致肺失肃降出现咳嗽，胸闷，咳痰白稀易出，量多而不太黏稠，舌苔白厚腻，脉象滑等症，可用半夏配橘红、茯苓、紫苏子、胆南星、炒莱菔子、杏仁等。中焦虚寒，水饮不化，水饮上犯于肺而出现咳嗽、咳吐清稀水样或泡沫样痰、胸背畏冷等，可用本品配苏子、橘红、桂枝、猪苓、茯苓、白术、干姜、细辛、五味子等。脾恶湿，半夏能燥湿化痰，故也能健脾胃。

2. 和中降逆

中焦湿浊太盛而致脘腹满闷，气逆呕吐，可用半夏配姜竹茹、丁香、吴茱萸、藿香、生姜、陈皮、茯苓等。我曾用半夏配生赭石、旋覆花、生大黄、生甘草、瓜蒌、槟榔、桃仁泥等随证加减，治疗顽固的神经性呕吐，取得良好效果。请参考试用。

配生姜、干姜、附子、苍术、橘红等，可治寒痰；配皂角、天麻、天南星等，可治风痰；配竹沥、白芥子等，治经络、四肢、皮里膜外之痰，用于中风、半身不遂。

姜半夏偏用于治呕吐；清半夏、法半夏偏用于化痰燥湿健脾胃；半夏曲化痰兼能助消化。

据近代研究报道，半夏有抑制呕吐中枢而止呕的作用；有镇咳作用。

用量一般为 3~9g。

本品于一切阴虚血少、津液不足、舌赤无苔者及妊娠后期均禁用，不要与乌头同用。

天南星（附：胆南星）

天南星味苦、辛，性温，有毒，主要功能为祛风痰。临床应用时根据两种不同炮制品种而治证有所不同，今分述于后。

1. 制南星（用生姜制过的）

主要用于因风痰上扰而致的眩晕，中风仆倒、口眼歪斜、舌强失语、痰声辘辘，以及惊风、癫痫、破伤风等。制南星能燥痰，祛经络中的风痰。常配天麻、白术、半夏、茯苓、菊花、白蒺藜治眩晕；配桑枝、红花、桃仁、赤芍、炙穿山甲、地龙、瓜蒌、钩藤、陈皮治中风；配郁金、全蝎、天竺黄、远志、菖蒲、朱砂、僵蚕治惊风、癫痫；配白附子、羌活、防风、蜈蚣治破伤风。

2. 胆南星（用牛胆汁制过的）

经过牛胆汁制造，其性变寒凉，既能豁痰又能清热，故适用于痰热引起的癫痫、小儿惊风、大人中风等症（身热、舌苔黄、大便秘、痰黄稠、脉滑数）。常与瓜蒌、天竺黄、郁金、菖蒲、远志、黄连、牛黄、雄黄、朱砂、生大黄、竹沥等同用。

半夏化痰辛而能守，主要是燥湿痰、健脾胃，兼能止呕。制南星化痰辛而不守，主要是化经络风痰，主要用于中风、破伤风等。

我常用制南星配半夏、茯苓、瓜蒌、天竺黄、竹沥、桑枝、远志、桃仁、红花、钩藤、菊花、赤芍、地龙、炙穿山甲等随证加减，用于治疗脑血栓形成、脑栓塞等病表现为痰盛者。也常用胆南星配郁金、白术、半夏、黄连、全蝎、天竺黄、菖蒲、远志、化橘红、茯苓、蜈蚣、僵蚕、香附等随证加减，用于治疗癫痫、小儿惊风等，效果较好。以上仅供参考。

我常用胆南星配天竺黄、郁金、生明矾（少量）、远志、菖蒲，治疗由于痰热迷心而致的精神呆滞、言语失常等症。

用量一般为 3~6g，病重者也可用至 9g。胆南星用量可略小些，但也可以与上述相同。

阴虚有燥痰者及孕妇，均忌用本品。

据近代研究报道，用动物实验证明天南星有显著的祛痰作用，并有镇痛、镇痉、镇静作用。

白 芥 子

白芥子味辛、性温，主要功能为利气豁痰、消肿散结。

白芥子能利肺气，化寒痰、水饮，对于寒痰水饮，结聚于胸胁，肺失宣肃，气逆不降而致的气喘咳逆、胸闷胁痛等症，可与炒莱菔子、炒苏子、葶苈子、半夏、陈皮、茯苓等同用。再如《三因方》控涎丹（甘遂、大戟各3g，白芥子6g，共为细末，水丸，如梧桐子大，每服10丸，根据具体情况增减用量）可治气喘两胁作痛。

白芥子能祛皮里膜外、胁旁的寒痰结聚，因寒痰结滞而起肿块、皮色不变、不热、不痛、不易移动等症，此为阴疽，可用白芥子6g、肉桂3g、熟地黄30g、麻黄（与熟地黄同捣）1.5g、炮姜1.5g、鹿角胶9g、生甘草（阳和汤）3g，水煎成后加白酒少许服用。我曾用此方加减，治疗下肢闭塞性脉管炎，取得效果，仅供参考。胁肋处痰浊水饮停聚而致的咳嗽牵引胁痛、气短，甚至不能平卧，可以白芥子配瓜蒌、椒目、半夏、陈皮、桑白皮、猪苓、茯苓、杏仁、苏子、白蒺藜、葶苈子、桂枝等。

苏子降气化痰；莱菔子行气消痰；白芥子温肺豁痰。葶苈子苦寒，泻肺行水，偏治痰水在胸膈；白芥子辛温，利气豁痰，偏除痰在皮里膜外、胁旁。

白芥子为末，也可作外敷用。我曾将芥子末适量用浓茶水调为稀糊状，摊匀在预先根据患部上下大小裁好的布上，贴在患部（4~8小时后取下），同时服用应证汤药（可参考"白附子"项），治疗周围性面神经麻痹有效，请参考试用（汤药每日1剂，白芥子末外敷隔1~3日一次。每次外敷时，同时用针在口腔内轻轻挑刺患侧颊内的黏膜8~9处，使之微微出血，效果更好）。

用量一般为3~9g。

肺虚有热的咳嗽及阴虚内热各证，均忌用本品。

据近代研究，芥子外用能刺激皮肤，扩张毛细血管，为皮肤黏膜刺激药。食用大量芥子后，可使心容量和心率下降。

皂角（附：皂角刺）

皂角味辛、咸，性温，有小毒，为强烈的祛痰药，并有开窍搜风的功能。

中风不省人事，口噤不开，可用皂角（或配同量的细辛）为末，吹入鼻中取嚏，打嚏喷后，则肺窍通，气血较为通畅，然后针灸，用药较为易治。如吹鼻后无嚏，则气血闭塞不通较为难治。对体质壮实、痰涎壅盛、喉中痰声辘辘者，也可用皂角末 30g，配白矾末 15g 混合，每次用 3g，温开水调灌，有稀涎降痰作用，或微吐出一些稀涎，然后再辨证用药。

皂角内服，有消痰积、破癥结、下风秘（中风患者大便秘结）的功能。对痰多阻塞气道、咳嗽多痰、痰白黏难出者，可用本品（酥炙）为末，蜜丸如梧子大，每服 3 丸，每日 3~4 次（《金匮》皂荚丸）。也可以本品与紫苏子、半夏、橘红、茯苓、莱菔子、杏仁等同用。对腹中痰积结聚成块而生癥癖者，可以本品与枳实、白术、生牡蛎、炙鳖甲、桃仁、红花、三棱、莪术、山楂核、炙穿山甲等同用。对中风痰盛而又大便秘结、数日不下者，可以本品与瓜蒌、桃仁泥等煎水服。

皂角刺功能与皂角差不多，但皂角刺偏用于活血、散结，常于痈疽未溃时，与当归尾、赤芍、红花、天花粉、金银花、连翘、陈皮、炙穿山甲等同用。我常以皂角刺配白蒺藜（皂角刺活血、化痰、散结，白蒺藜入肝经、行肝气，引皂角刺入肝经），再结合调肝理气、和胃助消化、活瘀的药品，例如柴胡、黄芩、半夏、川楝子、五灵脂、红花、焦三仙、刘寄奴、焦槟榔等，随证加减，治疗传染性肝炎有胁痛、肝大、腹胀者（服 20~50 剂），效果较好，仅供参考试用。

白芥子辛窜，偏入皮里膜外、胸胁肋旁之处而温化痰结。皂角辛咸消痰结，偏用于痰盛咳逆、中风痰盛及腹中痰积结块。

用量一般为 0.9~3g，皂角刺可用 3~9g。

虚证有痰、痈疮已破者及孕妇，均忌用本品。

白 附 子

白附子味辛、性温，有毒，有祛风化痰、逐寒湿的功能，常用于治风痰。

1. 中风口眼歪斜

头面部受风寒侵袭，经脉拘急，风痰阻滞经络，口眼歪斜等症，可用白附子配白僵蚕、全蝎（牵正散）等，我常以牵正散方加白芷、荆芥、防风、红花、制南星、白芥子、皂角刺、桃仁、苏木等，治疗面神经麻痹，除汤药内服外，还同时把汤药渣装入布袋内，趁热熨敷患侧面部，每收较理想的效果。仅提供参考。

2. 破伤风

因破伤引起项强、四肢强直抽搐、角弓反张、牙关紧闭等，叫破伤风。可用本品与白芷、天南星、天麻、羌活、防风、蝉蜕、全蝎、蜈蚣、钩藤等同用。

3. 风痰、寒湿所致的头痛、偏头痛等症

本品辛热升散，性能上行，入阳明经走头面部，祛风痰，逐寒湿，常与白芷、川芎、半夏、天麻、蔓荆子、防风等同用。

川附子逐风寒湿冷，偏于入肾经，温助肾阳。白附子祛风痰寒湿，偏于入胃经，治上部头面游风。

白僵蚕偏于治风热痰结，喉痹咽肿。白附子偏于治风痰寒湿所致的头面诸病。

用量一般为 2.5~6g，重症者有时用到 9g。

实热中风、火热上犯诸证禁用本品。

硫　　黄

硫黄味酸、性热，有毒，大补肾阳，性虽热但不燥，且能疏利大肠，治老人虚秘（阳虚而大便秘结）。

内服可用于肾阳虚衰而致的两足寒冷无力、阳痿、阴冷以及阳气暴绝、命欲垂危者，可配合熟地黄、山茱萸、巴戟天、淫羊藿、肉苁蓉、补骨脂、肉桂、附子、人参等。

老人或久虚者下焦阳虚、二便启闭失司，大肠传导无力而致大便秘结不下者，可用硫黄与半夏、肉苁蓉、当归、熟地黄等同用，有助阳通便的功能。前人有半硫丸（半夏、硫黄）专治老人虚秘。我曾用硫黄 0.9~1.5g，随汤药送服，每日 2 次，治疗慢性脊髓炎下肢截瘫大便不能自排者，取得了满意的效果。现把当时用的汤药方写在下面，谨供同志们参考：熟地黄 30~45g、山茱萸 9g、当归 12g、肉苁蓉 15~25g、桃仁泥 12g、巴戟天 12g、淫羊藿 12g、肉桂 6~9g、半夏 9g、生大黄（过去用大黄大便也不下）9g、槟榔 9g，水煎服。硫黄 1.8~3g，分 2 次随汤药冲服。可以随证加减。

本品外用可治疗癣湿疮等皮肤病，常作为油膏或外洗剂、搽剂等。

用量一般为 0.6~2.5g。常作为丸剂服用，或为末随汤药冲服。

本品有毒，用量不可太大，也不可服用太久。

第8讲　活血化瘀药

一般说来，活血化瘀药能治疗由于瘀血停滞或血行失畅所致的各种证候和疾病。运用活血化瘀药物时，必须考虑到产生瘀血的原因和各个方面的因素，因而要密切结合辨证论治的原则，进行整体考虑，全面分析，针对病情，结合应证药物，灵活运用。

另外，不少活血化瘀药物，也同时具有止血作用，所以还要注意它们的炮制和配伍，并且也可与第九讲中具有止血作用的药物互参，因为有些止血药物兼具行血作用。

活血化瘀药有时也可用于没有瘀血的疾病，而是利用这类药物增强气血流行的作用，以达到治疗疾病的目的。例如前人有"治风先治血，血行风自灭""活血透疹""活血解毒"等宝贵经验。所以对活血化瘀药的理解，不要太呆板。

川　芎

川芎味辛、性温，辛温走窜，为血中气药，上行头目，下行血海，一往直前，走而不守。功能为行气活血、搜风、开郁等。

1. 行气活血

血中气滞而血行不畅，可致妇女月经不调、行经腹痛、经闭、难产、胞衣不下等，本品入血行气，气行则血活，故可用于治疗这些病证。常与当归、芍药、红花、益母草、熟地黄、香附、艾叶等同用。本品无论胎前、临产、产后皆可随证应用，为妇科常用的药物。我对妇女产后血瘀气滞而致小腹作痛或产后虽已多日，但自从产后即致小腹或少腹疼痛、月经不调等症者，常用川芎 6~9g，配当归 9g、红花 3g、桃仁 3g、炮姜（生化汤法）1.5~2.5g 再加益母草 9~15g、五灵脂 9g、延胡索 6g 等随证加减，确有较好效果，仅供参考。内科因血瘀气滞而造成的各种位置固定不移的疼痛，常配合红花、桃仁、五灵脂、乳香、没药等随证选用。

2. 燥湿搜风

血中风寒湿凝阻，血滞而运行失畅引致肢体关节疼痛、麻木不仁、手足拘挛等症，川芎可入血行气，气行则血活，血行则风寒可散，并且能燥血中的湿邪，故风寒湿所致的痹证均可应用，如三痹汤（党参、黄芪、川芎、当归、白芍、生地黄、杜仲、牛膝、桂心、细辛、秦艽、独活、防风。清·张石顽于本方中去生地黄、杜仲、牛膝、秦艽、独活，加入防己、白术、乌头，亦名三痹汤，可随证选用）。头部受风寒而致血滞气阻产生头痛或偏头痛，本品能上行头目，散风疏表，常配白芷、羌活、防风、细辛、薄荷（如川芎茶调散）等；如兼风热者，可配菊花、蔓荆子、荆芥、薄荷、黄芩、金银花等。本品能入肝、胆经，故又为治偏头痛的引经药。

3. 开郁调肝

肝主藏血，以气为用，血郁、气郁都可影响肝经气血的调畅而致胸闷、胁痛、偏头胀痛、月经失调等症，可用川芎辛散（肝以辛散为顺）解郁，常与香附、柴胡、白芍、川楝子、当归、苏梗、枳壳等同用。川芎加入补血剂中，能行血滞，并能行血中湿气。例如四物汤（熟地黄、白芍、当归、川芎）中即利用川芎的行血散湿气以防止熟地黄、白芍的黏腻滞碍，而促使补血药物能更好地发挥补血作用。但用量要随证增减。

川芎是产于四川省的芎藭，因其性味辛温走窜，走而不守，性味燥烈，所以前人不主张单用或单味久服，认为久服会对人有损，因而《本草从新》中说：（川芎）"单服久服，令人暴亡"。因此我们也应注意互相配伍应用。

白芷偏于治阳明经（前头部）风湿头痛。川芎偏于治少阳经（头两侧部）血郁气滞头痛。

据现代研究报道，本品动物实验有降低血压的作用；小量可使受孕动物的子宫收缩增强，但大量反使收缩受抑制。

用量一般为 1.5~9g。

阴虚火旺证者不宜用本品。

丹　参

丹参味苦、性微寒，功能为活瘀血、生新血、凉血、安神。

1. 活瘀血

凡因气血瘀滞所致的诸种疾病，均可随证选用。例如：

（1）月经不调或经闭：可与当归、赤芍、熟地黄、川芎、桃仁、红花、香附、生蒲黄、牛膝、茜草等同用。

（2）癥瘕积聚（包括肝脾肿大、腹部囊肿、包块等）：可与炙鳖甲、生牡蛎、枳实、当归尾、桃仁、红花、白术、茯苓、三棱、莪术、山楂核、苍术、香附、桂枝等同用。前人有单用丹参久服，治疗腹中病块者，如《沈氏尊生》丹参散。

（3）瘀血腹痛（痛处较为固定，病程久，舌上有瘀斑或有跌打损伤史等）：可与当归、赤芍、白芍、红花、桃仁、木香、乌药、吴茱萸、五灵脂、生蒲黄、刘寄奴等同用。对于病程长久的（久病入血分）胃脘痛（包括溃疡病在内），往往虚实证并见、寒热证交错出现，我常用丹参饮［丹参30g、檀香（后下）6g、砂仁3g］活瘀调气，与良附丸（高良姜9g、香附9g）、百合汤（百合30g、乌药9g）同用，瘀血明显者还可加失笑散（五灵脂、蒲黄），再结合具体病情加减2~3味药，大部分取得了良好效果，为了容易记忆，取名三合汤或四合汤，仅供参考。

（4）关节肿痛：风、寒、湿邪，痹阻经络，郁而化热关节肿痛兼见红、热者，可用丹参与忍冬藤、秦艽、威灵仙、薏苡仁、红花、赤芍、黄柏、羌活、独活、桑枝、蚕沙等同用。

（5）丹毒、痈肿：可与牡丹皮、赤芍、天花粉、金银花、连翘、蒲公英等同用。

2. 生新血

本品专走血分，有祛瘀生新的作用。前人有"一味丹参饮，功同四物汤"的经验。对血虚而微有热象者，最为合适，功能生新血而补血虚。也可配合当归、生地黄、白芍、川芎、党参、白术、茯苓等。近些年来对各种贫血以及血小板减少性紫癜（表现为血热者）等，均常使用，有一定效果。本品性微寒，如气血两虚没有热象者，可用炒丹参，能改善其微寒之性。

3. 凉血、安神

温病热入营血而致血热心烦、昼静夜躁，或出斑疹等症，可用丹参与生地黄、玄参、赤芍、牡丹皮、地骨皮等同用。对血虚有热，烦躁不眠者，可与生地黄、黄连、郁金、远志、酸枣仁、珍珠母、麦冬等同用。

当归性温，补血的作用大于祛瘀。丹参性微寒，祛瘀的力量大于补血，但能祛瘀生新，故也可有生新血的作用，但补力不如当归。

紫丹参破血通经而通九窍、利二便，偏入肝经，丹参祛瘀生新而养血安神，偏入心经。

据现代研究报道，动物实验观察丹参有降血压的作用；有人报道它对晚期肝炎和血吸虫病的肝脾肿大，有促进肝脏生理功能好转，并使肿大的肝脾缩小变软的作用；含有碘，故对缺碘引起的甲状腺肿大有一定疗效。

用量一般为 9~30g。

月经过多及咳血、尿血者，慎用本品。

延 胡 索

延胡索又名元胡，味辛、微苦，性温，主要功能为活血行气。前人认为它能"行血中气滞，气中血滞"。通过活血行气而能治一身上下、心腹、腰膝、内外各种疼痛。常用于以下几种情况。

1. 治诸痛

本品辛温善走，活血利气，血气通则不痛。例如热性胃脘痛（口干、舌苔黄、时痛时止、喜凉饮食，脉数），可与川楝子（金铃子散）、黄连、香附、炒栀子等同用；腹中冷痛（喜暖、舌苔白、喜热饮食、脉弦），可配高良姜、肉桂、干姜、附子等同用。气滞作痛（攻冲刺痛、生气加重），可配香附、青皮、木香、砂仁、沉香等同用；瘀血作痛（痛处不移、病程长，或舌上有瘀斑，或有跌打损伤史等），可与五灵脂、乳香、没药、桃仁、红花等同用；睾丸偏坠疼痛或痛引少腹的疝痛，可与小茴香、橘核、荔枝核、乌药、川楝子、吴茱萸等同用；妇女痛经，可与香附、当归、白芍、川芎、熟地黄等同用；上肢疼痛，可与桂枝、桑枝、羌活、片姜黄等同用；下肢疼痛，可与桑寄生、牛膝、川续断、独活等同用；跌打损伤疼痛，可与乳香、没药、血竭、苏木、骨碎补等同用。同时，要注意辨证论治，随证加减，不可呆板地搬套。

2. 除癥瘕

腹中（尤其是下腹部）血凝气聚，成条成块，长期存在，固定不移的，称为癥；发病则有，不发则无，时大时小，时有时无的，叫作瘕。本品走血分，能散瘀利气，消积除癥。可与当归、赤芍、红花、桃仁、牛膝、泽兰、炙穿山甲、莪术、三棱、大黄、乌药、青皮等同用。

胡芦巴偏用于腹痛喜热、喜按者，延胡索偏用于腹痛筋急拒按者。

香附与延胡索均为气血药。香附主入气分，善理十二经八脉诸气，行气之中兼行气中血滞；延胡索主入血分，善理一身内外上下诸痛，行血之中兼行血中气滞。

小茴香治疝瘕疼痛，偏重于理气。延胡索治疝瘕疼痛，偏重于活血。

据现代研究报道，延胡索含有延胡索素，有镇痛作用，兼有镇静、镇吐、催眠等作用；对治疗胃肠系统疾病引起的钝痛以及周围神经痛、肢体痛等有效；对暂时性的失眠，也有一定效果。

生用活血效力大，醋炒也可用于止血。

用量一般为 2.5~9g。目前常把它研为细粉，随汤药冲服，每次 0.9~2.5g，每日 2 次。

血热气虚者不用本品，孕妇忌用本品。

姜　黄

姜黄味辛、苦，性温，主要功能为破血、行气。

姜黄破血兼理血中气滞，入肝脾二经，善破肝脾二经的血瘀气结，功能为活血化瘀、行气止痛。治疗血瘀气滞而致的胸胁疼痛，可配枳壳、苏梗、桔梗、川楝子、香附、延胡索、桂心等；治疗胃脘痛、腹痛，可与高良姜、香附、砂仁、木香、干姜、乌药、延胡索等同用；止月经痛，可与当归、白芍、艾叶、香附、五灵脂等同用。我常用片姜黄或姜黄配合枳壳、白蒺藜、川楝子，加入应证汤中，治疗肝炎患者肝区痛表现明显者，对除疼痛、恢复肝功能，均有一定帮助，仅供参考。据现代研究报道，姜黄对肝炎病毒有抑制作用，有改善肝脏实质病损的作用。

片姜黄功用与姜黄大致相同，但有入肩背手臂等处活血祛风而治风湿痹痛的特点，常配合桂枝、羌活、当归尾、红花、防风、秦艽等，多用于治疗风寒湿痹疼痛表现在上肢及肩关节者。我常用片姜黄配桂枝，治疗风湿肩痛和上肢及手指关节痛。

郁金、姜黄均能破血活瘀，但郁金苦寒入心，偏于活血，姜黄辛温入肝脾，兼理血中之气。

莪术苦温，偏入肝经气分，兼破气中之血，姜黄辛温，偏入肝经血分，兼行血中之气。

据现代研究报道，姜黄有兴奋子宫平滑肌的作用，使子宫阵发性收缩；能促进麻醉犬的胆汁分泌，但作用较弱而持久。

用量一般为 2.5~9g。

无瘀血及身体虚弱者慎用本品。

郁　金

郁金味辛、苦，性寒，主要功能为活瘀、凉血、行气、解郁，常用于以下几种情况。

1. 吐血、衄血

由于郁怒伤肝，肝气郁结，气郁生火，血热血瘀，肝火上逆，夹血上犯而致的吐血、咳血、衄血，胸胁刺痛，吐血有块，以及妇女倒经（每到月经期鼻出血）等症，本品有凉血散瘀、解郁行气的作用，可与生地黄、丹参、牡丹皮、炒栀子、三七、藕节、牛膝、泽兰等同用。

2. 血热神昏、癫狂惊痫

由于邪热入心，血热痰浊蒙心而致的神志不清以及惊狂、癫痫等症，可用本品清心热而开心窍，活瘀血而化痰浊。常与朱砂、黄连、天竺黄、牛黄、远志、菖蒲等同用。本品配白矾，名"白金丸"，可用于治癫痫、惊狂。我常以郁金配生香附、生白芍、生赭石、珍珠母、天竺黄、胆南星、远志、菖蒲、半夏、茯苓、黄连、生铁落、生大黄等，随证加减，用于治疗精神分裂症及癔病的狂躁不眠、笑骂无常等，有一定效果，仅提供参考。

3. 胁肋胀闷、胸腹疼痛

郁金辛散苦降，入肝肺二经，解气郁，散血瘀，故由气滞血瘀而致的胸胁胀闷刺痛、腹中作痛等，可与柴胡、赤芍、香附、枳壳、青皮、陈皮（治胸胁胀痛）、当归、白芍、延胡索、桃仁、木香（治腹痛）等同用。

4. 胆热黄疸

由于肝胆郁热而致胆热液溢而生黄疸，可用本品散肝郁、凉肝血、活血散瘀、健胃利胆（据现代研究本品有促进胆汁分泌的作用），常与茵陈蒿、栀子、生大黄、车前子、黄柏、泽泻、焦三仙、枳实等同用。

川郁金活血化瘀的作用优于理气，广郁金行气解郁的作用优于活血。

香附行气之中兼能理血，郁金破血之中兼能理气。

现代有人报道，郁金中含有挥发油，能溶解胆固醇，促进胆汁分泌和胆囊收缩，可用于治胆结石、胆囊炎及黄疸等。

用量一般为3~9g。

血虚无瘀滞者及孕妇均忌用本品。

莪　术

莪术味辛、苦，性温，为常用的行气破血消积药，兼能助消化。常用于以下几种情况。

1. 消除痃痞癥癖

腹中气血凝滞，积之日久，结聚成块，偏在脘腹正中（或略偏右）者，叫痞；偏在两胁隐蔽之处者，叫癖；偏在脐旁、脐下处，成条状、如弓弦紧急，或如小儿臂者，叫痃；偏在下腹部者，叫癥（时有时无者叫瘕），都可以用本品与桃仁、红花、三棱、赤芍、槟榔、山楂核、炙穿山甲、当归等同用。一般说治痞块可酌加神曲、麦芽、莱菔子、半夏、黄连、枳实之类。癖块在右胁者可酌加柴胡、枳壳、生牡蛎、片姜黄之类。癖块在左胁者，可酌加柴胡、炙鳖甲、蛤粉、射干之类。治痃积可酌加香附、青皮、丹参、郁金、桂枝之类。见癥块可酌加延胡索、牵牛子、牛膝、泽兰、五灵脂、土鳖虫之类。总之须结合辨证论治随证加减，注意扶正与祛邪的辩证关系，不可单纯地攻伐积块，应全面考虑。

2. 助消化、消胀痛

本品有行气活瘀、助消化、消积滞的作用。对因饮食偏嗜、食伤脾胃而致脾胃功能失调，出现脘腹胀痛、消化不良、饮食积滞不化等症者，可与谷芽、槟榔、枳实、木香、炒山楂、砂仁、香附、大腹皮等同用。

三棱苦平，破血中之气，破血的力量大于破气。莪术辛温破气中之血，破气的力量大于破血。二药常合用，散一切血瘀气结。

香附行气而活血，通行十二经，以行气为主。莪术行气破血，主入肝经，以散肝经气滞血结为主。香附力缓，莪术力峻。

延胡索、郁金、姜黄皆为血中气药（活血行气）。莪术为气中血药（行气破血）。

据现代研究报道，莪术有一定的抗癌作用，近些年有的用为抗癌药。可资参考。

我在治癌症加用本品时，往往出现患处疼痛的情况，将用量减少，再逐步加量（从 3g 渐至 9g），则不痛。故建议不可突然用大量。仅供参考。

用量一般为 3~9g。

气血虚弱者及孕妇忌用。

三　棱

三棱味苦、性平，主要功能为散血行气、软坚消积，常与莪术同用。

凡因血瘀气滞而致的腹中硬块（包括肝脾肿大等）、食积、痰滞以及妇女血瘀经闭等症，皆可以本品活血化瘀，行气消积，通经散结。一般来说，对腹中硬块，常配莪术、生牡蛎、炙鳖甲、炙穿山甲、焦山楂、神曲、牵牛子、红花、桃仁、当归等。对食积痰积、消化不好，常配木香、砂仁、麦芽、谷芽、半夏、莱菔子、陈皮、茯苓等。对血瘀经闭，常配当归、赤芍、桃仁、红花、牛膝、香附、茜草等。

莪术行气破血、散瘀消积的功力优于三棱。三棱软坚散结、削除老块坚积的功力优于莪术。

三棱、莪术经常用以消积除癥，但须用于实证。对中气不运而成积块者，应健运中焦佐以削磨积块之品，使积渐消，切不可不顾正气而一味攻伐。

用量一般为3~9g。

脾胃虚弱者及孕妇忌用本品。

乳　香

乳香味辛、苦，性微温，主要功能有以下两种。

1. 行气活血

本品气香能香窜调气，味辛能散瘀活血，性温能通经络。凡因气滞血瘀，凝涩不通而致的心腹痛、跌打肿痛、痈肿疼痛等，皆可随证选用。例如：

（1）治心腹痛，可配延胡索、五灵脂、草豆蔻、没药各等份，为细粉，每服3~6g，酒调服，或温开水送服，前人称此方为"手拈散"，意思是能很快止痛。

（2）治跌打损伤，伤处青紫肿痛，可与当归尾、红花、川芎、牛膝、续断、骨碎补、没药等同用。

（3）治痈疽疮毒初起，红肿高大疼痛，可与金银花、连翘、赤芍、红花、天花粉、皂角刺、炙穿山甲、白芷、防风等同用。如已溃烂破口，则不宜用，并去皂角刺、穿山甲。如脓已排净，可用乳香、没药，加入煅龙骨、血竭、儿茶、冰片等，研细粉外敷用（以膏药贴护）有生肌收口作用。如痈疽初起，平塌，不痛不红，可与当归、黄芪、连翘、木香、没药、桂心、桔梗、党参、甘草等同用，有托里通经、活瘀消肿的作用。乳香并有托里护心，使毒气外出而不致内攻的作用，是外科常用药。

2. 伸筋舒络

本品能温通经脉，伸筋舒络。对于风寒湿痹或中风偏枯等病由于气血不通畅而致的肢体筋脉拘挛难伸等症，可与羌活、独活、防风、川芎、当归、没药、红花、地龙、炙穿山甲、薏苡仁等同用。

另外，乳香能入心，有时配辰砂、酸枣仁、远志等，用以治癫狂等症。

用量一般为 1.5~9g。

无气血瘀滞者及孕妇忌用本品。痈疮破溃后，则不宜作内服用。

没 药

没药味苦、辛，性平，功能为散瘀血、通结滞、消肿定痛，常用于以下几种情况。

1. 痈疡肿毒

痈疡初起，红肿热痛，可用本品活瘀散结，消肿定痛，常配金银花、连翘、赤芍、红花、防风、白芷、当归尾、炙穿山甲、皂角刺等。

2. 跌打损伤

由于跌打损伤而瘀血青紫、筋骨肌肉肿痛，可以本品配当归、川芎、牛膝、红花、续断、骨碎补、乳香等。

3. 经闭癥瘕、产后腹痛

因血凝气滞，月经久闭不潮，腹中凝血日渐增大，形似怀孕，按之有块，或剧烈疼痛而拒按等症，可以本品配当归、桃仁、红花、川芎、三棱、莪术、乳香、延胡索、水蛭、虻虫、生大黄等。妇女产后瘀血未尽而下腹疼痛，可与当归、红花、川芎、延胡索、炮姜、益母草等同用。

4. 风湿痹痛

本品能入十二经，通滞血，散结气，消肿定痛。对于风寒湿痹引致的肢体关节疼痛，可与羌活、独活、防风、桑寄生、威灵仙、细辛、当归、赤芍、红花、炙穿山甲、制附片等同用。

乳香、没药皆能活血止痛。乳香是行气以活血兼能伸筋，通经舒络而止痛；没药是散瘀而活血，消肿定痛。二药一偏于气，一偏于血，合用则相得益彰，故临床多是二药合用。用乳香、没药止痛，须详审疼痛的病因，有风祛风，有热清热……再佐以乳香、没药定痛则可，若单持乳香、没药去止痛，则不符合辨证论治的精神。

乳香、没药于疮疡破溃后不宜内服。

乳香、没药用醋制后可加强疗效。

用量一般为 1.5~9g。

因本品有活血散瘀的作用，孕妇不宜用。

红花（附：西藏红花）

红花味辛、甘、苦，性温，功能为活瘀血、生新血。少用有活血养血的作用，多用可有破血行瘀的作用。

红花是最常用的活血化瘀药，妇科使用尤多。凡血瘀经闭，或月经量少，行经有血块，或经期后延等症，皆可选用。常与当归、川芎、白芍、熟地黄、桃仁、茜草、香附、牛膝等同用。行经腹痛者，还可选加五灵脂、延胡索、蒲黄、川楝子、吴茱萸、小茴香等。

若胎死腹中，也可用本品配当归、川芎、牛膝、肉桂、车前子、生大黄、芒硝、桂枝、桃仁等。

内科疾病中，凡因瘀血阻滞而产生的胃脘痛、腹痛、腹中积块等，皆常应用。例如胃脘痛可配高良姜、香附、五灵脂、蒲黄、砂仁等；腹痛可配当归、白芍、丹参、延胡索、桂枝、吴茱萸、木香等；腹中有积块者，还可选加三棱、莪术、炙鳖甲、生牡蛎、桃仁、炙穿山甲、海藻等。

由于瘀血不去、新血不生而致气血两虚者，也可用本品（量不可大）配当归、丹参、白芍、生地黄、熟地黄、白术、党参、茯苓、陈皮、炙甘草等，有祛瘀血、生新血的作用。

本品能入心经兼入肺经，对于血瘀气滞或气血不通畅而致的胸痹心痛，可以本品配瓜蒌、薤白、桂枝、五灵脂、枳壳、苏梗、檀香等。我常用瓜蒌30g、薤白9g、桂枝3~6g、檀香（后下）6g、制乳香3g、红花9g、五灵脂9~12g、蒲黄9g、槟榔6~9g、远志6~9g、半夏9g、茯神木15g，随证加减，用于冠心病、心绞痛，有一定疗效，仅供参考。

对于传染性肝炎（肝大或不大）表现有胁痛、腹胀闷、病程久，或舌质黯，或舌有瘀斑，中医认为有血瘀气滞证候者，我常用红花与柴胡、皂角刺、白蒺藜、茜草、川楝子、苏木、泽兰、泽泻、焦三仙、槟榔等同用，每周服6剂，连用4~10周，对恢复肝功能及使肿大的肝变软变小有一定帮助，仅供参考试用（肝大而较硬者，可随证加减，如加入莪术3~6g或炙穿山甲6g、片姜黄6~9g、生牡蛎30g、炒莱菔子9g等，并应服用较长时间）。

治中风半身不遂，可用本品与桑枝、当归、赤芍、川芎、桃仁、炙穿山甲、地龙、黄芪、牛膝、片姜黄、竹沥等同用。

红花有南红花、藏红花（藏红花即西藏红花）的分别。二者功用相近似，但南红花祛瘀活血的作用较强，而养血作用较差。藏红花性质较润，养血的作用大于祛瘀作用。处方上只写"红花"时，药房中即给南红花（又名草红花）。藏红花价较贵，多不入汤药同煎，常用 0.9~1.5g 放入酒杯中，再放黄酒多半杯，隔杯用开水炖化，兑入汤药内服用。

桃仁治瘀血，偏于局部有形或在下腹部者；红花治瘀血，偏于散在全身无定处者。二者常同用，有协同作用。

用量一般为 2.5~9g。

前人有"过用能使血行不止"的经验记载，故不可过用。无瘀血者及孕妇忌用本品。

据现代研究报道，红花煎剂能使实验动物的在体或离体子宫平滑肌兴奋；尤其对已孕子宫作用更为明显；对实验动物有降血压作用；能使犬心脏的收缩及扩张增加；对实验动物的支气管平滑肌有收缩作用。

桃　　仁

桃仁味苦、甘，性平，主要功能为破血散瘀、润燥滑肠。分述如下。

1. 破血散瘀

凡因瘀血、蓄血引致的疾病，均可随证选用。例如：

（1）妇女血瘀经闭：可用桃红四物汤（桃仁、红花、当归、川芎、熟地黄、赤芍）随证加减。

（2）膀胱蓄血：伤寒病热邪与瘀血蓄结于下腹部，症见小腹胀满，大便黑，小便利，烦躁谵语，发热如狂，名为膀胱蓄血。可用桃仁承气汤（桃仁、大黄、芒硝、甘草、桂枝）随证加减。

（3）肺痈：多由热毒内郁、气血壅滞所致。可用千金苇茎汤（桃仁、冬瓜仁、生薏苡仁、芦根）随证加减。

（4）肠痈：由于热毒内聚，气血凝滞，肠道传导不利，气血壅塞，蕴结成痈，初起恶寒发热，腹部疼痛拒按，腿喜屈蜷，相当于西医学急性阑尾炎。可用大黄牡丹皮汤（大黄、牡丹皮、桃仁、冬瓜仁、芒硝）随证加减。

（5）跌打损伤：可与当归尾、赤芍、苏木、姜黄、红花、乳香、没药等同用。

（6）痈毒：痈肿毒疮初起，可与金银花、连翘、赤芍、红花、天花粉、炙穿山甲、乳香、没药等同用。

2. 润燥通肠

年老体衰，或久病血虚津亏，或产后失血过多而致血少肠燥、大便秘结不通，可用桃仁泥（桃仁捣碎）与杏仁泥、火麻仁、郁李仁、柏子仁（五仁丸）、当归、瓜蒌、地黄等同用。

杏仁入气分，用于大肠气秘引致的便秘。桃仁泥入血分，用于大肠血秘引致的便秘。二药也常同用。

用量一般为 2.5~9g。

无瘀血者及孕妇忌用本品。

据现代研究报道，桃仁醇提取物有显著的抑制凝血的作用。

五 灵 脂

五灵脂味甘，性温，主要功能为活血散瘀、通利血脉。炒炭用也可以止血。主入肝经血分。前人经验认为"血闭能通，经多能止"，能治"男女一切心腹胁肋诸痛"，临床上常用于瘀血所致的各种疼痛（痛处较为固定、病程较久、舌有瘀斑等）。例如：

1. 胃脘痛

可与蒲黄、乳香、延胡索、高良姜、香附等同用。

2. 腹痛

可与当归、白芍、川芎、桂枝、吴茱萸、丹参、炮姜等同用。少腹痛可加川楝子、小茴香、胡芦巴等。

3. 胁肋痛

可与柴胡、枳壳、青皮、白蒺藜、片姜黄、皂角刺、赤芍等同用。

4. 关节痛

可与鸡血藤、桑枝、桂枝、附子、松节、威灵仙、当归、红花、羌活、独活、炙穿山甲等同用。

5. 妇女痛经及产后腹痛

痛经可与当归、川芎、熟地黄、白芍、桃仁、红花、蒲黄、香附、川楝子等同用。产后腹痛可与蒲黄、泽兰、牛膝、益母草、延胡索、炮姜、川芎、红花、桃仁、当归等同用。

但应注意本品主要用于活血散瘀，并无生血的作用。所以五灵脂与丹参、当归尾、红花等的活血作用不同，要注意随证配伍应用。

据现代研究报道，本品有缓解平滑肌痉挛的作用。

五灵脂炒炭，可用于兼有瘀血引起的出血过多，如妇女崩漏下血、痔疮出血等。

前人有关于五灵脂炒用兼能治痰涎夹血结成窠囊而致咳嗽痰中带血、时发时止、多年难愈的记载。我曾在辨证论治的基础上，加用炒五灵脂，治疗支气管扩张的咳血有效，仅供参考。

用量一般为 3~9g。

本品不要与人参同用（相畏）。血虚无瘀滞者不用本品。

蒲　黄

蒲黄味甘、性平，生用性滑，有活血祛瘀、凉血、利小便的作用。炒用性涩，有止血作用。

凡因血瘀化热而致的各种出血，如吐血可配生地黄、阿胶、侧柏叶、白及等；衄血可配大小蓟、芦根、玄参、青黛、生地黄等；尿血可配白茅根、生地黄、冬葵子、黄柏炭等；便血可配槐花炭、防风、地榆炭、槐角等。

因有利小便、通淋的作用，故可用于小便涩痛不利、尿中带血，常与滑石、猪苓、黄柏、车前子、泽泻、萹蓄、瞿麦、大小蓟、白茅根等同用。

蒲黄有活血化瘀而止痛的作用，可用于因瘀血而致的疼痛。如月经痛可配当归、川芎、五灵脂、红花、白芍、香附、延胡索等。产后腹部攻痛，按之有瘀块，名叫"儿枕痛"，可配当归、川芎、红花、炮姜、桃仁、五灵脂等。心腹痛可配五灵脂、高良姜、香附、延胡索、乳香、没药等。据现代药理研究报道，本品有收缩子宫平滑肌的作用。

本品为黄色粉末状，外伤出血时用此粉敷于伤口，可止血。对口舌生疮、皮肤湿疹，可用炼过的猪油或蜜调和本品如膏状，敷患处，有滋润、凉血、消肿的作用。

五灵脂活血散瘀，偏于温散。蒲黄活血化瘀，兼能凉血、止血。

用量一般为 3~9g。

血虚无瘀滞者慎用本品。

穿　山　甲

穿山甲味咸、性微寒，主要功能为通经络、活瘀血、消痈肿、下乳汁。性善走窜，能直达病所。

由血瘀气滞而引起的胁肋疼痛，可配白蒺藜、片姜黄、延胡索、香附、川楝子等。对血瘀而致的月经闭止，可配桃仁、红花、当归、白芍、川芎、茜草、牛膝、泽兰等。

对风寒湿痹导致的手足麻木、四肢疼痛、拘挛等症，可用本品通经络，活气血，常与羌活、防风、天麻、川芎、当归、独活、桂枝、伸筋草、威灵仙、络石藤等同用。

痈肿毒疮初起，多由气血凝聚，壅遏血脉，影响气血运行，热毒内聚而致，可用本品配皂角刺、当归尾、赤芍、红花、乳香、没药、金银花、天花粉、贝母、防风、白芷、陈皮（《外科正宗》仙方活命饮）等。本品治痈肿疮毒，未成脓者，可使消散，已成脓者，可促使破溃。如已破溃者，则不适用。

妇女产后因气血瘀滞而致乳房胀硬、乳汁不下者，可用本品配王不留行、通草、路路通等。我常用当归 9~12g、天花粉 12g、党参 9g、炙穿山甲 9g、王不留行 12g、通草 9g、路路通 9g，水煎服，治疗产后乳汁不下或乳少；如乳房胀痛发硬而乳汁不下（不是乳汁少而是不通）者，可去党参、天花粉，再加漏芦 9~12g，炙穿山甲与王不留行的用量也可酌情加重些；如乳房软、乳汁少而不下者，可适当加重党参、天花粉、当归的用量，并且再加服猪蹄汤，或再加黄芪、生白术等同用。

我治疗病程较久、病情较重的风湿性关节炎、中风半身不遂、类风湿关节炎等疾病时，常在应证汤（丸、散）药中，加入适当量的炙穿山甲，除加强通活血脉作用外，并有引药"直达病所"的作用，对提高疗效有一定的帮助，仅提供参考。

地龙通经活络，性偏下行，长于治腰、膝、腿、脚之疾。穿山甲通经活络，力达全身，可用于身体任何部位的不通和疼痛。

王不留行偏于治由于血脉不通而致的乳汁不下。穿山甲偏于治由于经络阻滞而致的乳汁不下。

皂角刺与穿山甲均能破溃痈肿疮疡。但皂角刺兼能搜风、消痰结，穿山甲偏于通经活络、消肿排脓。

用量一般为 1.5~9g。

无经络瘀滞及痈疡已破溃者，不宜用本品。

王不留行

王不留行味苦、甘，性平，其性走而不停，故名"不留"，功能为通血脉、除风痹、下乳汁。

对因血脉不通，气血闭塞而致的月经闭止、痈疡肿痛等，均可随证选用。例如经闭可配桃仁、红花、当归、川芎、熟地黄、白芍、茜草、牛膝、泽兰、香附等。痈肿可配当归尾、赤芍、连翘、皂角刺、炙穿山甲、红花、白芷等。

前人有"治风先治血，血行风自灭"的经验和理论。本品能通经活血，使血畅行，血行风自灭，故可用于风、寒、湿、瘀血等而致的肢体关节痹痛。而风邪较盛之证（疼痛游走性较大，有时上肢关节痛，有时下肢关节痛，有时大关节痛，有时小关节痛，有肿胀者也是随疼痛的游走而起落无常），常与羌活、独活、防风、桂枝、红花、威灵仙、赤芍、炙穿山甲、鸡血藤等同用。

王不留行最常用于下乳。群众中间流行着"穿山甲、王不留，妇人吃了乳长流"的经验。妇人产后乳汁不下，可用本品配穿山甲、路路通、沙参、麦冬、通草等（参看"穿山甲"项下）。

通草、王不留行均能下乳。但通草味淡体轻，能使阳明经精气升发上达而下乳汁，王不留行入阳明、冲、任经血分，通血脉而下乳。

用量一般为 1.5~9g，特殊重症时可用至 15~30g。

孕妇及无血脉瘀滞者忌用本品。

泽　兰

泽兰味苦、甘、辛，性微温，主要功能为行血、利水。补而不滞，行而不峻，性质和平。常用于以下几种情况。

1. 月经不调

因宿血瘀滞而月经后错或两三个月来一次者，可用本品破宿血调月经，常与当归、川芎、牛膝、赤芍、红花、桃仁、香附等同用。

2. 产后腹痛

产后瘀血未尽而小腹作痛者，可与当归、川芎、桃仁、炮姜、红花、益母草等同用。

3. 产后水肿

本品能利尿消水肿，常与防己、茯苓、泽泻、车前子、川芎等同用。

我常用泽兰配牛膝加入应证汤药中，治疗瘀血腰痛（痛处固定，或有扑打跌损病史，舌有瘀斑等）有效。前人有牛膝配泽兰可利腰膝间死血的经验。证之临床，确有一定效果。

泽兰配牛膝有"利腰膝间死血"的作用，我常将此二药用于治疗强直性脊柱炎。

我治疗早期肝硬化有少量腹水者，常以泽兰配合水红花子、防己、抽葫芦等，加入应证汤药中使用，有助于消腹水。仅供参考。

益母草、泽兰皆能行血利水。但益母草行血调月经的作用较优；泽兰除行血通经外，还有消水的作用，尤其是对与血分有关的水肿，效果较好，如血臌的大肚腹水常随证选用。

用量一般为3~9g，重症可再加多些。

益 母 草

益母草味辛、苦，性微寒，功能为行瘀血、生新血。专入血分，行瘀血而新血不伤，养新血而瘀血不滞，兼能利水消肿。

本品为妇产科最常用之品，无论胎前、产后，皆可随证选用。前人称它为"经产良药"。例如：月经不调，可配川芎、当归、白芍、丹参、白术、香附、茺蔚子（如益母胜金丹）等。难产或胞衣不下，可配麝香、当归、川芎、乳香、没药、黑荆芥等。

益母草膏有和血顺气、养肝益心、调理月经的作用，胎前、产后诸疾皆可服用。药房中有成品出售。

本品还有利水作用，对肾虚气化不利而小便少，引致慢性水肿、腰脚酸重、食后腹部胀闷、面色苍黄、行动困难、精神疲倦等，可用本品配茯苓皮、冬瓜皮、车前子、茯苓、泽泻、桂枝、淫羊藿等，或每日用益母草125g，煎汁300ml，分为3次服。

近些年来有人报道，本品有利尿作用，可用于治疗急、慢性肾炎水肿。

据现代实验研究报道，益母草有增强子宫收缩力的作用，其作用与脑垂体后叶素、麦角相近似。益母草与益母草子有降血压作用；益母草子含有维生素A类物质。

用量一般为6~9g，特殊情况有时用到30~60g。

益母草子名茺蔚子，作用与益母草近似，但兼能明目益精，行中有补。常用于肝热而致的目赤肿痛、目昏和眩晕、头痛、心烦等症。用量一般为3~9g。瞳孔散大者忌用。

骨 碎 补

骨碎补味苦、性温，主要功能为活血、止血，补肾接骨，兼能祛骨风、治牙痛。常用于外伤骨折、肾虚久泻、骨痛、牙痛等症。

1. 外伤骨折

本品能入肝肾活血祛瘀、止血、接骨续筋，外伤骨折常配合当归、红花、桃仁、苏木、续断、自然铜、土鳖虫、乳香、没药等。

2. 肾虚久泻

本品能入肾，肾司二便。久泻多属肾虚，不可专责脾胃。可配补骨脂、肉豆蔻、吴茱萸、五味子、炒山药、茯苓、赤石脂、制附片等。

3. 肾虚牙痛

齿乃骨之余，属肾经。肾虚，肾阳浮动而致牙痛者，可用本品配地黄、山茱萸、山药、茯苓、泽泻、牡丹皮、牛膝、细辛、独活等。

由于本品有补肾、祛骨风的功能，所以我在治疗类风湿和强直性脊柱炎的药方中常用此药。

补骨脂、骨碎补皆能补肾。但补骨脂偏用于温补肾阳，治五更泄；骨碎补偏用于祛骨中毒风，治痿躄骨折，并能坚肾固齿。

续断疗折伤，主治在筋。骨碎补疗折伤，主治在骨。

寻骨风治风寒湿痹之骨痛。骨碎补治毒风瘀血之骨痛。

用量一般为3~9g。

胃火盛而牙痛者忌用本品。

刘　寄　奴

刘寄奴味苦、性温，专入血分，通行走散，主要功能为破血通经。

本品内服可用于血瘀经闭、产后瘀血作痛、跌打损伤等，常与当归、川芎、桃仁、红花、牛膝、泽兰、乳香、没药、延胡索等同用。外用，可敷治跌打损伤，或金刃破伤。对外伤又有活瘀止血的作用。

我常以刘寄奴（取其通行走散）配柴胡、黄芩、皂角刺、白蒺藜、红花、泽泻、焦三仙、槟榔、茜草等，用治慢性肝炎，对恢复肝功能、消除症状、解除肝大等有一定帮助，仅供参考。

骨碎补破血，尚能补肾，长于治骨折。刘寄奴破血，通行走散，无补力，但外用能活瘀止血，长于治金疮破伤。

用量一般为3~9g。顽固重病，用量可加大。

无瘀血者慎用本品。

苏　木

苏木味甘、咸，性平，入三阴经（少阴、太阴、厥阴）血分。主要功能为活血化瘀，行血祛风。常用于以下几种情况。

1. 中风

对中风失语或半身不遂，前人有"治风先治血，血行风自灭"的经验和理论。本品既能行血又能祛表里风邪，符合"血行风自灭"的精神，故常用于中风，可配防风、桑枝、红花、赤芍、桃仁、地龙、片姜黄、胆南星、茯苓、半夏、竹沥等。

2. 瘀血心腹痛

因瘀血而致的胃脘痛，可配五灵脂、蒲黄、香附、高良姜、苏梗等。腹部绞痛、刺痛，可配当归、赤芍、白芍、丹参、延胡索、吴茱萸、五灵脂、乌药、木香等。

3. 产后腹痛、胀闷

产后瘀血未尽而致的腹痛、腹胀、闷痛欲死等症，可用本品配当归、红花、桃仁、炮姜、川芎、益母草、延胡索、紫苏等。

4. 跌仆损伤

可与乳香、没药、骨碎补、续断、当归、红花、牛膝等同用。

前人经验认为苏木有治"心腹绞痛"的作用。根据这一经验，我常用本品15~30g，配合瓜蒌30g、薤白9g、檀香（后下）6g、五灵脂9g、红花9g、蒲黄9g、槟榔9g、远志9g、茯神木15g，随证加减，用于治疗心绞痛，可有一定效果，仅提供参考。

红花行血，长于破瘀，多用破血，少用养血。苏木行血，长于祛风，多用破血，少用和血，并能祛风。

茜草行血通经，兼能止血（炒用）。苏木行血通经，兼能消肿止痛。

用量一般为3~9g，特殊情况可用至15~30g。

茜　草

茜草又名红茜草，味苦、微酸，性微寒。生用能行血活血、消瘀通经，炒炭用可以止血。常用于以下几种情况。

1. 月经闭止

妇女月经不通，可用本品31g，黄酒煎服，有行血通经的作用。《内经》有四乌贼骨一蘆茹（即茜草）丸方，用乌贼骨 125g、茜草 31g，为细末，用麻雀卵和为丸，每次 3~6g，每日 2 次，用鲍鱼汤送下，治女子血枯、月经衰少不来。我曾用本方治愈一青年女子，月经闭止一年半左右，骨蒸盗汗，消瘦颧红，气短疲倦，行动无力，经几个医院检查，未找到确切原因，经服用滋阴清热、养血舒郁等应证汤药，同时兼用上述丸药，治疗 3 个月左右，月经即渐通，诸症逐渐消失而愈。目前此人已将近四十岁，身体健康，在工厂工作。

2. 跌打损伤，血瘀肿痛

可用本品配红花、赤芍、苏木、乳香、没药、骨碎补等。

3. 吐血，咳血

由于血热或血瘀而致的吐血、咳血、衄血等失血症，可用本品炒炭用，既能止血，又不致发生瘀血。常与生地黄、阿胶、三七、藕节、白及等同用。据现代研究报道，茜草炭有缩短家兔出、凝血时间的作用。

4. 妇女崩漏

对子宫出血(突然大量出血叫崩，时常小量出血叫漏)，可与桑寄生、川断炭、炒白术、阿胶珠、棕榈炭、艾叶炭、当归、益母草、菟丝子、赤石脂等同用。

另外，根据本品有治"风痹、黄疸"的作用，可与羌活、独活、防风、威灵仙、穿山龙等配合，用治关节炎的关节疼痛。配茵陈、栀子、黄柏、车前子、泽泻等，用治黄疸型传染性肝炎的黄疸和胆道不畅通而致的黄疸等。

紫草、茜草均能行血活血。但紫草偏用于透发斑疹，兼通二便；茜草偏用于通经活血，兼治崩漏、便血，炒炭后止血作用优于紫草。

用量一般为 6~9g，特殊情况可用至 30g。

血虚、血少者不宜用本品。

赤　芍

赤芍味辛、苦，性微寒，与白芍有相类的作用，但赤芍偏于活血散瘀，凉血，消痈肿。常用于以下几种情况。

1. 血热吐衄

常与生地黄、牡丹皮、玄参、白茅根等同用。

2. 血瘀经闭

常与当归、川芎、桃仁、红花、香附、牛膝、茜草等同用。

3.跌打损伤，血瘀作痛

可与桃仁、红花、乳香、没药、续断、骨碎补等同用。

4.胁肋疼痛

胁肋部属肝经，本品能入肝经，活血通络，凉肝清热，可与柴胡、香附、郁金、枳壳、片姜黄、川楝子等同用。

5.痈肿疮毒

血中毒热郁壅瘀滞而生痈肿疮毒，可用本品凉血活血、散瘀消肿而止痛。常与金银花、连翘、白芷、天花粉、蒲公英、野菊花、地丁、炙穿山甲等同用。

总之，凡因血瘀、血热而致的疼痛、红肿、出血、斑疹等，皆可随证选用。

白芍偏于养血柔肝，性收而补，善治血虚疼痛。赤芍偏于行血活血，性散而泻，善治血瘀疼痛。

牡丹皮泻心经之火，除血中伏热而凉血和血。赤芍泻肝经之火，行血中瘀滞而活血散瘀。

用量一般为 4.5~10g。

本品不可与藜芦同用。腹中冷痛、腹泻及无瘀血者忌用本品。

血　　竭

血竭味甘、咸，性平，内服有活血散瘀、止痛的功能，外用有去腐生肌、收疮口的功能。

凡一切血瘀、血聚而引致的疼痛、瘀肿等都可选用。例如瘀血心痛，可配瓜蒌、薤白、五灵脂、红花、细辛、桂枝等。瘀血积滞腹痛，可配当归、红花、延胡索、炮姜等。跌伤、骨折、瘀血疼痛，可配苏木、续断、乳香、没药、骨碎补等。跌打损伤疼痛最常用的成药，如七厘散（血竭、乳香、没药、红花、儿茶、麝香、冰片、朱砂）等即含有血竭。

我对心绞痛或心肌梗死的疼痛表现为血瘀证（疼痛较固定，刺痛，舌质青紫或瘀斑明显，脉涩）者，常用血竭粉 0.6~1.5g，装入胶囊中，随汤药吞服，或再加三七粉 0.3~0.6g，对活血止痛有帮助。其他血瘀明显的证候，也有时使用。如用七厘散（服法同上）效果更好。仅提供参考。

外科多外用本品，常配入生肌散类药物中。

内服用量一般为每次 0.6~2.5g，每日 2 次，为丸剂或装胶囊中吞服。外用适量即可。

本品入血分功专活血，单用、多用会引起气血失调，故不可多用、久用。

水　蛭

水蛭味苦、咸，性平，有毒，主要功能为破血活瘀、散结。

对血瘀所致的经闭、癥瘕，可配当归、桃仁、红花、三棱、莪术、黄芪、知母、泽兰、牛膝等。

伤寒病六七日，表证仍在（恶寒、发热、头痛等），或已无表证，脉沉，小腹硬满、拒按，小便自利（注意如小便不利即非蓄血证），其人喜忘或狂躁，大便色黑，为蓄血证，应用抵当汤：水蛭20个（猪脂炒黑）、虻虫20个、桃仁15个、大黄9g（看具体情况而定）水煎，分2次服。下瘀血则愈。

据现代研究报道，水蛭含有水蛭素；水蛭素能延缓和阻碍血液凝固，从而有抗凝血作用。

用量一般为1.5~3g，水煎服；或0.6~1.8g，为细粉，装胶囊服用。

本品破血力猛峻，孕妇及无严重瘀血者，均忌用。

虻　虫

虻虫味苦、性微寒，有毒，功能为破血逐瘀、消癥通经。"能攻真气运行不到之血"，常与水蛭同用。例如：

腹中有瘀血积块（癥块），月经闭止不来者，可用本品配水蛭、桃仁、红花、川芎、三棱、莪术、当归、赤芍等。

治跌打损伤、瘀血肿痛，可用本品配牡丹皮、骨碎补、续断、乳香、没药等。

水蛭与虻虫虽都有破血逐瘀作用，但水蛭药力较缓而作用持久，偏入肝经、膀胱经，逐瘀效果较好；虻虫破血力较水蛭更猛峻，遍行经络，通利血脉，服后即可致泻（药力过后即止），逐瘀效果不如水蛭较稳。二药常配合使用，则相得益彰。

用量一般为1~3g，水煎服或研末服。

本品于孕妇及无瘀血者忌用，体弱者慎用。

土　鳖　虫

土鳖虫又名䗪虫，味咸、性寒，功能为破瘀血、消癥瘕、续筋接骨。

临床上用于活血通经、消癥瘕的药方有大黄䗪虫丸：大黄、土鳖虫、干漆、蛴螬、赤芍、甘草、桃仁、生地黄、虻虫、水蛭、黄芩、杏仁，蜜丸，每丸 3g 余（市场上有成药出售），主治血瘀不通引起的经期不准、经闭不通、积聚痞块、血瘀腹痛、身体瘦弱、午后发热、肌肤甲错（高度的干燥不润）、干血痨症。遇有上述诸症，我时常使用此丸，每次 1 丸，每日 2 次，温开水或温酒送下。重病可配合应证汤药服用。效果可靠而且平稳。

在猩红热、丹毒等急性热病中，或其他热毒瘀血壅滞于舌部，而致舌头的一部分或全部肿大、发硬，疼痛剧烈，口流唾涎，咀嚼、咽下均感困难，前人称为"木舌"，可用土鳖虫 6g、食盐 3g，研末服，每日 2 次，或煎汤服。也可同时用土鳖虫煎汤含漱。

本品有活瘀血、续筋骨的特殊作用，凡是跌打损伤、骨折筋断等症，可配合乳香、没药、龙骨、自然铜、三七、海风藤、骨碎补、川续断等，为细末，配入麝香少许，温酒服用。外科接骨方药中，多有本品。对闪腰岔气，疼痛不能转侧，也可用土鳖虫 9 个，焙黄研末，每日分 2 次服用，或配合牛膝、泽兰、续断、狗脊、桃仁、赤芍等煎汤同服。

过去市场上曾将龙虱当作䗪虫，而另将土鳖虫分开。根据文献记载及目前市场出售情况，现在土鳖虫即䗪虫，龙虱不再叫䗪虫。

虻虫破血，遍行经络，能祛除真气运行难到之处的瘀血。土鳖虫破血，搜剔血积，接补筋骨折伤又为其专能。

用量一般为 1.5~4.5g。入汤剂可稍多，入丸散可稍减。

孕妇及无瘀血者忌用本品。

第9讲　其他药物

在前面八讲中已介绍了200多种药物。按照前面几讲的分类法，还有一部分药物没有归纳进去，例如止咳化痰药、祛风湿药、息风止痉平肝药、止血药、芳香开窍药、消食导滞药、杀虫药、截疟药、抗肿瘤药等等，这些药物就都放在本讲中介绍。因为从这些药物的性味、功能、主治来看，不能归属于同一类，所以把本讲称作"其他药物"。

苦　杏　仁

苦杏仁味苦、辛、微甘，性温，有小毒。主入肺经，功能为降气行痰、除风散寒、润燥通肠。常用于以下几种情况。

1. 治咳嗽

风寒犯肺，肺失宣发肃降的功能，肺气不利而致咳嗽，常伴有寒热、头痛、咯痰、胸闷等症，可用苦杏仁散风寒、降肺气、化痰利肺而止咳平喘，常配桔梗、前胡、紫苏叶、陈皮、半夏、炙甘草（如杏苏散）等。风热犯肺、肺失清肃而发热、口渴、咳嗽、不恶寒，可以本品配桑叶、菊花、桔梗、薄荷、牛蒡子（桑菊饮）等。肺气苦上逆，本品主要有降肺气的作用，故虽无风寒外感，但凡由于肺气上逆而导致的咳嗽均可应用。这种情况，常配合旋覆花、紫苏子、白前、炒莱菔子、枇杷叶等。

2. 平喘促

肺为娇脏，凡外感、内伤之邪（如风寒、风热、痰、饮、火、热等），影响到肺，肺失肃降，肺气不利而上逆，则可发生呼吸喘促。苦杏仁专能降利肺气而平喘，尤其是配合麻黄（麻黄宣肺、苦杏仁降气）更能加强定喘作用，所以前人有"杏仁是麻黄的臂助"的说法。常用治喘方剂中多有麻黄、杏仁，例如三拗汤（麻黄、杏仁、甘草）治风寒喘；麻杏石甘汤（麻黄、杏仁、生石膏、甘草）治肺有郁热、外受风寒的喘；定喘汤（麻黄、杏仁、白果、款冬花、桑白皮、紫苏子、黄芩、半夏、甘草、生姜）治肺虚感寒，气逆膈热而作哮喘等。

3. 润燥通肠

肺与大肠相表里，由于肺气不降而致大肠气秘、大便干结者，可用本品降肺气、润肠燥、开气秘而润肠通便，常配合瓜蒌、桃仁泥、槟榔、枳实等。本品含有丰富的脂肪油，对老人（或久病体弱）肠道乏津而大便燥结难下者，也常用本品与火麻仁、郁李仁、桃仁、松子仁、柏子仁等同用。

桃仁泥（打碎的叫"泥"）偏治大肠血秘，杏仁泥偏治大肠气秘，都应少佐陈皮以行气。

治咳、喘时用杏仁，兼大便秘者用杏仁泥。

杏仁有苦杏仁、甜杏仁两种，处方上只写杏仁，药房即给苦杏仁，须用甜杏仁时须写清楚。苦杏仁力较急，适用于壮人、实证。甜杏仁味甘、性平、力较缓，适用于老人、体虚及虚劳咳喘。

苦杏仁有小毒，小儿使用时，须注意用量不可过大，以防中毒而致呼吸麻痹。

用量一般为3~9g。儿童用量要小心。

久咳肺气虚者慎用本品。

苦杏仁中毒时，轻者可用杏树皮60g煎汤服用，重者须急送医院抢救。

桔　　梗

桔梗味苦、辛，性平。主要功能为宣通肺气、疏风解表、祛痰排脓、利咽、升提。兹分述如下：

1. 宣通肺气、疏风解表

肺主皮毛，若外感风寒，邪束皮毛，就可造成肺气不宣，因而发生外感咳嗽，症见恶寒、发热、头痛、鼻塞、咳嗽、胸闷吐白痰等。可用桔梗宣通肺气，疏散风寒。常配苦杏仁、紫苏叶、前胡、陈皮、荆芥、防风、炙甘草等。若风热从皮毛、口鼻犯肺，而导致风热咳嗽（发热多、恶寒少或不恶寒、头痛、口渴、脉数、咳嗽、吐黄白痰或黄痰），可用本品宣肺疏表以散风热，常与桑叶、菊花、苦杏仁、牛蒡子、芦根、荆芥、薄荷等同用。因肝气郁滞、气机不畅影响到肺气失宣（胸闷、胁胀、喜长吁、性急躁、生气则咳嗽加多等）者，也可用本品宣散肺郁，常配合厚朴、苦杏仁、枳壳、苏梗、香附等。

2. 祛痰、排脓

对肺失宣畅，气机不利而肺中痰阻，咳嗽、多痰，或痰多不易咯出等症，本品能宣畅肺气，祛痰止咳，常配合半夏、橘红、茯苓、紫苏子、瓜蒌、苦杏仁等。若风寒束肺，兼有内热未能及时宣发疏散，邪郁化热，壅滞不散，蕴而成痈，发生肺痈（咳嗽声重、胸胁部隐痛，或中府穴处疼痛，咯吐脓、血状痰，或脓痰如米粥，其味腥臭），可用本品祛痰排脓，促使痰浊脓汁排出体外，常配合生甘草、生薏苡仁、冬瓜子、金银花、贝母、桃仁、芦根等。现代实验研究表明，本品有祛痰作用。

3. 利咽

咽喉为肺胃的门户，肺有火热可致咽喉红肿疼痛、口渴、喜冷饮等症，可用本品宣散肺热而利咽喉、止疼痛。常配生甘草、山豆根、薄荷、射干、牛蒡子等。若阴虚火旺、虚火上炎而致咽喉疼痛（没有明显红肿）、夜晚口渴、手足心热等症，可配合麦冬、生地黄、玄参、炙鳖甲等。

4. 升提

桔梗有引药上浮入肺的作用，故常用本品作为引经药；本药又有升提肺气的作用。肺主通调水道，如因肺气不得宣通而气化失利导致全身水肿、尿少者，可用本品加入应证汤药及利水药（桑白皮、冬瓜皮、陈皮、大腹皮、茯苓等）中，可起升提肺气而利尿的作用（此法前人称为提壶揭盖法），常配合桑白皮、紫苏叶、苦杏仁、枳壳等。此外，本品配炙黄芪、柴胡、升麻等，可升阳气，常配合应证汤药用于中气下陷、胃下垂、子宫脱垂、脱肛等症。

苦杏仁降肺气而化痰浊，桔梗升宣肺气而祛痰排脓。

生薏苡仁利湿排脓而治肺痈，桔梗宣肺、祛痰、排脓而治肺痈。

用量一般为3~6g。肺痈破溃后，用于排脓时，用量可稍增大。用量太大可引起呕吐。

虚证咳嗽及干咳无痰者不用本品。

白　前

白前味辛、甘，性微寒。功能为下气降痰。凡因肺气不降或肺气上逆而致胸膈逆满、肺气壅实、痰浊不下之症，均可选用本品。例如：外感风寒而致肺气上逆咳喘痰多者，可配苦杏仁、紫苏叶、紫苏子、荆芥、前胡、生姜等；肺热而致咳嗽、气逆、痰多者，可配桑白皮、地骨皮、黄芩、瓜蒌、知母等；久嗽上气，浮肿气短，胸闷胀满，昼夜不能平卧，喉中痰鸣，前人有白前汤（白前、紫菀、半夏、大戟），可随证加减选用。

前胡宣畅肺气，偏用于外感咳嗽。白前泻肺降痰，偏用于痰实气逆而致的咳喘。

旋覆花下气行水，偏用于胸膈痰结坚痞，痰唾黏如胶漆。白前下气降痰，偏用于胸胁逆气、肺中痰实的喘嗽。

用量一般为3~10g。

虚证咳嗽及体弱者慎用本品。

贝母（附：土贝母）

贝母一般分川贝母与浙贝母两种。

川贝母味苦、甘，性平，主要功能为润肺化痰、开郁宁心。因能润肺化痰，故常用于阴虚劳热所致的咳嗽，可与百合、沙参、麦冬、玄参、蜜紫菀、石斛、蜜枇杷叶等同用。肺痈溃后，脓已吐尽，尚有咳嗽、吐痰、气短、午后烦热、口燥咽干者，可配合桔梗、当归、生黄芪、甘草、麦冬、天花粉等。因其有开散心经气郁的作用，故也可用于心胸气机郁结而致的胸闷、胸痛、心悸、少眠、善忘、郁郁不乐等症，常配合远志、茯苓、香附、红花、郁金、石菖蒲、瓜蒌、枳壳等。我有时用川贝母配珍珠母、生赭石、远志、茯苓治疗心悸有效。川贝母还有引药入心的作用。

浙贝母味辛、苦，性微寒。功能与川贝母差不多，但辛散、清热之力大于川贝母，故适用于外感咳嗽，常配合桑叶、菊花、苦杏仁、桔梗、前胡、牛蒡子等。对于痰火郁结（气有余便生火）而致颈部起瘰疬、肿大疼痛，或单侧，或双侧，或单个，或成串者，可用本品散郁清热、消痰散结，常与生牡蛎、玄参（消瘰丸）、夏枯草、白芍、香附、海藻等同用。疮疡肿毒等初起，局部硬结肿痛者，可以本品散结开郁以助疮毒消散，常配金银花、连翘、赤芍、红花、炙穿山甲、地龙、天花粉、陈皮等。

土贝母可供散结解毒用，多用于外科，不可与川贝母、浙贝母相混。

半夏性温燥，主要用于脾经湿痰。贝母性凉润，主要用于肺经燥痰。

用量一般为3~9g。川贝母可研为细粉，随汤药冲服，每次0.9~1.5g。

据现代研究报道，川贝碱能增强离体子宫的收缩，抑制离体肠管的蠕动。大量川贝碱能使中枢神经系统麻痹，呼吸运动抑制，并使周围血管扩张，血压降低，心搏变慢；浙贝碱有较明显的镇咳作用。

有湿、停食、脾胃虚寒者，均忌用。

紫　菀

紫菀味苦、辛，性微温。本品功能为化痰降气、清肺泄热、通调水道，是常用的止咳药。例如：紫菀汤（紫菀、知母、贝母、阿胶、党参或人参、茯苓、甘草、桔梗、五味子、莲子肉）适用于劳热咳嗽、肺痈（后期）、肺痿、吐血等症；紫菀丸（紫菀、五味子）适用于咳嗽日久痰中带血；止嗽散（紫菀、白前、荆芥、桔梗、百部、陈皮、甘草）适用于伤风咳嗽；紫菀散（紫菀、款冬花、百部，共为细末，每次 9g，用乌梅 1 个、生姜 3 片，煎汤送服）适用于久咳不愈。本品还对"血痰"有较好疗效。前人认为本品能"泄上炎之火，散结滞之气"，可资参考。

据现代研究报道，本品对实验动物有祛痰作用，并有一定的抑菌作用，对流感病毒有抑制作用。

本品苦能降气达下，辛可益肺，能使气化下达于膀胱而利小便。因肺经有邪，肺气壅滞，气不能下达于膀胱而小便不利、尿少短赤者，可与茯苓、通草等同用。

紫菀用蜜炙后，可增强其润肺止咳的作用。肺痨咳嗽、痰中带血者，或肺燥、咽痒、干咳者，均须用蜜炙紫菀。

款冬花偏于温肺，多用于寒性痰饮所致的咳嗽。紫菀偏于开散肺气郁滞，多用于风热郁肺所致的咳嗽。

本品辛而不燥，润而不寒，补而不滞，故无论内伤、外感所致的咳嗽，都可随证加减选用。

用量一般为 3~10g。

用于治阴虚咳嗽时，需与滋阴药同用。

款　冬　花

款冬花味辛、微苦，性温。主要功能为温肺化痰、止咳平喘，蜜炙后能润肺，是治疗咳嗽常用的药物。把款冬花烧烟，用纸筒吸烟，也能治咳嗽。

对外感风寒而致咳嗽、气喘、喉中有痰似水鸡声者，本品辛温能散寒化痰，微苦能降气平喘，可与射干、麻黄、半夏、细辛、紫菀、苦杏仁、甘草等同用。

对久咳、劳嗽，常用本品润肺止咳，多与川贝母、甜杏仁、紫菀、麦冬、沙参、玄参等同用。久咳、痰中带血者，可加百合、藕节；肺中有热者，可加桑白皮、知母、黄芩等。

款冬花偏于治寒性咳嗽，火热性咳嗽不宜用。马兜铃偏于治火热咳嗽，寒凉咳嗽不宜用。

百部对新久咳嗽都可以随证选用，款冬花则偏用于日久咳嗽。

紫菀偏于宣肺化痰而治咳；款冬花偏于温肺化痰而治咳。二药常合用，能增强止咳的作用。据现代研究报道，紫菀无显著的镇咳作用，但有明显的祛痰作用；款冬花祛痰作用并不显著，但有显著的镇咳作用。

用量一般为3~9g。

火热咳嗽忌用本品。

百　　部

百部味甘、苦，性微温，有小毒。功能润肺而止咳。本品温而不燥，润而不腻，对新久咳嗽，都可采用。

对伤风感冒咳嗽，常与荆芥、桔梗、紫菀、白前、陈皮、甘草、紫苏叶、苦杏仁等同用。

对肺痨咳嗽，常与沙参、贝母、知母、麦冬、百合、阿胶、甜杏仁等同用，若兼见潮热、盗汗、下午颧红、五心烦热等症者，可加炙鳖甲、牡丹皮、地骨皮、生地黄、玄参、秦艽等。据现代研究报道，本品对人型结核杆菌有完全抑制作用。对各型肺结核均可在辨证论治的基础上加以运用。有报道：单用本品久服，对肺结核也有治疗效果。

对小儿百日咳的痉挛性咳嗽，可与细辛、生姜、五味子、麻黄、白术、紫菀等同用。用本品单味药制成糖浆治疗百日咳，也有一定效果。本品对百日咳还有预防作用。据现代研究报道，本品有镇咳作用，对实验性流感有预防作用，也有治疗作用。

百部能杀蛔虫、蛲虫、蝇、虱及一切树木蛀虫。单用煎剂、粉剂，或灌肠用，对治蛲虫有一定的疗效。也可与使君子、大黄、鹤虱、槟榔、苦楝皮等同用，煎汤内服，治蛔虫也有一定作用。

用本品烧烟可灭虱（人头发内虱、体虱、阴毛虱），或用水煎洗。对树木蛀虫可用烟熏或煎水喷洒。

本品煎水洗疥癣也有疗效。

用量一般为3~9g。外用适量。

消化不良及大便溏泄者，不宜用本品。

马 兜 铃

马兜铃味苦、辛，性寒，主要功能为清肺热、降气止咳，并能泻大肠之热而治痔疮肿痛。

本品主要用于治肺热咳嗽，功能为凉肺降气。常与桑白皮、栀子、黄芩、贝母、苦杏仁、甘草等同用；如兼有咳血者，可加阿胶、白及、藕节、白茅根等。

桔梗治咳，偏于开宣疏通，适用于感冒外邪的新得咳嗽；马兜铃治咳，偏于清降凉肺，适用于咳久而致的肺热咳嗽。

前胡宣散外感风热，祛痰降气而止咳；马兜铃清泻嗽久而生的肺热，凉肺降气而止咳。

肺与大肠相表里，肺热移于大肠，可生痔疮便血。本品能清泻大肠热邪，对痔疮肿痛，可与地榆、槐花、槐角、枳壳、黄芩、连翘等同用。

对自觉咽中似有梅核，咯之不出，咽之不下的梅核气，可用本品 15~30g 水煎服。我常与旋覆花（包煎）、生赭石、黄芩、香附、紫苏梗、半夏、茯苓、乌梅炭、金果榄等同用。

前人对马兜铃有"汤剂中用之，多作吐"的记载。我在临床上，如用生马兜铃，确见多数人发生呕吐，有的人甚至吐得很厉害。如用蜜炙马兜铃就很少发生呕吐。

用量一般为 3~6g。

据现代研究报道，本品有祛痰和扩张支气管的作用。

风寒咳嗽初起者，不宜用本品。

据近几年报道，本品含有马兜铃酸，久服、多服对人体有害，故不宜单用、久服。我国前人多用蜜炙马兜铃，不知蜜炙后是否对马兜铃酸有影响。看来对中药的现代研究，还需深入。

马兜铃的根名青木香，有清热解毒、消肿止痛的功能，主要用于外科。但也有用于胸、腹、胃痛者。现代研究报道，青木香与马兜铃都有降血压的作用，可用于治疗高血压病。

桑 白 皮

桑白皮味甘、辛，性寒，主要功能为泻肺火、降肺气、利小便。兹分述如下。

1. 泻肺火、降肺气而清肺止咳

肺有火热而致咳嗽、吐黄痰或黏稠痰、口渴、气喘、咳血等症，可用本品配地骨皮、黄芩、生石膏、知母、甘草、川贝母、瓜蒌、芦根等。

2. 利水消肿

由于肺失清肃，影响到水分的正常排泄而致水停肌肤，出现水肿、胀满、呼吸喘促、头面、四肢皆肿、小便不利等症，可用本品清肺热而利水，常配大腹皮、茯苓皮、陈皮、生姜皮、冬瓜皮、车前子等。

桑叶凉血，祛风，清热；桑枝通关节，达四肢，治风湿，疗痹痛。

地骨皮、桑白皮均能清肺中火热。其中，地骨皮入肺经血分，降肺中伏火，兼能益肾除虚热；桑白皮入肺经气分，泻肺中实火，兼能利水消肿。

车前子利水，偏于利水之下窍；桑白皮利水，偏于利水之上源。

桑白皮用蜜炙后，可稍减其寒性，并可有些润肺的功用。利水须用生桑白皮。

用量一般为 3~9g。

肺气虚及风寒咳嗽者慎用本品。据现代研究报道，本品有显著的利尿作用。

枇 杷 叶

枇杷叶味苦、性平，功能为泻肺降火、清热化痰、和胃降气。本品最大的特点是"下气"，常用于痰热咳嗽、呕逆哕吐等症。

1. 痰热咳嗽

肺气不降，气郁化热，肺热生痰而致的痰热咳嗽（咳逆上气、痰黏稠难出或痰黄、口渴、脉滑数、舌苔黄腻），可用本品清肺降气，气下则火降，火降则痰消，常与黄芩、栀子、沙参、瓜蒌、知母、苦杏仁等同用。本品用蜜炙后，能增加润肺的作用，常用于肺热伤津或肺燥气逆而致的咳嗽。

2. 呕逆、哕、吐

胃气失和，气逆而呕，或胃热火逆而致干哕或吐物热臭酸腐、口渴等。本品具有清热和胃、降气止呕的功效，可与竹茹、茯苓、槟榔、生姜、半夏、佩兰、紫苏子等同用。本品用姜汁炙后，能增强降逆止呕的作用，可用于胃气上逆而致的呕吐。

桑白皮与枇杷叶均能治肺热咳嗽，但桑白皮兼能泻肺行水，枇杷叶兼能降气和胃。

马兜铃与枇杷叶都能清肺热，但马兜铃兼能清大肠热而治痔疮，枇杷叶兼能清胃热而降逆止呕。

用量一般为 6~12g；鲜者可用至 15~30g。用时刷净绒毛。

独　活

独活味辛、性温，功能为搜风去湿、发散风寒，常用于伤风头痛、牙痛，风寒湿痹引起的腰痛、腿痛等。兹分述如下。

1. 伤风头痛、牙痛

独活能发散风寒并且善搜肾经伏风。因伤风寒而致头痛连及齿、颊皆痛者，是风邪波及肾经所致，常配细辛、防风、白附子、荆芥、川芎等。

2. 风湿痹痛

风寒湿三邪侵入致气血流行不畅而产生腰、膝、足、胫筋骨疼痛，可用本品搜风、祛湿、散寒，常与桑寄生、杜仲、细辛、牛膝、当归、威灵仙、续断、制附片、地龙等同用。

羌活、独活皆能祛风湿。其中，羌活药力雄厚，比较猛峻，偏入足太阳（膀胱）经，善治风湿相搏的头痛（后头部疼痛较重者，效果更好）、肢痛、一身尽痛；独活的药力较羌活稍缓和，偏入足少阴经（肾经），善搜少阴经伏风，多用于腰、膝、足、胫的筋骨痹痛。羌活偏于治游风，独活偏于治伏风。

威灵仙祛风湿，能达十二经，兼能祛痰水积聚，性极快利；独活祛风湿，主搜肾经伏风、寒湿，兼治奔豚（古病名，从证候表现看，类于胃肠神经官能症，而出现肠道积气和蠕动亢进或痉挛状态。因其发作时有如小猪奔闯，故名）、疝瘕。

细辛偏入肝肾二经血分，善治风寒、风湿，兼通九窍；独活偏入肾经气分，善治伏风、寒湿，兼治齿痛。

用量一般为 3~9g。

阴虚者不宜用本品。

五　加　皮

五加皮味辛、苦，性温，主要功能为祛风湿、壮筋骨、消水肿，最常用于腰腿筋骨疼痛、两脚软弱无力等。

1. 风湿痹痛、腰膝软弱

本品既能祛风湿，又能益肝肾、壮筋骨、强腰膝。肾主骨，肝主筋，肝肾两虚，风寒湿侵入筋骨而致腰腿疼痛、关节拘挛者，可用本品与苍术、薏苡仁、牛膝、萆薢、木瓜、威灵仙、独活等同用。对小儿脚软行迟，可与牛膝、木瓜、苍术等同用。

2. 阴部湿痒、全身水肿

因风湿邪气引起的阴部湿痒，可配黄柏、石菖蒲、蛇床子、苦参、防风、荆芥、生艾叶等煎汤外洗。

对由于肾虚而致腰疼、全身浮肿之症，可配猪苓、茯苓、车前子、续断、冬瓜皮、葶苈子、泽泻、大腹皮等。

白鲜皮祛风湿，气寒善行，偏用于风疮疥癣，诸黄风痹；五加皮祛风湿，兼益肝肾，偏用于筋软骨弱。

木瓜理筋病，偏用于筋急、筋软；五加皮壮筋骨，偏用于筋软弱骨无力，缓筋急则不如木瓜。

五加皮有南、北的分别，南五加皮祛风湿、壮筋骨之力较优，偏用于腿软脚弱。北五加皮消水肿之力较好，偏用于腿脚浮肿。

据现代研究报道，南五加皮含有丰富的维生素 A、B 及挥发油，对维生素 B 不足所致的脚气病有治疗作用；北五加皮含有强心苷，有类似毒毛旋花子苷 K 样作用。一般习惯上认为南五加皮效果较好，有补益肝肾的作用，为正品；北五加皮有一定毒性，注意不可用大量。

用量一般为南五加皮 4.5~9g，北五加皮 3~6g。

北五加皮如用量较大，可产生呕吐，并使心跳减慢，须密切注意。

威 灵 仙

威灵仙味辛、咸，性温，主要功能为祛风湿，其性善走，无处不到，可以宣通五脏、十二经络，兼能除痰消积。主要用于全身关节疼痛、屈伸不利。对腰膝腿脚疼痛，效果更好，常配羌活、独活、桑寄生、桂枝、续断、当归、红花、防己、薏苡仁、炙穿山甲、制附片等。

豨莶草偏用于湿重的关节疼痛，威灵仙偏用于风重的关节疼痛。

秦艽治风湿痹痛偏在阳明经者，威灵仙治风湿痹痛偏在太阳经者。

老鹳草祛风湿、健筋骨，主要用于筋骨肌肉损伤、麻木和风湿痹痛；威灵仙祛风湿，主要用于风寒湿留滞于经络的痹痛。

此外，对癥瘕积聚、黄疸浮肿、风湿痰气、冷气作痛等，均可结合应证药物加入本品。其性走窜快利，可使收效迅速。

前人有用威灵仙 37.5g、砂仁 31g、砂糖一匙，煎汤频服，以治疗鱼骨鲠于咽部的经验。曾有一医院报道用威灵仙治鱼骨鲠咽数十例，确有较好效果。可供参考。

用量一般为 3~12g。

本品于体虚气弱者慎用，血虚而致筋骨拘挛疼痛者忌用。

秦　艽

秦艽味苦、辛，性平，主要功能为祛风利湿、退骨蒸劳热，常用于以下几种情况。

1. 风寒湿痹、周身及关节拘挛疼痛

风寒湿三种邪气侵入机体，合而为病，影响气血正常运行，气血痹阻，而致全身肌肉或关节疼痛，或筋肉拘挛疼痛，或兼发热、关节肿胀等。秦艽有祛风利湿、退热、缓解拘挛的作用。常与独活、桑寄生、威灵仙、当归、红花、防己、牛膝、薏苡仁等同用。寒重者可加制附片、桂枝；湿重者可加苍术、白术；风盛者可加防风、羌活；筋脉拘挛重者可加木瓜、白芍、伸筋草、炙穿山甲等。据现代研究报道，秦艽所含生物碱 A 能通过神经系统间接影响脑垂体使肾上腺皮质功能亢进，故对关节炎有治疗作用。可资参考。

2. 阴虚劳热

由于阴虚而引起的骨蒸劳热（下午潮热、两颧发红、肌肉消瘦、盗汗、晚间口干渴、舌红、脉细数），本品可退虚热，常配银柴胡、地骨皮、白薇、青蒿等。例如秦艽鳖甲散（秦艽 15g，鳖甲、柴胡、地骨皮各 30g，当归、知母各 15g，为粗末，每剂用 15g，加乌梅 1 个、青蒿 1.5g，清水煎服，早晚各 1 剂）就是临床上治疗骨蒸劳热常用的药方，可根据此方随证加减。

3. 退黄疸

本品兼有通便利水、退黄疸的作用，前人有用本药治"黄疸、酒疸""去遍身黄疸如金"的记载。对湿邪郁蒸而致发黄者，可与茵陈、黄柏、车前子、栀子、茯苓等同用。1971 年我会诊一黄疸型传染性肝炎患者，曾经住医院用大量的茵陈、栀子、黄柏、板蓝根、蒲公英等多剂，黄疸久久不退，真是遍身如金。当时我想既然服茵陈等无效，若再用茵陈剂当然仍是无效，因而想到了秦艽、白鲜皮均有退黄疸作用，即根据辨证立法，在处方中重用了本品和白鲜皮，结果黄疸渐渐退除。其处方如下：柴胡 12g、黄芩 9g、车前子 15g、黄柏 12g、秦艽

12g、白鲜皮 30g、茯苓 12g、泽泻 12g、焦三仙各 9g、槟榔 9g、蒺藜 12g、草豆蔻 9g。随证加减，约服 20 剂而渐愈。通过此例来看，本品确有退黄作用。一得之见，仅供参考。

此外，本品兼能入大肠经，有通便、治下牙肿痛、口眼歪斜等作用，可随证选用。

银柴胡治虚劳，偏用于寒热交作的；秦艽治虚劳，偏用于潮热骨蒸的。

独活与秦艽都能治身体下部风湿疼痛，但独活用于风湿寒痛，秦艽用于风湿热痛。

用量一般为 3~9g。

脾胃虚寒、大便泄泻者勿用。

据现代研究报道，经动物实验证明，秦艽碱 A 抗风湿作用和可的松近似，并有一定的抗过敏性休克及抗组胺作用，有升高动物血糖的作用，并可使肝糖原明显下降。

豨 莶 草

豨莶草生用味苦、辛而性寒，蒸制后味甘、性温，主要功能为祛风湿，蒸制后兼可益肝肾，去肝肾风气。常用于筋骨、关节疼痛，四肢麻痹，腰腿无力等症。今举几个常用方剂如下。

1. 豨莶丸（《济生方》）

治中风，口眼歪斜，口吐涎沫，语言滞涩，手足酸软无力。豨莶草 500g（鲜者洗净，用蜜、酒拌蒸，蒸 9 次，每次蒸约半小时；晒干再蒸）、赤芍 31g、白芍 31g、熟地黄 62.5g、川乌 18g、羌活 31g、防风 31g，共为细末，炼蜜为丸，如梧桐子大，每次 100 丸，每晨空腹时温酒或米汤送服。市场上有成品豨莶丸，与本方稍有出入，可用于关节炎、坐骨神经痛等。

2. 豨桐丸（验方）

治感受风湿传于四肢经络，致两足酸软无力，两手不能举等。豨莶草（炒）250g、臭梧桐（花叶茎子均可，切片晒干炒用）62.5g，共研细末，炼蜜为丸，如梧桐子大，每服 12.5g，早晚白开水送服。忌食猪肝、羊血。另一方是：豨莶草 31g、臭梧桐 93g，共为细末，每服 6~9g，或渐增至 12~15g，日服 2 次。

对于湿邪较重的关节疼痛或两腿沉重、酸软无力等症，我常以本品 15~31g，与独活、桑寄生、续断、南五加皮、牛膝、威灵仙、薏苡仁、防己等同用；若兼寒重，疼痛明显者，再加制附片、补骨脂等，每收理想效果。请参考试用。

据现代研究，豨莶草有降低血压的作用。

用量一般为 6~13g，重症可用到 15~31g。

海 风 藤

海风藤味辛、苦，性微温，主要功能为祛风湿、通经络。常用于风寒湿痹所致的关节、肌肉疼痛，屈伸不利，四肢拘挛或麻木不仁，阴天下雨则加重等症，可与羌活、独活、秦艽、当归、桂枝、川芎、桑枝、乳香、木香、青风藤、豨莶草同用。

青风藤祛风兼能行痰，偏用于风湿流注、历节（以关节红肿、大小关节游走性剧烈疼痛为特点）、鹤膝（以关节肿大疼痛，而股胫的肌肉消瘦为特征，形如鹤膝，故名）；海风藤祛风、通经络，偏用于风寒湿所致的关节、肌肉疼痛。

用量一般为 6~15g，重症可用至 30g。

血虚、阴虚及肾虚（无风寒湿邪）腰腿痛者不宜用本品。

络 石 藤

络石藤味苦、性微寒，功能为通经络、利血脉、祛风湿。适用于关节疼痛、肌肉酸楚、筋脉拘急、屈伸不利，风寒湿邪久郁不愈，郁而化热，或机体阳盛，正邪相搏从阳化热而出现关节疼痛处发热、身有微热、患肢于夜间不欲多盖衣被等热象者，常与桑枝、防风、红花、赤芍、忍冬藤、当归、乳香、没药、豨莶草、伸筋草等同用。我常用于风湿性关节炎兼有发热者。

海风藤治风湿痹痛，偏用于风寒湿较重无热象者；络石藤治风湿痹痛，偏用于兼有热象者。

豨莶草用于湿邪偏重、腰腿疼痛、乏力者，兼有益肝肾作用；络石藤用于风湿化热、筋脉拘急疼痛者，善通经络，无补益作用。

用量一般为 6~15g，重症有时用至 30g。

海 桐 皮

海桐皮味苦、性平，主要功能为祛风湿，治腰腿疼痛、四肢肌肉疼痛，对风湿痹痛明显者，随证加入，常可减轻疼痛，常与羌活、独活、威灵仙、当归、防风、海风藤、桂枝、桑枝、红花、制附片等配合应用。

对于较顽固的、容易复发的皮肤痒疮、痒疹、荨麻疹等，我常以本品随证配防风、荆芥、红花、赤芍、丹参、白鲜皮、炙穿山甲、皂角刺、苦参、连翘、蛇蜕（0.3~0.6g）等，常可取效。仅供参考。

本品用酒浸外用，可用于疥癣等皮科、外科疾患。

五加皮（南五加皮）偏于壮骨舒筋而用于腰脚乏力，筋脉拘挛疼痛；海桐皮偏于祛风湿、通经络，用于风湿性疼痛，止痛的效果较明显，并可外用于治疥癣。

用量一般为内服3~9g，外用适量酒浸。

据现代研究报道，海桐皮所含的生物碱对横纹肌有松弛作用，对中枢神经有镇静作用。

本品也有积蓄作用，毒性主要表现为心肌及心脏系统的抑制，大剂量使用，可引起明显的心律失常及低血压。

千 年 健

千年健味辛、甘、苦，性温，功能为壮筋骨、祛风气、活血通络，适用于老年人筋骨无力、手足麻木等症。对于青壮年人风湿疼痛、手足拘挛、筋骨屈伸不利等症，也常随证选用。老年人可配熟地黄、当归、枸杞子、南五加皮、续断、桂心、独活、羌活、红花、山药、党参、白术、山茱萸、川芎等。一些壮筋骨的药酒中，常有本品。临床常与当归、红花、独活、桑寄生、续断、炙穿山甲、透骨草、骨碎补、络石藤、海桐皮等同用。

千年健有浓厚香气，用于胃痛，也有良效，一般可与香附、高良姜、木香、砂仁、丹参等同用。对老人胃痛更为适合。

络石藤偏于通经络，千年健偏于壮筋骨。

豨莶草偏于祛湿邪，千年健偏于祛风气（治风气作痛）。

用量一般为6~12g，重症也可能加至30g。

老 鹳 草

老鹳草味苦、辛，性温，主要功能为祛风湿、疏通经络、活血、健筋骨。对于风寒湿三邪侵入机体而引致的关节痹痛、肢体麻木、皮肤麻痒等，可配当归、桂枝、赤芍、红花、羌活、独活、防风、海风藤等。我对风湿性关节炎患者，关节屈伸不利，血脉不通者，常加用本品30g，似有一定效果，仅供参考。

老鹳草单用时可以浸酒饮用，也可以熬成流浸膏服用。

用量一般为9~15g，特殊情况可用到30g。

伸 筋 草

伸筋草味苦、辛，性温，主要功能为舒筋活络，兼能祛风湿。对风湿痹痛而出现关节屈伸不利、筋脉拘急不易伸开等情况者，可在应证汤药中加用本品15~30g，对舒筋活络有帮助，常与羌活、独活、当归、白芍、木瓜、生薏苡仁、红花、桃仁、桂枝、鸡血藤、海风藤等同用。对于肝肾不足筋失所养而致筋骨屈伸不利之症，常与熟地黄、山药、山茱萸、枸杞子、潼蒺藜、当归、白芍、千年健、红花、南五加皮等同用。

络石藤偏用于通经活络，伸筋草偏用于舒筋活血。

用量一般为9~15g，重症可用至30g。

透 骨 草

透骨草味辛、性温，主要功能为祛风湿、活血止痛。对于风湿疼痛，筋骨拘挛、肢体麻木等症，均可用本品与独活、羌活、附子、伸筋草、千年健、海桐皮、红花等同用，也可单用透骨草煎汤熏洗。本药外洗也有引药透入经络、血脉而祛风、活血、止痛的作用，又是本药的特点。

对疮疡肿毒、阴囊湿疹等，可用本品配生艾叶、白鲜皮、蛇床子、忍冬藤等煎汤外洗。

对于较深痼的风湿疼痛，筋骨拘挛，屈伸不利者，我常在应证汤药中加用透骨草15~30g、川乌6~9g、伸筋草25~30g、骨碎补9~12g，往往能提高疗效。仅供参考。

最近几年，我在治疗痹证时，常用透骨草15g、自然铜（先煎）6g、焦神曲12g三药同用以代虎骨，有强骨壮筋之功用。

用量一般为9~15g；特殊情况，可用至30g。外用时，量可适当加重。

因本品有活血作用，孕妇忌用。

追 地 风

追地风味酸、涩，性温，功能为祛风湿，常用于风湿痹痛、筋骨酸痛、足膝酸软麻木等症，可与独活、桑寄生、细辛、威灵仙、制附片、红花、透骨草、薏苡仁等同用。

本品除入肝肾两经外，兼能入大肠经，如风湿化热侵及大肠经，上攻而致牙痛、咽喉痛者，可与玄参、生地黄、地骨皮、丹参、山豆根等同用；下注而致下痢赤白、大便带血者，可与地榆、槐花、黄柏、黄连、木香、防风等同用。

用量一般为6~12g，特殊情况可用到15~30g。

桑　枝

桑枝味苦、性平，功能为祛风除湿、利关节。对风湿引起的肩臂膝足疼痛、全身关节疼痛、屈伸不利等症，可配片姜黄、防己、海桐皮、络石藤、豨莶草、独活、桑寄生、续断、牛膝、威灵仙等。对中风半身不遂、四肢拘挛不利等症，可以本品配防风、菊花、蒺藜、半夏、陈皮、竹沥、胆南星、红花、桃仁、赤芍、地龙等。

桑枝配萆薢、茯苓、薏苡仁、牛膝、泽泻、苍术、秦艽等，可用于湿热下注的脚气。

桂枝辛温，能通达四肢阳气，偏用于风寒痹痛。桑枝苦平，能利四肢关节，祛风气，偏用于风邪化热的四肢关节痹痛及中风半身不遂（有热象者）。

据现代研究报道，桑枝有显著的降血压作用，含有维生素B_1。

用量一般为10~30g。

松　节

松节味苦、性温，功能为祛风湿、活经络、利关节。常用于风湿痹痛（包括风湿性关节炎）较久，关节、筋骨拘挛疼痛，或关节胀痛、屈伸不利者。可与桂枝、伸筋草、透骨草、木瓜、防己、红花、威灵仙、羌活、独活、炙穿山甲等同用。寒湿较重者，可加制附片、细辛、桂心等。本品对膝关节的寒湿疼痛效果较好，可与牛膝、木瓜、海桐皮等同用。

伸筋草、透骨草偏用于筋骨拘挛的风湿痹痛。松节偏用于关节屈伸不利或关节肿胀的寒湿痹痛。

用量一般为9~15g，重症可用至30g。

丝　瓜　络

丝瓜络味甘、性平，功能为清热凉血、理气、通经络。

对胸胁部攻窜疼痛，可以本品与香附、郁金、枳壳等同用。对胸胁部跌打损伤疼痛，可配红花、桃仁、桔梗、片姜黄等。对闪腰岔气疼痛，可配乳香、没药、荔枝核、延胡索等。对风湿性关节炎的关节疼痛，可配独活、羌活、松节、威灵仙等。

本品还有凉血、止血的作用，对妇女崩漏、大便带血、痔疮出血等，可用丝瓜络炒炭，研末，每服 3g，每日 2~3 次；或与续断炭、艾炭、阿胶珠、棕榈炭（治崩漏）、地榆、槐花炭、防风、炙槐角、黄芩炭（治便血、痔出血）等同用。

用量一般为 6~12g。

蕲　蛇

蕲蛇又名白花蛇，味甘、咸，性温，有毒，主要功能为搜风活络，治一切风。前人有"能内走脏腑，外彻皮肤，透骨搜风，截惊定搐"的经验记载。常用于以下几种情况。

1. 中风、口面歪斜、半身不遂

大人中风，风痰瘀血阻塞经络，血脉不畅而致口面歪斜、半身不遂等症，可配桑枝、防风、胆南星、天竺黄、竹沥、蒺藜、当归、红花、赤芍、炙穿山甲、地龙、桃仁等。

2. 小儿风热、急慢惊风、抽搐、惊痫

小儿脏腑稚嫩，风热炽盛，突然惊吓，最易引起抽搐、惊风以及小儿下肢瘫痪等症，可以本品配朱砂、石菖蒲、郁金、胆南星、天竺黄、远志、全蝎、蜈蚣、羚羊角、牛黄等。常做成丸剂使用。

3. 比较重的骨节疼痛、肢体麻木

因风寒湿三邪痹阻经脉而致骨节疼痛、肢体麻木不仁者，可以本品配独活、羌活、荆芥、防风、威灵仙、薏苡仁、防己、秦艽、附子、红花、当归等。

4. 遍身疥癞、白癜风、痒疹、癣疮

本品搜风能够内走脏腑，外彻皮肤，一切皮肤风证，可以本品与白鲜皮、苦参、连翘、海桐皮、红花、丹参、蝉蜕、薄荷、皂角刺等同用。

乌梢蛇性味甘平，无毒，与蕲蛇功效相近。一般来说，乌梢蛇偏用于皮肤不仁、大风（麻风）、疥癞等症，蕲蛇偏用于大人中风、小儿惊痫等症。

用量一般为 0.9~3g，水煎服；如炒研为细末，随汤药冲服，每次可用 0.3~0.9g，温开水送服，每日 2~3 次。

无风邪者，或属于血虚生风者忌用本品。

僵　蚕

僵蚕味咸、辛，性平，主要功能为祛风解痉、消痰散结。常用于以下几

种情况。

1. 小儿抽搐、惊痫夜啼

可以本品与防风、全蝎、蜈蚣、胆南星、钩藤、天竺黄、蝉蜕、焦三仙等同用。

2. 肝风上扰所致的头痛、头晕

可与天麻、菊花、钩藤、蒺藜、白芍等同用。

3. 头面受风、口面歪斜

可与蜈蚣、全蝎、白芷、白附子等同用。

4. 颈部瘰疬、乳蛾（扁桃体炎）、痄腮（腮腺炎）等

可与桔梗、生甘草、锦灯笼、山豆根、射干（治乳蛾）、板蓝根、牛蒡子、马勃、青黛（治痄腮）、玄参、生牡蛎、贝母（治瘰疬）等同用。

用量一般为 3~9g。

全　　蝎

全蝎味甘、辛，性平，有毒，功能为息风、止抽搐，能引各种风药直达病所。对各种抽搐、惊风、惊厥，可与蜈蚣、天麻、钩藤等同用。例如小儿慢脾风（呕吐泻痢之后而出现的慢惊风），可用全蝎 9g、白术 9g、麻黄 9g，共为细末，2岁以下者每用 0.6~0.9g，3 岁以上者 1.5g，薄荷汤送下。对大人中风、口眼歪斜、半身不遂等，可与僵蚕、白附子（牵正散，治颜面受风、口眼歪斜）、桑枝、防风、半夏、陈皮、红花、桃仁、赤芍、炙穿山甲、地龙（治中风半身不遂）等同用。

全蝎与防风同用，可增强息风、止痉、定搐的作用。

蜈蚣祛风镇痉对于角弓反张、痉挛强直疗效好；全蝎息风镇痉，对于频频抽动、手足震颤、头部摇动效果好。二者合用，可互相增强治疗效果，故常同用。

用量一般为 1.5~9g。特殊病重者，可再增重些。单用蝎尾者，一般每次 3~8 条。

蝎尾祛风止痉的效果最好，多用于小儿抽风。

蜈　　蚣

蜈蚣味辛、性温，有毒，主要功能为止痉息风、解毒，常与全蝎同用。对癫痫，常与天麻、钩藤、全蝎、天竺黄、胆南星、半夏、朱砂、远志、石菖蒲、川

贝母等同用。

因高热动风而出现神志不清、四肢痉挛、颈项强直、抽搐、牙关紧闭等症，可与黄连、郁金、天竺黄、羚羊角、全蝎、僵蚕、钩藤、防风、蒺藜等同用。

对破伤风病牙关紧闭、颈项强直、四肢抽搐等症，可与防风、南星、全蝎、白附子、僵蚕、钩藤等同用。

此外，本品也可用于风寒湿痹所致的筋肉疼痛、麻木、僵板不灵活等，可与羌活、独活、秦艽、防风、威灵仙等同用。对疮毒、烫火伤、瘰疬等，也有解毒作用，常配乳香、没药、儿茶、雄黄等外用。

蜈蚣与全蝎镇痉息风的作用差不多，但蜈蚣息风、止痉、止痛的作用比全蝎好，全蝎治舌僵、言语不利、震颤、抽搐的作用比蜈蚣好。

全蝎主要用于定风，蜈蚣除息风外，还可用于解毒（以毒攻毒）。

用量一般为 1~3 条，或 1.5~4.5g。

地　　龙

地龙味咸、性寒，功能为清热息风利水、通经络。

温热病高热而狂言语乱，甚或抽搐者，可用本品清热而安神、止痉，常与黄连、郁金、远志、大青叶、石菖蒲、天竺黄、连翘、钩藤等同用。

因湿热积蓄于中、下二焦而出现腹水、下肢浮肿、小便不利者，可用本品清热利水，常与猪苓、茯苓、车前子、大腹皮、冬瓜皮、泽泻、川木通等同用。

本品性善下行而利水湿，故常用于脚气所致的足跗浮肿、脚缝湿痒、顽麻足软等症，可与木瓜、防己、吴茱萸、槟榔、紫苏等同用。

对四肢麻木、疼痛、屈伸不利等症，本品有通经活络的作用，可与桑枝、桂枝、络石藤、红花、炙穿山甲、伸筋草等同用。

近些年来用地龙治支气管哮喘有效，有的做成粉剂服用，有的做成注射液应用。

穿山甲、地龙均有通经活络、引药直达病所的作用，但穿山甲偏走全身、无处不到，地龙偏于下行，故治脚气常用，并能利水湿而消水肿。

用量一般为 3~9g。

据现代研究报道，本品有扩张支气管、解热、抗组胺、降血压等作用。

蒺　　藜

蒺藜原称白蒺藜，即刺蒺藜，味辛、苦，性微温，功能为疏肝郁、散肝风、泻肺气、明目。常用于以下几种情况。

1.头痛、头晕、目眩

由于肝风上扰而致头晕、头痛、目眩、口苦、目多眵等症，可用本品疏肝郁、散肝风，平肝以治头痛、眩晕，常与菊花、桑叶、天麻、钩藤、白芍、生牡蛎、羚羊角等同用。

2.目赤、目痛、多泪

外感风热或肝郁化热生风等而致目赤、目痛、流泪、眼花、羞明、多眵等症，可用本品散风清热、平肝，常与栀子、黄芩、木贼草、荆芥、桑叶、菊花、草决明、石决明、密蒙花等同用。

3.胸胁胀痛

肝气郁结或肺气失宣而致胸胁胀满疼痛，可用本品疏散肝郁，宣泻肺郁。常与柴胡、枳壳、香附、郁金、片姜黄、川楝子、延胡索、皂角刺等同用。对肝炎患者的胁痛，我常在辨证论治的汤药中，加用蒺藜 9~12g，同时配用皂角刺4.5g 或片姜黄 6~9g，每收较好效果。请参考试用。

4.癥块积聚

由于气血瘀滞、影响气血流通，久积成块，或左或右，可用本品疏肝气、散肝郁而行血散结，常与延胡索、当归尾、红花、桃仁、皂角刺、炙穿山甲、炙鳖甲、生牡蛎等同用。

潼蒺藜偏于平补肝肾，蒺藜偏于通散肝郁。

钩藤清肝热而息风，蒺藜散肝郁而息风。

用量一般为 6~9g。

血虚气弱者及孕妇均慎用本品。

天　麻

天麻味辛、性平，功能为息风、祛痰、止痉。最适用于虚风内动、风痰上扰而致的眩晕、四肢麻木、抽搐等症。常用于以下几种情况。

1.头痛、眩晕

本品味辛能散风，能入肝经，善息内风（肝风），有自内达外之功，并有祛痰的作用，所以一味天麻既能息风，又能祛痰。一般祛风、化痰药均有燥性，惟天麻辛润不燥，通和血脉，有益筋骨，故前人称天麻是"风药中之润剂"。如因肝风内动、风痰上扰而致的头痛、眩晕、眼黑、走路不稳、手足麻木等症，可与钩藤、蒺藜、菊花、川芎、赤芍、胆南星、桑叶、生地黄、泽泻等同用。如中风口眼歪斜、口角流涎，可与僵蚕、全蝎、白附子、荆芥、白芷、南星、半夏、苏木等同用。

2. 中风

中风半身不遂、言语不利、半身麻木等，可以本品与桑枝、半夏、制南星、红花、防风、桃仁、赤芍、地龙、蒺藜、钩藤、鸡血藤、川芎等同用。

3. 惊风、癫痫

小儿惊风、大人癫痫而致的抽搐、牙关紧闭、眼吊、烦躁不安等症，可与全蝎、蜈蚣、钩藤、天竺黄、黄连、黄芩、郁金、石菖蒲、远志、香附、陈皮等同用。

据现代研究报道，本品对实验性癫痫的动物，有制止癫痫反应的作用。

此外，本品配羌活、独活、防风、秦艽、威灵仙、桑枝、当归、陈皮等，也可用于风湿痹痛（包括风湿性关节炎、风湿痛等）、肢体麻木不仁等症。

苍耳子发汗散风湿，治头痛、头晕，善搜外风。天麻祛痰息风、定惊痫，治眩晕、头痛，偏治内风。

蔓荆子散上部风热，偏治外感实邪的头痛，内伤虚性头痛慎用。天麻偏治头痛眩晕属于内风夹痰者，外风头痛较少用。

用量一般为 3~9g。

血虚者慎用本品。

钩　　藤

钩藤味甘、性微寒，功能为清心热、息肝风、定惊痫、止抽搐，善治大人头旋目眩，小儿惊风瘛疭（手足抽动）。常用于以下几种情况。

1. 头重眩晕

由于肝风内动而致头旋、目眩、耳鸣、失眠、头重脚轻、筋惕肉瞤等症，可与菊花、天麻、防风、半夏、茯苓、蒺藜、泽泻、生石决明、生赭石等同用。据现代研究报道，本品有降血压的作用，故可用于高血压病。

2. 小儿发热抽搐

小儿高热不退、热极生风可致咬牙、项强、眼吊、四肢抽搐、烦躁不安等症，本品能清心热、息肝风而解痉镇静，常与菊花、全蝎、蜈蚣、黄连、郁金、天竺黄、桑叶、连翘、胆南星等同用。

3. 中风

肝风内动、风痰上扰而致忽然昏倒、口面歪斜、半身不遂、言语失利等症，名叫中风。本品有息肝风的作用，又有一定的舒筋活络作用，常与半夏、陈皮、茯苓、菊花、桑枝、桑叶、蒺藜、红花、赤芍、地龙、炙穿山甲等同用。

忍冬藤偏于清经络中的风热而治经络疼痛。钩藤偏于息肝风、清肝热而治筋惕肉𥆧、手足抽搐。

络石藤舒筋活络而治筋脉拘挛、不易屈伸。钩藤息风镇痉而治筋脉瘈疭（痉挛性抽动）、手足挛急。

僵蚕祛风偏治惊痫、中风，兼能化痰散结。钩藤息风偏止眩晕、抽搐，兼能清肝心热邪。据现代研究报道，本品除有降低血压的作用外，还有镇静作用，但无安眠作用。

前人使用钩藤息风时主张"后下"，认为钩藤后下力大、久煎力小。近人实验研究证明，本药煮沸煎熬超过 20 分钟，其降低血压的成分即受到部分破坏。

用量一般为 6~15g，特殊重症时可用到 30g。

石　决　明

石决明味咸、性凉，主要功能为平肝潜阳、益阴明目，是治疗肝阴不足、肝阳上亢最常用的药物。多用于以下几种情况。

1. 头痛、眩晕

由于肝肾阴虚致肝阳上亢而出现头痛、偏头痛、头晕、目眩、急躁易怒、失眠、轰然而热等症（包括高血压病出现这些症状者），本品可养平肝阴、潜镇肝阳，常与生赭石、生地黄、白芍、黄芩、香附、夏枯草、菊花、天麻、钩藤、桑寄生、牛膝、泽泻、蒺藜等同用。对于神经衰弱出现上述症状者，我常用生石决明（先煎）15~45g、生赭石（先煎）25~45g、生地黄 12g、生白芍 12g、香附 9g、黄芩 9g、蒺藜 12g、菊花 9g、远志 9g、夜交藤 15~30g（暂自拟方定名为"挹神汤"），以此为基础随证加减，曾统计观察 55 例（痊愈者 8 例，基本痊愈者 8 例，显著有效者 17 例，有效 19 例，无效 3 例），有一定效果，可供参考。本方也常用于妇女围绝经期综合征，请试用。

2. 视力障碍

因肝经有热而致目赤肿痛、羞明或目生障翳等，可用本品清肝热、明目，常与桑叶、菊花、蔓荆子、黄芩、生地黄、木贼草、决明子等同用。如因肝肾阴虚、肝阳上亢而致头胀、目痛、视力减退，或目生内障、青光眼等，本品可养肝阴、清肝热而明目，常与生地黄、熟地黄、地骨皮、石斛、菟丝子、山萸肉、五味子、枸杞子、菊花、夜明砂、知母等同用。如夜盲、视物不清，可与猪肝、羊肝、苍术、决明子等同用。

石决明生用，养肝阴、清肝热、潜降肝阳的力量较强；煅熟后，潜降清热的力量则较缓。故临床上用生石决明较多。

牡蛎潜阳兼入肾经，主治浮阳外越。石决明潜阳主入肝经，潜降肝阳上扰。牡蛎主收，石决明主降。

珍珠母潜阳，但偏于养心安神；石决明潜阳，但偏养肝潜降，降力大于珍珠母。

用量一般为生者 9~45g，煅者 9~20g。

赭　石

赭石，也叫代赭石，味苦、甘，性寒，功能为镇逆、降火、平肝、养血。分述如下。

1. 镇逆

由于胃气上逆而致呕吐、噫气（比呃逆轻些、比嗳气重些）、胃满气逆上冲、脘间痞闷不下，甚至反胃、噎膈等，可用赭石配旋覆花、半夏、生姜、大枣、槟榔、公丁香、紫苏梗等。年老、久病或胃气较虚者，可去槟榔加党参；噎膈可加沙参、贝母、山慈菇、杵头糠等；反胃可加附子、肉桂、刀豆子等。

2. 降火

本品有降火凉血、止血的作用。对火热迫血妄行而致的鼻衄、吐血、咳血以及便血、子宫出血等症，可以本品与生地黄、牡丹皮、栀子、玄参、阿胶、白茅根、大小蓟等同用；便血可加槐花炭、地榆炭；子宫出血，可酌加棕榈炭、艾叶炭、续断炭等。

3. 平肝

由于肝阳上亢而致的头痛、眩晕，可用本品与菊花、蒺藜、钩藤、黄芩、天麻等同用。因肝火上冲或肝气郁滞、郁久化热而出现急躁易怒、头胀胸闷、不眠，甚或吵闹、骂人、打人等症，可重用本品以重镇、平肝、清热，常配黄芩、黄连、天竺黄、胆南星、生香附、生牡蛎、生铁落等。对惊痫抽搐等症，都可加入应证汤药中使用，以平肝、重镇，有很好效果。据现代研究报道，本品对中枢神经有镇静作用。

4. 养血

本品能入肝经（肝藏血）、心包经（心主血）血分，味甘苦而性寒，能清热而养血。对因血热吐血、衄血、咳血而致血虚心慌、面黄等症，可用本品配白芍、当归、生地黄、熟地黄、沙参、玉竹、龙眼肉、陈皮等，有养血生血的作用，此时用量不可过大。据现代研究报道，本品含有铁质，内服后能收敛胃肠壁、保护黏膜面；吸收入血后有促进红细胞和血红蛋白新生的作用。

旋覆花入气分，降肺胃之气，除痰浊，止呕逆；赭石入血分，镇降肝胃气逆，清热养血，止吐衄。

赤石脂温涩而止久利、便血、崩漏，偏用于下部出血；赭石苦寒重镇而止吐衄、疗崩漏，上、下部出血皆可用。

磁石坠少阴（肾经）炎上之火，引肺气入肾，为补肾纳气之品；赭石镇厥阴（肝经）之逆，除血脉之热，为养血镇肝之品。

赭石生用降火、平肝、镇逆、凉血、清热的效果好；煅用则兼有收敛之性，可用于止血、止泻。目前临床多用生赭石，遇有须用生赭石而患者又有便溏者，可用煅赭石。生赭石用量可大些，煅赭石用量须小些。

用量一般为生者 9~30g，重症可用至 60 或 90g；煅者 6~15g。

肠胃虚寒者及孕妇忌用本品。

夜 明 砂

夜明砂味辛、性寒，功能为清肝经血分之热、散瘀血，为明目、消翳障的常用药。

对于肝热所致的目昏、夜盲、青光眼等症，可以本品配决明子、生地黄、枸杞子、菊花、谷精草、密蒙花、生石决明、蒺藜、黄芩等。

夜明砂有散瘀血、消疳积的作用，对于目生内障、外翳而致的目盲、羞明久不愈以及小儿疳眼等症，可以本品配朱砂、密蒙花、决明子、望月砂、木贼草、蕤仁、羊肝、鸡肝等。

用量一般为 2.5~9g。

大蓟（附：小蓟）

大蓟味甘、酸，性凉。主要功能为凉血、止血，兼能散瘀消肿。常用于以下情况。

1. 衄血、咳血、吐血、尿血

这些出血往往与血热妄行有关。本品能凉血清热而止血，常配侧柏叶、茜草根、小蓟、白茅根、栀子、大黄、牡丹皮、棕榈皮、薄荷，共烧炭（用纸包放在地上一宿，以出火毒），为细末，每服 6~9g，用生藕汁或墨汁送服（此方名十灰散，常用于咳血、吐血等）。

2. 妇女子宫出血

妇女子宫大量出血叫作"崩"；小量出血、经常不止，叫作"漏"。对妇女崩漏，常以本品配棕榈炭、艾叶炭、阿胶、桑寄生、续断炭、白术、仙鹤草、当归炭、蒲黄炭等。

3. 疮毒痈肿

本病多由血热、毒火壅结不散而致，本品能凉血、散瘀而消肿，常与金银花、连翘、赤芍、蒲公英、红花、野菊花、牡丹皮等同用。鲜大蓟绞汁饮服，每次 1~2 汤匙，每日 2 次，可用于肠痈（包括急性阑尾炎）。

另有小蓟一种，其性味、功能基本相同，并且常与大蓟在一起同用。但细分析，也有些不同之处。二者在凉血止血方面效果近似，但大蓟还有散瘀消肿的作用，无论内服或外用均对疔毒痈疮有效，小蓟则无此作用。小蓟治尿血的效果较佳，例如小蓟饮（小蓟 15~30g、生地黄 30~60g、滑石 15g、通草 6g、蒲黄 9g、藕节 9~15g、竹叶 6g、当归 6g、生栀子 9g、甘草 4.5g）则是治疗下焦结热、血淋的著名方剂。本方再加川木通、车前草、猪苓、萹蓄等，可用于急性泌尿系感染。

据现代研究报道，大蓟有降低血压的作用，炒炭后能缩短出血时间而起止血作用；小蓟生用止血作用好，能收缩血管，并能使凝血时间和凝血酶原时间缩短，炒炭后反不如生用，有利胆作用，并能降低血中胆固醇，也有降低血压的作用。

用量一般为 3~15g；鲜者常用 60~90g；特殊重病，干者也可用至 30g；炒炭后用量可稍小些。

地　　榆

地榆味酸、苦，性微寒，能清下焦血热，而治大小便出血。因有酸涩之性，故兼有止泻作用。生用凉血清热的效果好，炒炭用止血的效果好。

本品能清热、凉血而止血，可用于各种出血，但特长是治下部出血。例如：治大便出血，可配黄芩、槐角、槐花炭、当归、白芍、阿胶、黄柏炭等；治尿血，可配川木通、生地黄、泽泻、猪苓、茯苓、瞿麦、黄柏炭、白茅根炭、小蓟等。

地榆酸寒凉血，可外用于痈肿疮疡及烫火伤，可单用本品为细末，香油调涂患处，能止痛并使愈合加快，或用生地榆62.5g、冰片0.6g、麝香少许，共研细末，伤处破者可撒布此粉于伤口上；如未破者，可用香油调涂患处。也有用地榆末与黄连素同研为均匀细粉，用于烫伤或烧伤，取得良好效果者。

白及止血，偏理上焦出血；地榆止血，偏理下焦出血。

棕榈炭、地榆炭均能止血，但棕榈炭无论寒热的出血均可应用，地榆炭则偏用于下焦湿热性的大便出血。

据现代研究报道，本品有抗菌作用，但经高压消毒后，抗菌力下降，甚至消失；本品能缩短出血时间，对小血管出血有止血作用，其稀溶液作用更显著；对溃疡病大出血及烧伤有较好的疗效，并能控制感染而防止毒血症，减少渗出，促进新皮生长。

用量一般为6~15g，重病用量可再稍大些。止血宜炒炭用，治痈肿、烧伤宜生用。

虚寒性出血者慎用本品。

侧 柏 叶

侧柏叶味苦、涩，性微寒，主要功能为益阴、凉血、止血，常用于治疗各种出血。

本品性微寒，故常用于热性出血。例如衄血可配生地黄、大蓟、小蓟、白茅根等；咳血可与生藕节、白及、苦杏仁、炒栀子等同用；吐血可配白及、地榆、生赭石、旋覆花、乌贼骨、茜根炭等；尿血可配生地黄、川木通、小蓟、黄柏、知母、白茅根等；妇女崩漏可配桑寄生、续断炭、益母草、仙鹤草、艾叶炭、棕榈炭等。如配炮姜炭、艾叶炭等也可用于寒证出血。

本品生用除能凉血、止血外，尚能益阴清热，炒炭用则只可用于止血。实际上本品最常用于凉血、止血，生用的机会较多。例如四生丸（生侧柏、生地黄、生艾叶、生荷叶）常用于各种热性出血。这是前人对本药的使用习惯及经验。据现代研究报道，本品生用能缩短出血和凝血时间，炒炭后凝血作用反较生用效果差。我对妇女倒经（每到月经期则衄血）常在应证汤药中，加入生侧柏15~30g、大小蓟各 15g，效果较好，谨提供参考。

本品性较寒凉，久服、多服可影响中焦温运的功能而引起胃部不适或食欲减退等症，故可在使用本品时佐用一些强健中焦的药物，如陈皮、生姜、焦神曲、炒谷芽、炒麦芽等。

白茅根甘寒，凉血止血并能泻火；侧柏叶苦涩微寒，凉血止血兼能养阴（对肺阴虚的咳嗽、痰中带血有效）。

地榆酸寒收敛而止血，偏治下部的出血；侧柏叶益阴凉血而止血，偏治上部的出血。

艾叶温通理血而止血，侧柏叶清血中湿热而止血。

用量一般为 6~12g，重症也可用至 15~30g。

白茅根（附：白茅针、白茅花）

白茅根味甘、性寒，主要功能为凉血止血、清热利水。本品味甘而不腻胃，性寒而不伤胃，利水而不伤阴津，是常用的清热止血药。

对衄血、咳血、吐血、尿血等各种出血性疾病，常配小蓟、藕节、芦根、黄柏炭、牡丹皮炭、生地黄炭等。本品治尿血的效果尤好，也是其特点之一。

本品有清热利水的作用，对湿热淋（包括泌尿系感染）、水肿等病，可配车前子、川木通、萹蓄、瞿麦、猪苓、茯苓、黄柏等。我常在应证汤药中加入白茅根炭 30g、黄柏炭 12g、小蓟 15g，用于尿中红细胞满视野或数十个，久久不愈者，每收理想效果。久病致虚而兼腰痛者，可酌加续断或续断炭、桑寄生。谨供参考。

侧柏叶清血中的湿热，苦涩而止血；白茅根清血中的伏热，甘寒而止血。

白茅根炭偏用于止血；生白茅根偏用于清热利尿、凉血；鲜茅根清热凉血的效果更好。

白茅针（茅根刚出的新尖）可用于外科，能溃脓破肿。

白茅花（白茅根的花）治吐血、衄血等上焦血热而出血的疾病优于白茅根；白茅根治尿血优于白茅花。

芦根、白茅根均能清热，但芦根偏于清气分的热，生津止渴；白茅根偏于清血分的热，益胃止渴。

据现代研究报道，白茅根有显著的利尿作用；白茅花能缩短出血和凝血时间，并能降低血管通透性，故有止血作用。

用量一般为 6~18g，鲜者可用 30~60g。单味使用时可用至 100g，甚或 200g。

白茅花、白茅针一般为 3~9g。

棕 榈 炭

棕榈炭味苦、涩，性平，是一种收涩止血药。

对衄血、咳血、吐血、尿血、便血、血崩等各种出血，均有收涩止血的作用，常与侧柏叶、大蓟、小蓟、白茅根、茜草炭、牡丹皮炭、荷叶炭、阿胶等同用。

艾叶炭、棕榈炭常同用于止血。但艾叶炭暖子宫、逐寒湿、理气止血，偏用于妇女崩漏带下；棕榈炭苦涩收敛而止血，偏用于下部大出血，有"涩可固脱"的效力。棕榈炭有不能收涩瘀滞的缺点，棕榈炭对有瘀血或瘀阻未尽不适用。

侧柏叶益阴凉血而止血，血证的初、中、末三期均可使用；棕榈炭收涩止血，故血证初起、瘀阻未尽者不宜使用。

花蕊石涩而止血，但能化瘀血、下死胎；棕榈炭无化瘀血的作用。

用量一般为 6~12g，特殊重症可用到 30~60g。

血证初起不可用此药过早，以免发生留瘀的弊害。

三 七

三七味甘、微苦，性温，主要功能为止血、散瘀消肿而定痛。

本品常用于各种出血。例如配沙参、炒栀子、黄芩、白及、苦杏仁、生藕节、枇杷叶等，可用于咳血；配生赭石、竹茹、黄芩炭、白及、焦神曲、乌贼骨、仙鹤草、灶心土等，可用于吐血；配白茅根、大小蓟、炒栀子、荷叶炭、血余炭、金银花炭等，可用于鼻衄血；配黄柏炭、瞿麦、白茅根炭、小蓟、灯心草炭、生地黄等，可用于尿血；配防风、地榆炭、赤石脂、槐花炭等，可用于便血；配阿胶、艾叶炭、棕榈炭、莲房炭、当归炭、续断炭、桑寄生等，可用于子宫出血或月经过多。单用本品为细末，用温开水送服 0.9~2.5g，每日 2~3 次，也有止血效果。但配合应证汤药使用则更好。

三七既有止血作用，又有散瘀血、消肿定痛的作用。常配乳香、没药、骨碎补、续断、血竭等，用于跌打损伤、瘀血青肿等症，既可内服，又可外用。用三七为末敷于伤口或捣烂外涂于受伤处，既能止血又能散瘀消肿而定痛。

本品配金银花、连翘、赤芍、红花、当归尾、天花粉、乳香、没药等，也可用于痈肿疮疡的肿痛。

近些年来常以本品与活血化瘀药同用，用于各种瘀血证及血瘀气滞证。例如紫癜、心肌梗死、溃疡病慢性穿孔等。

对于心肌梗死，舌质紫黯或舌上有瘀斑，痛处固定不移者，除根据辨证论治服用汤药外，还可用三七粉 0.9~1.5g 配人参粉 0.9~1.5g，温开水送服，1 日 2 次，连用 2~4 周或更长些时间，有良好帮助，请参考试用。对频繁发作的心绞痛患者，也可应用，但用量可稍轻些。

白及、三七都能止血，但白及偏用于肺胃出血，如咳血、吐血，三七则可用于一切出血。

乌贼骨为末外敷于伤口处，也能止血，但其作用是敛涩而止血；三七为末外掺（或捣烂外涂），能黏合伤口、散瘀消肿而止血，同时有很好的止痛作用。

据现代研究报道，用三七所含的三七皂苷做动物试验有强心作用，低浓度时对实验动物的血管有收缩作用，高浓度时对血管有扩张作用；用三七温浸液做动物试验能缩短家兔血液凝固时间，有止血作用。

本品一般不作煎剂用，常作为粉末用温开水送服或随汤药冲服。

用量：每次（止血）0.6~3g 或（治外伤、筋骨折伤等）3~6g，1 日 2 次。前人有用小量或中等量能止血、活瘀，用大量则破血的经验，可资参考。

白　　及

白及味苦、甘、涩，性微寒，主要功能为止血、消肿、去腐、生肌，并有补肺、收敛的作用。

本品最常用于肺胃出血。例如配生藕节、黑栀子、苦杏仁、沙参、生地黄、百合、玄参等，可用于咳血；配炒黄芩、知母、乌贼骨、蒲黄炭、茜草炭等，可用于吐血。

近些年来，常以本品配乌贼骨、贝母、甘草，共为细末，每服 3~6g，温开水送服，一日 2~3 次；或白及粉 3g 配三七粉 0.9~1.5g 同服，一日 2~3 次。治疗溃疡病出血，有较好效果。我常用白及配合杏仁、百部、紫菀、麦冬、百合、瓜蒌、生地黄、黄芩、生藕节等，用于肺结核咳血，每收良好效果。再根据前人用药经验，认为白及有补肺作用，我也曾用白及粉每服 3~6g，1 日 3 次，饭后用紫菜（1.5~3g）煎汤送下，将紫菜也吃掉，用于肺结核有空洞者，常收到较为满意的效果（临床症状多者，可随时运用辨证论治的方法配合汤药；临床症状不多者，也可配合异烟肼内服）。据现代研究报道，本品在试管内对人型结核杆菌的生长有显著的抑制作用。以上用法仅供参考。

本品还有逐瘀生新、去腐生肌、收敛疮口的作用，故外科也常用于痈肿、疔毒、疮疡等的治疗。内服、外用均有效。

荷叶炭、棕榈炭等止血，因收涩太过，常可引起血瘀、血滞；白及止血，同时又有祛瘀生新的作用，虽久用也不发生瘀血。

三七可止一切出血，白及偏止肺胃出血；三七可散瘀定痛，白及可去腐生肌。

生藕节止血之中兼能养阴生津，白及止血之中兼能补肺收敛。用这二药止血均不会产生瘀血。

用量一般为3~9g，水煎服；如用粉末吞服，每次可用1.5~4.5g，1日2~3次。不可与附子、乌头同用。

仙 鹤 草

仙鹤草味苦、性凉，主要用为止血药，兼有治热痢的作用。

对于咳血，常以本品配白及、生藕节、黄芩、炒栀子、阿胶珠等；对吐血可配炒黄芩、知母、白及、乌贼骨、焦三仙、焦槟榔、茜草炭等；对妇女崩漏，可配益母草、桑寄生、当归炭、生地黄炭、白芍、阿胶、艾叶炭等。

对于热痢便血，可配地榆、槐花炭、白芍、木香、黄连、黄柏、白头翁、马齿苋等。

益母草可用于妇女崩漏，但兼能活血祛瘀；仙鹤草也可用于崩漏，但没有活瘀作用，故须配伍一些活瘀药。

据现代研究报道，仙鹤草含有仙鹤草素、维生素K；仙鹤草素能使血小板增加，使凝血时间缩短。我曾用仙鹤草30~60g，配合生地黄、玄参、白芍、当归、白茅根、阿胶、茜草炭、鬼箭羽、牡丹皮炭等随证加减，用于血小板减少性紫癜，确有一定帮助，请参考试用。

用量一般为15~30g。

藕 节

藕节味甘、涩，性平，鲜用凉血止血，晒干生用收涩止血，炒炭用止血力更强。

藕节收涩止血之中兼有活瘀血的作用，故能止血而无留瘀之弊，是治疗各种出血很好的辅助药，常用于咳血、吐血、衄血等症，多与白及、侧柏叶、大蓟、茜草炭、棕榈炭等同用。热证出血宜生用，或采购鲜者，绞汁饮服，效果更好；虚寒证出血，宜炒炭用。现代实验证明，本品能缩短出血时间，炒炭后作用更显著。

棕榈炭为收涩止血之品，专为治标济急时使用，早用、多用、单用有引起血瘀涩滞的弊害，故同时加用活血化瘀药较妥。藕节则兼有活血化瘀的作用，故不但可以单用，而且还可与棕榈炭同用以免除棕榈炭产生留瘀的弊害。

用量一般为 9~15g，鲜藕节可用到 30~60g。

石 菖 蒲

石菖蒲味辛、性温，主要功能为开通心窍、宣气除痰、聪耳目、发声音。

1. 开通心窍、宣气除痰

对于热入心包和痰迷心窍而致的神志昏迷、神明失常、昏懵不语，甚或抽搐等症，常以本品开通心窍、宣气除痰以醒脑清神。可配远志、胆南星、天麻、全蝎、蜈蚣、天竺黄、郁金、茯苓、朱砂、川贝母等。

因痰浊、气郁影响心神而致心悸、善忘、惊恐、精神不安，以及痫症、癫狂等症，也可用本品宣气除痰、开心窍以安心神，常与远志、香附、郁金、琥珀、朱砂、僵蚕、全蝎、胆南星、防风、龙齿、茯苓等同用。

2. 聪耳目、发声音

对于痰气上冲而迷心窍或中风卒倒导致耳聋、目瞀（看不见东西）、目花、舌謇难言或言语不利等症，本品有通九窍、出声音的作用，可与远志、天竺黄、半夏、蝉蜕、细辛、陈皮、茯苓、香附、生赭石、槟榔、磁石等同用。

此外，石菖蒲对中焦湿浊阻滞或气郁妨中焦而致的胸腹胀闷、腹痛吐泻、食欲不振等症，常配藿香、厚朴、紫苏、半夏、陈皮、茯苓、焦神曲等，有温肠胃、宣气消胀、治心腹痛的作用。

远志、石菖蒲皆能入心开窍。其中，远志交通心肾而补心益肾，偏用于惊悸、善忘、失眠、失神；石菖蒲开窍、宣气、除痰而益心肝，偏用于痰气迷心（神昏）、耳聋、目瞀、失语。

气闭于胸膈之间而胸闷胀痛等，用石菖蒲开通，甚有效。根据这些经验，我对心绞痛偏于气闭不通者，常在应证汤药中加石菖蒲 6~9g，有帮助除闷止痛的功效。仅供参考。

在使用地黄、玉竹、麦冬、山药等药时，佐用一些菖蒲，可使其宣导而不生滞。

用量一般为 3~9g。

心气散者忌用。

麝　香

麝香味辛、性温，功能为开心窍、通经络、通行十二经上下、内透骨髓、外彻皮毛，为芳香走窜之品，善于开关利窍。常用于以下几种情况。

1. 神志昏迷

由于中风、热入心包、痰迷心窍等所致的神志昏迷、牙关紧闭等症，可用本品开心窍、醒心神，常与苏合香、檀香、丁香、石菖蒲、朱砂、郁金、牛黄、珍珠、犀角（现已禁用）等同用，如苏合香丸（散）、安宫牛黄丸（散）等。

2. 经络气血阻滞

经络气血阻滞时则可产生疼痛、痈肿、结核、癥瘕、疬癖等，可在通气活血的药方中，加用本品少许，能增强通经活络的作用，以达止痛、消痈肿、除癥瘕等作用。一般常作丸（散）剂使用。常用丸药如西黄丸、醒消丸、小金丹、化癥回生丹等中，均有麝香。

3. 跌打损伤

伤处气血壅塞瘀滞故青肿疼痛，可在活血化瘀药中加用本品行气、通经络，能增强消肿止痛的作用。例如七厘散（血竭、乳香、没药、红花、儿茶、麝香、冰片、朱砂），治疗跌打损伤，既可内服（每次 0.2~0.9g），又可外敷（皮肉未破者）。

本品芳香走窜，用之不当或太过，可耗散人体正气，宣散气血之力速猛，孕妇忌服。据现代研究报道，麝香能促进人体诸腺的分泌，使呼吸心跳增快，血细胞增加。

用量一般为 0.06~0.1g 或用至 0.6~1g。但很少与汤药同用。本品多研入丸、散剂内使用，特殊需要时才随汤药吞服。在丸散剂中应用时，虽然用量往往很小，但其性能飞扬走窜，有助于其他药物功效的发挥与增强。

冰　片

冰片又名梅片，味辛、苦，性微寒，香窜善走，无处不到，功能为散郁火、通诸窍，兼能清心醒脑，去目赤云翳。可用于以下几种情况。

1. 风痰急闭、惊痫卒倒

凡由于风痰上扰、痰热迷心、小儿热病急惊风、癫痫、中风卒倒而发生神志昏迷、吊眼、抽搐、失语等症，皆可用本品开心窍、清心热而醒脑安神，常与牛黄、胆南星、雄黄、麝香、天竺黄、全蝎、蜈蚣、防风、黄连、郁金、石菖蒲、远志等同用，作为丸剂服，例如牛黄清心丸、镇惊丸（成药）等。

2. 咽喉肿痛、口疮、牙痛

因火热郁闭、火热上攻而致的咽喉疼痛、口舌生疮、牙龈肿痛等症，可用本品与黄连、黄芩、牛黄、生大黄、玄参、生地黄、连翘、防风、山豆根等同用。常用的成药如牛黄上清丸等。并可作为外用药，例如：灯心草 3g，黄柏 1.5g，同烧存性，为细末。再研入枯白矾 2g、冰片 0.9g，每次用 0.3~0.6g，吹喉，可用于风热上壅，咽喉肿痛，喉闭痰壅之症。再如：冰片 3g、朱砂 3g，为细末，搽涂牙痛，有止痛作用等。

3. 疮疡痈肿、目赤云翳

各种疮疡肿毒，皆可外用消肿止痛，已溃者还可祛毒生肌、除臭。例如：《重楼玉钥》生肌散（赤石脂、乳香、没药、轻粉、硼砂、煅龙骨、孩儿茶、梅花冰片）等。

风火上攻头目而致目赤疼痛、睛生云翳等症。可用本品配炉甘石、朱砂、硇砂、麝香、珍珠、熊胆等（须精制）作为点眼剂点眼，可退赤退翳而明目止痛。市上常售的明目眼药、光明眼药膏中，皆有冰片。

樟脑辛热除湿，不甚走窜，常作外用杀虫防腐剂用。冰片辛苦微寒，走窜甚速，无处不达，能透骨髓，散邪外出。

病在深部者用之，能引药深入病处。若病邪尚在人体浅部者，用之反有引病深入的可能性。

麝香走窜飞扬，其性温，通经活络的效力强于冰片，孕妇忌用。冰片走窜开窍，其性凉，清热解毒的效力优于麝香，也能醒脑提神，孕妇不忌。

用量一般为 0.09~0.3g。很少入汤药，多作为丸散剂使用。

神　　曲

神曲味甘、辛，性温，主要用为帮助消化药，能开胃健脾、化食消积。

对于饮食积滞而致胃胀、腹痛、食欲不振等症，可与麦芽、山楂、炒莱菔子、藿香、陈皮、枳实等同用。

对于饮食久积、痰食互结而生癖块癥瘕等，可与山楂核、苍术、白术、三棱、莪术、麦芽、红花、桃仁、生牡蛎、炙鳖甲等同用。

对脾胃虚弱、食欲不振、消化不良等症，可与党参、白术、茯苓、炙甘草、陈皮、谷芽、麦芽等同用。

本品炒焦用，消食的效力可增强，故消导药中常用焦神曲。生用除健脾开胃外，兼有些发散之力，故停食兼有外感发热者，宜生用。

本品有帮助金石药品消化、吸收的作用，故使用磁石、赭石等金石药品时，可佐用一些神曲，既能助运化吸收，又能保护消化功能。例如古方"磁朱丸"即是将磁石、朱砂为细末，用神曲糊为丸，这种配伍方法很好。

用量一般为3~9g。

麦　芽

麦芽味甘、性微温，功能为消食开胃，能化一切米面果实积滞；能助胃气上行而资脾健运，使浊气下降而除胀宽肠。用大量兼能回乳。

对饮食积滞（对米面果实、薯类积滞较好），可与神曲、半夏、炒莱菔子、炒鸡内金、焦山楂、槟榔、枳实、苍术等同用。

对于产妇欲回乳者，可用炒麦芽60g煎水服，每日1剂，连服数剂，乳汁即渐少而回乳。

麦芽生用有鼓舞胃气、助消化开胃的作用，可用于胃呆少食或食滞兼有胃热者，并有些疏肝调气作用；炒后偏用于食滞兼有胃寒者；炒焦用消食化积的作用最大。可根据具体情况选用。

用量一般为3~9g。

无积者久服反伤正气。

山　楂

山楂味甘、酸，性微温，主要功能为消积化痰、行气活瘀，兼能发小儿痘疹。

1. 消积化痰

对于肉食积滞效果好，常配炒鸡内金、神曲、麦芽、炒槟榔、莱菔子等。对中焦痰湿阻滞，久生积块者，可以本品化痰消积，常配白术、枳实、半夏、陈皮、神曲、麦芽、三棱、莪术、红花、桃仁、炙穿山甲等。

2. 行气活瘀

山楂能入血分，既能行气又能活瘀。对于妇女产后下腹部瘀血疼痛（俗名儿枕痛）、恶露不尽等症，可配桃仁、红花、炮姜、川芎、当归等。我治疗胸痹疼痛（包括心绞痛）时，常在应证汤药中加用生山楂15g左右，有活血止痛的作用。

3. 发痘疹

小儿痘疹，迟迟不易出齐、出透者，可用本品6~9g，煎水饮服。

山楂生用，适于开胃消食、活血化瘀；炒焦用适于消食导滞；山楂炭适用于消食止泻。

神曲善于消谷积，兼能化痰导滞可使金石药容易消化；麦芽善于消面积，兼能助胃气；山楂善于消肉积、癥块，并能行气活血。

山楂核消食磨积，兼能治疝气（指腹股沟及少腹部疝气攻窜作痛或睾丸肿痛）疼痛。

乌梅、山楂皆有酸味，但乌梅酸而收涩，敛肺涩肠；山楂酸而破泄，消积散瘀。

焦神曲、焦麦芽、焦山楂，三药合用称为"焦三仙"，能互相增加其消食导滞的能力；如再加焦槟榔则称"焦四仙"，下气消积的功效更强。这几味药常同用。

据现代报道，用50%的山楂酒，每次服10~20ml，可止心绞痛。

用量一般为3~15g。

本品多服、久服反伐脾胃生发之气，故凡脾胃虚弱无积者慎用。

鸡 内 金

鸡内金味甘、性平，主要功能为消食开胃，兼有通淋化石和止小儿遗尿的作用。分述于下。

1. 消食开胃

对大人、小儿消化力差而致饮食停滞、脘腹发胀、呕吐、泄泻、食不消化等症，可用本品健脾开胃、消水谷、助运化。常与藿香、紫苏、焦神曲、焦山楂、焦麦芽、枳实、半夏、陈皮等配伍使用。对小儿疳积、消化不好、面黄肌瘦、下午低热者，可去藿香，加胡黄连、银柴胡、使君子、焦槟榔等。

2. 通淋消石

对小便淋沥疼痛，尿中有砂石者（泌尿系结石），可用本品与冬葵子、车前子、瞿麦、萹蓄、茯苓、猪苓、牛膝、泽兰、金钱草、川木通等同用。对胆结石疼痛，也可与枳实、半夏、川楝子、柴胡、白芍、郁金、川木通、生大黄、金钱草等同用。

3. 止遗尿

对小儿遗尿及大人尿床者，本品能止遗尿收小便，可在应证汤药中加用本品。

本品生用，可通淋化石，炒用可消食开胃。

用量一般为3~9g。

昆　布

昆布味咸、性寒，功能为软坚散结、化痰消积。

由于痰气结聚而生瘰疬、瘿瘤（包括颈淋巴结结核、甲状腺肿等），可用本品与玄参、生牡蛎、夏枯草、贝母、黄芩、赤芍、红花、百部、海藻等同用。

腹中因痰食、瘀血积久成块而生痞、癖、癥瘕（包括肝脾肿大、腹腔囊肿肿块等），可以本品与炙鳖甲、生牡蛎、生香附、草红花、炙穿山甲、焦神曲、山楂核、当归、桃仁、三棱、莪术等同用，以消散积块。

据现代研究报道，本品可用于甲状腺功能亢进症及缺碘性甲状腺肿。

海藻与昆布作用相仿，惟海藻药力较和缓，昆布药力较雄悍而且滑利。对海藻、昆布之类，前人有多服能令人瘦的说法，我有时用于体胖、动脉硬化、血脂高者，或嘱其多食海带，似对治疗有一定帮助。仅供参考。

用量一般为6~9g。

脾胃虚寒及寒痰积聚者不宜用本品。

海　藻

海藻味苦、咸，性寒，功能与昆布差不多，但海藻药力较和缓，兼有利水作用。多用于消瘰疬，可与连翘、陈皮、青皮、半夏、夏枯草、胆南星、黄芩、玄参、生牡蛎、牛蒡子等同用；也用于消瘿瘤，常与昆布、川芎、夏枯草、当归、白芷、细辛、官桂、生牡蛎、香附、胆南星等同用。

海带也能软坚消瘿，但药力不如海藻和昆布。

用量一般为6~12g。

脾胃虚寒者不宜用；不可与甘草同用。

使君子

使君子味甘、性温，功能为健脾胃、除虚热、消积杀虫，常用于小儿由脾胃不健而引起的各种疾病。

小儿脾胃虚弱容易停乳、食滞、湿热郁阻，消化不良而成疳疾、虫积、痞疾等。一般常表现为：面黄肌瘦、毛发枯脆、消化不良、便泄、腹大青筋、低热、食欲不振、爱吃泥土、肝脾大、倦怠、易哭啼等。本品可健脾胃，除虚热，消积杀虫，常与胡黄连、焦三仙、鸡内金、槟榔、白术、茯苓等同用。例如加味肥儿丸（麦芽、神曲、白术、山楂、使君子、胡黄连、槟榔、木香、枳实、鸡内金、陈皮。为末，蜜丸）、健脾肥儿散（使君子、鸡内金、白术、山药、甘草、茯苓、山楂，共为细粉）等。

本品有驱蛔虫的作用。实验证明，其水溶性成分（使君子酸钾）可使猪肉蛔虫头部麻痹而被排出。可单用本品（每日 3~15g，水煎服；或剥去外皮，把仁烤熟嚼服），或与苦楝子、芜荑、甘草、猪胆汁等同用。

此外，对治疗钩虫、蛲虫也有效。治钩虫可与榧子等同用。治蛲虫可与百部、大黄合用（使君子、大黄，水煎服；再加用百部煎汤灌肠）。

用量一般为 3~9g。

大量服用可引起呃逆、腹胀、头晕、恶心等不良反应。

苦 楝 皮

苦楝皮味苦、性寒、有毒，主要用于驱蛔虫。因其性苦寒，故也能泻湿热。

一般多用煎剂驱蛔虫，可以本品制成 100% 的浓煎剂（成人每日 5~10ml）内服。也可用干燥粉末制成丸剂服用。

我曾用苦楝树根皮煎成 50% 的浓汤剂，给 6~12 岁的儿童 30 多人服用（每日 5~10ml 一次服），绝大多数都能打下蛔虫，并且不必用泻药。

本品可单味使用。也可与芜荑、雷丸、鹤虱等配伍使用。

用量一般为 3~9g，新鲜根皮可用到 25g。

据现代实验研究证明，本品的作用与山道年相近似，但作用较缓慢，毒性比山道年小。

本品的毒性反应可表现为头晕、头痛、恶心、呕吐、面红、腹痛、腹泻、四肢麻木等，严重者可有抽搐和心律失常。

本品于身体虚弱及有心脏病、活动性肺结核者慎用，孕妇忌用。

芜 荑

芜荑味辛、苦，性温，主要用于治疗肠寄生虫病，兼有燥湿、化食的作用。

由于蛔虫、绦虫等所致的面黄肌瘦、腹痛、腹胀、泄泻、低热等症，可用本品与大黄、鹤虱、槟榔、诃子、木香、干姜、附子、乌梅、神曲、麦芽等同用。

本品还可用于心腹寒湿疼痛及冷痢等症，常与肉豆蔻、高良姜、砂仁、诃子等同用。

用量一般为4.5~6g。

脾胃虚弱者禁用本品。

鹤　虱

鹤虱味苦、辛，性平，有小毒，主要用于各种肠寄生虫病。

对由于肠寄生虫而导致的腹痛、腹胀（面上有白斑，唇上有虫疹斑点，腹痛时发时止，嗜食生米、泥土）等症，可单用本品为末，用肉汤汁送服；或与苦楝皮、槟榔、使君子等同用。例如化虫丸（芜荑、鹤虱、苦楝皮、槟榔、枯矾、使君子、木香、雷丸，为末，炼蜜为丸），可用于虫积、食积、乳积而致的肚腹膨胀、疼痛、呕吐嘈杂、饮食少进等症。

用量一般为2.5~6g。

雷　丸

雷丸味苦、性寒，有小毒，主要用为驱虫药，对绦虫、囊虫病、钩虫、蛔虫、丝虫均有效。

最常用于绦虫、囊虫病。因为吃未煮熟的带有虫卵的猪、牛肉，或饮食不洁所感染。临床症状可有下利、腹痛、腹部发胀、食欲不振、恶心、呕吐、粪便中常见有虫体之节片排出。有囊虫病者可见身上皮下有小结节如黄豆或蚕豆大小（活体组织检查可证实为囊虫），如囊虫生在脑部，可有癫痫样发作。本品能将肠中绦虫虫节及囊虫破坏而达到驱虫作用。单味用时，每日内服60g，连服2天。据现代报道用雷丸配干漆、雄黄、炙穿山甲等，制成丸剂，比较长时间服用，对脑囊虫病有一定效果。本品对丝虫也有效（用本药30g煎汁，连服7日），但煎服对蛔虫无效。

有人用本品125g，研粉，分为3包，每日1包，3天为一疗程，对钩虫有效。

用量一般为9~20g。

作丸、散剂服用较好。

据实验报道，本品加热至60℃半小时则大部失效，加热1小时则全部失效，故不适用于煎服。

紫硇砂

紫硇砂味咸、苦、辛，性热，有毒，主要功能为消积、破结、软坚、散瘀消肿。可用于以下几种情况。

1. 消肉积

过食肉食而伤脾胃，影响中焦运化，气血瘀滞，痰食互结，渐生痃癖癥块，可用本品配阿魏、焦山楂、焦神曲、白术、牵牛子、丹参、炙鳖甲、莪术等，配为丸药服用。

2. 治噎膈

前人多以本品配槟榔、丁香、厚朴、苍术、黄丹等，配为丸、散剂，治疗噎膈、反胃等病。据现代研究报道，本品对小鼠肉瘤180、瓦克癌256及腹水癌，均有一定的抑制作用。我曾根据前人以本品治疗噎膈的经验，结合现代研究本品有抗癌作用的科研成果，用本品内服治疗食管癌（经 X 线检查确诊者）数例，有的患者经治疗后可以吃下面条、饺子，精神、体力、食纳均有明显好转，自觉症状大为减轻，似有一定疗效。今将我使用的方法介绍于下。可惜观察的时间不长，只不过 3~5 个月，以后未能继续观察，不能做结论，仅供参考。

紫硇砂 12g，荞麦面适量，将荞麦面用水调和成如包饺子用的面一样，把硇砂用此面包裹起来，似大元宵状(面皮厚 1~1.3cm)，用木炭火煅至焦黄色，待凉，将其剖开，取中心潮湿硇砂，焙干，取 6g，再研入鸡心槟榔 12g、公丁香 4 个（有的还加沉香粉 3g），共研为细粉。每次服 0.2~0.3g，用温开水或温黄酒送服，每日 3 次，饭前 1 小时服。同时服用应证汤药，我常以下方加减：生赭石（先下）30g、旋覆花（布包）10g、半夏 10g、党参 9g、沙参 10g、丹参 15g、川贝母 6g、焦三仙各 9g、生大黄 2~10g、甘草 2~6g、刀豆子 10g、杵头糠（即"细糠"）一撮、瓜蒌 30g，水煎服。每日 1 剂，分 2 次服。

紫硇砂也用于腐蚀恶肉的外用药中。现代也有用于治皮肤癌的。眼科也用于治目翳胬肉的点眼药中，但都须加工炮制，没经验者，不可轻用。

白硇砂有化痰作用，可用于咳嗽痰多黏稠不易出者，不用于抗癌。药方上只写"硇砂"，药房一般即付给紫硇砂。处方时最好写清楚。

用量一般为 0.2~1g。

服药时忌食羊血。

常　山

常山味苦、辛，性寒，有毒，功能为消痰、引吐及截疟。

本品有强烈的致吐作用，前人有时用它涌吐胸膈间痰浊、痰饮的停留结滞，用常山配甘草内服，可吐出痰涎水饮等，使胸膈间感到宽畅，但现在已很少用吐法，所以本品目前主要用于治疗疟疾。

用常山治疗疟疾，前人称作"截疟"，意思是说常山能强力止住疟疾的发作，但是还须要根据辨证论治的精神用其他的药物调理整体、除去各种致病因素才较全面。因此，在常山截疟时，主张须先用和解表里、提邪外出、解散表邪、除痰消积、清解肝胆、调理肠胃等药物，进行几天治疗，使疟邪已出于阳分，再在应证的汤药中加用常山截疟。前人这些经验可供后人参考。我在使用常山治疗疟疾时，常组成下方：

柴胡 9~30g、黄芩 9~12g、半夏 10g、常山 6~9g、草果 9g、槟榔 9g、乌梅 3~4.5g、生姜 3 片、大枣 3~5 枚、炙甘草 3~6g，水煎服（必须有一次在发作前 3~4 小时服用，故服用时间可根据情况而定）。大便干秘者可加生大黄 3~9g；发作时热多寒少，甚至只发热不发冷，出大汗，口渴思冷饮者，可加生石膏 30~60g、知母 9~12g；如发作时主要是发冷而不觉发热或发冷时间很长，发热时间极短且较轻者，可加桂枝 9~15g、白芍 9~15g、吴茱萸 6~9g；如病已久，多法治疗不愈，人体已渐虚弱，或年老体虚者，可加党参 15~30g、何首乌 15~30g。以上体会，仅供参考。

服用常山可使胸胃之气上逆而致呕吐，配用槟榔降气、半夏和胃，可防止致吐的副作用。

草果除瘴疠湿气，偏治瘴疟（因感受山岚瘴气而发生的一种疟疾，类于恶性疟疾）。常山祛痰积，偏治间日疟、久疟。配入应证汤药中，可用于各种疟疾。

据现代研究报道，常山治疗间日疟比奎宁效果好；有的报道说本品有解热作用。

用量一般为 3~6g，重症可用至 9g。

虚弱患者慎用本品。

草　果

草果味辛、性温，本品芳香燥湿，辛温祛寒，并能截疟。

寒湿之邪停滞于肠胃、影响中焦运化而致胃痛、腹胀、腹痛、呕吐、泄泻、中焦满闷、食欲不振等症，可用本品芳香燥湿，祛寒温中，常与藿香、砂仁、木香、生姜、半夏、吴茱萸、高良姜、香附等同用。因中焦寒湿太盛而致胸脘痞闷、食欲不振者，可与厚朴、陈皮、草豆蔻、麦芽、茯苓、苍术、砂仁等同用。

对湿邪盛而致的疟疾，或疟疾兼有中焦寒湿阻滞者，可用本品与柴胡、黄芩、半夏、苍术、佩兰、草豆蔻、槟榔、常山、厚朴等同用。对山岚瘴气、秽浊湿邪所致的瘴疟，效果较好。

草豆蔻偏于温中调胃，止呕消胀。草果偏于燥湿祛寒，除瘴截疟。

用量一般为 2~6g，重症可用至 9g。

脾胃无寒湿者忌用本品。

山 慈 菇

山慈菇味甘、微辛，性寒，有小毒，功能为清热解毒、消痈散结。

本品主要用于治疗疔痈恶疮、瘰疬结核、蝎螫虫咬等，可与金银花、连翘、蒲公英、紫花地丁、苍耳子（或茎叶）、五倍子、朱砂等同用。临床上最常用它的复方制剂"紫金锭"，其处方及制法如下：

山慈菇 60g、红芽大戟（醋炙）45g、千金子霜 30g、五倍子 30g，共为细末，再研入朱砂粉 9g、雄黄粉 9g、麝香 9g；另取糯米面 96g，用适量的水调和、蒸糊，将此面糊与药粉搅拌均匀，做成每 3g 一块的锭剂（湿重约 3.5g）。内服每次 1.5g，研碎，温开水送下，1 日 2 次。同时再用醋研磨敷涂患处，主治一切脏腑毒热，时疫瘟邪，腮项红肿，疔毒恶疮，结核瘰疬，虫咬蝎螫，无名肿毒等症。以上药粉制成锭剂者名"玉枢丹"，临床上常以此随汤药冲服。

玉枢丹有解毒止呕的作用，对肾炎尿毒症呕恶明显者，我也有时在应证汤药中加玉枢丹 2g，分 2 次随汤药服。供参考。

据现代研究报道，山慈菇有一定的抗癌作用。我治疗食管癌、胃癌、肝癌、胰癌等病时，在辨证论治的基础上，也常随汤药服玉枢丹 0.7~1.5g，每日 2 次，或在处方中加山慈菇 6~9g，或冲服用紫硇砂制作的粉剂（参看紫硇砂条）。因所治病例多为晚期患者及门诊患者，虽有的症状一度减轻，精神体力有所好转，但未做系统观察，并且治例不多，故对疗效难以做出结论。仅供参考。

用量一般为 3~9g。

半 枝 莲

半枝莲味苦，性凉，功能为清热解毒、活瘀消肿。现代多作为抗癌药使用。

近些年有的文献报道用半枝莲 60g、山豆根 30g、露蜂房 30g、山慈菇 30g，共为细末，水丸绿豆大，每服 15 丸，每日 2~3 次，饭后温开水送服，可用于治疗各种肿瘤。还有的制成"复方半枝莲抗癌注射液"（由半枝莲、白花舌蛇草、半边莲、猪殃殃、白英、龙葵制成），每次 2~4ml，作肌内或穴位注射，对直肠癌、胃癌、食管癌、宫颈癌等有一定疗效。可供参考。

我治疗各种癌症时，在辨证论治的基础上，也常选本药于应证的汤药方中，加用半枝莲 15~30g，或再加半边莲、山慈菇等。仅供参考。

用量一般为 15~50g。

白花蛇舌草

白花蛇舌草味甘、淡，性凉，功能为清热解毒、活血消肿、利尿。近些年来多作为抗癌药使用。

本品配紫花地丁、野菊花、蒲公英等，可用于肠痈；配白茅根、海金沙、川黄柏等，可用于湿热淋（包括急性泌尿系感染）；配玄参、锦灯笼、金银花、黄芩、射干等，可用于咽喉肿痛、急性扁桃体炎等。

我治疗各种癌症时，常在辨证论治的基础上，于应证汤药中加用本品 30~40g，或再同时加用其他具有抗癌作用的中草药，如山慈菇、半枝莲、莪术、山豆根等。主要是随证加减，很少单用。

用量一般为 20~50g。

根据现代研究报道，瓜蒌、射干、猪苓、夏枯草、黄药子、土鳖虫、全蝎、蜈蚣、水蛭、蟾酥、丹参、赤芍、三七、大小蓟、鸦胆子、紫草、补骨脂、白术、雄黄、山茱萸、淫羊藿、皂角刺、苦杏仁、浙贝母、莱菔子、莪术、海藻、昆布、麝香、威灵仙、乌头等药，都有一定抗癌作用，可在辨证论治的基础上结合各药性能及病证特点，依法处方，随证加减应用。

第 10 讲　谈谈组织药方

医生组织药方，俗称"开药方儿"或"开方儿"。药方又名"处方"或"方剂"，它是医生在对患者进行辨证、立法以后，根据立法的要求，结合具体病情，选择适用的药物，按照组织药方的原则和药物配伍变化，酌定用量轻重大小等组织而成的，是治疗法则的具体运用，是医生治疗疾病的重要措施之一，是中医学辨证论治医疗体系中理、法、方、药的重要组成部分。

前人经过长期医疗实践，不断总结与疾病做斗争的经验，逐渐发现把几种单味药组织成药方来使用，则能集中群药的特长，发挥药物的配伍变化作用，可以产生新的力量，以提高治疗效果；并能通过组织配伍，使每味药更好地发挥其特长，纠正其缺点和弊害；组织成药方，则可随症加减，变化灵活，应用范围可以大大扩大。于是，他们就逐渐把药物组织成药方来使用，并在长期实践过程中，积累了丰富的经验。可以说，药方的产生是使用药物方面的重大进步。下面仅就个人学习体会来谈谈组织药方的几个有关问题，仅供同志们参考。

药方的配伍原则

为了使药方更好地产生治疗效果，使各药都能尽量发挥作用，并利用药物相互间的相助、相畏、相须、相使等作用，辅助不足，监制太过，以增强药方的治疗作用，因而在组织药方时，方中的药物不是简单地、平均地拼集起来的，而是根据治法的要求和具体情况的需要各有侧重，有主次、有轻重地区别对待。一般来说，药方中的药物有主药、辅药、佐药、使药等不同。

主药：方剂中针对病情或病因，治疗主证，解决主要矛盾，药力使用最充足的，叫作主药。

辅药：方剂中辅助主药或监制主药，使主药更好地发挥治疗作用的，叫作辅药。

佐药：方剂中治疗兼证，或为了使主药、辅药更好地发挥药力而用以创造一些有利条件，增强主药、辅药效力的，叫作佐药。

使药：方剂中引导药力直达病位，或引药上升、下降、达表、入里，或协调诸药，或矫味、赋形的，叫作使药。

另外，还有在热药中少加一些寒药，或在寒药中少加一些热药，以利治疗作用发挥的，叫作反佐药。反佐药在一般情况下不常用。

以上是组织药方的一般原则。举例来说，如麻黄汤（麻黄、桂枝、杏仁、甘草）是治疗伤寒太阳病、表实证（头痛、恶寒、发热、无汗、气喘、全身肢体酸痛、脉浮紧等）的主要方剂。方中用麻黄辛温发汗，解表散寒，为主药；桂枝辛温通阳，增强麻黄的发汗、散寒作用，为辅药；杏仁苦平，利肺气而治兼症的气喘，同时其苦降又能防止主药的辛散太过，为佐药；甘草甘缓和中，协调诸药，为使药。四药配合，共收辛温发汗、解表散寒之功。

上述例子只是就一般组织情况而言，如果遇有病情复杂或病情严重的，也可用两至三味主药，二至四味辅药，三至五味佐使药，甚或六至七味佐使药的；但也有时用一味主药，二三味辅药组成药方的；也有的不用辅药，只用主药和二三味佐使药组成的；甚至也可只用主药和使药组成药方。就是说，不一定每张药方都要具备主药、辅药、佐药、使药以及反佐药，主要是根据治法的要求和具体情况需要而定，不必刻板拘泥。

药方的灵活变化

组织药方时，既要遵守一定的原则，又须灵活地变化组成和剂型，才能真正体现中医辨证论治的精神，才能切实符合每位患者具体病证治疗的要求。常见的药方变化方法，概括起来有以下几种。

1. 药味增减的变化

例如四君子汤，是由党参（或人参）、白术、茯苓、甘草4味药物组成的。但如遇有脾胃虽虚但不受补的患者（服本汤后胃胀、胸闷、腹胀、食欲不振等），可在此汤中加入陈皮以行气调胃，可免除上述缺点，名五味异功散，是治疗脾气虚弱常用的药方；如患者脾胃虚弱兼有痰湿较重，舌苔白厚而腻，恶心呕逆，则可加半夏、陈皮，名六君子汤；如果还兼有中焦气滞而胃满、腹胀，可再加木香、砂仁以行气消胀和中，名香砂六君子汤。再如用小柴胡汤（柴胡、黄芩、半夏、党参、甘草、生姜、大枣）时，遇有口渴甚者，可去半夏，加天花粉；如患者体壮，新病，正气不虚，可去党参。

2. 药量轻重的变化

例如枳术汤（枳实 24g、白术 12g）中，枳实用量大于白术，主治脘腹积滞、坚满，有痞块等症。枳术丸（枳实 30g、白术 60g）中，白术用量大于枳实，为健脾和中、扶助中焦的方剂。这两个药方，仅仅因为药量轻重的不同，则作用不同，主治不同（参看第一讲）。

3. 气味化合的变化

例如：小建中汤（桂枝、白芍、炙甘草、生姜、大枣、饴糖）采用酸甘合化（白芍、饴糖）生阴，辛甘合化（桂枝、甘草）生阳，并使整个药方的性味是甘缓而温为主，而成为治疗虚劳里急、腹部作痛的有效方剂；乌梅丸（乌梅、细辛、桂枝、附子、党参、黄柏、干姜、黄连、川椒、当归）利用了酸、辛、温、苦（蛔虫见酸则软，见辛则伏，见温则静，见苦则下）合用的特点，成为治疗蛔虫病的有效方剂，对虫积腹痛吐蛔很有效。近些年常以此方随证加减，用于治疗胆道蛔虫症等，每取得良好效果。再如，清热泻火多用苦寒之药，滋阴降火则须用甘寒之品，等等。

4. 功能配伍的变化

例如黄连这味药，配吴茱萸为左金丸，主治肝郁化热犯胃而致的吞酸嘈杂；配木香为香连丸，主治湿热痢疾、里急后重；配肉桂为交泰丸，主治心肾不交而致的失眠；配半夏、瓜蒌为小陷胸汤，主治心下痞闷疼痛等。另如用芍药甘草汤做实验，发现芍药对肠管的运动有促进和兴奋作用，而甘草与此相反，而起抑制作用。可是把这两药配伍起来应用，却可以起到显著的抑制作用，特别是对肠管运动异常兴奋的疾病能起到显著的抑制作用。再据近年研究报道，用补中益气汤（黄芪、党参、白术、当归、陈皮、甘草、升麻、柴胡）进行动物实验，发现升麻、柴胡两药在药方中有明显的协同作用，并能增强这些药物的作用强度，尤其在肠蠕动方面。如去掉这两药，该方对肠蠕动的作用即见减弱，如单用升麻、柴胡则完全没有以上各作用等等。可见功能配伍的变化，在组织药方时占有重要地位（参看第一讲），可结合具体证情选用之。

5. 剂型不同的变化

剂型不同，治疗作用会有所不同，药方的组成也可因之不同。一般来说，急性病、重病多用"汤"剂。汤剂药方的组织药味不宜太多，一般不超过 12 味，例如当归补血汤（黄芪、当归）、四物汤（熟地黄、当归、白芍、川芎）、八珍汤（党参、白术、茯苓、甘草、熟地黄、当归、白芍、川芎）、十全大补汤（即八珍汤加黄芪、肉桂）等。慢性病或疾病的恢复阶段可用"丸"剂。一般来说，丸剂常用为长期服用的药物剂型，因而丸剂药方的组成药味可多些，配伍时应考虑更周全，例如人参再造丸、鳖甲煎丸、安坤赞育丸等，有的多至 40 味药。虚证也可用"膏"剂，膏剂药方中多选用膏汁较丰富的药味，例如生地黄、麦冬、天冬、鲜石斛、梨汁、蜂蜜、冰糖等，以便容易收膏。郁证、急症也有时用"散"剂。例如逍遥散（柴胡、白芍、当归、陈皮、白术、煨姜、茯苓、甘草、薄荷）、四逆散（柴胡、枳实、白芍、甘草）、六一散（滑石、甘草）、开关散（皂夹、细辛）等，另外，散剂有的作为粗末，水煎服（煮散），也有的为细末，用温开水或酒等送服。其他剂型还有现在的颗粒剂、口服液、喷雾剂、洗剂、注射剂等等，组织药方时都要注意到它们的特点。

综观上述诸点，可见药方的灵活变化是非常重要的。

药方与治法的关系

组织药方要根据治法（立法）的要求去进行思考。前人把这一步骤称作"以法统方"，意思是说药方的作用要符合治法的要求，法与方要统一。例如治法是补气，组织药方时，可用四君子汤、补中益气汤一类方剂随证加减；治法是补血，组织药方时就可用四物汤、人参养荣汤一类方剂随证加减；治法是补肾阴，可用六味地黄汤一类方剂加减；治法是补肾阳，可用桂附地黄汤一类方剂加减；治法是泻下，可用大承气汤、小承气汤一类方剂加减，等等。但是，又须看到"一法之中可有数方，一方之中可有数法"的相互关系。例如：下法之中有大承气汤（急下法）、调胃承气汤（缓下法）、增液承气汤（润下法）、大黄附子汤（温下法）等等的不同，可见"一法之中可有数方"；防风通圣散（防风、川芎、当归、赤芍、大黄、薄荷、麻黄、连翘、芒硝、生石膏、黄芩、桔梗、滑石、甘草、荆芥、白术、栀子、生姜）这一个方剂中，既有汗法（解表），又有清法（清热），还有下法（泻火）和活血等法，这是"一方之中可有数法"的例子。所以在组织药方时，首先要以法统方，同时也要想到法中有方、方中有法，实现药方与治法的统一。

有效方剂的吸取与采用

在组织药方时，还要注意前人有效方剂和近现代有效方剂的选用，并在这些有效方剂的基础上，结合患者的具体病情以及年龄、气候、地理条件等的不同，加以化裁。例如辨证为温病气分炽热证，治法是清气分热，就可以选用白虎汤（生石膏、知母、甘草、粳米）随证加减。如患者高热好几天，已伤津液，就可以加上鲜芦根、天花粉一类的药物。如果患者素日体弱、年龄较大，已高热数日，正气不足，还可以加些党参或白人参之类药物。如患者已高热了几天，本来口渴很厉害，喝水很多，今天反而不太渴，舌质也变为红色，下午和晚上发热较重，脉象也比以前变细了，这反映了温热病邪有由气分入营分的趋势，这时的治法既要清气分热，又要清营分热。故可在白虎汤中去甘草，加入生地黄、玄参等以兼清营热，再加金银花、连翘透营清气，引导邪热由营分转气分而得以外透。这个药方就是采用《伤寒论》白虎汤和《温病条辨》清营汤两方的有关部分化裁而成的，但仍是以清气分热为主的药方。如温热病邪渐转入营分，而见身热不退、夜重昼轻、舌色绛红、口不渴、身上或胸背等处斑疹隐隐欲现、脉象细数等症。这时的治法就要以清营分热为主，需在上方中再加丹参、麦冬、黄连、竹叶、水牛角等，以加强清营分热的作用，因邪热已不在气分，故可去掉生石膏、知母等。这个药方就是采用清营汤随证加减的。如果患者的气分证仍有，治法也要气营两清，也可以不去生石膏和知母，这又有了"玉女煎"方的精神，可以随证加减。如患者出现舌苔黄厚少津，大便秘结，数日不行，夜间谵语，循衣摸床，腹满不食，脉沉实有力等症，这是转为阳明温病，热结肠胃，治法须用下法，上方中就可去掉丹参、黄连、水牛角、竹叶、生石膏、知母等，而加入生大黄和芒硝，以泻肠胃结热，这又成为增液承气汤变化而来的药方。如果该患者经西医诊断为流行性乙型脑炎，我们还可以结合现代科研成果，加用大青叶、板蓝根等，或注射具有清热解毒功效的注射液等等。由此可见，病证变化了，治法也一定改变，治法改变了，药方的组织也必须随着改变。在此变化过程中，组织药方时，如有前人或近人确实行之有效的经验效方，就可以吸取或采用，并注意随证加减变化。

吸取前人组方经验，结合现代科研成果组织新方

组织药方时，如在前人或近代方剂中，找不到一张合适的药方可采用，就可以按照上述的原则和方法，结合现代科研成果，自己选药组方。例如：治法是辛温解表，就可选用荆芥、防风、苏叶、羌活、生姜等药去组药；治法是辛凉解表，就可以选用桑叶、菊花、金银花、薄荷、连翘、淡豆豉等药去组药；治法是养阴潜阳，可选用生地黄、白芍、玄参、麦冬、石斛（养阴）、生石决明、生牡蛎、珍珠母（潜阳）等；治法是镇肝息风，可选用生赭石、黄芩、生铁落、白蒺藜、钩藤、全蝎、羚羊角等去组药。《医林改错》的补阳还五汤、膈下逐瘀汤和《医学衷中参西录》中的镇肝息风汤等，都是该书作者依照前人组方原则、用药经验，结合个人用药体会组织的有效方剂。

在吸取前人组方用药经验的同时，还要随时吸取现代科研成果，以提高治疗效果，促进医学发展。例如：治疗急性阑尾炎的阑尾化瘀汤（川楝子、延胡索、牡丹皮、桃仁、木香、金银花、生大黄）、阑尾清化汤（金银花、蒲公英、牡丹皮、大黄、川楝子、赤芍、桃仁、生甘草）；治疗急性胰腺炎的清胰汤（柴胡、黄芩、胡黄连、白芍、木香、延胡索、生大黄、芒硝）；治疗肠梗阻的甘遂通结汤（甘遂末、桃仁、赤芍、牛膝、厚朴、大黄、木香）；治疗宫外孕的加味活络效灵丹（丹参、赤芍、桃仁、乳香、没药）以及清开灵注射液、参附注射液、生脉注射液、复方丹参注射液、醒脑静注射液、麝香喷雾剂、热参喷雾剂等等。这些方剂既吸收了前人组方用药的宝贵经验，又结合了现代的科研成果，进一步提高了治疗效果。

我们要随时吸收并结合现代科学研究成果，中西医结合，敢于自创新方。

上面介绍了组织药方的原则和随证加减、灵活变化以及有效方剂的采用等，下面再结合几个实际病例来谈谈我个人组织药方时的一些想法，仅供同志们参考。

病例1　董某某，男，22岁，1975年11月27日会诊。

简要病史：自去年牙龈时常出血，每次发病都要经口腔科医生止血才能缓解。本次发病后经口腔科止血无效而收住于急诊观察室，并于11月19日拔除左上门齿两个，将小动脉用线结扎缝合，术后仍出血，并用多种大量止血剂注射、口服和局部使用止血粉以及内服云南白药等，仍未能止血。于11月27日邀我进

行会诊，中西医结合治疗。

现症：门齿齿龈出血，血色鲜红，满口牙龈有肿胀感，自觉心跳，左后脑部也觉有随心跳而有上冲跳动的感觉，口渴能饮，大便秘结，舌苔老黄，脉象数，左手弦滑有力，右手弦细略滑。

辨证：阳明经的经脉入齿中，齿龈也属阳明经。观此患者年轻体壮，其脉象弦滑有力，知是实证；口渴能饮，牙龈肿胀，舌苔色黄，脉数，是为胃经实热；大便秘结，舌苔老黄，脉象滑数有力，是大肠热结之象；牙龈出血不止，血色鲜红，脉象弦数有力，知是血热妄行；心跳及后头上冲跳动感，是热积化火，血随气升，气随血上而致。据此脉症，诊断为阳明经（胃和大肠）火热炽盛，血热妄行而发齿衄之证。

治法：清泻阳明，凉血止血。

根据本例的治法要求，清泻阳明是关键所在，也就是本病主要矛盾（出血）的主要方面（阳明热盛），所以选方必须是能入阳明经、清泻阳明经火热的。想到白虎汤能清阳明经气分邪热，承气汤类能泻阳明经火热结滞，因而用生石膏清阳明气分邪热，生大黄泻大肠结热为主药；又配以知母、黄芩，以帮助清热泻火为辅药；再根据治法中还要求凉血，是因本患者阳明经火热炽盛，气血皆热，血受火热煎迫，血热妄行而牙龈出血不止，故非清热凉血不能达到止血的目的，遂选用生地黄、玄参以凉血降火；又因病已10余日，出血甚多，他的便秘除有热结的因素之外，还有津伤的一面，故又加入麦冬以滋阴凉血（合生地黄、玄参、生大黄又有增液承气汤的作用）为佐药；又据"急则治其标"的原则加用白茅根、大小蓟、生藕节以凉血止血为使药。据此组成药方如下：

生石膏（先下）47g	生大黄 6g	知母 9g	黄芩 12g
生地黄 25g	玄参 30g	麦冬 9g	白茅根 30g
大小蓟各 15g	生藕节 30g		

水煎服，4剂。

服第1剂后当天晚上即能止血，以后仍守此方，以生赭石、地骨皮、元明粉、牡丹皮、茜草炭等随证加减，稍事出入，共进13剂而痊愈出院。出院后又服药10余剂（上方加减），以巩固疗效。1977年1月25日追访，药后一直上班工作，未再发生齿衄。

病例2 曹某某，男，18岁，农民，1970年6月10日初诊。

现病史与现症：10多天来咳嗽、气短，咳时牵引胸胁疼痛，尤以左胁明显，睡卧时只能向一侧卧，不能仰卧，稍一行动则气短而喘，口干，但不欲饮水，食欲不振，二便尚可。舌苔薄而浅黄，脉象沉细数。

检查摘要：发育正常，营养一般，重病容，神志清楚，说话气短。胸部叩诊：左胸部上、中、下均呈实音，心浊音界消失。听诊：肺部左侧呼吸音消失，心脏向右侧移位，在右胸部才能听到心音，未闻杂音。胸部 X 线透视："左侧渗出性胸膜炎，纵隔被迫右移"。

辨证：据其咳嗽、胸胁痛、气短、咳唾引痛、口干不愿多饮、只能向一侧卧，知为胸、肺气机不畅，水饮停积于胸胁之证。综观脉症，诊断为悬饮。

治法：逐水消饮。

根据治法的要求，结合发病机制，考虑到悬饮为水饮停积于胸胁所致。该患者水饮停积很多，急宜逐水消饮。《金匮要略》中虽有治疗悬饮的十枣汤，但药有毒性，攻力猛峻，但病已半月余，饮食少进，稍动则喘，正气已虚，不适用此汤。因而选用《医醇賸义》中治疗悬饮的椒目瓜蒌汤并随证加减。治水饮要从肺（导水必自高源）、脾（筑以防堤）、肾（使水归其壑）三经入手，故以川椒目消水逐饮，瓜蒌宽胸化痰、以利肺气，为主药；再以葶苈子、桑白皮、杏仁、枳壳泻肺中痰水，顺气降逆，以助椒目、瓜蒌降泻痰水之力，为辅药；茯苓、猪苓、冬瓜皮利湿以健脾，为佐药；又以泽泻、车前子导水下行，自小便而出，更加桂枝温助肾和膀胱阳气，加强膀胱气化功能以利水，为使药。共同组成处方如下：

川椒目 9g	瓜蒌 30g	桑白皮 12g	葶苈子 9g
杏仁 9g	枳壳 9g	猪苓 30g	茯苓 30g
冬瓜皮 30g	泽泻 12g	车前子（布包）12g	桂枝 4.5g

水煎服，5 剂。

每日并服异烟肼 300mg、PAS 8g。

进上药后，咳嗽、气短、疼痛明显减轻，小便明显增多。进 15 剂后，即能两侧自由躺卧，心脏已恢复到左胸部。共服本方 29 剂，即能参加一般劳动，胸透已无积液而痊愈。

病例 3 柴某某，男，44 岁，会诊患者。

现病史与现症：2 天来右少腹剧烈疼痛，波及右侧腰部，并向尿道放射。排尿后，尿道有灼痛感，尿意频数，小便短赤。曾到某医院外科诊治，诊断为泌尿系结石，经注射吗啡 1 针，开中药 3 剂，回家后，服中药 1 剂，立即吐出。因腹痛急剧而来医院诊治，当即收入急诊观察室。主诉同前，口干不欲多饮，大便干，已 2 日未行，舌苔黄，脉象左手弦数，右手滑数。

辨证：排尿灼痛，尿意频频，是为淋证。据其发病急、尿短赤、舌苔黄、脉滑数，知属湿热蓄结下焦之证。再观其右少腹及右腰部有放射样疼痛，脉象弦数，因而考虑为湿热久蕴，煎灼津液，热结为石，滞塞经络，气血不通而致阵阵作痛，发为石淋。结合某医院也诊断为泌尿系结石之情况，综观脉症，辨证为湿热淋兼砂石淋。

治法：清利湿热，行气活血，佐以化石。

根据立法的要求，结合膀胱湿热、热结为石等病机与现症，选用黄柏坚肾清热，茯苓、猪苓淡渗利湿，为主药；黄芩兼清中焦湿热，萹蓄、瞿麦利湿通淋，冬葵子滑窍，金钱草排石，为辅药；乌药顺膀胱逆气，牛膝、泽兰活腰膝间瘀血，延胡索行血中之气，这四药能行气活血而定痛，并有利于结石的排出，为佐药；更加生大黄泻热活瘀，推荡积滞下行，以助排石清热之力，为使药。据此组成药方如下：

黄柏 12g	猪苓 15g	茯苓 15g	黄芩 9g
萹蓄 12g	瞿麦 12g	冬葵子 15g	金钱草 30g
乌药 9g	泽兰 12g	牛膝 15g	生大黄 9g

上方共服 2 剂（第 2 剂改生大黄为 6g），由尿中排出结石 3 块（如较小的大米粒），诸症消失，痊愈出院。

从以上 3 个病例的药方组织方法来看，病例 1 是选用了白虎汤和增液承气加凉血、止血药随证加减变化而成；病例 2 是以椒目瓜蒌汤的精神，结合前人治疗饮病当"以温药和之"的经验，结合具体病情随证加减变化而组织成为另一新方，使它更切合病情而提高疗效；病例 3 是根据立法的要求，吸取前人组织药方的原则，并结合现代科研成果加入排石药而自行组织的新方。从这 3 个病例的治疗结果来看，疗效都比较好。因而我个人体会：无论是采用古方、选用今方或自己组织新方，都应古为今用、博采众长、推陈出新，紧密结合具体病情，以切实解决临床实际问题为目的。

索 引

索引

九画

十画

十一画

十二画

焦树德医学全书

焦树德方药心得（下册）

焦树德 著

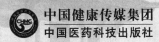

中国健康传媒集团

中国医药科技出版社

内 容 提 要

本书为焦树德教授在方剂和用药方面的临床心得，收录了焦老最经典的两本著作《用药心得十讲》和《方剂心得十讲》。前者将300多味中药根据功效，分为十大类别，作为十讲，着重讲解了中药的性味、功能、主治、配伍应用、剂量、使用注意等；后者择集前人常用方剂200多首，结合个人经验自拟方数十首，根据不同专题，分为十讲，不拘形式，结合病例生动实用地介绍了焦老对方剂的应用体会。上述方药内容多为焦老生前临床应用亲身体会，实属干货，对临床应用启迪颇深，可供广大临床中医药工作者及中医院校师生阅读参考。

图书在版编目（CIP）数据

焦树德方药心得 / 焦树德著 . —北京：中国医药科技出版社，2017.2
（焦树德医学全书）
ISBN 978-7-5067-8921-9

Ⅰ . ①焦… Ⅱ . ①焦… Ⅲ . ①中医临床 – 经验 – 中国 – 现代 Ⅳ . ① R249.7

中国版本图书馆 CIP 数据核字（2016）第 318088 号

美术编辑 陈君杞
版式设计 也 在

出版 **中国健康传媒集团** | 中国医药科技出版社
地址 北京市海淀区文慧园北路甲 22 号
邮编 100082
电话 发行：010 - 62227427 邮购：010 - 62236938
网址 www.cmstp.com
规格 710 × 1000mm $\frac{1}{16}$
印张 32
字数 513 千字
版次 2017 年 2 月第 1 版
印次 2023 年 11 月第 5 次印刷
印刷 三河市万龙印装有限公司
经销 全国各地新华书店
书号 ISBN 978-7-5067-8921-9
定价 **69.00 元**（上下册）

版权所有 盗版必究

举报电话：010-62228771

本社图书如存在印装质量问题请与本社联系调换

出版者的话

中医药是我国的国粹之一，她为中华民族的健康保健做出了卓越的贡献。中医药学是一门实践医学，她的传承发展有其自身的规律，历史上多为家传师授，致使目前中医的学术和临床传承也具有很强的个人特色。历代名医都有自己独特的临床经验和理论见解，呈现出一派百花齐放、百家争鸣的气象，虽然各有千秋、各有特色，但百变不离其宗，都不脱离中医基本理论的整体框架和原则，从而实现了同病异治、异病同治、殊途同归的临床效果。

国家高度重视中医药发展，抢救挖掘、继承整理名医经验，是中医学术发展的战略起点和关键。中医的发展主要依靠历代医学家临床经验的积累、整理而提高，而整理名医学术经验并出版成书是保存流传名医绝技的重要手段。阅读老中医临床经验的图书，等于间接积累了经验，增加了几十年的临床功力，是中青年医生提高临床能力的必由之路。

焦树德是全国首批 500 名名老中医之一，早年向外祖父学习中医，攻读古典医籍，打下了坚实的中医理论基础。后考入天津国医学院、西医专门学校函授学习，1955 年冬，到原中央卫生部举办的西医学习中医研究班学习近三年，再次系统深入地学习中医学，亲聆了蒲辅周、黄竹斋、杨树千、秦伯未等全国几十位中医名家的教诲，毕业时荣获银质奖章。焦老一生精研岐黄，博采众长，学贯中西，注重学术，勤于临床，称其为"中医学术泰斗"毫不为过！尤其在风湿病领域更是卓有成就，首创了"尪痹"病名，确立了它的治疗原则和方药，对中医风湿病学的发展做出了巨大贡献，曾有"南朱（良春）北焦（树德）"的美称。

焦老一生著述较多，但亲笔著作主要有以下几种：《焦树德临床经验辑要》《从病例谈辨证论治》《方剂心得十讲》《用药心得十讲》《树德中医内科》《医学实践录》，其中，《焦树德临床经验辑要》一书第一版曾获得"第十届全国优秀科技图书奖三等奖"，《用药心得十讲》和《方剂心得十讲》更曾是一代人学中医的必备读物，一度风靡业界，口碑传扬。

此次再版，主要收录其亲笔著作，合辑为丛书《焦树德医学全书》。一是对一代中医大师的深切缅怀和纪念，更是希望其学术传承能够源远流长，永不停息。分册名字为了突出焦老，都加了"焦树德"的名字，并且将《方剂心得十讲》和《用药心得十讲》合并为一本，命名为《焦树德方药心得》。

为使读者能够原汁原味地阅读名老中医原著，我们在重刊时尽可能遵从保持原书原貌的原则，主要修改了原著中疏漏的少量错误，规范了文字用法和体例层次，在版式上按照现在读者的阅读习惯予以编排。此外，为了方便读者阅读，我们对书中出现的部分旧制的药名、病名、医学术语、计量单位等做了修改与换算；对书中出现的犀角、虎骨等现已禁止使用的药品，我们未予改动，但读者在临证时应使用相应的代用品。

借由本全书的出版，希望能够在一定程度上满足广大临床工作者对名医经验学习的渴求，并为中医药的继承与发扬，奉献自己的绵薄之力。

中国医药科技出版社

2016 年 12 月

方剂心得十讲

　　"方剂"俗称药方或处方，是中医药学辨证论治医疗体系的重要组成部分。临床上常把辨证论治用"理、法、方、药"4字来概括。其中"理"字，是指中医理论而言，是这4个字中的总指导，贯彻于"法、方、药"之始终。其中"方"字即指方剂而言。在辨证论治的过程中，其法、方、药的完成，要在中医理论指导下，密切结合临床四诊等有关资料，经过辨证、立法、择方、选药，全面考虑，综合分析，深入推敲，最后才能完成"方剂"的制定。只有在方剂制定后，才能把辨证论治实施于医疗。可见每一张方剂的制定，都反映着辨证论治水平的高低和医疗技艺的优劣，关系着每个患者的安危。故而历代医家都对方剂十分重视，称张仲景为医方之祖，把方剂看成是辨证论治非常重要的一环，认为方剂是理、法、方、药密切融合在一起的产物，是治疗大法的体现。例如明代医家李士材说："方者，定而不可易者也；法者，活而不可拘者也。非法无以善其方，非方无以疗其症。"(《伤寒括要·总论》)清代陆九芝说："方者，法也，必有法乃可云方。"(《世补斋医书》)徐大椿说："方之与药，似合而实离也。得天地之气，成一物之性，各有功能，可以变易气血，以除疾病，此药之力也。然草木之性，与人殊体，入人肠胃，何以能如之所欲，以致其效。圣人为之制方，以调剂之，或用以专攻，或用以兼治，或用以相辅者，或用以相制者。故方之既成，能使药各全其性，亦能使药各失其性。操纵之法，有大权焉，此方之妙也。"(《医学源流论·方药离合论》)

　　"方"之重要，已如上述。但"方"是由中药组成的，除需有一定的剂量外，还在功能特点方面分有宣、通、补、泻、轻、重、滑、涩、燥、湿等各剂，并可根据病情和治疗需要选择丸、散、膏、丹、酒、醴、汤、锭等剂型，故又把"方"称为"方剂"。正如蔡陆仙所说："盖所谓方者，谓支配之法度也；所谓剂者，谓兼定其分量标准也。方则仅定其药味，剂则必斟酌其轻重焉。"(《中国医药汇海·方剂总论》)

综上所述，可以清楚地看出，学习中医者，除需打好深厚的理论基础外，对方剂的组织配伍、加减变化、临床运用等，也必须熟练掌握，才能提高辨证论治水平，而取得优良的医疗效果。

兹不揣浅陋，把个人50多年来在临床医疗实践中运用方剂的心得，在教学、科研工作中对方剂的体会，以及关于方剂加减变化、穿摘裁采的经验，整理成册，以供在中医药大学（中医学院）毕业后又在临床工作了几年的中青年医师和中医同道以及西医学习中医的同志们在临床上进行辨证论治、组织药方时作为参考，也可作为学习中医方剂学的参考书。

本书择集前人常用方剂200多首，结合个人经验方数十首，共分为10讲。第1讲谈临床运用方剂需要注意的问题；第2讲谈治气、理血、补养的方剂；第3讲谈发散、和解、表里同治的方剂；第4讲谈祛风、祛寒、祛湿的方剂；第5讲谈清火、消暑、润燥的方剂；第6讲谈除痰、消导、攻下的方剂；第7讲谈涌吐、涩固、杀虫的方剂；第8讲谈重镇、解毒和具有抗癌作用的方剂；第9讲谈妇儿科常用的方剂；第10讲介绍我的一些经验方。

为了能够突出各个方剂的不同特点，便于密切结合我运用方剂的心得体会，比较生动灵活地进行阐述，所以文中每个方剂下除将"药物组成"部分首列于方剂名称之后外，其他内容的叙述顺序均不刻板画一，亦不列标题，而是根据各方剂的不同情况，有的先谈配伍原理或特点，次述运用体会，应用范围……；有的则直接谈其主治病证，继谈使用宜忌、理论分析、加减变化……；有的则先从个人的心得谈起，然后论其煎服法、类方比较等等。每个方剂的论述中都适当穿插实际病例和自拟的经验方以及近代科研成果等等。虽然不设固定的标题，但其论述中则包括有药物组成、应用范围、理论分析、配伍原理、类方比较、加减变化、煎服方法、使用宜忌、个人心得、验案举例、经验新方等内容。总之，以符合临床实用，能对提高读者的辨证论治水平有所帮助为主要编写目的。

最后再赘言一句。在第2到第9讲中，介绍了前人的方剂和我的运用心得体会等，若欲触类旁通，一隅三反，引而申之，全在读者领悟其方剂精意。古人云：垂法诲人，只能使人规矩不能使人巧。所以，自古至今没有治病的印板式样，没有绝对的万灵方剂，必须寓变通于成法之中。

由于水平所限，本书缺点错误一定不少。希望读者提出宝贵意见，以便再版时改正。

焦树德

1994年3月7日

1.所讲前人的方剂多以一般方剂书所载者为主，至于其究竟出处不予详加考证，以解决实际临床应用为主。所以有的写《伤寒论》，有的则写张仲景，有的写《脾胃论》，有的写李东垣……，均以所引用的方书所载为依据。当然以极力避免张冠李戴之错误。

2.十讲中共介绍方剂148首，再加每方中的附方和进行了类比的方剂，合计介绍方剂300余首。

3.所录的附方，即指附带介绍的方剂。例如四君子汤后，又附带介绍了六君子汤、香砂六君子汤、七味白术散、八珍汤、十全大补汤等。

4.所录的类比方，即指与正式介绍的方剂进行比较的方剂。例如介绍补中益气汤时，即与调中益气汤、升阳益胃汤、益胃升阳汤等做了比较。

5.除第10讲专门介绍焦树德的经验方外，其他各讲中也根据方剂内容或验案介绍了不少他的经验方，未予统计。

6.凡写"水煎服"者，一般即指用水煎2次，每次约煎取药汁180~200ml，将2次煎取的药汁合在一处，再分为2次服。如无特殊煎服法，则不在每首方剂中重复此项，需特殊煎服法者，则详细写明。

7.凡写"先煎"者，指该药要先煎10分钟，然后加凉水，放入其他药物同煎。

8.凡写"后下"者，即指在药剂即将煎好前之3~5分钟放入该药，将锅盖盖好，煎三五沸即可。

9.凡写"分冲"者，即指将该药分为2次，在服汤药时用温开水送服，或用汤药汁冲服，不必入煎。

10.古方配伍中使用的君、臣、佐、使等术语，均改称为现代通用的主、辅、佐、使等。

11.方中用量为古制者，为了方便、实用，根据目前临床实际用量，参考原方的比例，改为现今常用的用量，欲知古制用量，可查阅方剂专书。其中亦有少数方剂先介绍古制用量，后介绍近代用量，这种情况多见于具有特殊代表性的方剂。

12.凡临床加减药物，未注明用量者，即为一般用量，指在6~9g左右，一般不超过12g。

13.书末方剂索引，收录了所有书中涉及的正式方和附方。

14.本书以介绍方剂在临床运用方面的内容为主。如欲查考关于方剂的出处、渊源、方名变化、同名异方、同方异名、同一方剂某书多一味药或某书少一味药等等问题，请参阅方剂专著或工具书。

15."犀角""虎骨""龟板"等药，在介绍古籍原方组成时均予保留，在介绍临床加减运用时，根据目前有关政策与法规适当处理。

目录
Contents

1

第3讲　发散、和解、表里同治的方剂

第1讲　临床运用方剂需要注意的问题

前人的方剂，皆为医学理论精华和临床宝贵经验密切结合选药配伍而成的，是留给后人的宝贵财富。前人的许多方剂，组织严谨，配伍巧妙，直到今天，依法使用仍有良效，成为临床上经常应用的方剂。但是，我们在使用这些方剂时，也应注意到古今生活环境不同，社会环境不同，人的禀赋、饮食、居住、病因等也均有不同。所以，我们在临床上运用前人的方剂时，既要学习与掌握前人关于方剂的法度规矩、严谨的组方理论和宝贵的临床经验，又要注意运用中医理论按照辨证论治的方法，结合具体情况，对前人的方剂进行加减化裁而灵活运用，才能使方证合宜，提高疗效。虽然我们强调对方剂一定要灵活运用，但也不能灵活得无法无度，随便拼凑，有药无方，头痛医头，脚痛医脚。故提出一些应注意的问题，与大家共勉。

一、密切结合辨证论治，用中医理论作指导

中医学几千年来逐步形成了"辨证论治"的独特医疗体系，使这门既能发挥保健长寿作用又具临床治疗效果的医学科学，达到了医疗艺术的境地，对中华民族的繁衍昌盛起到了重要的作用。辨证论治的具体内容，包括理、法、方、药几个方面。理、法、方、药是密切联系在一起的，"理"贯穿在法、方、药之中，不能截然分开。"理"就是中医理论，也就是说中医治病要用中医理论作指导。"法"指治疗法则。治法的确立，是在运用中医理论对疾病进行辨证，辨认出疾病的证候并找出主证后确定的。临床遣方用药应在治法的指导下进行。"方"指方剂的运用。方剂俗称"药方"，药方是由"药"组成的，可见，理、法、方、药是密切联系的，方、药是辨证论治的重要组成部分。

"方""药"既然是辨证论治的重要组成部分，所以在临证时，要密切结合辨证，在中医药理论指导下灵活运用方剂。例如对患者经过辨证，确认患者证属外感病风寒束表证，治疗法则确定用辛温解表（发汗）法，这时要根据"法"去选"方"，选方也要根据具体情况，因人、因地、因时灵活掌握。例如：同为外感病风寒束表证，如果发病在我国北方，患者又是北方人，那就可以据法选用麻黄汤（麻黄、杏仁、桂枝、炙甘草、生姜、大枣）或人参败毒散（羌活、独活、前胡、

柴胡、人参、茯苓、桔梗、枳壳、川芎、生姜、薄荷、甘草）之类的方剂；如发病在我国南方，患者又是南方人，那就要选用香苏饮（苏叶、香附、陈皮、甘草、生姜、葱须）或连须葱白汤（连须葱白、生姜或加葛根）之类的方剂；如患者是我国中原地带者，则可选用神术散（苍术、防风、甘草、生姜、葱白、羌活）之类的方剂。可见，虽然治法都是辛温解表，但选方却不相同。再进一步言之，如南方人在北方患了风寒束表证，虽然也可采用辛温解表法，但不宜用麻黄汤之类的大力辛温发汗方，只可用香苏饮加荆芥、防风、豆豉之类的方剂，并且不可重用防风等辛温药。这是因为南方人体质柔健，皮肤细嫩，肌腠容易疏解，不同于北方人的体质健壮，皮肤致密，肌腠不易疏解，非大力辛温发散药不能解表之故。反之，北方人在南方患了风寒束表证，也要适当考虑到当地气候温和，也可选用香苏饮加荆芥、防风、羌活之类随证出入。另外，对虽是北方人但已久居南方，或南方人已久居北方，以及少数民族地区，生活习惯和饮食居住特点不同，春夏秋冬季节气候不同及不同年份运气特点等等，都要在选方时加以考虑，灵活掌握，不可千篇一律。另外，对病情轻重、转化传变等诸方面，在选方时亦应加以注意。总之，临床运用方剂时，要注意符合辨证论治的要求，并且要用中医药理论指导之，适当加减方剂中的药物或用量。

二、以"法"统"方"，"方"中有"法"

《黄帝内经》中论述了许多关于治病的大法（亦称治则），使医家对疾病的治疗，有法可依，有规律可循。它指出气有多少，病有盛衰，故治有缓急，方有大小，有正治、反治，有"反佐以取之"，并有上取、下取、内取、外取、病在上取之下、病在下取之上、病在中傍取之等多种治病大法。如该书有曰："寒者热之，热者寒之，温者清之，清者温之，散者收之，抑者散之，燥者润之，急者缓之，坚者软之，脆者坚之，衰者补之，强者泻之，各安其气，必清必静，则病气衰去，归其所宗，此治之大体也。"（《素问·至真要大论》）又如："微者逆之，甚者从之，坚者削之，客者除之，劳者温之，结者散之，留者攻之，燥者濡之，……损者温之，逸者行之，惊者平之，上之下之，摩之浴之，薄之劫之，开之发之，适事为故。"（《素问·至真要大论》）再如："因其轻而扬之，因其重而减之，因其衰而彰之。形不足者，温之以气；精不足者，补之以味。其高者因而越之，其下者引而竭之。"（《素问·阴阳应象大论》）。张仲景先师在《伤寒论》中，论病、辨证、立法、选方，随证加减，依法变化，有法有方，选药精当，具体体现了《黄帝内经》治病大法的精神，开"方药"治病的先河。后世医家把治疗法则又归纳为汗、吐、下、和、温、清、补、消八大法则。经过历代医家的临床运用和研究发挥，又在这八大法则基础上，结合《黄帝内经》治病大法的精神，创制出许多更为具体的治法。例如：汗法中，有辛温发汗法、辛凉发汗法、滋阴发汗法等；下法中，有急下存阴法、增液承气法、养血润下法等；温法中，有温中健脾法、温肾助阳法、温阳化气法等；补法中，又分出峻补、缓补、温补、凉补、补心、补肾、补脾、补肺法等等，此不详举。还可把八法中的各法交叉配合，则可以说治病方法变化无穷。所以前人曾说："病有千端，法有万变，圆机活法，存乎其人。""八法之中百法备焉。"我们要时时把这些治法精神运用在辨证论治过程中。

一般说，在临诊时运用中医理论，确定主证完成"辨证"以后，就要进行"论治"。论治首先是根据病机"立法"（确定用何种治法），把治法确定以后，就要根据这个治法去选方、用药。前人把这种方法称作"以法统方"，意思是说要根据治法的要求去选用方剂及加减药物。例如立"法"是辛凉解表，那么可选桑菊饮或银翘散方去随证加减。具体地讲，如果疾病处在初起阶段，症见头痛、发热、口渴、脉数，温热之邪居于卫分尚浅，则可用桑菊饮加减；如果病邪虽仍在卫分，但患者出现了咳嗽、口渴、咽喉微痛等邪盛的症状，则可用银翘散加减。如果立"法"是急下存阴，则可选用大承气汤加减。如果立"法"是清泻心胃火热，佐以解毒，则可选用凉膈散加减。总之，要根据立法去选方。

临床运用方剂时的药物加减变化，也要体现出"法"中的要求，更好地反映出治法的内容，以提高疗效。前人称此为"方中有法"。例如：当选用大承气汤急下存阴时，若看到患者年事已高，平时体弱，就可以把方中的芒硝去掉，改为元明粉，这样既能达到泻下的目的，又比较平稳，不伤正气。再如：用凉膈散加减时，考虑到立法中还有"佐以解毒"（因凉膈散证多有口舌生疮等），所以就可以再加金银花、蒲公英等，以加强解毒功效，更好地满足治法的要求，提高疗效。至于补有峻补、缓补、凉补、温补，泻有急下、缓下以及攻补兼施等等治法，均有相应的方剂可供选用。

三、运用前人成方要随证加减，灵活变化

在临床上运用前人的方剂时，还应根据具体证情随证加减，灵活变化。有人主张方不在多，贵乎加减得法。我们在选用前人方剂时，绝不可生搬硬套，原方照抄。当然，病情证候非常符合原方主治时，也可以使用原方剂，但药物的剂量也常常因人、因时、因地等情况的不同而有所调整。所以说，绝对地照搬用原

方的情况，临床上是很少的，多需要随证变化。例如：有一位女患者在两乳房下方，沿第六、七肋走行方向生有两个像倒放的牛犄角样条状硬块，已有 10 多年。经辨证认为是由于肝气郁滞，气痰凝结，久病入血，气、痰、血互相积结而成。我根据疏肝行气、消痰散结的治则，选用了柴胡疏肝散的柴胡、香附、枳壳行气疏肝，又加入生石决明滋肝阴、潜肝阳以助调肝行气之力。为了加强行气作用而比原方加重了香附和枳壳的用量（考虑到患者素有高血压病，恐柴胡的升阳作用对高血压不利，故第二诊后改用郁金而不用柴胡）。为了增强化痰作用，改原方的陈皮为化橘红（原方为 7 味药，选用了 4 味）。为了深入一步消散痰结，又加入白芥子辛通走散、行气豁痰，消皮里膜外之痰结。为消除肿块，除用了行气消痰之品外，又把具有解郁柔肝、软坚散结、消痰核作用的消瘰丸方（牡蛎、玄参、贝母）结合进来，以加强消除肿块的作用。因久病入血，气、痰、血互相积结，非用活血散瘀之品不能促其消散。故于第二诊时，加入丹参、炙山甲活血散瘀、化癥消积。又考虑病已 10 余年，不但需要药力集中，而且需要药力持久，故另外加服了白金丸（白矾祛湿消痰，郁金解郁疏肝，兼能散瘀消恶血），每日 2 次，每次 1.5g。这样，本例的处方实际上是柴胡疏肝散、消瘰丸、白金丸三方的随证加减。在药量上也因人、因证而异，进行了调整。共进 18 剂，硬块完全消失，经 10 年追访，一直未再复发。

四、方剂加减变化要有方法

前人在方剂加减变化方面，积有丰富经验，可供我们学习应用。兹将前人在方剂加减变化方面的经验和方法，结合个人体会，归纳为以下 7 种方法，以供参考。

（1）加：即在原方中加一二味药，或是加重原方中一二味药的用量。

（2）减：即在原方中减去一二味药物，或是减轻原方中一二味药物的用量。

加、减二法中，有药味的加减，有药量的加减。有时药味虽没有加减，但药量有了轻重的不同，则方意、功用已完全不同，需要注意。

（3）裁："裁"如裁衣，即在原方中裁去目前不需要的部分药物。

（4）采："采"亦称"摘"，即是在保留原方主要药物的基础上，再把其他方剂中功效最突出或配伍最巧妙的部分采摘过来。

（5）穿：就是把所需要的两三个或四五个药方的主要部分，有主次、轻重地穿插起来成为一方。例如我自拟的麻杏二三汤就是把麻黄汤中的麻黄、杏仁两味采过来，再与二陈汤、三子养亲汤穿起来（一般常减去白芥子、甘草，老年人仍用白芥子）而成一张治疗咳嗽常用而且有效的方剂。

（6）合："合"就是根据治则要求把两个或三个、四个药方合并成一方，有轻重主次地结合起来应用。例如我常用来治疗顽固难愈的胃脘痛而自拟的三合汤、四合汤。

（7）化："化"既是方法也是要求。上述的加、减、裁、采、穿、合，有时可以单独使用，有时要配合应用。这就需要灵活运用，切忌死板。对所选用的方剂，经过加减或采裁穿合的变化后，还要注意力争达到"化"。也就是把经过变化的药方，除再次与证候、治法、人、地、时等多种情况进行分析、核对无误外，还要仔细分析药方中各药的组织配伍和药力比重、用量轻重、先煎后下及炙、包、研、炒等是否合适，各药之间以及与证候、治法之间是否有着有机的联系，能否达到发挥其最大的治疗特长并纠正原方药的所短等等，使药方比原方更符合治疗的要求。前人曾用"出神入化"来赞誉这些经过变化而取得良效的方剂。有些著名的方剂，往往就是经由这一"化"的过程创制出来的，例如我们常用的补中益气汤、阳和汤、生化汤等名方。如果我们借用化学名词的概念来帮助理解的话，"化"也就是要求把方剂的药物组成、配伍、变化与证候、治法等"化合"成一个整体，而不是把一些药物彼此孤立地"混合"在一起。

另外，中医用药除了汤剂以外，还有许多剂型，如丸、散、膏、丹、酒等等。由于证情的变化，需要改变剂型时，处方时应适当增减药物用量。例如生石决明、生赭石、生石膏一类质重的药物，在汤剂中往往用量较重，如将原方由汤剂改为丸散剂时，则可适当减轻其用量。

五、吸收经方、时方、土单验方等的长处

"经方"一般指《黄帝内经》《伤寒论》《金匮要略》等中医经典著作中所记载的药方。这些方剂有很多优点，如药味较少，组织严谨，义理精深，主、辅、佐、使和大、小、缓、急、奇、偶、复等区分明确，对药物的炮炙煎服、分量轻重、加减出入等都考虑得比较周到，"方"与"法"统一，治证明确，有是证必用是方，用其方必守其法，易一病即易一方，甚至方中药味相同而用量不同，则立方之理已不相同，治证也随之不同，方名也随之改变等等。所以，至今经方在临床上仍被广泛应用。

"时方"是在经方的基础上发展而来的。时方中，主、辅、佐、使的组织，组方立意的宗旨，药量轻重的权衡，配伍变化的须、使、畏、反，炮炙煎服的宜忌等，都体现着中医理论的深邃变化，所以必须十分熟悉中医理论，包括历代名

医的高论，才能善用时方。时方中有许多方剂不但发展了经方的组方、治证、变化等原则和精神，而且还弥补了经方的不足。例如：刘河间的防风通圣散，李东垣的补中益气汤，《太平惠民和剂局方》的凉膈散、紫雪散、至宝丹、苏合香丸，《韩氏医通》的三子养亲汤，《温病条辨》的安宫牛黄丸、银翘散、增液承气汤，《医林改错》的补阳还五汤、膈下逐瘀汤等等，都是疗效可靠、大家常用的著名时方。

经方是时方的基础和楷模，时方是经方的发展与补充，那种把经方与时方对立起来的观点是不对的。

土单验方，则是指流传在民间和收载于"方书"中的或一些医家的秘方、经验方以及草药、单味药方而言，也有的是师徒、父子之间口传亲授的特效方。这些方子中，相当一些具有简、便、验、廉等优点，并且有的配伍精当，能启发人的思路，增长学识。

在运用上述几种方剂时，要避免偏执。有的人，喜用补方则凡病皆补，喜用攻方则动辄即攻，喜用凉药者动笔即寒凉，喜用热药者动笔即温热，爱用经方者则讥讽用时方为叛道离经，喜用时方者则褒贬用经方者为因循守旧、固执不前，等等。这些偏执的做法和思想，不利于我们学习与发展中医药学。临床用药必须根据病情需要，应补则补，应泻则泻，应热则热，应凉则凉，用经方比较合适则用经方，适用时方者则采用时方，能用土单验方者，则用土单验方。需要把三者（经方、时方、土单验方）有机地结合起来，灵活运用。总之，不可刻板偏执，而是要取众家之长，灵活化裁，以提高疗效。正如明代医家李梴在《医学入门》中引李东垣之语说："善用方者不执方，而未尝不本于方也。"

六、注意方药的煎服方法

我们在学习前人的方剂时，不但要学习方剂的药物配伍、组织法度，还要注意方剂的煎服方法。例如《伤寒论》桂枝汤的煎服法即很详细，兹录下来以作学习参考："上五味，㕮咀三味，以水七升，微火煮取三升，去滓，适寒温，服一升，服已须臾，啜（chuò）热稀粥一升余，以助药力，温覆令一时许，遍身漐漐（zhízhí）微似有汗者益佳，不可令如水流离，病必不除。若一服汗出病瘥，停后服，不必尽剂。若不汗，更服，依前法。又不汗，后服小促其间（缩短服药的间隔时间），半日许令三服尽。若病重者，一日一夜服，周时观之，服一剂尽，病证犹在者，更作服。若汗不出者，乃服至二三剂。禁生冷、黏滑、肉面、五辛、酒酪、臭恶等物。"再如葛根汤的煎服法："上七味，以水一斗，先煮麻黄、葛根，减二升，去白沫，纳诸药，煮取三升，去滓，温服一升，覆取微似汗，余如桂枝法将息及禁忌。"旋覆代赭汤："上七味，以水一斗，煮取六升，去滓，再煎取三升，温服一升，日三服。"再如《金匮要略》枳实薤白桂枝汤："上五味，以水五升，先煮枳实、厚朴，取二升，去滓，纳诸药，煮数沸，分温三服。"百合知母汤："上先以水洗百合，渍一宿，当白沫出去其水，更以泉水二升，煎取一升，去滓；别以泉水二升煎知母，取一升去滓；后合和煎取一升五合，分温再服。"以上仅举数例，说明仲景先师于每汤后都详细地交代煎服法，很值得我们学习。

后世医家遵循古训，也非常重视方药的煎服法。例如《温病条辨》中银翘散的煎法、服法就很详细，兹录于后："上杵为散，每服六钱，鲜苇根汤煎，香气大出，即取服，勿过煎。肺药取轻清，过煎则味厚而入中焦矣。病重者约二时（4小时）一服，日三服，夜一服；轻者三时（6小时）一服，日二服，夜一服；病不解者，作再服。"另如后世方治脚气的鸡鸣散，则要求把药煎好后，放在床头，要在清晨（鸡鸣时）服用。

我曾治过一例哮喘病，患者女性50岁，每年5月1日以后即犯哮喘，10月1日以后则逐渐缓解近愈。10多年来，每年如是。我给她治疗有效后，并嘱她每年4月1日即开始来诊，服药至5月1日，未作喘，仍嘱其每周服药3剂左右，冬季可停药。连续2年都如此治疗，哮喘未作，又将有效的汤剂改配为丸剂服用，第3年4月仍嘱服汤药至5月1日，此后喘未再作，改汤剂为丸剂继服以收功。以后追访3年，未再复发，哮喘痊愈。还有的患者每年夏季脚肿、小腿肿，冬季自行缓解，已10多年未能治愈。我也采用每年于发病前1个月服药的方法，连治3年而愈，追访七八年，一直未发而根治。

由以上诸例可见，方药的煎法、服法、服药时间等，对疗效的取得都非常重要。概括起来说，发散解表的药，宜用急火，煎的时间不要太长（约15~20分钟），服药次数以日服三四次为宜，表证解除后即可停药。用生大黄、芒硝攻泻时，也不宜久煎，并且得泻后即应停药。用于补益的方药，煎煮时宜用慢火久煎（约40分钟），每日早晚各服1次，可较长时期服用。一般说，治上焦病的药宜饭前服，治下焦病的药宜空腹服，治中焦病的药宜在两顿饭之间服。服用急救药则以及时快速为原则，不必拘泥于时间。对药方中的"先煎"药，要先煎10分钟，然后加冷水，再放诸药煎之。对"后下"药，要在诸药煎好前3~5分钟放入同煎。总之，临床医师必须根据自己所处的药方，详细嘱咐病家应如何煎煮之，对"先煎""后下""冲服"等药，都要交代清楚，以免因煎服不得法而影响疗效。

七、参考现代科研新发现

由于国家政府对中国医药学的重视和支持，近些年来中医药学的科研成果越来越多，在对单味中药的药效及有效成分的研究方面，获得了很多新发现。例如近代研究证明黄连、连翘、金银花、蒲公英、紫花地丁、蚤休、黄芩、黄柏等具有杀菌、抑菌作用，有的还能从中提出有效成分如黄连素等。有的研究证明，板蓝根、大青叶等对病毒有抑制作用，五加皮有抗炎、免疫调节和镇静、镇痛作用，黄芪有强壮保肝等作用，鹿茸含有雄性激素为全身强壮药，五味子研粉吞服可降低肝炎患者升高的转氨酶（GPT）。在复方的实验研究中，证明了中药方剂中的药物配伍非常重要。例如：用补中益气汤做的动物实验，证明本方对子宫及其周围组织有选择性地加强蠕动及恢复功能的作用，尤其对小肠有增强蠕动和调整其吸收功能的作用，证明中医所说的该方具有"补中益气"效能是具有科学根据的。更妙的是，其中的升麻、柴胡两药，有加强本方其他药物补中益气功能的作用；本方如去掉升、柴二药，则补中益气功能基本不显示；若单用升、柴二药做实验，也不能发挥补中益气功能；只有一味不少地用原方，才能明显看到上述作用，证明了本方药物配伍的巧妙。再如：有人用桂枝汤做实验，对该方的桂枝、白芍、甘草、生姜、大枣作了各种排列组合，或依次去掉某一味做实验，均不能出现很好的解表调营卫作用，只有全方配伍才能发挥良好的作用。还有人在中药的炮制方面进行了研究。例如：实验证明酒炒黄芩和酒炒当归所能煎出的有效成分比生黄芩、生当归煎出得多；对道地药材的实验研究和生化研究等，证明了在有效成分含量方面，道地药材远高于非道地药材和移到其他地区所种植的该药材。例如川贝母的移植品则无川贝母的效果，陕西的大黄明显优于山西的大黄。实验还证明钩藤入汤药时"后下"，则降血压效佳，久煎则降压效差。这些科研发现，对我们处方用药的选择、配伍等均有一定的帮助，可以适当参考之。当然，我们在参考这些新发现时仍要密切结合辨证论治，绝不能因此而偏离辨证论治的轨道。近些年实践证明，处方用药时不用中医药理论作指导，是取不到良好效果的。在辨证论治的前提下，参考现代科研成果组方选药，才能提高疗效。

八、根据辨证论治需要，结合临床经验组织新方

在临床上，根据证情的变化和治法的要求，一时选不到与证、法比较吻合的方剂时，或是虽已用过不少前人的方剂，但疗效不理想时，就需要根据证候、治则的要求，按照处方组织规律和药物配伍宜忌，吸取古今名方经验，结合本人临

床经验，自己组创新方。例如 1978 年我曾治疗一例长期血尿又得不到确诊的患者。初诊时，患者右少腹部疼痛，血尿，腰部不适，右少腹筋肉略僵急，用芍药甘草汤合天台乌药散随证加减。服药 10 余剂，右少腹已不痛，其筋肉亦舒缓柔软，腰及小腹的不适感亦消退，尿血的镜检也明显好转，惟在排尿时有气向下攻窜样疼痛感，故已有成为砂石淋之势，但不久前曾在某大医院多法检查，未能确诊有尿路结石。因而，我一边根据其症状表现，一边据其脉略细和久病，知其有正气不足，而开了一张新方：川续断炭 30g，生地黄 15g，冬葵子 10g，瞿麦 12g，茯苓 12g，泽泻 10g，金钱草 15g，玄参 12g，黄芩 9g，黄柏炭 15g，小蓟炭 25g。嘱服 6 剂，多饮水，多跳动。本方重用了川续断炭以强壮肾气兼以止血尿；又加入生地黄、玄参补肾养阴，加强扶正祛邪的功能；同时更加冬葵子滑窍利湿，瞿麦活血利湿治淋，黄芩清热，配合金钱草、茯苓、泽泻的利湿排石作用，组成一个补肾益阴、利湿排石的方剂。服用此方，如有尿路结石可以排下，如无结石也可以补肾利湿、扶正祛邪兼顾，加速恢复健康。果然，服药后排出结石 1 块，而尿血亦随之而止。这张方即是在前人理论的基础上，结合了本人以往治疗泌尿系结石的经验和近代有关报道而组织的新方。我多次用这张方子随证加减治疗泌尿系结石，常收到满意的疗效。加减法是：尿血不甚者，方中的川续断、黄柏、小蓟可不必用炭；证明有泌尿系结石，但又久久不下者；可加牛膝、泽兰、鸡内金、炙山甲，冬葵子可用到 10~20g，金钱草可用到 20~40g；无阴虚证者，可去玄参，改生地黄为熟地黄，或生、熟地黄同用。我认为治疗泌尿系结石，要注意加强补肾药的分量，扶正以祛邪，不要单纯用利湿、通淋、排石之品组方。1988 年我曾治愈法国驻华大使马乐先生的肾结石，也是采用的以上方法，结合外国人的具体情况又组织了新方。服了 8 剂药，即排出了结石，免除了原定的手术之苦。

总之，既要虚心全面地学习、继承前人组织方剂、运用方剂的宝贵经验，在经过大量的临床实践，取得了一定的经验，有了较深刻的体会后，还要发扬创新精神，在临证需要时敢于组创新方以提高疗效，并要总结创制新方的经验，找出新的规律，以逐渐补充前人的不足。历代医家如没有创新精神，哪能使今天的中医药学宝库这般丰富！所以说，我们全面地学习和继承它，是为了更好地发扬和光大它。没有创新，中医药学术将停滞不前。

第2讲　治气、理血、补养的方剂

　　人体有形的躯体，须赖无形的气而生存（气与人体相对而言，气无形，体有形），有气则生，无气则亡，故前人曾说：气聚则形存，气散则形亡。人体中的气又有种种不同，如宗气、营气、卫气、脏腑之气、经络之气等等。前人曾说：胸中大气一衰，则出入废，升降息，神机化灭，气立孤危矣。可见，气对人体的生命活动具有特别重要的作用。

　　人的生命全赖阴阳气血之生化不息，阴主血，血盛则形充；阳主气，气全则神旺。人体血盛则七窍通灵，四肢能用，筋骨柔和，肌肉丰盛，脏腑得滋，经络得荣，神魄安，颜色润，营卫充，津液通，二便条顺；血衰则形萎，血败则形坏。然而，血化于气而成于阴，气虚故不能生血，但阳亢又最能伤阴。医者须洞察此阴阳盈虚、血气生化的机制而调之。故前人制有治气类、理血类的方剂以治理气血之病。

　　人体阴平阳秘，气血调和，则体健神旺，不生疾病。但人体可因受六淫、七情、痰饮、虫积等致病因素的干扰，而致阴阳失调，气血乖常，则疾病丛生。因而阴阳受损，气血不足，而成种种虚证。此时，须用益气养血、滋阴补阳等品进行调补，故前人创制了不少补养类方剂。

　　本讲将介绍临床常用具有治气、理血、补养作用的方剂。

栝楼薤白白酒汤
（《金匮要略》）

要点

　　栝楼薤白白酒汤、栝楼薤白半夏汤、枳实薤白桂枝汤。

　　比较栝楼薤白白酒汤、栝楼薤白半夏汤、乌头赤石脂丸。

　　栝楼实（原一枚，捣碎）30~40g　薤白（原半斤）9~15g　白酒（原七升）500~700ml

方中白酒，近人多用米醋或黄（米）酒。古白酒力薄，故用量可大，今醋、酒浓厚，用量须减。

原方的煎服法是把以上 3 味，一同煮取约 400ml，分为 2 次服用。但现在一般都是用水煎前 2 味，取药汁约 300ml，分 2 次服，每次服用时，再兑入米醋（据考证，古之白酒，即今之米醋）20~30ml（有的人则用黄酒。我在临床上，二者都用过，但用醋效果较优）。

此方为《金匮要略·胸痹心痛短气篇》的第一张药方，主治胸痹，症见喘息咳唾、胸背痛，短气，寸口脉沉而迟，关上小紧数（即"阳微阴弦"之意）者。以本方为主随证加减，治疗胸痹、心痛，确有良效。故自汉至今，栝楼薤白剂已成为治疗胸痹的著名方剂。

胸痹病的主要病机为上焦阳虚，阴气上逆。正如张仲景所说："脉当取太过不及。阳微阴弦，即胸痹而痛。所以然者，责其极虚也。今阳虚知在上焦，所以胸痹心痛者，以其阴弦故也。"此方以栝楼宽胸降气、消痰开结为主药；薤白味辛苦性温滑而能通痹着之气滞为辅药；白而酒味辛性温，宣发助阳，通行营卫为佐药。三药合用，能助胸中阳气，开上焦痹滞，使胸中阳气布达而胸中大气一转，浊阴之气下降，阳盛痹通诸症自然皆除。（醋：味酸苦，性温，能破结气痰瘀，治心腹疼痛。）

本方加半夏 10~12g，名**栝楼薤白半夏汤**，主治胸痹病兼见不得卧、心痛彻背、舌苔白厚或白厚腻、关脉弦滑等症者。此为痰浊盛，故加半夏以除痰。

本方去白酒加枳实、厚朴、桂枝，名**枳实薤白桂枝汤**，主治胸痹，心中痞气，气结在胸，胸满，胁下逆抢心。此为客气留结在胸中，不只上焦阳虚，而中焦之阳亦虚，故阴邪得以留踞，上逆动膈而为胸满、胁下逆抢心。故于栝楼薤白剂中加枳实除痞气，厚朴开气结，桂枝行阳气兼能疏肝，不但胸阳得畅，而中焦亦调，故病自痊愈。《金匮要略》条文还指出胸痹者"人参汤（人参、甘草、干姜、白术各等分）亦主之"。人参汤即理中汤之大意，对兼见中焦阳虚证者，可用之。总之，胸痹的虚，为胸中阳气微而不振，故不必用补，而用宣通之法，阳气即畅，胸阳畅通则阳盛病除。所以我们要注意到，仲景用栝楼薤白剂是以行阳为主，不是补阳；即使谈到用人参汤，亦是兼补中阳，并非补胸阳。此乃仲景先师示人对胸痹病应认识到胸中大气为全身之主，实为生死第一关，特于胸痹篇独发其精义，不可不知。

今人常以此方随证加减，用于治疗以胸背痛为主要症状的疾病，如心绞痛、心肌梗死、心肌炎、胸部神经痛等，以治疗心绞痛应用最多，常去白酒加半夏、红花、赤芍、丹参、川芎等同用。我治疗经西医诊断为冠心病、心肌炎等病而出现心绞痛、胸痛彻背、背痛彻胸、心慌短气等症，观其脉见寸沉关弦或寸关弦滑沉紧而属中医胸痹病者，常用栝楼薤白剂随证加减，并把药方暂定名为胸痹汤：栝楼30~40g，薤白10~15g，半夏10g，桂枝3~12g，檀香（后下）6~9g，茯神木30g，红花10g，苏梗10g，五灵脂9~12g，蒲黄6~10g，焦山楂10g，赤芍12g。临证时需随证加减应用。药效不明显时，会饮酒者每次服药时兑入黄酒20ml，不会饮酒者可兑入米醋20~30ml。心绞痛发作频繁且痛重者，则另用苏合香丸0.5~1丸随汤药服。此方每收良好效果，请参考试用。

栝楼薤白白酒汤与栝楼薤白半夏汤、乌头赤石脂丸（赤石脂30g，乌头15g，川椒30g，附子15g，干姜30g，蜜丸）均治胸痹、胸背疼痛。但前方主治胸阳不畅，阴气上逆，痰浊痹阻而致的胸痹，症见喘息、短气、咳唾、胸背疼痛；栝楼薤白半夏汤则治胸痹之偏于痰浊壅盛痹滞胸阳而心痛彻背、不得卧者；乌头赤石脂丸则治阴寒之气厥逆上干，格痹胸背经脉，乱其气血而致心痛彻背、背痛彻心者。虽皆治胸痹，却有种种不同，必须详细辨证，绝不可一病一方，呆板硬套。请读者深入研究《金匮要略》"胸痹心痛短气篇"。

对痰热结聚，滞塞胸膈而致心胸疼痛者，不可用此方治疗。例如我在治疗急性心肌梗死时，发现不少患者出现胸痛脘闷、舌苔黄厚垢腻、大便秘结数日不行、脉象滑数有力的痰热结塞之证时，采用的是小陷胸汤（黄连、半夏、栝楼）合小承气汤（厚朴、枳实、大黄）随证配合红花、丹参、檀香、焦三仙等治疗。患者随着痰热涤泄、大便畅通、舌苔化薄而胸痛明显减轻，诸症亦随之而安，继续随证用药，均取得比较满意的效果。如误用栝楼薤白剂，则不见效果。可见每个方剂都有一定的主治范畴，必须辨证准确，才能正确地遣方用药。

四君子汤

（《时方歌括》）

 要点

四君子汤、五味异功散、六君子汤（2个）、香砂六君子汤、七味白术散、八珍汤、十全大补汤、六神汤、三白汤。

比较四君子汤、补中益气汤。

| 人参 6g | 白术 6g | 茯苓 6g | 甘草 3g |

水煎分2次服。

此方为治疗气虚的总方。主治面色㿠白、精神萎靡、言语声低、四肢倦怠无力、动则气短、食欲不振、大便溏泄、脉来虚濡等症。近代常用来治疗慢性胃肠炎、消化不良、神经衰弱、胃肠功能紊乱等病表现为气虚证者。

本方以人参之甘温，健脾补气，能致冲和之气，为主药；白术甘苦微温，燥脾补气，培益中焦，为辅药；茯苓甘淡而平，渗湿健脾，兼能泄热以防参、术生热，为佐药；甘草甘平，和中益脾，为使药。脾为后天之本，为人体生气之源。脾胃气足，中运健旺，饮食增加，生化功能加强，则其他四脏均能受益而身体自然健壮。本方甘温，甘合中焦之味，温助中焦之气，药性柔和，功效可靠，补而不烈，培本扶中，好像具有不偏不倚谦正冲和之德，故以"四君子"名之。以此比喻，可启发对本方治疗作用的理解。

本方加陈皮以理气开胃，名**五味异功散**，调理脾胃的效能更好，既能补气，又可免除一些人服补气药所致的胸闷、中满、少食等不良反应，常用于病后调理，益气健脾。在补气方中稍加理气药，从而更加充分地发挥补气药的作用，这也说明中药"配伍"的妙用。

本方加陈皮、半夏以燥湿除痰，名**六君子汤**，适用于脾胃气虚，中焦痰湿郁阻所致之呕恶咳唾、反吐涎水、饮食少进、胸脘发闷、舌苔白、脉象滑或濡滑等症。若胸腹满闷，嗳气胀满，可再加木香、砂仁，名**香砂六君子汤**（《古今名医方论》）。

另外，本方加香附、砂仁，亦可名**六君子汤**。方中配香附行气疏肝，砂仁温中醒脾，可用于治疗脾胃虚寒及肝郁犯胃而致的胃脘疼痛或腹痛泄泻。我用该方治此证时，常加广木香、炒白芍、高良姜以加强理气柔肝温中的作用。

本方加木香、藿香、葛根，名**七味白术散**（钱乙）。方中木香、藿香芳香化浊，理气调中，佐四君子健脾益气；配葛根解肌热而除渴。常用于治疗脾虚所致的泄泻、消化不良、肌热口渴等症。儿科多用之。

本方合四物汤（熟地黄、当归、白芍、川芎），名**八珍汤**，主治气血两虚，中运不健，饮食不为肌肤，面色不华，阴血内亏，虚阳外越等。八珍汤中再加黄芪以助阳固表，加肉桂引火归原，名**十全大补汤**，适用于气血营卫俱虚之证，全身倦怠，四肢无力，自汗盗汗，虚火上泛，腰膝畏冷，女子兼见月经少或白带多等症。

本方加山药、扁豆健脾和胃，加姜、枣、粳米调和营卫养胃气为引，名**六神散**（陈无择），主治小儿表热去后又发低热，再用解表药或凉药不效者。此证为表里俱虚，气不归元，阳浮于外所致，并非实热之证，故需此方和其胃气而收阳归内，则身凉不热。治热不可过用解表、过用寒凉，此不可不知也。

本方去人参加白芍、生姜、大枣，**名三白汤**（白术、白芍、白茯苓），用于治疗伤寒太阳病（头项强痛、恶寒、脉浮），服过桂枝汤或误用下法后，仍头项强痛，翕翕发热，无汗，心下满微痛，小便不利，或虚烦或渴或泄。（按：此汤实即《伤寒论》桂枝去桂加茯苓白术汤方。）

我常用四君子汤加陈皮、生麦芽、焦神曲、莲子肉、焦山楂、黄芪、香附等，治疗因患慢性胃肠炎而致体倦神疲、面色无华、食欲不振、消化不良、舌苔薄白或舌质较胖、脉象虚或濡者。治气虚而头痛，加白芷、蔓荆子、川芎；治气虚而眩晕，加天麻、白芷、钩藤、川芎、黄芪；治脾气虚而泄泻者，加车前子、桔梗（少量）、土炒白芍、肉豆蔻，茯苓加量，伏龙肝60~120g煎汤代水；治气虚咳喘加苏子、五味子、桑白皮、橘红、沉香、砂仁。

本方的人参，在一般情况下可用党参代之，用量可稍加大；对虚弱重证，仍须用人参；气虚兼手足畏冷，喜着厚衣者，可用红人参；兼有口干者，可用白人参。

近些年来，有人用本方加当归、熟地黄等，用于治疗缺铁性贫血、营养不良性贫血；有的加远志、酸枣仁、五味子、麦冬、柏子仁、琥珀，用于治疗体弱者的失眠症，可供参考。

本方与补中益气汤同为补气之方。本方为治气虚的总方，有冲和之气，性质平和，主治气虚脾弱之证；补中益气汤则主治劳倦内伤，身热心烦，或中焦清阳下陷而致泄利下坠、脏器下垂等症。本方功效主在补气健脾、强壮中焦，只能补气，无和血之功；补中益气汤则脾肺双补，升举清阳，益气之中兼能和血养血、甘温除热。

阴虚咳嗽、盗汗、五心烦热及阴虚肝旺等证者，忌用本方。

注意： 使用本方时加些行气之品，如陈皮、香附、木香、藿梗、砂仁等，补气效果会增强，且能防止有的人服补气药后出现胸脘痞满等副反应。

补中益气汤
（《脾胃论》）

 要点

> 补中益气汤、举元煎、升陷汤、调中益气汤、益胃升阳汤、升阳益胃汤、升阳顺气汤；补中益气汤中的升麻、柴胡。

蜜炙黄芪5~10g　　　人参3g　　　　炙甘草3g　　　炒白术1.5~3g

陈皮 1.5~3g   当归 1.5~3g   升麻 1~1.5g   柴胡 1~1.5g

水煎服。

因原方用量太轻，故参考后世临床常用方，对剂量进行了修改。（附《脾胃论》原方：黄芪（病重或劳倦热甚者 3g）1.5g，炙甘草 1.5g，人参 1g，当归 0.6g，陈皮、升麻、柴胡各 0.6~1g，白术 1g。水三盏煎至一盏，去滓，食远稍热服。）

本方的用量，李东垣原方黄芪最多为 3g，其余皆为 0.6~1g，意取轻清上升。后世医家用于济急时常加大剂量，病重者参、芪可用到 9~15g。本文开篇所列的剂量是参考薛立斋及吴仪洛二氏之意拟订的，临证时请斟酌使用。需要注意的是，升麻、柴胡二药用量不能太大，一般为 1~2.5g，即使余药加至 9~15g 时，此二药也不得超过 3g。因为内虚之证忌升散，本方借此二药只为升提下陷之清气，多用了此二药则使本方变成升散剂，非制方的原意。

本方主要用于治疗饥饱劳役内伤脾胃所致的身热心烦、头痛畏冷、懒言少食、四肢困倦、自汗口渴、不愿活动、动则气短而喘、脉象虚大之症；或因中气不足，清阳下陷所致泄利，或寒热似疟久久不愈之症。

清代医家柯琴说：劳倦形衰，气少阴虚而生内热者，表证颇同外感，惟李杲知其为劳倦伤脾，谷气不胜阳气，下陷阴中而发热，制补中益气之法。本方组织是遵照《黄帝内经》"劳者温之""损者益之"的治则，选用甘温之品补其中气，升其中阳。饥饱劳役，伤其脾胃，中焦阳气下陷，则阴火上浮，故身热心烦（这并非外感实热之证）；头为诸阳之会，清阳不升，则浊气上逆，故头痛（疼痛时作时止，不像外感者常痛不已）；阳虚不能卫外故自汗；气虚故懒言、不愿活动；脾虚故少食、肢倦；脾胃虚则肺气不足故气短；肺气不足，不能敷布津液故口渴；脾虚中阳不升，清阳下陷故泄利；正虚邪陷，邪正相争故寒热似疟，久久不愈。病属内伤，东垣立补中益气汤以主之。若误作外感治，则重虚元气。脾胃虚则肺气不足，肺为气之本，故方中以黄芪补肺护固腠理为主药；人参补元气、健脾益中，甘草和中益脾，合芪、参而除热为辅药（过度烦劳，则虚热内生，得甘温之品以益元气，而虚热自退，故东垣认为芪、参、草三药为除烦热之圣药）；更以白术燥湿健脾，当归和血益阴，陈皮理胸中清浊相干之乱气，且防甘味药导致滞满，共为佐药；升麻、柴胡升阳明、少阳之清气，提中焦下陷之清气，清阳升则浊阴降，再用生姜、大枣和营卫、开腠理、致津液，共为使药。中虚得补，元气恢复，诸症自愈。赵献可曾说："凡脾胃，喜甘而恶苦，喜补而恶攻，喜温而恶寒，喜通而恶滞，喜升而恶降，喜燥而恶湿，此方得之。"（《医贯·后天要论·补中益气汤论》）

补中益气汤原为饮食劳倦内伤元气，内生虚热，病状类似伤寒之证而设。此证实属气虚发热，切勿用治疗伤寒的汗、下之法去治。故《医贯·主客辨疑·伤寒论》中说："若读伤寒书而不读东垣书，则内伤不明而杀人多矣。读东垣书而不读丹溪书，则阴虚不明而杀人多矣。……东垣《脾胃论》，与夫内伤外感辨，深明饥饱劳役发热等证俱是内伤，悉类伤寒，切戒汗下。以为内伤多外感少，只须温补，不必发散。外感多而内伤少，温补中少加发散，以补中益气一方为主，加减出入。"由此可见，内虚之人冬季受寒而恶寒、发热、无汗、脉浮紧时，可用补中益气汤加些麻黄，脉浮缓有汗者，可加桂枝、白芍。但后世医家皆把此方用为调补气虚之药，是采取本方配伍之妙和调补中焦阳气的功能而变化运用的。确有许多阳虚、中虚之证，得用本方而治愈。用本方为补剂时要知道此为治气虚清阳下陷的方剂，而不是治清阳不升的。

我常用本方加蔓荆子、川芎治疗气虚头痛；加藁本、细辛、吴茱萸治疗头中疼痛或空痛；加羌活、防风、威灵仙、海桐皮治虚人感受风湿而周身疼痛；加茯苓、益智仁、肉豆蔻治疗久泄；加白芍、甘草、吴茱萸、乌药治中虚腹痛；重用当归再加熟地黄治因中气虚而致的血虚（包括各种贫血）；重用人参（或以党参10~15g代替）再加茯苓、枳壳（15~30g）治由于脾失健运，中焦清阳下陷而致的胃下垂、子宫脱垂（症见身体软弱、面色萎黄、腹部发坠感、饭后腹胀倒饱等）；加青蒿、银柴胡治疗青年女子西医查不出原因的低热症状群中医辨证属劳倦伤中内生虚热者。本方不但可治脾胃气虚，亦可调补心、肺、肝三脏。如加五味子、款冬花、紫菀、旋覆花等，可治肺气虚而气喘、咳嗽，此乃符合《难经》"损其肺者益其气"的治则。加香附、厚朴、青皮、蔻仁，可治肝气郁而致的脘闷腹胀、食欲不振等，此寓有《黄帝内经》"木郁达之"之意。五脏之中惟肾虚者不可用此方。

本方去陈皮、当归、柴胡，名**举元煎**（张景岳），治气虚下陷、血崩血脱、亡阳垂危等须升补元气的证候。

本方去人参、白术、甘草、陈皮、当归，加知母、桔梗，名**升陷汤**（张锡纯方：黄芪18g，知母9g，柴胡4.5g，桔梗4.5g，升麻3g），主治胸中大气下陷，气短不足以息，或呼吸似喘或气息将停，脉象沉迟微弱，关前尤甚。

东垣调治中焦的方剂除补中益气汤外还有调中益气汤、益胃升阳汤、升阳益胃汤、升阳顺气汤等。这些方剂的作用同中有异，异中有同，须掌握它们的主治特点方能很好地运用之。一般说，**调中益气汤**（本方去当归、白术，加木香、苍术）治脾胃不调之胸满肢倦、食少短气、口不知味、食入反出等症。**益胃升阳汤**（本方加炒黄芩、炒神曲）为血脱者益其气的方剂，主治妇人经水不调，或脱血及食少、水泻等症。**升阳益胃汤**（详见本讲以下专篇）主治脾胃虚弱而倦怠嗜卧，时值秋令，湿热方退，体重节痛，口苦口干，心不思食，口不知味，二便不调等症。**升阳顺气汤**（本方去白术，加草豆蔻、神曲、半夏、黄柏）治饮食劳倦所伤，满闷短气，不思食，不知味，时恶寒者（方中升、柴辛甘升清气，清气升则阳气顺；黄柏苦寒降其浊，浊降则阴气顺；参、芪、归、草补其虚，虚补则正气顺；半夏、陈皮利其膈，膈利则痰气顺；草豆蔻、神曲消其食，食消则谷气顺，故名升阳顺气汤）。补中益气汤则主用于饮食劳役伤其脾胃，清阳下陷，内生虚热，状类伤寒或疟、痢久不愈者。细细体会其中的异同点，会对提高辨证论治的水平有所帮助。

近些年来，有人用补中益气汤做实验，证明它对子宫及其周围组织有选择性收缩作用，并能调整小肠蠕动及恢复肠肌张力，对营养成分的吸收有着直接的影响。其中升麻和柴胡在药方中对与其他药有明显协同作用，并能增加这些药物的作用强度，尤其在肠蠕动方面。如去掉这两味药，本方对肠蠕动的作用遂即减弱。若单用这两味药，则无以上各种作用。可见在临床加减运用本方时，不能把升、柴全部去掉，如去掉这二味药，则失去本方的特点，而成为其他方剂，不可不知。

旋覆代赭汤
（《伤寒论》）

 要点

> 比较旋覆代赭汤、生姜泻心汤、半夏泻心汤。

旋覆花（布包）9g　　　　生代赭石（先煎）24g　　　半夏 9g

人参（或党参 9~12g）6g　　　炙甘草 5g　　　　生姜 9g

大枣 12 枚

水煎取 450ml，每日服 3 次，每次 150ml。

（附《伤寒论》原方：旋覆花 3 两，生代赭石 1 两，半夏半升，人参 2 两，甘草 3 两，生姜 5 两，大枣 12 枚。）

本方原为治疗"伤寒发汗，若吐、若下，解后，心下痞硬，噫气不除者"而设，具有调补胃虚、和降逆气、升清降浊的功效。

伤寒病经过汗、吐、下各法的治疗，虽然寒邪已解，但胃气已虚弱未能自和，升降失调而虚气上逆，故心下痞硬闷堵，时时暧气而痞闷不得除去。此为胃虚气逆证，宜用此汤降虚气之逆而和胃安中。

方中以旋覆花下气除痰，并且咸能软坚，以治心下痞硬为主药；以生赭石重剂而镇浮逆之气为辅药；生姜、半夏辛而且降以除痞逆之气，人参、大枣甘能缓中，补胃气之虚弱，共为佐药；甘草甘缓入胃，补虚安中为使药。胃虚得补，痞硬得散，逆气得降，浊降清升，故痞噫诸症均除。

后世医家也常用本方治疗由于胃失和降而致的气逆呕吐、反胃、噎膈、呃逆等病证。我常用此方合大黄甘草汤随证加减治疗神经性呕吐。例如 1964 年曾治一女患者，每顿饭后立即呕吐已 1 年余，体重仅有 35kg 左右，大便干秘如羊矢，经北京几个大医院检查均诊断为神经性呕吐。中医辨证为中焦虚弱、胃气上逆之证。投以本方合大黄甘草汤加减：旋覆花（布包）10g，生赭石（先煎）30g，半夏 10g，党参 12g，甘草 3g，生大黄 5g，当归 10g，桃、杏仁泥各 9g，全瓜蒌 30g，生姜 3 片，伏龙肝（煎汤代水）60g。有时以此方为基础稍有加减。服约 40 剂，呕吐止，大便通而呕吐痊愈，体重明显增加，治疗前后判若两人。类似病例较多，此不赘述。

我还常用本方配合半夏厚朴汤随证加减治疗梅核气病。经验方举例如下：旋覆花（布包）10g，生赭石（先煎）30g，半夏 10g，厚朴 10g，茯苓 18g，苏梗 10g，苏叶 6g，香附 10g，乌梅 2g，生姜 3 片，金果榄 9g。水煎服。在此方基础上可随证稍事出入，对痰气郁结而咽中如有物阻碍，咯不出，咽不下，或兼胸脘满闷等症有效。

旋覆代赭汤适用于伤寒经汗吐下，解之后，心下痞硬堵闷，噫（嗳）气不除之证。但要注意如患者兼有大便泄泻、腹中肠鸣者，则不能用之，应选用生姜泻心汤。如《伤寒论》中所说："伤寒汗出，解之后，胃中不和，心下痞硬，干噫食臭，胁下有水气，腹中雷鸣下利者，生姜泻心汤主之。"虽然二方都能治心下痞硬、噫气，但旋覆代赭汤适用于胃中虚气上逆而致的心下痞硬、噫气不除，要记住大便泄者禁用；生姜泻心汤则治胃中不和，心下痞硬，干噫食臭，胁下、腹部有水气而肠鸣下利者，但要记住心下痞而无肠鸣下利者不能用。若心下痞满，不硬不痛，不噫气，大便自通者，则需用半夏泻心汤。三方都治心下痞证，但同中有异，临证时须分辨选用。

近些年来，我曾用旋覆代赭汤合通幽汤、大黄甘草汤加肉桂壮命火，随证加减，治疗过 1 例十二指肠球部溃疡所致幽门不全梗阻者，症见朝食暮吐，大便秘结不下，腹部起包串走雷鸣，须到晚间呕吐之后，腹部较舒，始能睡卧。对这种病状，古称"反胃"。具体处方如下：旋覆花（布包）10g，生赭石（先煎）30g，半夏 10~12g，人参 3~6g，生姜 3 片，甘草 3g，生大黄 3g，当归 10g，白芍

12~15g，槟榔 10g，桃仁 10g，红花 10g，肉桂 2~3g，熟地黄 12g。患者服药 2 个多月而痊愈，免去了手术之苦。

升阳益胃汤
（《脾胃论》）

要点

> 升阳益胃汤、升阳散火汤、补脾胃泻阴火升阳汤。
> 比较升阳益胃汤、益胃升阳汤。

羌活 15g	独活 15g	防风 15g	柴胡 9g
人参 30g	白术 9g	茯苓 9g	炙甘草 30g
黄芪 60g	白芍 15g	半夏 30g	黄连 6g
泽泻 9g	陈皮 12g		

共为粗末，每服 10g，生姜 5 片、枣（去核）2 枚，水三盏，同煎至一盏，去滓温服。

本方适用于脾胃虚弱而湿邪不化、阳气不升之证。症见倦怠嗜卧，四肢无力，时值秋燥令行，湿热方退，体重节痛，口苦舌燥，心不思食，食不知味，大便不调，小便频数，食不消，兼见肺病，洒淅恶寒，悒悒不乐，面色不和，舌苔厚腻，脉象濡软。盖因脾土虚弱不能制湿，湿邪重故感到体重节痛、四肢无力、心不思食。中焦不能布化水谷精微，故口中无味。中运不健，传化失宜，故二便皆不调顺。土不生金，母病累子，故肺弱表虚而洒淅恶寒，阳气不得伸，故面色不和，惨惨不乐。方中半夏、白术燥湿，茯苓、泽泻渗湿而降浊阴；羌活、独活、防风、柴胡升举清阳之气，风药并能胜湿；少佐黄连以退阴火、疗湿热；陈皮平胃气；参、芪、甘草益胃气；白芍酸收敛阴而和营，并能防止羌活、柴胡辛散太过。全方补中有散，发中有收，使正气足、阳气生，自然身健病痊。《医宗金鉴·删补名医方论》曾说："人参属补，不知君于枳、朴中，即为补中泻也。羌、防辈为散，不知佐于参、芪中，即为补中升也。近世之医，一见羌、防辈，即曰：发散不可轻用。亦不审佐于何药之中，皆因读书未明，不知造化别有妙理耳。"

本方去黄芪、白术、半夏、茯苓、泽泻、黄连、陈皮，加升麻、葛根、生甘草，名**升阳散火汤**，也是李东垣先生创制的方剂。用于治疗因脾阴血虚，胃阳气弱，春寒不去，胃虚过食冷物，抑制少阳清气，郁遏阳气于脾土之中所致的四肢发热、肌热、困倦、筋骨间热诸症。

本方去独活、防风、茯苓、泽泻、白芍、半夏、陈皮，加升麻、黄芩、石膏，以苍术易白术，**名补脾胃泻阴火升阳汤**，适用于治疗饮食伤胃，劳倦伤脾，阳气下陷，阴火乘之而发热，右关脉缓弱之证。

本文所述皆为从脾胃升阳论治的方剂，用药贴切，变化神妙。其加减变化当然不似如此简单，但限于篇幅，仅介绍如上精神，以供读者参考。如欲深研，请阅李东垣先生《脾胃论》。

1960年我接诊了一个于10年前因病做了脾切除手术的患者。当时医生预言该患者术后尚可生存10年。恰逢10年后，他又患病很久不愈，其症状为：胃脘堵闷，不思饮食，二便不调，体重日减，精神不振，面色不和，悒悒不乐。舌苔白厚而腻，脉象虚弦而滑。据此脉症，知为脾胃虚而阳气不伸之证，故用升阳益胃汤随证加减而痊愈。病愈后身体健壮，"文化大革命"中身体亦很好，1980年，仍在工作。当然，西医切除的脾不能与中医所说的脾划等号，但如出现脾胃的病证，根据病情进行辨证论治，同样可以取得良好疗效。

我用此方时，常把白术改为苍术，并适加厚朴、草果等芳香化湿之品，以助化湿之力。对慢性胃炎、风湿性关节炎、肌肉风湿等病见有本方主治证时，或低热综合征而中焦湿盛者，均可随证加减使用之。

注意：升阳益胃汤与益胃升阳汤（黄芪、人参、白术、甘草、当归、陈皮、升麻、柴胡、炒黄芩、炒神曲、生姜、大枣）不可混淆。后者主治妇女月经不调，血块暴然而下，或脱血后脾胃虚弱之饮食少进、大便水泻之证，可适加茯苓、车前子。

丁香柿蒂汤
（《济生方》）

 要点

> 比较丁香柿蒂汤、金匮橘皮竹茹汤、济生橘皮竹茹汤。

| 丁香 6g | 柿蒂 6g | 人参 3g | 生姜 5 片 |

水煎服。

本方用于虚寒而致的呃逆，如年迈老人阳虚，久病体弱，胃肾虚寒而发生的呃逆。呃逆有虚实之分：如因痰阻、气滞、瘀血、火郁、胃实失下等而致呃逆者，皆属实证。如因中气虚衰、下胃虚而阴火上逆、年老久病等而致呃逆者，皆属虚证。治法各有不同。本方则主用于虚寒呃逆之证。

本方用丁香之辛温，通肺、温胃、暖肾，降虚逆之气，祛胃肾之寒，与柿蒂苦涩降气共为主药；辅以人参补元气而使正气舒布；使以生姜祛痰、开郁而散寒。故适用于虚寒证之呃逆。

丁香柿蒂汤、金匮橘皮竹茹汤（橘皮、竹茹、甘草、人参、生姜、大枣）、济生橘皮竹茹汤（橘皮、赤茯苓、枇杷叶、麦冬、竹茹、半夏、人参、炙甘草、生姜）均治呃逆。但本方主治胃肾虚寒、寒气上逆而致的呃逆。金匮橘皮竹茹汤则用于久病体弱，胃虚有虚热，气逆不降所致的呃逆。济生橘皮竹茹汤则用于热病后胃热、口渴、呕哕不食，气逆不降所致的呃逆。

老人久病，或大病之后，突然发生呃逆，连连不止，中医认为这是脾气欲败的一种危险症状，需要抓紧救治。对于这种情况，我常用本方合金匮橘皮竹茹汤，重用人参（20~30g）来进行抢救，屡屡取效。

急性脑血管病患者，也时常在经过抢救后，病情渐渐稳定时又出现频频呃逆（膈肌痉挛）的表现。我在这时常常用旋覆代赭汤合丁香柿蒂汤随证加减。其基础方为：旋覆花（布包）10g，生赭石（先煎）30g，半夏10g，人参6~12g，公丁香（后下）3~5g，柿蒂5~7个，生姜3片，竹茹6g。以此为基础，再结合辨证论治的精神，加减药物，常可取得理想效果。我多次用此方加桃仁、红花、槟榔，治疗脑手术后频频呃逆不止者，皆收良效。仅供参考。

注意：本方不能用于胃热、胃实证的呃逆。

四 磨 汤
（《济生方》）

 要点

> 四磨汤、五磨饮。
>
> 比较四磨汤、越鞠丸、六郁汤。

槟榔　沉香　乌药　人参各等份，分别水磨浓汁，煎三四沸，温服。

本方主治情志怫郁，肝气横逆，上犯肺胃，而致上气喘息、胸膈不快、烦闷不食等症。

主药槟榔降气，性如铁石；再辅以沉香性沉而降，可使上逆之气下降；佐以人参益气，是降中有升，泻中带补，防伤正气；更使以乌药顺逆气、疏肝气、和肺胃，自然气机调畅，升降复常。

本方去人参加枳实、木香，名**五磨饮**，适用于体壮气实者暴怒气厥、眩仆昏倒。

我常用本方合旋覆代赭汤治疗呕吐、反胃、嗳气、泛酸诸症。

四磨汤、越鞠丸（香附、苍术、川芎、神曲、栀子）、六郁汤（香附、赤苓、陈皮、半夏、川芎、栀子、苍术、砂仁、甘草）皆能治气郁。四磨汤适用于情志不快而气上喘急、胸闷少食的气逆证；越鞠丸则统治六郁（气、血、痰、火、湿、食六郁以气郁为主）胸膈痞闷、吞酸呕吐、饮食不消等症；六郁汤功能消痰行气、化滞消积，适用于六郁(气、血、痰、火、湿、食)而胸闷脘胀者，甚至痰、气、血、食互结为痞为块等症。

独 参 汤
（《十药神书》）

 要点

> 独参汤、参附汤、参芪汤、参地汤。

人参 30~60g

急煎服。

人参的用量多少，要随证因人而定。须选用上品，浓煎顿服，待元气渐回，再随证加减。我常用 25~60g，病危重者尚可多些。

独参汤主治元气大虚，神昏气弱，脉微欲绝；或大出血者，或崩产脱血，血晕神昏等病情危急者；或行走之间，暴然眩仆，气微欲绝，喉无痰声，身无邪热，此阴血虚而阳气暴绝，急宜此汤救之。

关系人命之安危者，气也。故先贤于气几息、血将脱之证，独用大量人参（约 60g）浓煎顿服，能挽回性命于瞬息之间，绝非其他药物所能代替。故必须独用而力专，量大而效宏，才能收起死回生之效。气为阳，血为阴，阴阳之在人身，互为其根，不可分离。若阴血匮乏则孤阳无所依附，亦自飞越而脱。这时，有形之阴血不能急生，无形之阳气急宜护固，况且阴生于阳乃太极之妙，因而取独参汤主之。人参得天地冲和之气以成形，用之以补冲和之气，使其一息尚存，而疗诸疾。

人参有野山参、园参和移山参的不同。目前药店中出售多为园参，移山参则较少，野山参更少且价钱昂贵。由于加工的不同，一般又分为生晒参、红参、白人参、白糖参等不同品种。独参汤中应选用生晒参、红参。白人参及白糖参较上述品种药力小、性平和，适用于补益药方中。另有大力参、高丽参，选其上等品也可用于独参汤。当然生晒野山参效力更好，但因产品少、价昂贵、不易得，故一般均不用，如有家藏或有条件购买者，也可以使用，量可稍小些。

独参汤的用量，成人一般为50~80g，病情较轻者可用30~40g。病情极其危重者，有时须用100g左右，急煎灌服或鼻饲。

我用独参汤时，常因病情危急，嘱急取人参捣一捣或轧为粗块，急煎15~20分钟即取一匙灌服，一边煎一边服，越煎药力越大，约1小时取浓汁再大量服下。

我遇到经济条件差者，有时也用人参30g加党参60g、好白术30g同时煎服，以加强人参的力量，也能收较好效果。但条件许可者，还是重用人参为好。

如患者兼见四肢厥冷者，可加用制附片10g、干姜10g同用，以助回阳之力。现已开发出参附注射液成药，以备救急之用，可资参考。古人尚有参附汤、参芪汤、参地汤等，均药味少而用量大，力专效宏，用为阴阳气血暴脱证的急救方剂。一般说，**参附汤**（人参、炮附子）用于脾肾两脏皆极虚弱，先后天之气欲脱，气息微微，手足逆冷，阴囊冰冷，关尺脉微者。**参芪汤**（人参、黄芪）用于气虚欲脱表虚自汗出者。**参地汤**（人参、生地黄）用于失血阴亡，气亦难存者，以固气救阴。

我会诊抢救急危重病时，遇有戴阳证患者（颧红如妆，两足冰冷，全身冷汗出，脉弱尺微，血压测不到），常用人参30g、制附片10g、山萸肉30g、五味子10g急煎服。对过敏性休克，西药升压药不能维持血压者，在辨证论治的基础上，有时用麻黄附子细辛汤加人参、肉桂，有时用小柴胡汤重用人参加肉桂。救治脾虚气不摄血而大量呕血时，常在归脾汤中重用人参50g左右并加生地黄炭30g而取效。

总之，独参汤主要是取其量大、力专、效宏，可以单独应用，也可以佐入其他药品，主要据病情需要而定。如古人也有于独参汤中加附片者，或加黄芪者，或加白术者，已如上述。还有加当归以救血之脱；或加姜汁以治呕吐；或加黄连折火逆冲上而治噤口毒痢者，均为相须相得，互相配伍以提高疗效。明·薛立斋治疗中风时，曾把独参汤加入三生饮中使用，可谓善用独参汤者也。

注意：使用独参汤虽能起死回生，但要注意必须辨证准确，千万不可不辨脉症，四诊不参，主观臆断，轻易使用。如误用于"大实见羸状"的真实假虚证，则犯"实实"之戒，而杀人于补法之中，铸成大错。

四 物 汤
(《太平惠民和剂局方》)

 要点

> 四物汤、生四物、桃红四物汤、胶艾四物汤、滋阴
> 降火汤、二连四物汤、三黄补血汤、佛手散。
> 比较四物汤、归脾汤。

当归 10g　　　熟地黄 12g　　　白芍 6g　　　川芎 5g
水煎空腹服。

本方主治一切血虚、血热、血燥及妇女月经不调诸证。

方中以当归辛苦甘温，能入心脾而生血，为主药；地黄甘平入心肾，滋阴生血，为辅药；白芍酸寒，入肝脾，敛阴养血为佐药；川芎辛温走窜，通上下而行血中之气为使药。四味药二静（地黄、白芍）二动（当归、川芎），动静结合，有补血、和血、活血、调经之效。

本方对血分有病者，是很常用的药方。临床上以本方加减变化出来治血病的药方很多。例如把熟地黄换为生地黄，俗称**生四物**，用于治疗血虚生热。对血虚潮热、手足心热者，可再加龟板（现用龟甲）、鳖甲、秦艽。本方加桃仁、红花，**名桃红四物汤**，可治血瘀、血滞者。加蒲黄炭、京墨，去川芎，可治经血不止。加艾叶炭、阿胶，去川芎或减少川芎用量，**名胶艾四物汤**，常用于月经过多。加香附、牛膝、桃仁、红花，治月经后期或两三个月一行。加黄芪、人参，寓有阳生阴长之义，可治各种大失血，能补气而生血（去掉川芎或减小用量）。

我治疗女子月经过期不来，经闭数月甚或 1 年多不来潮而成劳者，常用桃红四物汤加茜草 30g、乌贼骨 10g、香附 10g、牛膝 10g，另加服大黄䗪虫丸，每次 1 丸，每日 2 次，常取良效。

1975 年 1 月我曾用此方重用生地黄 30~45g，去川芎，加玄参 30g、黄芪 30g、白术 30g、仙鹤草 30g，以及阿胶、黄柏、生石膏、川续断、补骨脂、白茅根、茯苓等随证加减，治疗一女性再生障碍性贫血患者（经大医院 3 次骨穿证实），中医辨证为血热，下元不固，月经过多，小便淋痛，曾经几

个大医院用大量补血、补气药以及胎盘粉、三七等医治未效，经服上方（以凉血为主，兼益脾肾，随证加减），至1976年3月即参加半日工作，血红蛋白升到105g/L左右，1976年9月即上全日班，血红蛋白升到115g/L，白细胞3.7×10^9/L，网织红细胞0.018，经过多次追访，至今健康。中医治病主要是辨证论治，此例经验可供参考。

本方加黄柏、知母、玄参，**名滋阴降火汤**，治阴虚火旺。

本方加黄连、胡黄连，**名二连四物汤**，治气旺血虚，五心烦热，夜间发热。

本方中生、熟地黄同用，再加黄芪、牡丹皮、升麻、柴胡，**名三黄补血汤**，治亡血血虚，六脉俱大，按之空虚。

本方去白芍、地黄，为末，水煎服，**名佛手散**，产前服用可治妊娠伤胎，难产者服之可使易产，产后服用治血虚头痛等。

注意：凡遇血崩、血晕（因大失血而晕厥）、产后大出血等症，不可单纯用四物汤，必须加用补气药如人参、黄芪等，并须结合具体证候随证加减。正如《医宗金鉴·删补名医方论》所说："此方能补有形之血于平时，不能生无形之血于仓卒，能调阴中之血，而不能培真阴之本，为血分立法，不专为女科套剂也。"所以，那种以为本方为妇女病专用方，不论胎前、产后，随证加一二味即认为可以取效的看法，是不全面的，学者不可不知。

四物汤与归脾汤均能养血，治疗血虚之证。四物汤偏入肝肾，而以治血虚、血热、血燥为主；归脾汤偏入心脾，而以治疗思虑过度，劳伤心脾，心脾血虚，怔忡健忘，惊悸不眠，四肢倦怠为主。四物汤单纯补血，归脾汤则可气血双补。

当归补血汤

（《兰室秘藏》）

 要点

> 比较当归补血汤、四物汤；比较当归补血汤、人参养荣汤。

黄芪 30g　　当归（酒洗）6g

水煎，饭前服。

本方主用于劳倦内伤，血虚阳浮而肌热，面赤，烦渴引饮，脉大而虚；或大失血后，血虚阳盛，面色萎黄、口渴心烦、心慌、头晕等症。

方中用黄芪5倍于当归，是取"血脱者，益其气"和"有形之血，生于无形之气"的理论为配方原则。以黄芪补脾肺之气，又以当归养血补血为引导，使气从之而生血，故名曰当归补血汤。全方寓有《黄帝内经》中"阳生则阴长"之意。

本方与四物汤皆为补血之剂。本方益气补血，生血之效速于四物汤；四物汤滋阴养血，仅能补有形之血于平时，不能生无形之血于急促之时。故抢救大失血时，常以当归补血汤随证加减；治疗血虚、血热、血燥和调理月经时，常用四物汤随证出入。

本方与人参养荣汤皆能治气血虚证。本方用于血虚而热，出现面赤、肌热、烦渴引饮、脉来虚大无力之证；人参养荣汤则善治气血俱虚，症见肢瘦体倦、畏冷怕热、食少便泄等。当归补血汤功在补气以生血，人参养荣汤功在养荣而和五脏。

我常在治疗大出血时，应用本方随证加减。例如1968年曾在甘肃祁连山区农村治一例产后胞衣未全下（胎盘残留）而子宫出血不止已10余日的患者。其症面白唇淡，心慌气短，声低神疲，脉弱，腹部按之隐痛。即用此汤合生化汤随证加减〔黄芪21g，当归12g，川芎6g，炮姜炭3g，桃仁3g，益母草15g，丹参12g，柏子仁9g，艾叶炭9g，阿胶（烊化）9g，棕榈炭9g，杜仲炭9g。急煎服〕。因同时要排下残留胎盘，故黄芪与当归的用量，稍有变化。药后，胎盘顺利娩出而血止，仍以此方随证加减调理，很快即愈。仅供参考。

《黄帝内经》说：阳虚生外寒，阴虚生内热。血属阴，血虚则阳浮，故出现面赤、肌热、烦渴引饮等症，颇类似阳明白虎汤证。但仔细辨析，本汤证为内伤所致，为虚证；阳明白虎汤证乃外感寒邪入里化热，且有大汗、大热、大渴诸症，为实证。细察其脉象，本汤证脉虽虚大似洪，但按之无力；阳明白虎汤证则脉象洪大有力。最需注意详细辨认，不可误用。古人对当归补血汤证曾经有"若误投白虎必死"的告诫。

芍 药 汤

要点

比较芍药汤、葛根芩连汤。

| 白芍 30g | 当归尾 15g | 黄芩 15g | 黄连 15g |
| 大黄 9g | 槟榔 6g | 木香 6g | 甘草 6g |

肉桂 4.5g

共为粗末，每用 15g，水煎服。痢不减，加重大黄。

芍药汤为临床常用治疗湿热痢的方剂。目前临床上常用于治疗急性细菌性痢疾，表现为湿热证者。但查几种书，用量都不一样。并且有的药味也有出入，例如《医宗金鉴》芍药汤中芍药为 60g，木香、槟榔皆为 9g，无大黄和肉桂。《成方切用》芍药汤的当归尾、黄芩、黄连皆为 9g。《简明中医辞典》芍药汤中黄芩则为 1.5g，其余同本书上述的用量。还有些书不注明用量。据此情况，我认为《医方集解》中张洁古的芍药汤比较符合实用，故选了这一用量和药味组成。诸书虽然多说此方是张洁古的方剂，但也有的说是出自《治法机要》，有的说出自《素问病机气宜保命集》，内容也不太一致，这给后学之人造成一定困难。

本方用白芍酸寒，抑肝扶土，和血调营，柔肝缓急，以除腹痛为主药；辅以归尾行血活瘀而"和血则脓血可愈"，木香、槟榔行气通滞而"调气则后重自除"，黄芩、黄连苦寒燥湿而清热调肠胃；更佐以大黄通因通用而破积除滞；使以甘草调中焦而和百药；方中寒性药较多，故又加肉桂辛热以为反佐药。

临床上治疗赤白痢疾，大便带黏稠的脓血，或血多脓少，里急后重，便意频频，腹部窘痛，或兼身热口干，舌苔黄腻，脉象滑数或带弦象，即急性痢疾的湿热郁滞证，用此方随证加减，效果很好。但要注意，如果误用于痢疾的虚寒证，则会酿成大祸而害人，切记！

我用此方治疗湿热痢时，常加焦三仙（焦山楂、焦神曲、焦麦芽）各 10g，腹胀者再加厚朴 10g、炒莱菔子 9g。因痢疾常为饮食不节、胃肠积滞而成，故加此化积、消胀、导滞之品，可以提高疗效。对大便色红而血多脓少，或纯为少量多次的血便者，我常在本方中加白头翁 12g、马齿苋 15~30g。口渴者去肉桂，加葛根 15~18g、枳壳 10g。

目前本方多作为汤剂使用，很少为粗末再煎服。故我开汤药时常用的剂量是把当归、黄芩、黄连改为 9~12g，生大黄改为 6~9g，木香 10g，槟榔 12g，甘草 3~5g，肉桂（体壮热盛者则不用此药）2g，并且随证加减。对重患者还常嘱其每日服 3 次（即 3 剂药两日服完），疗效良好可靠。

葛根芩连汤也用于治疗急性菌痢出现湿热证者，但其特点是可用于兼表证和泄泻者。芍药汤则主用于湿热痢，腹痛明显，里急后重，大便带脓血者。前者功能解表清热，后者功能调中和血、理气化滞、燥湿清热。

桃核承气汤

(《伤寒论》)

 要点

> 比较桃核承气汤、抵当汤、抵当丸、下瘀血汤。

桃仁（去皮尖）50个 　　　桂枝 6g 　　　大黄 6~12g
芒硝（后下）6g 　　　炙甘草 6g

上药除芒硝外，先以水 700ml 左右煮取药汁约 400ml，去滓，加入芒硝，再放火上微沸，即停火。每次服 80~120ml，每日服 3 次，饭前服，取微泻。

本方主治伤寒太阳病不解，邪传入腑，热结膀胱，其人如狂，至夜热甚，谵语不宁之证。热与血搏，若其人下血，则热随血出，其病自愈。如果尚有太阳表证，当先宜解表，不可用此汤攻之。表证已解者，未下血而热邪随经入血，血为热搏，蓄积下焦，症见少腹急结，小腹胀满，小便利后而少腹仍急，知为蓄血。其人如狂等症见，是热邪入血并转属阳明，下焦蓄血，故可用此汤攻之。此方也可用于治疗血瘀性的胃痛、腹痛、胁痛及妇女败血留滞而月经不潮等。

本方的配伍是以桃仁的甘苦润燥缓急行血，以缓少腹蓄血之急结，为主药；辅以桂枝辛温，行瘀散结；再以调胃承气汤（大黄、芒硝、甘草）荡热去实，共为佐使，取微泻以下蓄血。胃和热去，其病自愈。

抵当汤（水蛭、虻虫、桃仁、大黄）、抵当丸（药与汤同，但前三药量减少，并为丸，水煎服）、下瘀血汤（大黄、桃仁、䗪虫，炼蜜为丸，酒煎服）和本汤，皆为仲景先师攻下瘀血的方剂，但四方主治各有不同，须分辨清楚。抵当汤主治伤寒太阳病六七日不解，热邪随经入腑，热在下焦，膀胱蓄血，小腹硬满，小便自利，大便色黑，其人发狂，用此汤攻之，下血乃愈；或阳明证，其人喜忘，大便反易，色黑，乃久有瘀血，今下焦又蓄血，宜抵当汤下之。桃核承气汤主治证的特点则是少腹急结（不是硬满），其人如狂（不是发狂），更无喜忘、身黄等症。由此可见抵当汤以虫药破血、大黄下血为主，其攻血之力大，桃核承气汤以调胃承气汤为佐使，其攻血之力较缓。抵当丸则主治伤寒有热，少腹满，小便利者（无小腹急结、硬满、如狂、发狂、善忘、身黄、屎黑诸症），药量不但减小了，并且改为丸剂，乃为攻蓄血的缓下剂。下瘀血汤则主治产妇腹痛，经服调气和血的方剂后，腹仍痛者，此为"腹中有干血着脐下"，其虫药减少，并炼蜜为丸，每次1丸，用酒煎服，则下瘀血之力更为和缓，故可用于产后虚中夹实（干血）之证。

对于妇女腹部有瘀血，月经不潮，或生癥瘕者，用桃核承气汤随证加减治疗，也常取到良好效果。

1982年日本学者报道曾用桃核承气汤治愈一例17年前患椎间盘突出，采用手术治疗后，近2周又复发而腰痛、腿痛、屈伸困难、四肢浮肿、乏力、左少腹急结〔左下腹部皮肤皮下结缔组织握痛（+++），压痛（+++）〕。诊断为有瘀血，用桃核承气汤治疗14天后，除有轻微腰痛外，他症皆消失，又配用芍药甘草汤治疗而痊愈。

注意： 伤寒病太阳证热结膀胱，小腹虽觉满胀，但有口渴、小便不利、大便不黑、无如狂等症者，不能投此汤。因为这不是膀胱蓄血证。

大黄䗪虫丸
（《金匮要略》）

 要点

> 比较大黄䗪虫丸、桃核承气汤、抵当汤、抵当丸；
> 比较大黄䗪虫丸、下瘀血汤。

熟大黄 300g	黄芩 60g	甘草 90g	桃仁 120g
杏仁 120g	白芍 120g	生地黄 300g	干漆（煅）30g
虻虫（炒）45g	水蛭（制）60g	蛴螬（炒）45g	䗪虫（炒）30g

上药共为细末，炼蜜为丸，如小豆大，每服5丸，温开水兑入黄酒少许送服。现多为大蜜丸，每次1~2丸，每日2次。（原书大黄75g）

本丸主治由于五劳七伤，脏腑经络的气血运行受到影响，致使内有干血（时间久的瘀血），面黄，羸瘦，腹满少食，少腹硬块，肌肤甲错，两目黯黑，或舌上有瘀斑，女子经闭，脉象涩而带弦等。

本方主药大黄，从胃络中宣瘀润燥。黄芩、杏仁、桃仁、生地黄，清肺卫，润心营，补肝虚，滋肾燥。干漆性急，破脾胃、关节瘀血。虻虫性升，破阳分瘀血。水蛭性下，逐阴分瘀血。蛴螬去两胁坚血。䗪虫破坚、通络、行伤，具有特效，故于方名中标出。芍药、甘草养肝扶脾，解药毒。综而观之，以地黄、芍药、甘草和养其虚，桃仁、杏仁润而濡其干，虫药以动其瘀，大黄通以去其闭，黄芩防止血虚生热。

本方所主之证为虚中夹实之证。主要是补血虚而消干血，与桃核承气汤、抵当汤、抵当丸所主之膀胱蓄血（新瘀之血）不同。本方寓消干血于补正之中；桃核承气汤、抵当汤（丸）则主用于实热之证，以下蓄血为主。本丸与应证的汤药同时服用，效果更好。

我于1950年，曾用此丸配合秦艽扶羸汤、四乌贼骨一芦茹丸随证加减，治愈一青年女子闭经1年多，盗汗骨蒸，体温在37.8~38.5℃，将近1年不退，五心烦热，羸瘦颧红，行走乏力，脉象细弱而数，经几个西医院检查未查到阳性所见。我辨证此为干血劳。用应证汤药加服本丸，并按《黄帝内经》配制了四乌贼骨一芦茹丸同服。治疗3个多月，月经来潮，诸症痊愈。

还曾用此丸经常服用（约8~9个月以上），配合桃红四物汤合通窍活血汤（服用汤剂两三个月以后配成丸药长期服用）治疗过一例患"倒经"的女青年。西医诊断为双侧"脑动静脉畸形"，曾因月经不按期来潮，在月经应潮而未潮时发生鼻衄，如不衄血则发生过2次蛛网膜下腔出血。经用上药治疗后，月经按期来潮，不再在月经应潮时而鼻衄。追访10余年，发育、精神、体力、工作均正常（参阅拙著《从病例谈辨证论治》第21~26页）

大黄䗪虫丸与下瘀血汤（《金匮要略》）同为治瘀血的方剂。下瘀血汤（大黄、桃仁、䗪虫）主治产妇腹痛，烦满不得卧，服枳实芍药散（枳实、白芍等份）无效者，以此汤治之，攻下瘀血即愈，亦治妇人经水不利。由此可见下瘀血汤主新瘀之血，用于实证；大黄䗪虫丸则主久瘀之血（干血），用于虚中夹实（干血、瘀血）之证。

《金匮》说此丸为"缓中补虚"之剂，意思是说干血除，则气血得生，正气渐复，而达到缓中补虚之目的。且用为丸剂，亦寓"丸者，缓也"之意。总之，应根据气血虚损的情况，在调补气血的同时，兼用大黄䗪虫丸缓治，则易收到应有的效果。

本方用于治干血劳证确有效果，不可因有破血药而不敢用（如我治的倒经患者因常服此药，一次到药店欲购买30丸，药店人员惊奇地说："这药不能吃那么多。"不愿卖给她。后经解释才卖）。其实，只要认证无误即可大胆使用。正如陈修园在《金匮方歌括》中所说："五劳要证须用此，此方世医勿惊疑，起死回生大可恃。"当然，用药要随时注意辨证论治，不可因古人多夸此方而轻易乱投。

注意：对妇女非因瘀血、干血引起的经闭，不可投用此丸。

犀角地黄汤

（《备急千金要方》）

📓 **要点**

犀角地黄汤、加味犀角地黄汤、清瘟败毒饮。

比较犀角地黄汤、化斑汤。

生犀角 9g　　生地黄 50~70g　　赤芍（原方为芍药）27g　　牡丹皮 18g

用水 9 盏，煮取 3 盏，分为 3 次服。（此用量及煎服法，乃按原方修改。）

上面所述的煎服法是前人的方法。现在临床上用此方时，主要是用饮片煎汤服用。一般的常用剂量如下：生地黄 30g，赤芍（伤阴者用白芍，血瘀发斑者用赤芍）12~15g，牡丹皮 12g，犀角粉 3g（分 2 次冲服）。目前犀角已禁用，可用水牛角（先煎）20~30g。

本方是临床常用而且很有疗效的方剂。主用于血热妄行而致的吐血、衄血、咳血、便血、发斑、发疹和外感热病高热神昏，热入营血，及妇女血崩，舌质红或带芒刺，脉数或细数等。

因为本方临床常用，历代医家又有加减变化，故出现了好几个不同的同名方。上面介绍的是《备急千金要方》之方，下面再据《中国医学大辞典》《成方切用》和《医宗金鉴》等书所载，介绍几个犀角地黄汤以供参考：①《济生方》方：犀角（锉）、生地黄、赤芍、牡丹皮各 4.5g，升麻、黄芩各 3g，水煎，入犀角末服。治胃火血热，妄行吐衄，或大便下血。②《证治准绳》方：犀角 3g，生地黄 12g，大黄 3g，黄芩 9g，黄连 6g。清水 2 盅，煎至 1 盅，食后服。治上焦热甚，吐血咯血。③《沈氏尊生书》方：犀角、生地黄、赤芍、栀子、牡丹皮、甘草、黄芩，加灯心草水煎服。口渴者加麦冬。主治喉痹。④《医宗金鉴》方：生犀角、生地黄、白芍、牡丹皮。上 4 味，先用三物水煎，去滓，入生犀角汁（磨汁），热服。治热证吐衄、便血，妇人血崩，赤淋。⑤验方：犀角 3g，生地黄 6g，白芍、牡丹皮、枳实各 3g，黄芩、橘红、百草霜、桔梗各 2.4g，甘草 0.9g。清水煎，空腹时服。可治妇女倒经。⑥六味地黄汤加犀角、石膏。治阴虚血热妄行。另外，陶节庵先生又在本方中加当归、红花、桔梗、陈皮、甘草、藕汁，名**加味犀角地黄汤**，亦治血热妄行，药力有所加强。

本方以犀角清心火，解胃热，为主药；生地黄滋阴凉血，壮肾水而制火，为辅药；白芍酸寒，和阴血，泻肝火，敛血止血（或赤芍凉血、解毒、活瘀），为佐药；牡丹皮泻血中伏火，活血而祛瘀。四药相配，清火而又滋阴，止血而又祛瘀。阴滋则火熄，瘀血去则新血生。故能达清火、凉血、止血、疗崩、退疹、消斑、清热解毒之效，实为探本穷源之法也。

心火独盛，吐血热甚，可加黄芩、黄连；胸部瘀血闷痛，加桃仁、大黄；暴怒伤肝致火热妄行而吐衄，可加黄芩、柴胡、焦栀子；唾血可加玄参、知母、黄柏；嗽血可加知母、贝母、生藕节。

我治疗中焦，热证吐衄，常加白茅根 30g、生赭石(先煎)30g、生石膏(先煎)30g、生藕节 30g；热证尿血，常加小蓟 30g、茅根炭 20g、炒黄柏 12g、木通 6g；热证便血，常加地榆 15~20g、槐花炭 9~12g；血热发斑，则加青黛（布包）10g、玄参 15g、紫草 6~9g、生石膏（先煎）30~40g。

我曾用此方加玄参 15~20g、生石膏（先煎）30~40g、知母 10g、生藕节 30g、瓜蒌 30g、白及 10g、杏仁 10g、苏子 10g、金沸草 10g，用于治疗支气管扩张、大叶性肺炎等病表现为热证咳血的患者，每收佳效。

本方与化斑汤皆可治疗血热妄行之发斑发疹之证。但本方以凉血清火、滋阴化瘀为主；化斑汤以清气凉血、解毒化斑为主。本方主用于火热太盛，迫血妄行而出血之证；化斑汤主用于温热入血，气血皆热而发斑之疾。

本方与化斑汤相合，加黄连、黄芩、栀子、连翘、桔梗、竹叶，加重石膏用量，为**清瘟败毒饮**。功能清热解毒、凉血救阴，能治疗一切火盛大热的毒疫瘟病，因热毒炽盛致气血两燔，高烧，昏狂，头痛如劈，烦躁谵语，大渴引饮，或吐血、衄血，或疫疹发斑，舌质红绛甚或起芒刺，苔黄唇焦，脉象沉数或浮大数之证。

本方近代常用于急性白血病、急性黄色肝萎缩、肝昏迷、尿毒症、各种败血症、疔疮肿毒等病出现高热、出血属于血热妄行者。化斑汤则常用于猩红热、斑疹伤寒、紫癜等急性高热而见皮下出血，属于中医气血两燔证者。清瘟败毒饮则常用于"乙脑""流脑"的治疗和预防。后方自 20 世纪 50 年代就曾取得良好的疗效，近些年，有的单位还做成了注射剂来应用。

注意：本方专为治疗血热妄行而设，若气虚不能摄血、脾虚不能统血而出血者，则不能使用之。所以临床运用时要注意辨证论治，不可死板套用。

归　脾　汤

(《济生方》《成方切用》引)

🖐️ **要点**

> 比较归脾汤、补中益气汤；比较归脾汤、四君子汤
> 和当归补血汤。

蜜炙黄芪 6g	酒洗当归 6g	龙眼肉 6g	炒枣仁 4.5g
土炒白术 4.5g	人参 3g	茯神 3g	远志 2.4g
木香（磨冲）1.5g	炙甘草 1.5g		

姜枣为引，水煎服。

本方主治思虑过度、劳伤心脾而致的怔忡、健忘、惊悸、盗汗、体倦、嗜卧、失眠、少食、头昏眼花、面色萎黄，或脾虚不能摄血，致血溢脉外及妇人月经不调、崩漏带下，或心脾作痛，低热体痛，大便不调，舌淡苔白，脉象细而无力等。

本方是临床常用的理血剂，药从心脾入手，引血归脾，心脾血足气壮，自能摄血归经而诸症悉除。方中以人参、黄芪、白术、甘草之甘温，补脾益气，脾气壮则能统血、摄血；以茯神、远志、酸枣仁、龙眼肉之甘温酸苦，补心而助脾（心为脾之母），心阴复则能生血荣脾；又佐以当归养血而荣心；使以木香，既入脾又入肝，行气而舒脾，不但能防止补药之滞，且能配酸枣仁、远志以调肝而助心（肝为心之母）。心血足，脾气壮，子母俱健，劳伤心脾之疾自除。

因思虑又兼有气机怫郁而致病者，可加柴胡 6~10g、牡丹皮 9g、栀子 6g；如兼肺肾受损见干咳少痰声嘎，可加麦冬 10g、五味子 6~9g、蜜紫菀 12g；兼见梦遗者，可加生熟地黄各 10g、五味子 6~9g、生白芍 10g、煅龙牡各 15g。

近代也常用本方治疗神经衰弱表现为心脾虚而失眠多梦者。对于十二指肠球部溃疡出血，中医辨证属于心脾气血两虚证者，常用此方加阿胶、地榆、白及、侧柏等。对功能性子宫出血，兼见消化功能减弱，证属心脾虚、脾不统血者，可加川续断炭、黄柏炭、艾炭、仙鹤草、桑寄生等。

1965 年我曾遵循本方的组方精神治愈一位记者因用脑过度而致心脾两虚。症见全身疲倦，食思缺乏，1 日仅吃粮 100~150g，饭后腹部不适，大便溏软 1 日一二行，面色萎黄，失眠，心慌，健忘，身体瘦弱，时有轻度浮肿，舌淡、苔薄白，脉濡细。西医按神经衰弱、胃肠功能紊乱、胃肠神经官能症等治疗，无效。也曾服用过健脾、补气、养心、安神、双补气血等中药并针灸治疗等，亦未见效。又因"虚

不受补"的体质关系，每服补养药后，反而腹胀、不能食、不能睡。如此迁延不愈已半年多不能上班工作。据此脉症诊为心脾两虚渐成虚劳之证。采用归脾汤的精神，用虚者补其母和"隔一隔二"的治疗方法，用本方结合小建中汤的精神组方如下：太子参（易人参）6g，黄精（易黄芪）6g，野於术5g，茯苓10g，炒枣仁（先煎）9g，远志6g，龙眼肉9g，丹参（易当归）12g，木香2.4g，生姜2片，大枣3枚，桂枝5g，白芍10g，莲子肉5g，陈皮6g，饴糖（分冲）20g。以此方为基础稍事加减服用2个月后，渐渐把太子参换为党参，把黄精换为黄芪，把丹参改为土炒当归，并且用药从每剂3~5g渐渐加重到6~10g，并根据证候的变化进行加减出入。共服用4~5个月，其人渐壮，能食能睡，体重增加，精神旺盛，已上班工作。

我曾用归脾汤重用人参加白及10g、藕节炭30g、生地黄炭30g、伏龙肝（煎汤代水）60g，治疗过溃疡病大呕血，证属脾虚气不摄血者。1剂即止血，3剂而证平，以后应证调理而愈。

本方与补中益气汤同为保元汤加归、术等而成，均为治疗脾虚的方剂。但本方是理血之剂，主补脾阴，滋养心脾；补中益气汤则为理气之剂，主升胃气，补益中气。古人组方之妙，可从细细玩味中悟出。

本方虽为四君子汤合当归补血汤加龙眼肉、酸枣仁、远志、木香而成，但经过这一加味，则与四君子汤和当归补血汤相加的治证，大不相同。四君子汤主要为补气健脾药，当归补血汤主要为补气生血药，本方却有补血养心、益脾生血，使心脾相生（子能令母虚，母能令子实）、气血两旺之功。其中佐用木香配酸枣仁，不但能醒脾气，又能调肝气、益肝阴而助心血，从而使本方具有木生火、火生土、从肝补心、从心补脾，而获藏血生血、归脾统血之功能，故能治思虑过度，劳伤心脾，脾不统血，致血妄行诸疾。此则远非四君子汤、当归补血汤所能与之相比。

注意： 凡气实动火而失眠、失血诸证，皆不可用本方治疗。

人参养荣汤
（《太平惠民和剂局方》）

 要点

> 比较人参养荣汤、八珍汤；比较人参养荣汤、十全大补汤。

人参 3g   炙黄芪 6g   白术 4.5g   肉桂 1.5g

陈皮（炙）3g　　　甘草 1.5g　　　当归 6g　　　　白芍 9g

熟地黄 9g　　　　五味子 2.5g　　　茯苓 5g　　　　远志 3g

生姜 3 片　　　　大枣 2 枚

水煎服。

本方原为粗末，每用 12g，加姜枣水煎服。后世改为汤剂煎服，因而用量有所改动，查后世方书中的用量也不尽一致。今参考原方的用意，结合后世几种方书的用量和个人应用体会，制订了本方用量，供同志们参考使用。

《黄帝内经》有脾气散精，上归于肺，肺主治节，通调水道，下输膀胱的理论，此寓有地气上升、天气下降、万物化生之意。若脾肺俱虚，上下不交，营血不生，使人体气血不足，出现各种虚证。本方主治脾肺俱虚，食少无味，肢体瘦倦，面色萎黄，毛发枯落，气短声低，惊悸健忘，烦热自汗，气血两虚诸证，并可用于疮口久不收敛，以及病后体虚难复等。正如《医宗金鉴·删补名医方论》所说："若气血虚而变见诸证，弗论其病其脉，但用此汤，诸证悉退。"此说虽有偏颇之处，但也可体会此汤之效用。

本方以参、术、苓、草补肺以生气，取血不足而益其气，阳生则阴长之意；辅以归、地、芍养血荣心；佐以五味子收心安神，远志交通心肾，使上下相交而气血化生，陈皮行气，使补气药补而不滞，而充分发挥补气的作用；更使以肉桂导诸药入营分，配远志之入心而助生血之力。诸药共达五脏互养互荣之功，而统治诸虚。总之，其功效主在于"养荣"，故曰养荣汤。

本方与八珍汤的双补气血有所不同。八珍汤以四君子汤补气，四物汤补血，好像如此气血即得以双补。然进一步分析，四君子汤补气过于呆滞；四物汤补血却含川芎行血芳香燥烈之品，不适用于久虚之证。本方加陈皮以行气，去川芎之芳燥，再加远志、五味子，则静中有动，动中有静，动静药相得益彰，故可养荣而强身。方中虽有甘酸合化生阴之意，而酸收之中又有辛温之品通达，甘缓之中又有渗运之品行利，因而无壅滞碍胃之弊。功主于奉养心营，适于久服。

十全大补汤为八珍汤中加黄芪、肉桂而成，虽然亦能双补气血，但仍存在上述八珍汤的缺点。如气血两虚欲长期服药者，或遇气血两虚证中兼有心虚，症见惊悸、自汗、健忘、失眠诸症者，则不如本方五脏互养互荣之效佳。

本方虽然是从十全大补汤加减变化而来的，但从此方的加陈皮减川芎，另加远志、五味子这一加减中，即可体会到中医方剂的加减变化，相须配伍，实寓有旋转造化之机的妙用，发人深省。

本方加附子可用于虚寒证及三阴疟疾（指多发于夜间的三日疟）。

我曾用本方治疗缺铁性贫血引起的月经后期、口唇色淡、心悸、怔忡等症。

也曾用本方加生地黄、珍珠母、茯神木等，治疗产后心肌炎、风湿性心肌炎、病毒性心肌炎等病而见气血两虚证者。

注意： 由于阴虚阳旺而致心悸、自汗、失眠、健忘诸症者，不可用本方治疗。

小蓟饮子
（《济生方》）

要点

比较小蓟饮子、四生丸；比较小蓟饮子、槐花散。

小蓟 15g	生地黄 24g	滑石 12g	川木通 6g
炒蒲黄 9g	淡竹叶 6g	藕节 9g	酒当归 6g
炒栀子 9g	炙甘草 6g		

水煎服。

本方治疗下焦湿热郁结而引起的尿血（排尿不痛）、血淋（排尿时疼痛）、小便赤热频数、小腹或少腹坠胀热痛等病证，舌苔薄黄而腻，或薄白微黄，舌尖发红，脉象数或滑数，或弦滑数（数主热，滑主湿，弦主痛）。

心主血与小肠相表里，小肠主泌别清浊，心热甚移于小肠，则下焦湿热郁结而湿热搏迫血分，血热外溢而成尿血或血淋。

本方以小蓟、生地黄凉血止血为主药；血溢离经则生瘀血，故辅以当归、藕节、蒲黄活血止血，并能引血归经，炒栀子清三焦郁火而凉血；佐以滑石、竹叶清心利小肠而清利湿热，滑窍通淋；使以木通导心热下行由小便而出，甘草（最好用甘草梢）缓急而止茎中（男子尿道）疼痛。诸药共奏凉血止血、利湿清热、滑窍通淋之功。

我除运用此方治疗尿血、血淋外，也常以本方去栀子、滑石，加黄柏炭10~12g、白茅根20~30g、桑寄生30g、川续断炭12~15g，治疗"镜下血尿"屡收良效。如上加减后，再去木通、竹叶，加仙鹤草30g、益母草15~20g、艾叶炭30g、阿胶珠10g，用于治疗妇女崩漏不止证属血热下元不固者有效。

本方一般多用于治疗下部出血，但我也曾用此方改小蓟为20~30g，藕节为30g，去木通、滑石、竹叶，加玄参15~20g、白茅根30g、生侧柏15g、荆芥

5~6g、白及5~6g，用于治疗鼻出血和齿龈出血多例，均收理想效果。

本方原为粗末，每用12g，煎水，食前服。后世医家改为汤剂，各药的用量诸家多有不同。本文采用的是全国高等医药院校试用教材《方剂学》中的用量。我在临床上则常用为：小蓟15~30g，生地黄30~50g，滑石12~15g，通草（或川木通）6g，蒲黄9g，藕节9~15g，竹叶6g，当归6g，栀子9g，生甘草梢4.5g，谨供参考。我还常用我开的这张方子，去蒲黄、藕节、当归，加茯苓20~30g、猪苓15g、萹蓄15g、瞿麦15g、黄柏12g，治疗急性泌尿系感染，出现尿痛、尿急、尿频、尿赤、小腹热痛（或坠胀），舌苔或白或黄，脉象滑数者，常收良效。如兼有泌尿系结石者，可再加金钱草30g、海金沙12g、怀牛膝10g。

四生丸（生侧柏、生地黄、生艾叶、生荷叶）与小蓟饮子皆为凉血、止血的常用方剂。但四生丸多用于牙龈出血、鼻出血、咳血等上部出血；小蓟饮子则主用于下焦湿热而致的尿血、血淋等下部出血。

槐花散（炒槐花、侧柏叶、荆芥穗、炒枳壳）与小蓟饮子均为治下焦湿热郁结而致下部出血的方剂。但槐花散主用于大便下血，既能凉血、止血，又能疏肠中风邪；小蓟饮子则主用于小便出血，既能凉血、止血，又能利尿通淋。槐花散治在大肠，小蓟饮治在小肠。

注意：应用本方要注意方中药品主要是凉性药，以祛邪为主。如遇有尿血、血淋久久不愈而正气已虚的患者，则不能使用。

黄 土 汤
（《金匮要略》）

> 📓 **要点**
>
> 比较黄土汤、赤小豆当归散；比较黄土汤、柏叶汤。

| 甘草9g | 干地黄9g | 白术9g | 炮附子9g |
| 阿胶9g | 黄芩9g | 灶中黄土60g | |

先用水800ml左右，煮灶中黄土10分钟，去滓取汤，俟温，用此汤400ml煮其他药（需要时可加适量冷水），煎取200ml；再用剩下的灶心土汤（如太少可稍加冷水）煎第二煎，也取200ml。然后将2次的药汁相混合，分2次温服。

本方为温脾摄血之剂。方中灶心土温脾和胃、镇摄中焦为主药；辅以白术、炮附子温脾阳而祛中寒，以复脾统血之功；佐以地黄、阿胶养血止血；反佐黄芩，味苦坚阴，以防温燥太过而不利于止血；甘草和中调百药为使。诸药相合，温阳止血而不伤阴，滋阴养血而不妨脾，共达温阳健脾、养血止血之效。故能主治脾虚中寒，不能统血而致大便下血、呕血、吐血、衄血以及妇女血崩，四肢不温，舌淡苔白，脉沉细弱之症。

我曾遵黄土汤意，重用伏龙肝，结合赤石脂禹余粮汤的配伍精神，治疗了一位患者，在切除脾脏、左肾及腹部肿瘤的手术中，为了减少出血、节约输血而被往腹腔内灌注了0℃的冰水，术后床下又放置了大冰块（夏日防热），3日后患者恶寒高热，并同时出现吐血、便血，1日10余次，在服用益气清解的汤药1剂后，因便血仍1日七八次，呕血频频不止，即又在前方中加：赤石脂15g、禹余粮20g、藿香10g、土炒白术10g、莲子肉10g、芡实10g、伏龙肝（煎汤代水）60g（原汤药中已有白及9g、生藕节20g）。共进2剂，呕血、便血即基本止住，又经随证调理而愈。

我在临床上经常重用伏龙肝煎汤代水，煮服应证汤药，治疗脾虚不能统血而致的呕血、便血，多收良效。正如《本草汇言》论伏龙肝时所说："脾胃因寒湿而致动血络，成一切失血诸疾，无用不宜尔。"

对于直肠癌患者出现的大便下血，我常在辨证论治的方药中，结合地榆槐角丸方和黄土汤的主药，重用伏龙肝，也能收到止血效果，并能强壮身体。

本方加艾叶炭15~30g、川续断炭12~20g、桑寄生30g，可用于中焦虚寒，脾不统血而致的妇女崩漏病。呕血、便血、崩漏兼有气虚证者，可加党参（重证可用人参）10~15g以益气摄血。兼有心悸、失眠者，可加远志10g、炒枣仁（先下）15g、夜交藤15~20g。舌苔腻，胃纳差者，可加陈皮6g，阿胶改为阿胶珠。如呕血、便血来势凶猛者，也可加服三七粉3g，分2次冲服，或再加白及10g、生藕节30g、棕榈炭30g水煎服。痔疮便血属于虚寒证者，可用此方加槐花炭10g、槐角10g、地榆炭20g、防风5g治疗，有良效。

本方与赤小豆当归散（赤小豆、当归）均治便血。但本方治远血（先大便后出血），赤小豆当归散则治近血（先出血后大便）。

本方与柏叶汤（柏叶15g、干姜6g、艾叶6g）均治吐血、便血。但本方适用于中焦虚寒，脾阳不振，脾不统血而致的吐血、便血；柏叶汤适用于吐血属中焦虚寒者，以治寒证吐血为主。

近些年来，我常用此汤随证加减治疗溃疡病出血、功能性子宫出血、溃疡性结肠炎便血、直肠癌便血、痔疮出血等，证属于脾虚中寒证脾失统血者。

注意：呕血、便血血色鲜红，口渴引饮，舌苔黄腻者，或兼外邪，恶寒发热等症者，均不宜用本方。

当归六黄汤
（《兰室秘藏》）

当归 9g	生地黄 12g	熟地黄 12g	黄芩 9g
黄连 6g	黄柏 9g	黄芪 18g	

水煎服。

附注：原方为各药等份，共为粗末，每用 15g，水煎服。现多用为汤剂，故用量稍有更动。

本方主要用于治疗阴虚盗汗，阴虚有火，面赤口干，唇燥心烦，便干尿黄，舌红脉数之证。

汗乃心之液。脏腑表里之阳，皆心所主，以行其变化，随其阳气所在之处而生津，亦随其火扰之处泄而为汗。阴阳平和之人，白天卫气行于阳，则人醒；夜间卫气行于阴，则入睡。如此阴阳既济，即为正常。阴虚火旺之人入睡时，卫气入里行于阴，阴虚不能济阳，阳火盛而扰于阴，阴液失守则外走，此时因卫阳内扰而表虚，失其固摄，阴液外泄，形成盗汗。人醒卫气又行于阳而出表，阴不受阳扰而静，卫阳出外而表实，故汗止。此即阴虚火旺致盗汗之理。本方以当归养血荣心为主药；生熟地黄滋阴凉血为辅药；佐以芩、柏泻火而坚阴，阴坚则汗不外泄，热清则火不内扰，黄芪益气固表，既能补卫表之阳，又能摄外泄之液（配当归则养血益心之功更著）；以黄连入心清火，以安心之所主为使药。诸药合用，滋阴清热，固表止汗，而达阴平阳秘、精神乃治之目的。

我用此方治疗阴虚盗汗时，常常再加生白芍、生龙骨、生牡蛎、玄参、浮小麦等。曾治一中年妇女，颈生瘰疬，人体消瘦，下午低热，夜间盗汗，舌质微红、苔薄黄，脉象沉细而数。辨证为气郁生火，郁火伤阴，阴虚盗汗之证。治以滋阴降火、舒郁柔肝法。方用当归六黄汤合消瘰丸加减：生地黄 15g，玄参 30g，生牡蛎（先下）30g，生白芍 12g，炒黄芩 10g，知母 10g，黄柏 10g，浙贝母 10g，香附 10g，生黄芪 12g，当归 5g，浮小麦 30g，胡黄连 6g，水煎服。随证加减共进 60 余剂，盗汗止，低热除，食纳增，瘰疬消。

治疗盗汗时要注意，杂病的盗汗与伤寒的盗汗不同。伤寒盗汗多为半表半里之邪未尽，表里失和所致，故以和表里为主。杂病的盗汗则为阴虚火旺所致，故以救阴清火为主。不可混淆。

再须辨者：肝气有余，而致肺虚盗汗者，以当归六黄汤为主；肝血不足，而致心虚盗汗者，以酸枣仁汤为主；若兼肾阴虚者，宜加龟甲、鳖甲、天冬、知母之类。

注意： 本方养阴清热之力较强，对阴虚火旺中焦气强者适用。因本方苦寒伤中的药味较多，故对兼有脾胃虚弱、纳少便溏者忌用。

复元活血汤
（《医学发明》）

柴胡 12g	天花粉 9g	当归 9g	红花 9g
桃仁 9g	穿山甲 9g	大黄（酒浸）6~9g	甘草 6g

水煎 2 次，混匀，分 2 次服，兑入黄酒为引，以利为度。

附注：原方诸药共为粗末，每服 30g，水煎服。今改汤剂，用量稍变动。

本方主治跌打损伤、砸伤、扭伤、坠伤等而致瘀血留滞、胸胁疼痛、痛不可忍等症。

凡受外伤，体内皆可产生瘀血，致经络瘀阻而发生疼痛。除伤处疼痛外，也可因经络的关系而发生别处疼痛。因肝主藏血，肝脉布两胁，故无论伤在何处，瘀血常常留于胁下而发生胸胁疼痛难忍等症。

本方以柴胡引药入肝为主药；当归活血，甘草缓急，共为辅药；以桃仁、红花、穿山甲、天花粉破血润燥为佐药；大黄涤荡败血，推陈致新为使药。瘀血去而痛自止。

本方与七厘散（血竭 30g，麝香 0.36g，冰片 0.36g，乳香 4.5g，没药 4.5g，红花 4.5g，朱砂 3.6g，儿茶 7.2g。共为细末，每次服 1.5~3g，亦可外敷）均治跌打损伤、瘀血疼痛。本方用于疼痛偏于胸胁者，七厘散则全身何处疼痛均可使用。

本方与活络效灵丹（当归、丹参、乳香、没药，水煎服）相比，本方主治跌打压扑瘀血留滞于胁下，或跌打损伤的经络疼痛难忍者；活络效灵丹则主治气血凝滞之心腹疼痛、癥瘕积聚、肢体疼痛、疮疡内痈、子宫外孕等。

我在临床上对瘀血所致诸病者，常用本方随证加减治疗，每收良效。例如有一中年妇女因山顶坍塌而被砸伤，四根肋骨骨折，胸椎两节压缩性骨折，并发血气胸，经抢救后，遗留有胃脘发胀，腹痛，腰痛，呕吐 1 日七八次，晚间也吐，吐前打哈欠、流眼泪、打冷战，小腹胀痛难忍，大便秘结5~7天1次，干燥如球，排便非常困难，右半身麻木，以上肢为主，睡眠不佳等，一年半有余不得治愈。查其舌上有瘀斑，唇色较黯，舌苔黄厚，脉象弦滑较细。辨证属于瘀血所致的腹痛、呕吐、便秘。治以活瘀、降逆、润肠、通腑。处方用复元活血汤加味：柴胡15g，当归12g，红花9g，桃仁9g，炙山甲6g，赤芍12g，瓜蒌45g，生大黄9g，刘寄奴12g，生赭石（先煎）30g，珍珠母（先煎）30g，生甘草6g，芒硝（分2次冲服）6g。共进12剂，诸症减轻，已不呕吐，大便1日一行。以后宗此方随证加减，经治疗4个月而痊愈。多次随访，一直正常工作。

我还用本方组方精神结合麻黄附子细辛汤治愈了一位腹部手术后（手术亦可致瘀血）又因输血浆、受凉而发生少阴病（过敏性休克，血压过低）的患者。其药方如下，谨供参考：桃仁10g，红花6g，酒大黄5g，当归6g，炙麻黄3g，制附片2g，细辛2g，生熟地黄各12g，木通5g，五味子6g，桑螵蛸10g，西洋参（另煎兑入）12g，连翘15g。服3剂。

如疼痛较重，痛处较多者，可再加三七粉（冲服）、乳香、没药、丹参、刘寄奴、泽兰、鸡血藤、郁金、川芎等，甚至再冲服七厘散。兼有攻窜疼痛者为气滞血瘀，可酌加香附、木香、青皮之类以行气，使气行血行。上肢疼痛者加桂枝、片姜黄；后背疼痛者加羌活、葛根；胸部闷痛者可加枳壳、桔梗；下肢疼痛者可加牛膝、泽兰；腰痛者可加补骨脂、杜仲、川续断。

近代也用此方随证加减治疗肋间神经痛、肋软骨炎、结节性红斑、风湿性关节炎（有风湿结节者）等病，见有瘀血阻滞证者。

注意： 孕妇及无瘀血者忌用。

肾 气 丸
（《金匮要略》）

要点

> 肾气丸（金匮肾气丸）、济生肾气丸、十补丸。
> 比较肾气丸、右归丸；比较肾气丸、右归饮。

干地黄（后世多用熟地黄）240g	山萸肉120g	山药120g
泽泻90g	茯苓90g	牡丹皮90g
桂枝（后世多用肉桂）30g	炮附子30g	

共为细末，炼蜜为丸，如梧桐子大，每次服15~25丸，日服2次，温开水或淡盐汤送下。

此方又名金匮肾气丸、八味地黄丸、桂附地黄丸等，作为汤剂使用（将剂量参考比例适当减少）时，又称八味地黄汤。

此丸主治肾阳虚，命门火衰，不能生土，脾胃虚寒，而饮食少进，泄泻腹胀；或下元虚衰，阳痿精寒，下腹疼痛，下半身畏冷，夜间多尿，腰酸膝软，头晕耳鸣，小便不利或频数，以及痰饮咳喘（吸气困难）、消渴、脚气等。

本方是以补肾阳为主而阴阳双补的方剂。肾为水火之脏、阴阳之宅。阳得阴助而生化无穷，阴得阳升而泉源不竭。故以地黄、山药、山萸肉、茯苓、牡丹皮、泽泻濡润之品补肾阴以壮水之主；肉桂、附子辛润之品补肾阳（命门之火）而益火之源。桂、附的用量为地黄的1/8，正符合《黄帝内经》"少火生气"的精神，如用量过大则会造成"壮火食气"而不能达到预期的效果。命门真火既不可衰，亦不可亢。本丸纳桂、附于滋阴药中，意不在补火，而在微微生火，即生肾气，故不叫温肾丸而名之为"肾气丸"。正如张景岳所说："善补阳者，必于阴中求阳。"先天之肾火，又可暖生后天之脾土，后天之脾土又可制先天之肾水，水火相互为用。此先后二天相互制约而化生万物之理也。肾主下元，主藏精，司二便，肺为肾之上源，输布精气，金水相生，上下相依，宣发肃降营卫气血，输化不息。知此，则本方所治诸证之理自明。

近代常用此方随证加减治疗神经性衰弱、肾炎、慢性气管炎、哮喘、肺气肿、冠心病、风湿性及类风湿关节炎、妊娠恶阻、功能失调性子宫出血、原发性高血压、前列腺炎、糖尿病、红斑狼疮、尿崩症等，经中医辨证属于肾阳虚者。近代药理实验亦证明，八味地黄汤有降低实验动物高血糖的作用；六味地黄汤有降低实验动物肾性高血压的作用；单味地黄醇浸膏对离体蛙心低浓度时有强心作用，高浓度时对心脏有抑制作用；煎剂对中毒性肝炎有保肝作用；在试管内对某些真菌有一定抑制作用，等等。仅供临床参考，不可据此而处方。

我治疗消渴（糖尿病、尿崩症），用本方去附子加五味子、玄参、天花粉，特别重用生地黄，上消及中消明显者再加生石膏30~40g、葛根10g，常常取得良好效果。药方举例如下。

（1）治消渴（糖尿病）：生地黄30~60g，山萸肉10g，山药15~20g，茯苓12g，泽泻10g，牡丹皮10g，生石膏（先下）30g，五味子10g，葛根12g，天花粉 15g，天冬 10g，肉桂 2~3g。水煎服，每日 1 剂。

另用生地黄 30g、山萸肉 10g、山药 15g、茯苓 12g、泽泻 10g、牡丹皮 10g、肉桂 2g、五味子 9g，煎水 1~2 个暖水瓶，代水饮，口渴时即饮此水。随着病情减轻，饮水减少，煎水亦渐减少，直至不渴时即可只服汤药，不再煎饮此水。

经过较长时间的治疗，可使血糖降到正常水平，尿糖转阴。

（2）治下消（尿崩症）：生熟地黄各 20~30g，山萸肉 10g，山药 12g，茯苓 10g，泽泻 10g，牡丹皮 10g，肉桂 2g，五味子 6~9g，益智仁 9g，覆盆子 10~20g，桑螵蛸 10~20g，乌药 10g。水煎服，每日 1 剂。

经过较长时间的服用，不但症状消除，全身气力增加，并可使尿比重渐渐恢复正常。

我曾治疗一中年男子，左臼齿疼痛，不红不肿，夜间加重，牙齿微有动摇，经口腔医院以及几个医院口腔科治疗半年多不愈，腰酸腿软，两尺脉弱，诊为肾虚牙痛，用八味地黄汤加减，服药 3 剂，霍然痊愈。

本方加牛膝、车前子，为**济生肾气丸**，适用于治疗肾阳虚小便不利、脚肿、腰部酸重等症。我用此方随证加减，治疗老年男子前列腺肥大，小便不利，证属肾阳虚不能化气利水者，每收满意效果。

本方加五味子、鹿茸，名**十补丸**，适于治疗肾阴阳俱虚之两尺微弱、耳鸣耳聋、头昏而晕、足冷膝软诸症。

肾阳虚而气喘，吸气比呼气困难，吸气不能深纳丹田，或兼足冷面黑而红、两尺脉细弱诸症，可用本方加炒苏子、杏仁、党参、蛤蚧尾粉（冲服）等治疗。病情重者，还可加服黑锡丹，每次服 2.5~3g，可补肾平喘。

右归丸与本丸均为补肾阳之剂，但右归丸（熟地黄、炒山药、枸杞子、鹿角胶、菟丝子、杜仲、山茱萸、当归、肉桂、制附子）比肾气丸温补之力更强。凡肾阳虚精血不足之证用肾气丸药力不及者，皆可用右归丸治之。

右归饮与本方相比，温补肾阳之力较大（熟地黄、山茱萸、炒山药、枸杞子、杜仲、炙甘草、肉桂、制附子），不但可用于命门火衰之证，因肾阳不足而出现的真寒假热证，也可用之治疗。

注意：肺肾阴虚，阴虚内热而干咳无痰、颧红盗汗、舌红苔少、咽干口燥诸症，皆忌用本方。

六味地黄丸

（《小儿药证直诀》）

要点

> 六味地黄丸、六味地黄汤、七味地黄丸、都气丸、加减八味丸、知柏地黄丸、麦味地黄丸、杞菊地黄丸、疏肝益肾汤、抑阴肾气丸、滋水清肝饮、明目地黄丸。
>
> 比较六味地黄丸与左归丸、左归饮。

熟地黄 240g　　　山萸肉 120g　　　山药 120g　　　　牡丹皮 90g

泽泻 90g　　　　　茯苓 90g

共为细末，炼蜜为丸，每丸重 9g，每次服 1 丸，每日服 2 次，淡盐汤或温开水送服。

也可以把上述各药的用量减为 1/10 量，作为汤剂水煎服，即名为**六味地黄汤**。

本方为滋补肾阴最常用的方剂，因为肝肾同源，所以也可以养肝阴，但以补肾阴为主。

本方主治肾阴不足，精血亏损，腰膝痿软，憔悴羸弱，虚火炎上，发热咳嗽，虚火牙痛，消渴，头目眩晕，耳鸣耳聋，足跟作痛，遗精盗汗，舌燥喉痛，脉象细数或尺脉虚大者。

方中以熟地黄滋阴补肾，生精填髓，壮水之主，作为主药。山萸肉温肝敛阴，涩精秘气，山药益肺健脾而补脾阴，肝肾同源，养肝阴亦即补肾阴，土生万物，滋脾阴亦即益肾阴，二药共助地黄滋补肾阴为辅药。主辅药能补肾、肝、脾三脏，但易补而腻滞，故又以泽泻宣泄肾经浊邪，以防熟地黄补肾之腻；牡丹皮清肝泻热，以除山萸肉温肝敛阴之滞；茯苓淡渗脾湿，以免山药补脾可能引起的中满之壅。六药相合，三补三泻，使此方有收有散，有补有泻，补而不滞，泻而不伤，成为滋补肾阴的代表方剂，可以大补元阴。

现代常用此方治疗高血压病属于肾阴虚而现手足心发热、头晕、烦躁、腰酸膝软、大便干燥、尺脉虚大者，常加玄参、生石决明、钩藤、牛膝之类。

我对甲状腺功能亢进的患者，出现口渴引饮，小便频多，性急烦躁，颧红低热，心慌心悸，消谷善饥，大便干涩，脉细数或弦数，重按无力，尺脉较弱等症者，以此方加减常收佳效。举方例如下：生地黄 30g，山萸肉 10g，山药 12g，泽泻 10g，牡丹皮 10g，玄参 30g，生白芍 12g，生石膏（后下）30g，天花粉 15g，生牡蛎（先下）30g，川贝母 10g，香附 10g，炒黄芩 10g，珍珠母 30g。水煎服，须服用 1~2 个月，如有效，可继服。

对于红斑狼疮出现发热、身面有红斑、舌红苔薄黄、夜间口渴盗汗、腰酸腿软、脉沉细而数者，可用本方加丹参 20~30g、红花 10g、玄参 10~20g、桃仁 10g、刘寄奴 10g、白鲜皮 15~30g、白薇 10g、炙山甲 6g、苦参 12~20g 等随证出入，并把熟地黄改为生熟地黄同用。

对阴虚火旺，性欲亢奋，阴茎易举之人，必令其清心寡欲，服药治疗。若误认为肾气足而纵欲，是速其死。可用本方加牛膝、知母、黄柏、龙胆草、川木通、车前子、玄参、天冬，并加重泽泻用量来治疗。

本方加肉桂 30g，名**七味地黄丸**，可治肝肾不足、筋骨失养的筋骨疼痛、脚软懒行，木中无火的手足牵引，肝经血虚火燥的筋挛等症。此方有辛以润之、引火归原的作用。

本方加五味子，名**都气丸**，可益肺滋肾而治劳嗽。

加肉桂 30g、五味子 60g，名**加减八味丸**，治肾虚火旺之发热作渴、口舌生疮或牙龈溃烂、咽喉疼痛等症。

本方加黄柏、知母各 60g，名**知柏地黄丸**，主用于阴虚火旺，骨痿髓枯，尺脉躁旺及肝阳上升者。但注意脾胃虚弱大便溏泄者忌用。

本方加麦冬 90g、五味子 60g，名**麦味地黄丸**，治虚劳发热、劳嗽及肝肾阴虚之口燥烦渴等。

本方加枸杞子、菊花各 90g，名**杞菊地黄丸**，用于治疗肝肾虚而视力减退、视物不明等症。

本方加柴胡、白芍各适量，名**疏肝益肾汤**。肝肾阴虚，肝血不足，木旺克土，而胃脘疼痛、大便干燥者，用逍遥散而不愈者，均可用此方。

本方加五味子 60g、生地黄 90g、当归 60g，名**抑阴肾气丸**，治诸脏亏损，胸膈痞闷，发热，潮热，或寒热往来，五心烦热，口渴，月经不调等症。

本方加当归、白芍、柴胡、酸枣仁、栀子，名**滋水清肝饮**，可治胃脘燥热疼痛、气逆左胁痛、呕吐酸水等症。

本方加白芍 90g、菊花 90g、当归 90g、枸杞子 90g、白蒺藜 90g、石决明 120g，即（近代通行方）**明目地黄丸**，功能滋肾养阴、平肝明目，主治肝肾虚而致的视力减退、视物模糊、夜盲、目涩多泪等症。

本方与左归丸、左归饮均补肾阴，但左归饮纯甘壮水、滋补肾阴之力更强些；左归丸加有血肉有情之品，滋肾填精、养肝补血之力更大于以上二方。

注意：本方由纯阴之品组成，凡气虚脾胃弱，消化不良、大便溏泄者忌用。

虎 潜 丸
（《成方切用》）

要点

> 虎潜丸（壮骨丸）、健步虎潜丸（健步壮骨丸）、补
> 益丸、龙虎济阴丹。
>
> 比较壮骨丸、大补阴丸。

本方中成药现已改称**壮骨丸**。

龟板（酥炙，现用龟甲）120g　　　　黄柏（盐酒炒）90g

当归（酒洗）45g　　　　　　　　　知母（盐酒炒）90g

熟地黄90g　　　　　　　　　　　　牛膝（酒蒸）60g

白芍（酒炒）60g　　　　　　　　　锁阳（酒润）45g

豹骨（酥炙）（原为虎骨，现虎骨禁用，改为豹骨）30g

陈皮（盐水润）60g　　　　　　　　冬月加干姜15g

共为细末，羯羊肉1000g，酒煮烂，捣为丸，酒煮米糊为丸亦可，如梧桐子大，每服9g，空腹时，淡盐汤送下。现多改为炼蜜为丸，每丸9g，每服1丸，每日2次。

本方主治肾阴不足之筋骨痿软、足不任地、不能步履，亦可用于腰膝酸软、骨蒸劳热等肝肾两虚、精血不足之证。

肾为作强之官，若肾虚精枯，髓不能满，精血不足，湿热风毒乘虚侵袭，则腰酸筋软，不能步履，肾水不足，火旺烁阴，湿热相搏，筋缩骨软而腿不能用等证作矣。方中以黄柏苦能坚肾，清阴中之火，燥骨间之湿，为治痿要药；龟板性秉阴最厚，善通任脉，大补真阴，故以二药为君，一以治标，一以治本，即奇之不去则偶之也。辅以熟地黄填肾精以助龟甲，知母清肺热以助黄柏；牛膝入肝肾舒筋骨；豹骨祛骨间风热；更以归、芍养血荣肝；恐纯阴无阳则无以生发之气，又以锁阳以温之，用羊肉亦是"补之以味"之意。以上皆血分药，故使以陈皮行气疏肝，气行血行，筋骨得荣，诸证自除。全方意在纳气归肾，故原方以"潜"名之。

我曾用此方加南五加皮（注意：不可用北五加皮）、苍术、鹿角胶（或霜）、

川续断、杜仲、炙山甲、党参、白术、焦神曲等，改为汤剂，治疗进行性肌萎缩属于肝肾虚证者，取得了一定效果。

我也曾用本方加川断、金狗脊、附子、肉桂、肉苁蓉、巴戟天、红花、钩藤、防风、乌蛇等，治疗脊髓痨走路不稳或步履艰难者，有较好效果。

根据辨证论治的原则，我对脊髓侧索硬化症而见腰酸腿软、两足无力、步履困难、二便不能自主、尺脉沉弱，属于肝肾两虚证者，曾用此方加肉苁蓉、附子、肉桂、川续断、茯苓、炙山甲、地龙、槟榔、补骨脂、红花之类，取得了较为满意的效果，有的患者可恢复到生活自理，上街购物的程度。

因为本方主用于治疗两腿痿弱，步履乏力，故以往又称为**健步虎潜丸**，现称为**健步壮骨丸**。原方出于《丹溪心法》，后世又有加味、变化。

朱丹溪于本方再加白术、茯苓、甘草、五味子、菟丝子、紫河车，**名补益丸**，用于治痿。

本方中加龙骨，**名龙虎济阴丹**，治疗肾虚火旺之梦遗、早泄。

本方与大补阴丸（黄柏、知母、熟地、龟甲、猪脊髓）均为补肾阴的名方。但大补阴丸偏治肝肾阴虚、虚火上炎而致的骨蒸潮热、五心烦热、劳嗽盗汗、咳血、吐血、足膝疼痛等症；本丸则治肝肾阴亏之筋骨痿软、腰足瘦削、步履困难，甚或下肢痿软不能行走等症。

注意：脾肾阳虚、消化不良、大便溏泄者忌用。

天王补心丹
（《摄生秘剖》）

要点

> 比较天王补心丹、养心汤；比较天王补心丹、柏子仁丸；比较天王补心丹、朱砂安神丸。

生地黄 120g	天冬 60g	麦冬 60g	柏子仁 60g
当归身 60g	炒枣仁 60g	人参 15g	丹参 15g
玄参 15g	茯苓 15g	五味子 15g	远志 15g
桔梗 15g	辰砂 15g		

除辰砂外，诸药共为细末，炼蜜为丸，每丸重9g，辰砂为衣。每服1丸，临卧时温开水送服。

上述组成内容为《中国医学百科全书·方剂学》载《摄生秘剖》的方剂。但据《北京市中成药规范》采用《景岳全书》五十三卷所载天王补心丹的组成如下：生地黄 60g，丹参 15g，麦冬 15g，当归 15g，柏子仁 15g，酸枣仁 15g，天冬 15g，五味子 15g，人参 7.5g，玄参 7.5g，远志 7.5g，茯苓 7.5g，桔梗 7.5g，制法、服法同上。用量虽稍有不同，但组方之意和药味均相同，再查《成方切用》《医宗金鉴》中所载者均与此内容相同。据此可知此方流传甚广，市上所售之中成药即与此方相同。近人也常将用量按比例适量减少，作为汤剂水煎服。

本方主治思虑过度、心血不足之怔忡健忘、神志不宁、心口多汗、津液枯竭、大便不利（或秘或涩）、口舌生疮等症。

方中以生地黄入心肾，滋阴而泻火，使心神不为虚火所扰，为主药；玄参、天冬、麦冬助生地黄以加强滋阴清热之功，丹参、当归生心血而安神，共为辅药；人参、茯苓益心气，柏子仁、远志安心神，五味子、酸枣仁酸以收之而敛心气之耗散，共为佐药；以桔梗清气利膈，载药上行，朱砂为衣取其入心重镇以安心神，共为使药。其中人参合麦冬、五味子，又为生脉散，因肺为心之华盖而朝百脉，生脉散能补肺生脉而养心，并寓有使肺气下降之意。《世医得效方》中的天王补心丹方还有百部润肺降气，菖蒲使心气通灵，杜仲配远志而交通心肾，甘草甘缓调百药，则更为全面，但此方流传较少，今附此介绍，可供改用汤剂时参考。

我常以本方和珍珠母丸（珍珠母、当归、熟地黄、人参、酸枣仁、柏子仁、犀角、茯神、沉香、煅龙齿）两方相合，减去柏子仁、犀角、沉香、人参，加生牡蛎、白蒺藜、夜交藤等，随证出入，水煎服，用于治疗西医诊断为神经衰弱表现为失眠、心悸、急躁易怒、头昏晕胀、脉细弦而数，证属阴虚阳旺者，效果良好，请试用。

本方去人参、当归、桔梗，加煅龙骨、煅牡蛎、分心木、莲子心等，可用于治疗梦遗失精、头昏健忘，西医诊断为神经衰弱而表现为阴虚火旺、心肾不交证者。

另外，对妇女围绝经期综合征、肺结核（盗汗、心慌、失眠）、高血压（心悸、急躁、头胀、健忘、大便干）、心脏病等表现为阴虚阳旺证者，均可用本方随证加减进行治疗。

本方与养心汤（黄芪、茯苓、茯神、当归、川芎、半夏曲、甘草、柏子仁、酸枣仁、远志、五味子、人参、肉桂）均用于治失眠、惊悸、怔忡。但本方适用于心血不足、阴虚阳旺证，养心汤则适用于心经气血两虚、心肾阳衰而心神不宁之证。

柏子养心丸（柏子仁、枸杞子、麦冬、石菖蒲、当归、茯苓、玄参、熟地黄、炙甘草）亦用于治心悸、怔忡、健忘、失眠等症，但偏用于心、肝、肾俱不足之证，且药性比天王补心丹（汤）偏温，故适用于老年人及妇人产后血虚者。

朱砂安神丸（朱砂、黄连、当归、生地黄、甘草）亦治惊悸、怔忡、失眠等症，但适用于心肝血虚，心热神浮，魂魄不宁，神明昏乱，寤寐不安之证，药性偏于重镇安神、清热养血；天王补心丹则偏于滋阴凉补、酸收养心。

孔圣枕中丹
（《备急千金要方》）

要点

> 比较孔圣枕中丹、天王补心丹；比较孔圣枕中丹、柏子养心丸；比较孔圣枕中丹、益气聪明汤。

龟板（现用龟甲） 龙骨 远志 菖蒲

四药等份，共为细末，每服3g，1日3次，黄酒或温开水送服。近人多炼蜜为丸，每丸9g，每服1丸，每日2次。

近人也将此方作为汤剂使用。作汤剂时，龟甲和龙骨可各用（均先煎）15~25g，其他两味可各用10g左右，并可随证加味。

本方为治疗健忘、失眠最常用的基础方剂，也可兼治神志恍惚、头昏、心跳、耳鸣、梦遗等症。古人的经验认为本方不但能治读书善忘，久服且能令人聪明。

心藏神，肾藏志，肝藏魂。神魂不守，则意志衰退。肾主骨生髓，脑为髓之海。髓海不足，则脑转耳鸣，记忆力减退，读书善忘。神魂不守则失眠。方中以龟甲滋养肾阴、填精补髓为主药；龙骨平肝潜阳，收魂入肝，为辅药。二药相互为用，使神魂得安而达安神之效。远志苦能泄心肾虚热，辛能散心肝郁滞，能通肾气上达于心，强神志、益智慧，交通心肾为佐药。菖蒲开心孔，利九窍，散肝郁，祛湿痰，为使药。肾阴足，心肝宁，痰湿去，心肾交通，九窍聪明，脑力充盛而记忆力自强。近几年来我治疗年老、脑萎缩、善忘、少神等症，常用此方随证加味治疗，确有效果。

治疗神经衰弱或脑供血不足而致的失眠、记忆力减退、精神不易集中，甚至头脑发昏、昨事今忘、无精打采等症；兼有腰酸膝软、遗精、尺脉弱者，加生地黄、山萸肉、枸杞子、川续断、牛膝、生白芍、莲须、分心木之类；兼见性情急躁易怒、头胀头痛、头晕多梦、大便干、脉象弦细而数者，加生地黄、玄参、生石决明、生赭石、生白芍、香附、黄芩、夜交藤等；失眠严重，精神不振，心悸气短，耳目不聪，脉象沉细、寸脉弱者，加珍珠母（先煎）、天麦冬、玄参、炒枣仁（30g 左右，先煎）、夜交藤、合欢皮、合欢花之类；兼见四肢倦怠、食纳不甘、消化不良、大便溏软等症者，加太子参、生白术、茯苓、炙甘草、香附、合欢花、夜交藤、龙眼肉、木香（少量）之类。

本方药性平和，须久服才能取得效果。

本方与天王补心丹皆能治心跳、怔忡、失眠、健忘。但天王补心丹以养心血、收心神、滋阴降火为主；本方则以补肾阴、填精补脑、潜肝阳、收魂安神为主，久服令人聪明，记忆力增强。

本方与柏子养心丸比较，本方以补肾养脑治健忘为主；柏子养心丸则补心、肝、肾诸经，治血不养心所致的惊悸、失眠、心神不宁为主。

本方与益气聪明汤皆能通心窍。但益气聪明汤偏用于肝肾俱不足而耳鸣、耳聋、内障目昏等证，所谓"聪明"，乃聪耳明目之意；本方则用于补肾养脑，滋阴潜阳，交通心肾，主用于治疗健忘、失眠，久服能增强记忆力，令人聪明。

注意：肝心火旺而上燎神明所致健忘者，不宜用本方。

大补阴丸
（《丹溪心法》）

 要点

> 比较大补阴丸、六味地黄丸；比较大补阴丸、健步壮骨丸；比较大补阴丸、河车大造丸。

黄柏（盐酒炒）120g　　　　　知母（盐水炒）120g
熟地黄180g　　　　　　　　龟板（酥炙，现用龟甲）180g
猪脊髓（蒸熟）1 条

上药共为细末，和猪脊髓同捣，再合以炼蜜为丸，每丸重 6g，每服 1~2 丸。空腹时淡盐汤或温开水送服。亦可为小丸，如梧桐子大，每服 60~70 丸。

本方也可以做汤剂服用，药量可减为 1/10，去猪脊髓，适加阿胶、龟甲胶、龟鹿二仙胶之类，烊化服。

本丸出自《丹溪心法》，原名大补丸，但后世多称之为大补阴丸。主治肾水亏涸，阴虚火旺，虚火上炎，而见耳鸣、听力减退、头脑昏晕、夜间或下午潮热、烦渴盗汗、咳嗽少痰、咳血、吐血、衄血、腰膝乏力而渐成骨蒸痨瘵，舌红少苔，肾脉洪大等症。

朱丹溪根据多年的临床实践，发"阴常不足，阳常有余"之论，对后世医家运用滋养肝肾、壮水制火、滋阴降火诸治法有很大影响。本方即为滋补肾阴、壮水制火之剂，对于房劳过多，精血亏损，肾阴耗伤，相火亢旺，真阴不足，阳亢妄行之证，有良好效果。脑为髓海，耳为肾窍，脑海不足，肾虚火炎，故耳鸣、耳聋、头脑眩晕；虚火刑金，故咳嗽、痨热、咳血；阴虚火旺，血热妄行，故吐血、衄血；阴血精髓俱虚，故真水不能制相火而阴虚生内热，故骨蒸潮热、烦渴盗汗、膝软，渐成痨瘵。本方能骤补真阴，承制相火，比六味地黄丸效果尤捷。因本方急用黄柏苦以坚肾，可以制龙雷之火，又以知母清滋凉肺，不但能保肺金，又能滋水之化源。更重用熟地黄、龟甲大补真阴，配以猪脊髓血肉厚味之品，以髓补髓，能通肾命，寓"精不足者，补之以味"和"壮水之主，以制阳光"之意，而治其本。阴足火自清，火清阴自复，本固源清，诸症自除。

我曾以本方改作汤剂，去猪脊髓，改为阿胶块，结合秦艽扶羸汤（见后），去半夏、人参，改柴胡为银柴胡，加生地黄，治疗一青年女子，四五个月来骨蒸痨热，盗汗湿发，下午体温近于 38℃，夜间 38.5℃，月经闭止，一年半未潮，干咳无痰，偶咳血丝，两颧潮红，双肩上耸，人体消瘦，两腿无力，曾到几家医院诊治，均疑为结核病，但未能查出病灶。舌红少苔，脉沉细而数。我诊为阴虚火旺、痨瘵之疾已成。投以上述汤药（随证稍事出入），连服约 3 个月，后期又配服四乌贼骨一芦茹丸，药后来少量黑色月经，继续服药，并加服大黄䗪虫丸。治后月经正常来潮，诸症均消而痊愈。

还曾以此方（去猪脊髓）加沙参、生地黄、百合、蜜紫菀、蜜枇杷叶、生藕节、白及、侧柏炭、阿胶珠、杏仁、金沸草，治疗一中年妇人患肺结核（有空洞）而咳血长期不止，兼见下午发热颧红、干咳少痰、盗汗、五心烦热、舌红脉细而数。诊为阴虚火旺、虚火刑金之证。同时服用异烟肼、对氨水杨酸钠等抗结核药物，取得了理想的效果。血止后，仍以上方重用枇杷叶，去侧柏炭，阿胶珠改为阿胶块，加百部，煎熬 3 次，取 3 次的药汁慢火浓缩，以白蜜收膏，每服 1 汤匙，每日 2 次，饭后白开水冲服，连服半年以上。追访 3 年，诸症均平，未再咳血。

本方加生地黄 15~20g、生石膏（先煎）30~40g、牛膝 10g、小蓟 20g、生白茅根 30g、生侧柏 15g、黄芩炭（或焦栀子 6g）10g，可用于西医诊断的血液病、血友病、肝脏病、脾功能亢进等病，表现为阴虚火旺证而鼻衄、吐血、牙出血不止者。上方去牛膝、侧柏、黄芩炭，加桑寄生 30g、川断炭 15~30g、阿胶珠 10g、仙鹤草 30g、茯苓 15~20g、泽泻 20g、炒白术 9g，可用于阴虚火旺、血热妄行而致的子宫出血、尿血、血淋等。

如盗汗明显者，可酌加生牡蛎（先煎）20~30g、浮小麦 30g、五味子 6~9g、糯稻根 10~20g 等；兼有梦遗泄精、失眠健忘者，可酌加茯苓 10~15g、远志 10g、莲须 3~5g、金樱子 10g、珍珠母（先煎）30g、炒枣仁（先煎）10~20g、煅龙骨（先煎）15g 等。

六味地黄丸亦能补肾阴，但其药力较本方缓慢，并且没有本方滋降之力。所以，由于肝肾阴虚而出现虚火亢旺之证时，选用本方比六味地黄丸效力卓著。

健步壮骨丸亦治肝肾阴亏，但主用于腰膝无力、筋骨痿软、步履不便之症；本方滋降力强，主用于虚火上炎而致的耳鸣耳聋、咳血、衄血、盗汗、午后潮热等症。

河车大造丸（紫河车、熟地黄、龟甲易龟板、黄柏、杜仲、人参、天冬、麦冬、牛膝、砂仁、茯苓）虽然亦能滋阴降火，但偏于益精血、补肺肾，适用于虚损劳嗽、潮热口渴、咽燥声嗄、精神疲倦、气力不佳之证；本丸则主用于肾阴亏耗或肝肾阴虚而阴虚火旺之证。

注意：凡食欲不振、饮食少进、大便溏泄、舌苔白厚者，为脾胃虚弱，不宜用此方。

益气聪明汤
（《东垣试效方》）

 要点

> 比较益气聪明汤、耳聋左慈丸。

| 黄芪 15g | 人参 15g | 葛根 9g | 蔓荆子 9g |
| 白芍 6g | 黄柏 6g | 升麻 4.5g | 炙甘草 3g |

共为粗末，每用 10~12g，水 2 盏煎至 1 盏，临卧服 1 次，半夜再服 1 次。

五脏、六腑皆禀气于脾胃，十二经脉的清阳之气，皆上达于头面而走空窍。

如因饮食劳役，损伤脾胃，后天不足，冲和之气不能上升，邪害空窍而出现目昏，或生内障、耳鸣耳聋等症，可用本方治疗。本方以参、芪甘温而补脾胃；甘草甘缓以和脾胃；葛根、升麻、蔓荆子轻扬升发，能入阳明，鼓舞胃气，上达头目。中气足，清阳升，则九窍通利，耳聪目明。目为肝窍，耳为肾窍，故又以白芍敛阴、和血、柔肝，黄柏补肾生水，清热、坚肾，此二药平肝补肾。诸药共达益气升阳、聪耳明目之效。

耳聋左慈丸（熟地黄、牡丹皮、茯苓、泽泻、煅磁石、柴胡、山萸肉、山药）亦治耳鸣、耳聋、目眩等症，但主用于肾虚火升之证；本方则主用于中气不足、清阳不升之证。二方同治耳目之疾，但一治肾虚，一治中虚，一治虚火上升，一治清阳不升。由此足见辨证论治的重要，初学者不可不慎。

北京市中成药中，还有"通窍耳聋丸"，为当归龙荟丸稍事加减而成，主治肝经热盛而致的耳鸣耳聋、耳底肿痛、大便燥结等症。

本方中的黄柏一味为清热之品，要注意加减。如有热证烦乱，或适逢春季，则可以稍加重；热证盛，或时值夏天，则可加倍用之；药后热证减轻时，亦可渐减其用量；如有脾虚证者，则去之不用。

注意：本方由补中益气汤加减而成，为补中气、升清阳之剂。故肝火上亢、肾阴虚、相火妄动而致的耳目失聪者，忌用本方。

秦艽扶羸汤
（《仁斋直指》）

 要点

> 秦艽扶羸汤、秦艽鳖甲散、黄芪鳖甲散。
> 比较秦艽扶羸汤、秦艽鳖甲散、黄芪鳖甲散；比较秦艽扶羸汤、青蒿鳖甲汤。

柴胡 6g	秦艽 5g	人参 4.5g	当归 4.5g
炙鳖甲（先煎）5g	地骨皮 5g	炙甘草 3g	紫菀 3g
半夏 3g	生姜 2 片	大枣 3 枚	

水煎服。

本方主治骨蒸痨嗽，声嗄不能出，肺痿，体虚自汗，或寒或热，四肢倦怠等病证。

骨蒸指患者自觉骨内蒸蒸而热，下午及前半夜最重，是阴虚内热之候。阴虚火旺，上乘于肺则咳嗽，咳久伤肺而渐成痨嗽。肺有痰郁实邪则金实而不鸣，故声嘎不能出（声嘶而哑者是肺已损，为难治）。肺痿有因燥热伤肺而成者，有因肺气虚寒而成者，本方适用于前者。阴血不足，心脾受累，而卫气不充，故体虚自汗，肢体倦怠，阴阳不和故或寒或热。总之，本方虽然亦治气血不足之证，但主要以治阴虚内热证为主。

方中以柴胡配秦艽解肌热而退潮热骨蒸；鳖甲配地骨皮滋阴凉血而治骨蒸汗出（秦艽退潮热骨蒸，地骨皮退有汗骨蒸）；参、草补气，当归和血；紫菀润肺除痰而止嗽；半夏化痰降气，协同清润之品使肺清而声音自开。诸药相合，滋阴清热，表里兼顾，气血双调，故曰"扶羸"。

本方的药量是按原方药量折算的。我临床应用时，常将原方用量适当加大。例如秦艽可用 9~12g，炙鳖甲可用 15~20g，柴胡可用 9~12g，其余药味均可适当加大 3~6g，但人参不必加重。仅供参考。

我曾以本方去人参、半夏、姜、枣，加重紫菀，另加沙参、川贝母、百部、杏仁、麦冬、枇杷叶，治疗活动期肺结核出现下午颧红潮热、咳嗽少痰、骨蒸盗汗、身体消瘦、夜间口渴、舌红少苔、脉象细数等阴虚劳热之证者，配以口服抗痨西药，常收满意效果。

以本方合大补阴丸，改柴胡为银柴胡随证加减，再配用四乌贼骨一芦茹丸及大黄䗪虫丸，可用于治疗青年女子月经闭止 1 年以上，而出现骨蒸潮热、盗汗湿发、干咳少痰、颧红面黄、身体消瘦、双肩上耸、走路无力、舌质红、脉细数等症，俗称干血痨者。请参阅"大补阴丸"中治疗经验。

我常以本方加青蒿 10~15g、白薇 10g、牡丹皮 9g、香附 9g、生白芍 10g、生地黄 15g，用于治疗西医查不出原因的"低热症状群"（本病以青年女子较为多见，男子虽有但较少，俗称"低烧"），常可取得良效。

本方去人参、半夏、紫菀、甘草，加知母、青蒿、乌梅，为**秦艽鳖甲散**，主治"风劳骨蒸，午后壮热，咳嗽肌瘦、颊赤盗汗、脉来细数"，也是临床上常用的滋阴清热，治疗虚热劳伤的方剂。

本方去当归，加黄芪、茯苓、生地黄、白芍、天冬、知母、桑白皮、桔梗、肉桂，名**黄芪鳖甲散**，主治"男女虚劳客热，五心烦热，四肢倦惰，咳嗽咽干，自汗食少，或日晡发热"。

本方与秦艽鳖甲散、黄芪鳖甲散三方均能滋阴清热，治骨蒸劳热。但本方以滋阴血、退骨蒸、清肺金、出声音为主，"表里交治，气血兼调，为扶羸良剂"；

秦艽鳖甲散则以驱逐深入骨间之风热、滋阴敛阴为主，治午后壮热、颧红盗汗、肌肉消瘦很快为其特点；黄芪鳖甲散则能滋肾水，泻肺肝之火以养阴，兼寓有引火归原之意，善治肝肾阴虚、相火上炎所致的五心烦热、咳嗽咽干、自汗食少、日晡发热诸疾，滋阴清热之中兼能益气固卫。这些药方对于治疗慢性消耗性疾病以及一时查不到原因而每日低热的疾病，确有扶正祛邪、改善症状、促进痊愈之功效。

《温病条辨》有青蒿鳖甲汤（青蒿 6g，鳖甲 15g，生地黄 12g，知母 6g，牡丹皮 9g），药味简练，配伍精当，也有滋阴清热的作用，但主要用于治疗高热病后期，阴液已伤，余邪未尽，深伏阴血之分，而症见朝凉暮热或低热不退、口干食少、脉象细数者。也可用此方随证加减治疗西医查不明原因的"低热"症，运用得法也有效果。

注意：没有阴虚证者，禁用本方。

<h1 style="text-align:center">百合固金汤</h1>
（《医方集解》）

 要点

> 比较百合固金汤、补肺汤、补肺阿胶散、紫菀汤。

熟地黄 9g	生地黄 6g	麦冬 4.5g	百合 3g
炒白芍 3g	当归 3g	贝母 3g	生甘草 3g
玄参 2.5g	桔梗 2.5g		

水 2 盅，煎 8 分，食远服。

本方主用于肺为虚火所伤而致的咽痛、喘咳、痰中带血、手足心热、下午烦躁、咽干口渴、舌红苔少、脉细数或脉虚大、尺脉弱小诸症。肺为水之上源，肺伤则不能滋化肾水，肾中虚火上炎，肾脉夹咽，故咽痛；火上熏肺，故喘咳；火郁生痰，火动血络，故吐痰血。方中用生熟地黄益肾滋水，退烦热为主药；百合保肺安神，麦冬润肺清热，为辅药；玄参滋阴降火利咽喉，贝母散肺中郁火而除痰，归、芍养血以防肝火之动，为佐药；桔梗载药入肺而清金，为使药。本方虽以地黄为主药，但其治疗目的不在于补肾，而在于清金保肺，百合、麦冬为有力之辅药，故名以百合固金汤，其制方之义，可了然明白。目前临床上常常把百合的用量加为 6~9g。

我在临床上运用此方时，常根据症状的不同进行加减增损。例如：咽喉干燥疼痛明显者，生地黄加至 10~15g，玄参加至 9~12g，另加青果 6~9g；喘咳明显者，百合加至 9g，另加蜜炙紫菀 12~15g、炒苏子 9g、蜜炙枇杷叶 15g、蛤蚧尾粉 1.2g（装胶囊分 2 次随汤药冲服）；痰黄而多者，加瓜蒌 20~30g、天竺黄 9g、金沸草 9g，贝母改为 9g；咳血明显者，生地黄加至 15~20g（或更多些），百合加至 9~12g，玄参加至 15g，另加生藕节 30g、白及 9g、焦栀子 6g、炒苏子 9g、三七粉 1.5g（分 2 次随汤药冲服）。我曾用此方治疗支气管扩张症患者的大咳血，血止后，再服 10 余剂巩固疗效，然后去栀子、藕节，另加生白术、茯苓、半夏等健脾、利湿、化痰之品，以杜生痰之源，每收理想效果。

近些年来，有人报道用此方治疗矽肺取得了一定疗效。我用此方治疗矽肺时，常用于二、三期矽肺，有咽干口渴、咳喘、痰中带血者，并加炒苏子 9g、白及 10g、茜草炭 12g、海金沙 10g、菖蒲 9g、天花粉 10g、鸡内金 9g，对平喘止咳、化痰止血、恢复体力有较好的效果。总之，治疗矽肺病也要辨证论治，不可死板地固定一方不变，要随证候的变化而加减变化方药。

百合固金汤与补肺汤（蜜炙桑白皮 6g，熟地黄 6g，人参 3g，蜜炙黄芪 3g，五味子 3g，紫菀 3g）、补肺阿胶散、紫菀汤俱治肺虚咳嗽。但前方治肺被虚火所伤而咳嗽咽痛等，偏治肺阴虚不能生水，肾火上炎之证；补肺汤则偏治肺气虚，子病累母，脾气亦虚证，肾为气之根，故方中以熟地黄滋肾，以五味子收肺肾之气，但总以温补肺气为主，金旺水生，咳嗽自止，但要注意肺中有实火者忌用此方，补肺阿胶散（阿胶、马兜铃、炙甘草、牛蒡子、杏仁、糯米）偏治肺中津液不足，口干气梗，咳嗽少痰之证；紫菀汤（紫菀 3g、阿胶 3g、知母 3g、贝母 3g、桔梗 1.5g、人参 1.0g 或党参 1.5g、茯苓 1.5g、甘草 1.5g、五味子 12 枚）偏治肺伤气损、气阴两虚、劳热久嗽、痰中带血之疾。

我曾用此方减熟地黄、当归，加生石膏（先煎）30g、知母 9g、瓜蒌 30g、苏子 9g、沙参 9g，用于治疗肺阴虚咳嗽、口渴痰黄、痰中带血、面晦消瘦（胸部 X 光拍片右肺有阴影，诊断为肺癌）的患者，服药 30 余剂后，诸症消失（肺中阴影亦消失）。介绍于此，仅供参考。

注意： 肺气虚咳嗽、痰白、畏冷、气短声低者，忌用本方。

玉屏风散
(《丹溪心法》)

要点

玉屏风散、黄芪汤。

黄芪 30g　　　防风 30g　　　炒白术 60g

共为粗末，每服 9g，加生姜 3 片，水煎服，每日 2 次。现代常将此作为汤剂服用，药量酌减。

本方的用量，各书不尽相同。例如《世医得效方》为黄芪 180g、白术 120g、防风 60g，《医宗金鉴》为三药等份，本方是采用《成方切用》引《景岳全书·古方八阵》方的用量，与《丹溪心法》方相同，惟黄芪为炙者。今仍从丹溪原方，其他用量可供参考。

本方主用于气虚、卫表不固，自汗不止，容易感冒风寒之证。

表虚，卫外之气不固，津液外泄，故自汗不止；阳气不能卫外，故易患感冒。本方以黄芪补气，实卫固表，为主药；白术健脾补气而壮肌腠，以助黄芪益气固肌表之力作为辅药；防风本为风药，善走全身皮表，黄芪得防风而固表之功更为增强，且疏而不留邪，防风得黄芪可祛全身之风邪而不伤正，故用为使药。三药相合，有黄芪固表而外有所卫；有白术固里而内有所据；防风遍行周身既驱已有之风邪，又防再来之风邪。表里皆固，风邪不得入侵，使人体如得屏风之围护，故以"玉屏风"名之。

我曾用此方加味，治愈一女青年经常得感冒病，每一发病即鼻塞，全身起小粒状浅红色痒疹，影响睡眠及学习，每月可发生 2~3 次。经多方治疗，数年未愈。我用：生黄芪 9g，白术 5g，防风 6g，连翘 10g，忍冬藤 20g，苍耳子 9g，白鲜皮 20g，红花 6g，苦参 12g，丹参 12g，桑枝 30g，水煎服。共进 6 剂，症状消失。嘱上方隔日 1 剂，再服 6 剂，然后改为隔 2~3 日服 1 剂，再服 7 剂。半年后追访，未再发生过感冒病。

我还曾用此方合桂枝加附子汤随证加减治疗几例久治难愈的自汗症。兼盗汗者，加生龙牡各（先煎）20~30g、地骨皮 9g、炙鳖甲（先煎）15g；兼心悸气短者加生龙齿（先煎）15g、珍珠母（先煎）30g、浮小麦 30g、茯苓 15g，都收到了良好效果。

对过敏性鼻炎患者，如属卫气虚、表不固，风邪乘之而频发频止者，我常用本方加白芷 9g、细辛 3g、辛夷 9g、苍耳子 9g、荆芥穗 9g，再随证加 1~2 味药，常收满意效果。

对卫气不固容易患感冒的人，我常用本方为细末，每次用 3~5g，煎水去滓，饭后服，每日 3 次。要注意用量不可过大，轻量常服，效果反而明显。用开水沏泡后服用亦可。以上个人用法，谨供参考。

本方 3 味药，用相同的量，水煎服，**名黄芪汤**，洁古老人用此以代桂枝汤，治疗春夏发热有汗，恶风寒，脉微弱之证。如恶风重者，可加桂枝。

本方既可对卫气虚、表不固而易患感冒之人，作为预防之用，又可治疗气虚表疏、患感冒、自汗而表证不解又不可用疏散发表之剂的患者。

注意： 对卫气不虚、表有实邪的感冒，不可使用。

石斛夜光丸
（《苏沈良方》）

📔 **要点**

> 比较石斛夜光丸、磁朱丸。

石斛 15~21g	天冬 60g	菟丝子 23g	人参 60g
茯苓 60g	菊花 23g	山药 23g	麦冬 30g
熟地黄 30g	肉苁蓉 15g	青葙子 15g	生地黄 30g
枸杞子 23g	羚羊角 15g	草决明 23g	杏仁 23g
五味子 15g	白蒺藜 15g	川芎 15g	炙甘草 15g
黄连 15g	防风 15g	枳壳 15g	乌犀角（现应取消此品）15g
牛膝 23g			

共研细末，炼蜜为丸，每丸重 6g，每日 2 次，每次 1 丸，温开水或淡盐汤送下。

此丸主治肝肾两虚，虚火上犯，而致目光不敛，瞳孔渐散，视物昏花，瞳孔淡白或淡绿，昏如雾状或黑花，或视一为二（复视）等内障诸症。

肝开窍于目，肾主瞳仁，肝肾不足阳衰阴弱，不能升精于目，故致上述诸证。方中以二冬、二地、菟丝子、枸杞子、肉苁蓉、五味子、牛膝等补肾滋阴之品以补肾肝之精血；又以人参、炙甘草、茯苓、山药等甘温益气之品以培补脾胃之健运；佐以蒺藜、菊花、川芎、枳壳、防风以行气疏肝，青葙子、草决明以散风明目，黄连、羚羊角等以清热泻火；又借石斛之妙合脾肾，清而行之，使脏腑合德，升精归明，专精于养目复明。又取补上治上制以缓，利以久不利以速的精神，故配成蜜丸，缓缓取效。

本丸主治内眼疾病而致的视力障碍。我曾用此丸配以应证汤药，治疗视神经萎缩、视网膜出血、青光眼等。配以应证汤药合本丸再加磁朱丸，治疗白内障（早期），对恢复视力有一定功效，但须较长时间服用。

磁朱丸（磁石、朱砂、神曲）亦治内障目昏视力减退之证，但偏用于心肾不足、肝火上攻所致之目疾。本丸则偏于治疗脾肾不足、肝经虚火上犯所致之目疾。

注意：肝经实火上攻头目而致的目赤红肿、云翳外障等症者，忌用本丸。

还　少　丹
（《杨氏家藏方》）

 要点

还少丹、打老儿丸、滋阴大补丸。

熟地黄 15g	山药 45g	牛膝（酒浸）45g
枸杞子（酒浸）45g	山萸肉	茯苓
杜仲（姜汁炒）	远志	五味子
楮实（酒蒸）	小茴香（炒）	巴戟天（酒浸）
肉苁蓉（酒浸）各30g	石菖蒲 15g	枸杞子 15g

共为细末，炼蜜加枣肉为丸，每丸重9g，每日2次，每次1丸，温开水或淡盐汤送下，会饮酒者亦可用温黄酒送服。

此丸主治肾、脾、心三脏虚损，精血不足，神志俱耗，体倦腰酸，羸弱乏力，不思饮食，发热盗汗，遗精白浊，牙齿浮痛，未老先衰等症。

肾为先天之本，脾为后天之本，心主神明为人身之主宰，先后二天皆固，神旺精足，则老可还少。两肾中间命门之火为先天真阳，此火衰微则无以熏蒸脾胃，脾运不健，饮食减少，而精气日衰。方中以肉苁蓉、巴戟天入肾经血分，小茴香入肾经气分，共补命火，火旺则强；以熟地黄、枸杞子补肾水以济火，使命火不亢不害；杜仲、牛膝补肾以壮腰膝；茯苓、山药渗湿补中以助脾；山萸肉、五味子补肺肾而固精；远志、菖蒲通心气而交通心肾；大枣补气益血，润肺强脾；楮实助阳补虚，充肌壮骨，水火平调，脾肾交补，兼能益心。久服身体健壮，精血充足，自然返老还少。本方去茯苓，加茯神、川续断，名**打老儿丸**，意思是说其母服此丸年过百岁，还因其老儿子不愿服本药而打之令服。

我曾用本方适当减量作为汤剂随证加减，治疗慢性脊髓炎、脊髓痨、脊髓侧索硬化症等病表现为肾脾两虚证者，有较好效果。一般常加用附片、肉桂、狗脊、鹿角镑、淫羊藿等，去五味子、楮实、小茴香。尿失禁者，不去五味子，另加覆盆子、桑螵蛸、乌药等。

遗精阳痿之疾，属于脾肾两虚或心肾不交者，我常投以此丸兼服知柏地黄汤加远志，或兼服金锁固精汤；兼有肝经湿热而遗精者，可用龙胆泻肝汤随证加减，同时服用此丸，往往取得满意的疗效。

此丸为养生强壮之剂，须缓缓常服。如有烦热，可加栀子仁 30g；如膝软、腰腿无力，加续断 30g；如滑精，可去牛膝，加川续断 60g。朱丹溪用此方去楮实，**名滋阴大补丸**。"阴"指肾而言，因为肾为阴脏。

第3讲 发散、和解、表里同治的方剂

"发散剂"又名"表散剂""解表剂",指具有发汗、疏散、解表功效,能治疗表证的方剂。但解表又分辛温解表、辛凉解表、益气解表、滋阴解表、化湿解表等不同,所以使用表散剂要随时注意温、凉、辛、燥和配伍宜忌等不同,不可胶柱鼓瑟。

对半表半里之证,应采用和解之剂。但病兼虚者,补而和之;兼滞者,行而和之;兼寒者,温而和之;兼热者,凉而和之。可见和之意义很广,应细细体会。

表证宜发汗疏散,里证宜清热攻下或温补阴阳。对于表证未除,里证又急,表里同病者,则应选用表里同治之剂。仲景有葛根芩连汤、大柴胡汤诸法,后人师其意,又创有防风通圣散、五积散等方。学者应引而申之,比例善用,因类而广之,不可刻舟求剑。

麻 黄 汤
《伤寒论》

要点

> 麻黄汤、麻杏甘石汤、麻黄附子细辛甘草汤、三拗汤、麻杏二三汤。
>
> 比较麻黄汤、桂枝汤;比较麻黄汤、九味羌活汤、人参败毒散。

麻黄(去节)6~9g　　　桂枝 5~6g　　　杏仁(去皮尖)5~9g
炙甘草 3g

上药麻黄另包,用水 600ml,先煮麻黄,煎至 400ml 时,再加其他三药共煎,取药汁 150ml 为第一煎;然后再加水 250ml 如上法煎取药汁 150ml 为第二煎。将 2 次煎取的药汁混合,共 300ml,分 2 次服,每次服 150ml。服药后卧床盖被以温暖取微汗。服 1 次即出汗者,可停服第 2 次药。如服第 1 次药后,未出微汗,约过 4~5 小时可继服第 2 次药。第 2 次药服后,如仍未出微汗,可再煎 1 剂药(煎服法同前)继服。以取微汗为度。有的人服 4~5 次后才取效。

附注：①文中所说的水量及煎取药汁量均为大概而言，或稍多些，或略少些，需看具体情况而定（如火的大小、容器、气候、量器等等），不可机械死板。凡煎汤药，方法基本如此，即分为第一煎、第二煎，然后，把两煎药混合，再分2次服。②本方的煎法详细写出，可供各地参考。以后各方剂中则简称第一煎取汁若干，第二煎取汁若干，不再详述，以免重复。

本方为辛温解表的代表方剂，有辛温发汗、驱散在表的风寒之邪从汗而解的作用，主治伤寒太阳表实证，症见恶寒发热，头项强痛，身痛，骨节疼痛，胸满而喘，畏冷无汗，口不渴，其脉浮紧或浮而略弦。

风寒之邪伤人皮表，使人产生脉浮紧、无汗、头痛、身痛、恶寒发热诸症状者，为太阳表实证。凡遇表实证，应用辛温发汗法来解表散寒。本方以麻黄辛温升散为主药；辅以桂枝辛温助阳，能助麻黄之升宣，味甘固表，节制麻黄之太散。其证属实，故必以麻黄为主药而不可颠倒。更佐用杏仁之苦温而降，既温助麻黄逐邪于玄府（指皮毛窍孔而言），又肃降逆气于肺胃；更使以甘草之甘平，佐桂枝以和内而拒外。饮入于胃，脾气散精，上归于肺，输精于皮毛，毛脉合精，溱溱汗出，使在表之邪随汗尽去而不留，头痛、寒热、气喘、身痛等症自然得解。此方为张仲景辛温发汗的代表方，示后人以辛温解表的组方方法。历代医家在此方的启发下，根据具体情况又创造出不少辛温解表的有效方剂。

本方去桂枝加生石膏，为**麻杏甘石汤**，用于治疗肺有郁热，表有风寒，发热而喘，身热无汗之证。

本方去桂枝、杏仁，加附子、细辛，为**麻黄附子细辛甘草汤**，用于治疗伤寒少阴病，恶寒无汗，少精神，脉微细之证。

本方去桂枝，名**三拗汤**，用于治疗外感风寒而头痛、身热、咳喘之症。

我常用此方去桂枝，加苏子10g、炒莱菔子10g、炒白芥子6g、半夏10g、橘红12g、茯苓12~15g，我名之为**麻杏二三汤**，用于治痰湿盛、白痰多、气逆脉滑的胸闷气喘，每多取效。咳多者可酌加紫菀、枇杷叶各12~15g。

桂枝汤与本方均为服后取出微汗，但二者主治截然不同。桂枝汤主治头痛、恶寒发热、身有汗、脉象浮而缓的风寒表虚证；而麻黄汤主治风寒表实证。一虚一实，不可混淆。服桂枝汤约半小时后，须喝热稀粥一小碗，以助药力而使溱溱汗出。服麻黄汤后，则须多盖些衣被，"温覆"取汗，不必喝稀粥。桂枝汤中须有生姜、大枣辛甘相助，麻黄汤则不用姜、枣，免妨麻杏之力（生姜偏于横散达肌表，反碍麻黄之迅速升散全身；大枣味甘易泥膈，妨碍杏仁之肃降而不利于喘）。

九味羌活汤、人参败毒散均为辛温解表，治疗感冒风寒，有发散功效的通用方剂，但前一方中加有生地黄、黄芩，后一方中加有人参、柴胡，用于我国东南方气候温和多湿之域身体素质较虚之人，可代替麻黄汤，服之既能扶正托里，防热化湿，使发散之中不致伤正，与麻黄汤之纯为发散风寒，只能用于伤寒表实证者不同。故前二方老人、小儿皆可服用，麻黄汤则适用于西北方气候寒冷，伤寒较重，身体壮实之成人。

注意：服麻黄汤后，必须多盖些衣被而取微汗。仲景称此为"温覆"取汗法。取汗后，如汗出、发热仍不退者，则不可再用麻黄汤，可改服桂枝汤。

一般说太阳表实证脉象为浮紧，但也有的由于高烧无汗而脉象呈现浮而较数者。对于脉象浮而兼数的太阳表实证患者，须注意仔细进行审辨，当患者确有明显的恶寒、无汗、体痛，没有口渴症状时，才可使用。如果脉浮数而口渴，并且恶寒不甚者，则不可用麻黄汤，应按"温病"进行辨证论治。正如《伤寒论》所说："太阳病，发热而渴者，为温病。"

以本方随证加减可用于感冒、流行性感冒或"发热待查"，辨证属于太阳表实证者。主要症状特点是身热、怕冷、无汗。

我曾用麻杏二三汤治疗慢性支气管炎之痰多气逆、舌苔白腻、脉滑者。再加诃子 5g、茶叶 6~9g，可用于治疗支气管哮喘发作期及哮喘性支气管炎之舌苔不黄、不口渴、大便不干者。

注意：本方禁用于风热表证患者。

桂 枝 汤
(《伤寒论》)

要点

> 桂枝汤、桂枝加桂汤、桂枝加附子汤、桂枝加龙骨牡蛎汤。

桂枝 9g   白芍 9g   炙甘草 6g   生姜 9g

大枣 4 枚

以上 5 味，用水约 500ml 煎取 200ml，第二煎用水 350ml 煎取 200ml，2 次共煎取药汁约 400ml，分为 2 次温服。服药后约半小时，喝热稀粥一小碗，盖被令全身微汗出。如服药后过 3~4 个小时，仍无汗出，再服药如前。如仍不出微汗，则再煎 1 剂，缩短服药的间隔时间，药服法如前，直至出微汗而病解。如服 1 次即微汗出而病解，则停服后面的药。注意，出汗时不可令大汗出如水洗，如此则病必不除。一定要令全身漐漐微汗出，病方能解。这是使用桂枝汤需要注意的事情。

本方主要用于外感风寒表虚证，症见头痛发热，自汗出，恶风寒，鼻鸣干呕，舌苔薄白，脉浮兼缓和之象。

外感风寒表虚证，是因风寒之邪从皮表侵入人体，由于营卫不和，阳不能卫外，营不能内守，故自汗出而病不解。外邪搏于肌表而致头痛、发热、脉浮。肺主一身之表，肌表受邪，肺气不宣故鼻鸣。胃气不和故干呕。用此方解肌、疏风、调和营卫，其汗自止，诸症自愈。

本方用桂枝辛温可入透营分，和营散邪为主药；辅以白芍护营固里。二药同用，一散一收，营和则邪外出，邪出则卫自密，营卫调和，则汗自止。佐以生姜辛散以助桂枝达邪外出，大枣味甘以助白芍和营养阴；使以甘草甘缓调和百药，使诸药共达解肌发表、调和营卫之效。

本方加重桂枝为 15g，**名桂枝加桂汤**，治奔豚气从小腹上冲至心下疼痛堵闷，发作欲死。一方为本方加紫肉桂 3~5g，亦名桂枝加桂汤，治症相同。我常用此方（桂枝汤加紫肉桂）随证加减，治疗奔豚气病，效果甚佳。例如一男性患者，右胁隐痛，胃脘部发堵，食欲不振，自觉有气从小腹上冲至胃脘部而致胃脘疼痛，胸胁憋闷气短，十分痛苦，曾在北京某大医院诊治 2 年多，未能确诊，亦未治愈。痛剧时曾注射哌替啶（度冷丁），不见效果。我拟方：桂枝 10g，白芍 10g，炙甘草 5g，生姜 5g，大枣 4 枚，紫肉桂 4.5g，柴胡 10g，皂角刺 6g，白蒺藜 12g，红花 10g，半夏 10g，水煎服。服后小腹部之气不再上冲，经服药 30 多剂而诸症痊愈。

在本方中加附子 6~10g，**名桂枝加附子汤**，原用以治疗太阳病发汗，遂漏汗不止，其人恶风，小便难，四肢微急，难以屈伸者。我常以此方随证加减，用于治疗卫阳不固漏汗不止之证，每获良效。例如 1973 年治一女患者，无论春夏秋冬，每日皆全身汗出，内衣须每日更换，虽夏日暑天亦不敢穿单衣，并须戴帽子，虽处密室亦觉有风吹入体内，而感觉不适。食纳尚可，小便少。月经正常。舌苔薄白，脉象濡软。西医院有的诊断为自主神经功能紊乱，有的诊断为神经官能症，治疗均无效果。我用桂枝加附子汤加减如下：桂枝10g，白芍12g，生甘草5g，大枣4枚，制附子9g，浮小麦30g，煅龙、牡各20g，山萸肉12g，水煎服。共进20余剂而痊愈。

本方加煅龙骨、煅牡蛎各30g，名**桂枝加龙骨牡蛎汤**，此为《金匮要略》治疗男子失精、女子梦交的方剂。我常用此方随证加减，治疗遗精、阳痿，每收良效。例如一男子，患腰酸腿软，遗精每周二三次，阳痿早泄，自汗盗汗，精神倦怠，已经1年多，久治未愈。观其面色晦暗，察其舌尖微红，苔薄白，脉象沉细尺弱。处方如下：生、熟地黄各12g，山萸肉10g，茯苓15g，泽泻10g，牡丹皮10g，桂枝10g，白芍12g，生姜3片，大枣4枚，甘草5g，五味子10g，制附片5g，生龙、牡（先煎）各30g，远志10g。水煎服，共进月余，诸症痊愈。

注意：风寒感冒属恶寒、身热、无汗、表实证者，忌用本方。

葛 根 汤
(《伤寒论》)

 要点

> 葛根汤、桂枝加葛根汤、葛根加半夏汤、葛根解肌汤。

| 葛根 12g | 麻黄 9g | 生姜 9g | 桂枝 6g |
| 白芍 6g | 炙甘草 6g | 大枣 4枚 | |

水煎温服，覆被取微似汗出。

本方主用于治疗伤寒太阳病，项背强几几，无汗恶风者；或太阳与阳明合病，必自下利或兼发呕者。凡外感风寒表证，头项强痛波及项背亦僵硬酸楚，脉浮无汗，恶风，下利或呕者，均可服用。

本方实为桂枝汤加麻黄、葛根。加麻黄配桂枝而发太阳经之汗，以散风寒而解表，君葛根于桂枝汤中，而解阳明经肌表之邪，以除项背强几几。因太阳已与阳明（项背强几几、下利、呕均已属阳明）合病，知风寒之邪较重，用药亦不能只治太阳，而着眼在阳明，以防邪气内侵，故本方以葛根为主药。前人有"轻可去实，麻黄、葛根之属是也"的记载。本证为表实证，故加葛、麻二药于桂枝汤中以去其实，名曰葛根汤而不叫桂枝加麻黄、葛根汤，其方义自明。

本方去麻黄，**名桂枝加葛根汤**，主治太阳病，项背强几几，反汗出恶风者。

本方去麻黄加半夏，**名葛根加半夏汤**，主治太阳阳明合病，不下利，但呕者。

本方加黄芩，**名葛根解肌汤**，主治发热恶寒，头痛项强。伤寒、温病皆可使用之。如口渴、脉数者，可去桂枝，加薄荷、金银花、生石膏。

我常用此方加减，治疗颈椎病、肩周炎表现为后头隐痛、项背牵强、肩臂疼痛酸麻等症者。组方如下：葛根 15g，桂枝 12g，麻黄 5g，片姜黄 10g，赤芍 12g，生姜 2 片，羌活 10g，红花 10g，茯苓 15g，附子 6g，炙甘草 5g。水煎服。请试用。

对于急性肠炎以及细菌性痢疾初起时出现发热、头痛、恶寒、下利或兼里急后重、脉浮数而紧诸症者，我常用本方加重葛根、白芍为各 15g，加木香 9g、黄芩 6g、黄连 6g。

以上两方为我临床常用的方剂，确有佳效，请参考试用。

人参败毒散
（《太平惠民和剂局方》）

 要点

> 人参败毒散、仓廪散、硝黄败毒散、连翘败毒散、荆防败毒散。
>
> 比较人参败毒散、葛根芩连汤；比较人参败毒散、九味羌活汤。

人参（或党参 9~12g）6g	枳壳 6g	桔梗 6g
柴胡 6g	前胡 6g	羌活 6g
独活 6g	川芎 6g	茯苓 6g
甘草 6g		

上药共为粗末，每服 6g，用生姜 2 片、薄荷少许，用水一盏煎至七分碗，去滓，不拘时候服之。近代多作为汤剂煎服。

本方为益气解表、散风祛湿、辛温发汗之剂，适用于正气不足之人，外感风寒湿邪，症见头痛项强，憎寒壮热，肢体酸痛，鼻塞声重，胸膈痞闷，咳嗽痰多，舌苔白腻，脉浮无力者。

方中以羌活入太阳经疏风胜湿，独活入少阴经搜风祛湿，二药合用，不但疏风散寒，兼能祛湿除痛，是本方的主药。合柴胡散热升清；更合川芎行血疏肝；前胡、枳壳理气化痰；桔梗、茯苓宣肺利湿；人参、甘草益气扶正以祛邪。诸药合用，既能表散风寒，化湿除热，又能疏导经脉，行血化滞，故方名曰败毒散。古人还用其治疗时气疫疠，山岚瘴气，疟疾寒热，眼赤口疮，湿毒流注，喉痹毒痢，诸疮斑疹。可随证稍作加减。

本方加陈廪米，名**仓廪散**，用于治疗噤口痢，效果甚佳。喻嘉言治痢，甚推崇此方，并指出若痢疾因未及时发表，外邪入里，而致下痢不止，虽病日已多，仍须用人参败毒散，引其邪而出之于外，则死证可活，危证可安，特名之曰"逆流挽舟"法。我用本方治痢时常加黄芩9g、黄连9g、木香6g，屡效。

痢疾初起时，正气虚而表里俱寒者，适用人参败毒散。痢疾初起，正气不虚，表里俱热者，宜用葛根芩连汤。

注意：使用本方时，人参（或用党参）的用量可因人、因病、因时、因地酌情加减，但不能完全去掉，若去掉人参，则失去应有的效果。

本方加大黄、芒硝，名**硝黄败毒散**，可治热毒壅积，口舌生疮，大便秘结，牙痛龈肿，痈毒热疮。

本方去人参，加连翘、金银花，名**连翘败毒散**，治疮毒焮痛不消。

本方去人参、生姜、薄荷，加荆芥、防风，名**荆防败毒散**，功能发汗解表、散风化湿，治外感风寒湿邪，表证咳嗽，以及肠风内热，大便带鲜血，兼有风寒湿邪表证者。我曾用此方去川芎，加麻黄5~7g、紫菀12~15g、苏子10g，治疗老人感冒风寒湿邪而咳嗽、气喘、痰多之证。

本方与九味羌活汤（羌活、白芷、苍术、细辛、川芎、黄芩、生地黄、防风、甘草）均可治疗外感风寒湿邪。本方适用于外感风寒湿邪而寒湿重者；九味羌活汤则适用于外感风寒湿邪而兼有里热者。本方还有败毒作用，可用于时疫、疮疡、痢疾，并有"逆流挽舟"之效；九味羌活汤则以辛温解表为主兼清里热。

注意：无表证，里急后重，下利不爽，或大便带脓血，血多脓少，此乃邪已入里化热，则不宜再用本方。

桑 菊 饮
《温病条辨》

要点

> 桑菊饮。
>
> 比较桑菊饮、银翘散。

桑叶 7.5g   菊花 3g   杏仁 6g   连翘 5g

薄荷（后下）2.5g   桔梗 6g   甘草 2.5g   芦根 6g

每剂用水 2 杯，煎取 1 杯，每日可服二三剂。

本方主用于风温初起，咳嗽，身不甚热，口微渴，咽干或咽痛，舌苔薄白或微黄，脉象浮数。西医学的上呼吸道感染、流行性感冒、急性支气管炎、急性扁桃体炎、急性咽峡炎等出现风温风热证者均可使用。

本方为辛凉解表剂中的轻剂，根据前人"轻可去实""治上焦如羽，非轻不举"的理论，本方主治风温犯肺，邪在卫分。正如叶天士所说："温邪上受，首先犯肺"，"在卫汗之可也"。此方以桑叶、菊花辛凉轻清，疏散肺经风热，是为主药；薄荷辛凉宣散，可助桑、菊疏解上焦风温热邪，桔梗宣肺，杏仁肃降，三药共为辅药；连翘辛寒味苦但质轻，能入心、肺散热透表，芦根甘寒，清肺热生津液，共为佐药；甘草味甘，调和百药，有"国老"之称，合桔梗能利咽喉，为使药。

本方与银翘散相比较，本方长于疏风散热而治咳，银翘散长于辛凉透表、清热解毒。

本方加瓜蒌、知母、浙贝母，可治疗风温咳嗽，痰多色黄，咯吐不利。如果温邪化热，而见咳嗽、痰黄而黏稠难出、咽干口渴、舌苔黄、脉浮数有力等症者，可加重本方的用量，除桑叶加到 10g 外，余药均可加倍使用，另外再加炒黄芩 9~12g、生石膏（先煎）20~30g、冬瓜子 10g、葛根 10g。如温邪化热，热入血分，兼现高热、神昏、身出斑疹等，这时除加重本方用量外，还需加玄参、赤芍、生地黄等。口渴明显者可加天花粉。

风温表证兼见两眼红赤、羞明流泪，甚或头痛、目痛者，可将桑叶、菊花均改为 10g，加白蒺藜 10g、草决明 10g、荆芥 10g、夏枯草 10g；兼见咽喉肿痛、单双乳蛾者，可加牛蒡子、生地黄、玄参、板蓝根、山豆根、土牛膝等同用。

有些医生每遇外感咳嗽即投杏苏散(杏仁、苏叶、桔梗、生姜、半夏、茯苓、甘草、前胡、橘皮、枳壳、大枣），以此通治四时外感咳嗽。这是不对的，应注意辨证。外感咳嗽，有风寒、风温、风热之分。杏苏散只适用于风寒咳嗽。桑菊饮则适用于风温、风热咳嗽。风温咳嗽如误用杏苏散类辛温之剂，消铄肺液，伤耗肺津，可致久嗽成劳。可见无论轻病重病，运用了辨证论治的法则，才能提高疗效。

我常用桑菊饮治疗春季、初秋季节发生的外感咳嗽。春季时感受外邪，常因春气上升，体内阳气初动再兼风为阳邪，而化为温热之证。症状可有轻度头痛、咽痛、咽痒，鼻流涕而出气热，咳嗽，痰不易出，喉间微痛，身有轻热，或不发热仅感周身酸困，舌苔薄白，脉象略浮数或数。此时可用：桑叶 9g，菊花 9g，杏仁 9g，连翘 6~10g，桔梗 6g，牛蒡子 9g，甘草 3g，薄荷（后下）3~5g，荆芥 9g，苏子 9g，枇杷叶 15g，紫菀 15g，芦根 12g。水煎服，每日 3 次，饭后服，即两日服 3 剂药。病情减轻后可改为每日 1 剂。初秋季节，人体内一般尚有暑夏的内热，此时秋风初燥，最易伤肺，人感其邪，从体内之热而化热，化为温燥束肺，亦发生外感咳嗽。此属外感咳嗽温燥证。其症状常见头痛鼻塞，口鼻干燥，咽喉发痒，或有喉痛，咳嗽，痰不易出，或咽干呛咳无痰，身无大热，口干喉燥，饮水不能解，舌苔薄白，脉浮或略数或数或数而略虚等。此证可用：桑叶 9g，菊花 9g，杏仁 9g，南沙参 6g，桔梗 6g，连翘 6~9g，薄荷（后下）3~6g，荆芥 6~9g，天花粉 9g，枇杷叶 12g，苍耳子 6~9g，鲜芦根 15g，梨皮 1 个，苏子霜 6g。水煎每剂分 2 次服。第一、二、三天每日服药 3 次（两日服药 3 剂），以后每日 1 剂。咳嗽重者，可去天花粉、连翘，加紫菀 15g、川贝母 9g，苏子霜改为 9g；舌苔厚者，可加炒莱菔子 9g。以上两方是我个人常用之方，仅供参考。

银　翘　散
（《温病条辨》）

要点

银翘散、加减银翘散。

比较银翘散、银翘汤。

连翘 30g	金银花 30g	桔梗 18g	薄荷 18g
竹叶 12g	生甘草 15g	荆芥穗 12g	豆豉 15g
牛蒡子 18g			

上药杵为散，每服 18g，鲜苇根汤煎，香气大出，即取服，勿过煮。肺药取轻清，过煮则味厚而入中焦矣。病重者，4 小时服 1 次，日三服，夜一服。轻者 6 小时一服，日二服，夜一服。病不解者，作再服。盖肺位最上最高，药过重，则过病所，少用又有病重药轻之患，故从普济消毒饮时时轻扬法。

以上是《温病条辨》银翘散原来的用量、制法、煎服法，现今临床上常把银翘散作为汤剂水煎服。今把作汤剂用的处方剂量介绍如下，供参考。连翘 9~12g，金银花 9~12g，桔梗 6~9g，荆芥 6~9g，薄荷（后下）3~5g，竹叶 6~9g，生甘草 3g，牛蒡子 9g，淡豆豉 9g，芦根 15g，水煎服。

本方为辛凉平剂，可广泛地用于温病初起，邪在肺卫的证候。主治太阴风温、温热、温疫、冬温初起，但发热，不恶寒，口渴咽痛，头痛咳嗽，舌苔薄白或薄黄，脉浮数之证。或初起时微恶风寒，如伤寒太阳表虚证，经服用桂枝汤后，恶风寒全无，仍有发热、口渴、咽痛、咳嗽等症者。

本方以金银花辛凉解表，连翘清热解表，共为主药；荆芥、薄荷、豆豉辛凉发散，透邪外出，为辅药；牛蒡子辛凉散风，桔梗宣肺疏解，配生甘草入上焦更能利咽解毒，竹叶轻清，清热除烦，共为佐药；芦根甘寒入肺，清热生津为使药。诸药共达辛凉解表、清热解毒之功，为临床常用之方剂。

温病误用汗法汗不出，而发疹者，可用本方去豆豉，加细生地黄 12g、牡丹皮 9g、大青叶 9g、玄参 30g 治之。此证禁用升、柴、羌活、白芷、三春柳等。

无汗头痛者，可重用荆芥、薄荷，再加菊花、白蒺藜等以疏风散热、清利头目。多汗口渴者，可重用金银花、连翘，少用荆芥、薄荷，并另加生石膏、知母、天花粉等。如夹湿邪而出现胸闷、呕恶、舌苔厚腻、食欲不振者，可加藿香、佩兰（鲜者更好）等。

太阴伏暑（头痛微恶寒，面赤烦渴，舌白，脉濡而数），舌白、口渴、无汗者，本方去牛蒡子，加杏仁 9g、滑石 12g；舌赤、口渴、无汗者，本方加生地黄 18g、牡丹皮 12g、赤芍 12g、麦冬 18g 主之；舌白、口渴有汗或大汗不止者，本方去牛蒡子、荆芥穗，加杏仁 9g、生石膏（先煎）20g、黄芩 9~12g。

肺受疫邪，逆传心包络而热多昏狂，谵语烦渴，舌赤，苔中黄，脉弱而数，名曰心疟，应用**加减银翘散**（《温病条辨》），即：连翘 10g，金银花 9g，玄参 5g，麦冬 5g，犀角（现用水牛角代）5g，竹叶 3g。共为粗末，每服 15g，煎成去渣，点荷叶汁二三茶匙，1 日三服。

银翘散与银翘汤（金银花 15g，连翘 9g，竹叶 6g，生甘草 3g，麦冬 12g，生地黄 12g）均用于治疗温病。银翘散主治太阴温病，但热不恶寒而渴者；银翘汤则主治阳明温病，下后无汗，脉浮者。

我常以银翘散随证加减作汤剂煎服，用于治疗流行性感冒、急性扁桃体炎、麻疹初起发热等，屡获良效。加减的药方如下：金银花 12g，连翘 12g，桔梗 6g，薄荷 5g，生甘草 3g，荆芥穗 9g，玄参 15g，生地黄 15g，炒黄芩 10g，大青叶 10g，射干 10g，水煎服。

流行性脑膜炎初起时，常常表现出头痛、发热、口渴、脉浮数等邪在卫分的温病证候，这时也可用银翘散加减治疗。我常用金银花 12g、连翘 15g、荆芥穗 10g、薄荷（后下）6g、菊花 10g、大青叶 20g、玄参 20g、蒲公英 30g、炒黄芩 10g 随证加减。身有汗而热不退者，加生石膏（先煎）35g、知母 10g、天花粉 12g；头痛项强者，加葛根 15~20g、羌活 9g，金银花改为 18~25g；恶心呕吐者，加佩兰 10g、竹茹 9g、清半夏 10g。

注意：头痛、恶寒、发热、不口渴、脉不数者，忌用本方。

小 柴 胡 汤
（《伤寒论》）

 要点

> 小柴胡汤、柴胡桂枝汤、柴胡白虎汤、柴胡饮子、柴平汤、大柴胡汤。

柴胡 12g	黄芩 9g	人参（或党参 9~12g）5g	甘草 6g
半夏 9g	生姜 9g	大枣 4 枚	

水煎服。（本方用量参考了北京中医药大学试用教材《方剂学》）

本方主治伤寒、中风邪入半表半里而出现的少阳证。其症状为：往来寒热，胸胁苦满，食欲不振，心烦喜呕，口苦咽干，目眩，或胁下痛，或腹中痛，或渴，或利，或咳，或悸，小便不利，耳聋口苦，舌苔薄白，脉弦。并能治疗妇女产后发热，或经期感受外邪，热入血室，以及疟疾、黄疸等。

少阳经居人体半表半里之分，邪入少阳经，乃由表而传入，不可用汗、吐、下法治疗，治宜和解，勿令邪气传里。方中取柴胡升阳达表，散半表之邪，为主药；黄芩降泄退热，清半里之邪，为辅药；半夏和胃降逆止呕，人参（党参）、甘草味甘和中，补气扶正，以助抗邪外出，和解转枢，使邪气不得更传入里，共为佐药；生姜、大枣辛甘合化，以和营卫而助和解营卫之功，为使药。

我曾治一女成年患者，症状为胸胁满胀，胃脘堵闷，食欲不振，口苦耳鸣，下午低热，有时恶心，二便正常，月经正常，舌苔薄白，脉象右手滑中带弦，左手弦。病已近2个月，经西医院检查，诊为低热待查。询其病史为在一次感冒发热时，自购一些治感冒药服了几次，热渐退即上班工作，二三天后下午仍发热，并且症状越来越多，曾到几家医院诊治未效。据此症状结合脉象、病史，诊为少阳证。虽然有心下堵闷，但问其无用下法的病史，故知不是结胸，也不是痞证。仍投用和解少阳之法，以小柴胡汤加减。处方如下：柴胡12g，黄芩10g，半夏10g，生姜3片，炙甘草3g，枳壳10g，枳实6g，瓜蒌30g，川连5g，桔梗6g，水煎服。进5剂病去大半。再以上方去枳实，加陈皮10g、生麦芽10g、香稻芽10g，又进4剂而痊愈。

1972年时还治一男性中年患者，主诉为反复发作性发高烧已近2年。每于发热时先感发冷，继则发热，并咳吐血痰，体温高达39℃以上，共烧3~4天或1周，用抗生素治疗2~3天，即可退烧，但过7~10天则仍发作如前。如此反复发作已近2年。虽经多个医院多次做心肺等多种检查，均未见异常，亦未能治愈。本次来就诊时，已是发作后的第六七天，自觉又要发作。舌质、舌苔均未见异常，腹部无积聚，脉象双手均弦。据其定时寒热，六脉皆弦，知为邪踞少阳之证。邪久郁化热，每于发热时，热邪扰血，故咳吐血痰。四诊合参，诊为少阳郁热之证。治用和解少阳、清热凉血法，以小柴胡汤加减。柴胡22g，黄芩12g，半夏9g，党参12g，地骨皮12g，青蒿12g，白薇12g，生地黄12g，白及9g。水煎服，初诊投3剂。

方中以小柴胡汤和解表里，调和营卫；又因病久多次发热而伤阴，故加青蒿以清深入骨间、阴分之邪，引邪外出；白薇凉血清热，治发热定时；地骨皮清泻肺火以止咳血；生地黄甘寒益阴，凉血降火以清热止血，为佐药；更以白及入肺，活瘀止血，作为使药。

二诊时，情况良好，已距上次发作10余天，一直未再发作，六脉弦象渐退，仍投上方，减柴胡为12g，再服3剂。又过8天后追访，病已痊愈，未再发热。又过半个多月，再去家中随访，一直未再复发，也没有欲发病的感觉，正常上班，精神健旺。

小柴胡汤在临床上很常用，我曾以本方随证加减治愈过不少疑难病证。例如疟疾（长期的定时发热）、瘅疟（定时发热不恶寒）、牝疟（定时发冷）、过敏性休克（表现有少阳证者）及急、慢性肝炎等等，不再一一介绍，请参看各中医药杂志及拙著《从病例谈辨证论治》一书中所附病例。

少阳证如出现口渴者，可于本方去半夏，加天花粉9~12g以生津止渴；如心中发烦而不呕者，可去半夏、人参，加全瓜蒌以荡郁热；呕逆重者，可加重生姜，再加陈皮9g以理气散逆；咳嗽者，可去人参、大枣、生姜，加五味子3~6g以合肺气，加干姜3~6g以散肺寒；若不渴外有微热者，去人参，加桂枝9g，温覆取微汗；口渴思饮，齿燥无津，加生石膏（先煎）30g以清胃火；下午低热加青蒿9~15g、地骨皮9~12g、白薇10g，把人参改为沙参；腹中痛者，去黄芩，加白芍9~12g合甘草以缓急止痛；胁下痞硬，心下满闷，可去大枣，加生牡蛎（先煎）20~30g以软坚散结；胁下痛者，加青皮9g、白芍12g、白蒺藜10g以平肝火；心下悸动、小便不利者，去黄芩，加茯苓10~20g以淡渗利水；两侧头痛或偏头痛者，加川芎9g、菊花10g以散郁除风；兼有黄疸者，加茵陈10~20g、车前子9~12g利湿导热；兼有里实而大便秘结或潮热大便下利不畅者，可加芒硝6~10g以和解攻里。

我治疗慢性肝炎，症见胁痛（隐痛、胀痛、刺痛）、脘闷、食欲不振、饭后迟消、大便或溏或不利，生气则症状加重，肝功检查时好时坏，或谷丙转氨酶单项高者，常用本方去人参、生姜、大枣，加炒川楝子10g、白蒺藜10g、红花9g、皂角刺6g、泽泻10~20g、炒莱菔子10g、焦四仙各9g、片姜黄9g。每周6剂，服4~6周，每收满意效果，有效可以继服。肝功能不正常者，最好每服1个月查一次肝功，连查3个月，以观察疗效。

本方合桂枝汤，名**柴胡桂枝汤**，可治寒热交作，寒多热少，或但寒不热，定时发作。

本方合白虎汤，名**柴胡白虎汤**，治寒热交作，热多寒少，或但热不寒，定时发作。

本方去半夏，加当归、白芍、大黄，名**柴胡饮子**，用于治疗肌热、蒸热、积热，汗后余热，脉洪、实、弦、数者，亦治疟疾。

本方合平胃散同用，名**柴平汤**，可治湿疟，身痛身重，寒多热少，舌苔厚腻，脉濡滑，或弦细乏力。

近些年来也常用本方随证加减，用于治疗急性泌尿系感染（去人参，加黄柏9g、五味子9g、茯苓20~30g、猪苓10~20g、泽泻15g、萹蓄10~15g、车前子10g、滑石9~12g）、急性胆囊炎（去人参、大枣，加茵陈10~15g、枳实10g、郁金10g、延胡索9g、焦槟榔10g、川楝子10g、酒大黄3~5g）、急性支气管炎（去人参，加桔梗6~9g、前胡10g、苏子10g、紫菀12g、枇杷叶12g）等。总之选用本方要以有少阳证为准，无少阳证者，不可用。

日本医家大塚敬节，曾用小柴胡汤加牡蛎，治愈多例圆形脱发症，快者1个月有效，慢者一年半治愈，禁服砂糖，尽量多食小鱼骨和蔬菜。他还用小柴胡汤合牛黄丸治愈了不明原因的高热。均供参考。

本方去人参、甘草，加白芍9g、枳实9g、大黄6g，名**大柴胡汤**，主治少阳、阳明合病。症见往来寒热，胸胁苦满，呕不止，郁郁微烦，心下痞硬或心下满痛，大便秘结，或协热下利，大便不畅，舌苔黄厚，脉象弦而有力等。

近些年来有些医院以本方加减（去半夏，加木香、延胡索、胡黄连、芒硝、蒲公英、槟榔等）治疗急性胰腺炎、急性单纯性肠梗阻等，取得了较好的效果。

今附小柴胡汤原方的煎服法，以资参考。"以水一斗二升，煮取六升，去滓，再煎，取三升，温服一升，日三服。"

越　鞠　丸
（《丹溪心法》）

要点

> 越鞠丸。
>
> 比较越鞠丸、六郁汤。

香附（醋炒）　苍术（泔浸，炒）　抚芎　神曲　炒栀子

上药等份，共为细末，水丸如绿豆大。每服6~9g，1日2次。

此方也可作为汤剂使用。

本方中所用之"抚芎"，为川芎之产于江西者。据《中国医学大辞典》载："产于江西旧抚州境者，其中心有孔。辛温无毒，开郁、宽胸、通经络。治胸膈痞满作痛。""与他处所产，迥然不同。"朱丹溪说："抚芎总解诸郁，直达三焦，为通阴阳气血之使。"（《本草纲目》引）可见丹溪先生在越鞠丸中选用抚芎，而不用川芎，是有道理的。也可以看出前人注重道地药材，是有临床实践根据的。现在一般多用川芎代之，用量可稍小些。

本方统治气、血、痰、火、湿、食之六郁，症见胸膈痞闷、脘腹堵胀、吞酸嗳气呕吐、饮食不消、胸脘刺痛等。

"越鞠"即发越鞠郁之气的意思。方中以香附开气郁，苍术燥湿邪，抚芎调血郁，栀子解火郁，神曲消食郁，气畅而郁舒。五味药治六郁，惟无治痰药，是

何道理？因痰郁多与脾湿有关，有时也与气、火、食有关。今湿、气、火、食诸郁都解，痰郁随之而解，故方中不另设治痰药。六郁之中又以气郁为主，故气畅而郁舒。

方中五味药虽然原方的用量为各等份，但可根据某郁重而加重发越该郁的药物用量。例如气郁重者可重用香附，湿郁重者可重用苍术等。另外，还常常根据某郁重而再加味，如湿郁重（周身沉重或痛，遇寒即发）加茯苓、白芷，火郁重（头胀，急躁，尿赤，脉数）加青黛，痰郁重（动则气喘，脉沉滑，胸闷，腻苔）加胆南星、半夏、瓜蒌、海浮石，血郁重（四肢无力，能食，胸脘或有刺痛）加桃仁、红花，气郁重（胸膈闷胀）加木香、槟榔，食郁重（嗳腐吞酸，腹胀，不能食）加麦芽、山楂、砂仁，夹寒（遇寒加重，得热则舒）可少加吴茱萸。

我曾多次以本方加厚朴 10g、半夏 9g、苏梗 12g、旋覆花（布包）10g、乌梅 3~5g、金果榄 9g、茯苓 12g 水煎服，治疗梅核气，取得了满意的效果。请参考试用。

近些年来，也有不少医生以本方随证加减，用于治疗西医胃肠神经官能症、胃及十二指肠球部溃疡、慢性胃炎、消化不良、肋间神经痛等病，以中医六郁所致胸膈闷胀、脘腹疼痛、胁痛恶逆、嗳气吞酸等为主症者。

妇女因气郁而致月经不调、行经腹痛等症者，可用本方加当归、白芍、延胡索、川楝子、炒小茴香、吴茱萸等治疗。

《医学入门》六郁汤（香附 6g、陈皮 3g、半夏 3g、川芎 3g、苍术 3g、赤茯苓 2.5g、栀子 2.5g、砂仁 1.5g、甘草 1.5g、生姜 3 片）与本方均能治胸胁闷胀疼痛、脘堵嗳气、食欲不振、精神抑郁诸症。六郁汤偏于治气郁、痰郁为主者，越鞠（汤）丸则偏于治湿郁、血郁、食郁为主者。

注意：本方药味偏于香燥，故血虚、阴虚、津液不足诸证者禁用。

逍 遥 散
（《太平惠民和剂局方》）

要点

> 逍遥散、丹栀逍遥散、黑逍遥散。
>
> 比较逍遥散、四逆散；比较逍遥散、柴胡疏肝散。

| 柴胡 30g | 白芍 30g | 当归 30g | 白术 30g |

茯苓 30g　　　　炙甘草 15g

（宋代）原方为粗末，每服 6g，水一大盏，烧生姜一块（煨姜）切破，薄荷少许，同煎至七分，去渣热服，不拘时候。

近代多以此方作为汤剂服用，药量可根据原方意和具体情况稍加变动。一般常以当归、白芍、白术、柴胡、茯苓各 6~9g，炙甘草 3~4.5g，水煎服。也有的为细末，每服 3g，生姜、薄荷少许，煎汤送服，每日 2~3 次。

据前人分析，本方中柴胡配以少量薄荷使用甚妙。因为中医理论认为胆为甲木，具少阳之气，其性柔嫩，好像嫩草穿地而未伸，此时若被寒风一郁，则不能上伸而下克脾土。惟得温风一吹，郁气始能得到畅达。木性喜风，寒则摧萎，温则生发。柴胡、薄荷辛能发散，配当归而温入少阳，温风拂郁，木气得伸，土亦得滋，无燥熇之患，金水自能相生，五脏荣泽，气血调畅，阴平阳秘，精神乃治。

《黄帝内经》说：东方青色入通于肝，东方肝木为生生之气，肝郁则害脾。方中以当归、白芍养血敛阴而柔肝，柴胡升阳散郁，合白芍以疏肝。又用白术、甘草和中益脾，助土德以升木。茯苓利湿助术、草而令心气安宁。引以煨姜，暖胃祛痰、调中解郁，薄荷辛散郁热、搜消肝风、疏郁调中。木达脾升，胆和胃降，诸郁自已，故方名"逍遥"。

本方为主治肝脾不和的常用方剂，可用于治疗血虚肝燥，头痛目眩，眼赤烦渴，口苦倦怠，抑郁不乐，两胁作痛，往来寒热，潮热咳嗽，咽干便涩，胃脘疼痛，小腹重坠，月经不调，乳房作胀，脉弦大而虚等症。

本方加牡丹皮（泻血中伏火）、栀子（泻三焦郁火），名**丹栀逍遥散**，治怒气伤肝，血虚目昏，头痛目赤，小便涩痛等症。

本方去姜与薄荷，加生地黄以滋肾养血，名**黑逍遥散**，用于治疗肝阴虚，气郁不舒，月经后错，行经腹痛，下午烦热等症。

我常以逍遥散随证加减，用于调治月经。如月经前期，经水量多，急躁易怒者，以丹栀逍遥散加桑寄生 20g、川续断炭 15g、艾叶炭 30g、棕榈炭 30g、益母草 15g；月经后期，月经量少，血黯有块，行经腹痛者，用黑逍遥散，改生地黄为熟地黄，加香附 10g、川芎 6g、红花 9g、桃仁 9g、炮姜 3g、延胡索 6g；月经淋漓不断者，逍遥散加桑寄生 30g、川续断炭 15g、艾叶炭 30g、棕榈炭 30g、阿胶珠 10g、党参 10g；子宫出血，血崩不止者，加桑寄生 30g、川续断炭 20g、补骨脂 10g、菟丝子 10~12g、棕榈炭 30g、艾叶炭 30g、益母草炭 20g、炮姜炭 5g、党参（或人参 3~6g）12~15g、赤石脂（先煎）15g。

我也常用本方随证加减，治疗肝脾失和所致的慢性泄泻，症见胁部胀痛，腹部重坠，食欲不振，口干不欲多饮，舌质较红，大便溏泄，每日 3~4 次，四肢倦怠，饭后迟消或倒饱、面色萎黄欠泽，脉象弦细，重按乏力。加减的基本方如下：土炒当归 6g，土炒白芍 9g，土炒白术 9g，茯苓 20g，柴胡 6g，炙甘草 3g，车前子（布包）12g，炒山药 12g，炒扁豆 10g，芡实米 12g，莲子肉 6g，肉豆蔻 10g，伏龙肝（煎汤代水）60g。水煎服，每收良效。适用于慢性肠炎、肠结核等病。

对于因脾胃失和而致的消化不良，食欲不振，脘胁胀痛，嗳气吞酸，大便时溏时干，悒悒不乐，胃部不适，舌苔薄白，脉象弦细或弦滑之证（本证常包括西医学诊断的慢性肝胆疾病），我常用本方加减如下：柴胡 9g，黄芩 9g，炒川楝子 9g，白芍 12g，当归 6g，焦白术 6g，茯苓 12g，泽泻 9g，香附 9g，青、陈皮各 6g，焦四仙各 9g，木香 6g。每收满意效果。请参考试用。

本方与四逆散（柴胡、枳实、白芍、炙甘草）皆为疏肝理脾之剂。本方偏用于血虚肝燥、木郁克脾证；四逆散则偏用于热郁而四肢逆冷，影响脾胃之证。四逆散改枳实为枳壳，再加陈皮、川芎、香附，名柴胡疏肝散，主治肝气郁结，胁肋疼痛，胸脘胀闷，寒热往来。逍遥散偏用于血虚肝郁者，柴胡疏肝散偏用于气滞肝郁者。

据近代实验研究报道，本方具有使肝细胞变性、坏死减轻的作用，并有使血清谷丙转氨酶活力下降的效能。可供临床参考。

藿香正气散
（《太平惠民和剂局方》）

 要点

> 比较藿香正气散、六和汤；比较藿香正气散、不换金正气散。

藿香 90g	紫苏 30g	白芷 30g	大腹皮 30g
茯苓 30g	白术 60g	陈皮 60g	半夏曲 60g
厚朴 60g	桔梗 60g	炙甘草 75g	

共为细末，每次服 6g，用水 1 盏、生姜 3 片、大枣 1 枚同煎至七分盏，热服。如欲出汗，盖好衣被，再煎服之。

现临床上多参照原方用量比例，改为汤剂服用。

本方主要用于治疗内伤湿冷，饮食停滞，又外感风寒，症见憎寒壮热、头痛呕逆、胸膈满闷、咳嗽气喘等。又治中暑、霍乱吐泻，感染岚瘴不正之气，舌苔白腻、脉象滑等症。

方中以藿香辛温散寒，理气和中，芳香祛秽，表里兼治，为主药；辅以紫苏、白芷、桔梗散寒发表、芳香化湿、宣畅肺气，半夏曲燥湿降气、和胃止呕，厚朴行气化湿、消胀除满；佐以白术、茯苓、陈皮健脾化湿、理气除痰，大腹皮行气利湿，生姜、大枣辛宣和胃；使以甘草益中焦，和百药。

本方在夏暑季节最常使用。如果表邪偏重，恶寒发热而无汗者，可加香薷以助解表之力；兼食滞者，加焦山楂、焦麦芽、焦神曲、焦槟榔、炒莱菔子以加强消导；湿盛腹泻者，可加炒扁豆、炒薏苡仁、车前子等以利湿止泻。

本方以藿香命名，因藿香清芳微温，为醒脾快胃、振奋清阳之妙药。正如《本草正义》所说：其"芳香而不嫌其猛烈，温煦而不偏于燥热，能祛阴霾湿邪而助脾胃正气，为湿困脾阳，怠倦无力，饮食不甘，舌苔浊垢者最捷之药"。但本品温和力缓，还需配伍苍术、厚朴、佩兰、苏叶或白术、陈皮、茯苓等。王好古也曾赞扬本品："入顺气乌药散则补肺，入黄芪四君子汤则补脾。"本方有发越脾气、调中焦升降之力，故名"正气散"。

我常用此方治疗急性胃肠炎、胃肠型感冒，效果良好。例如李某某，女，26岁，因八月天气炎热，吃冷饮水果太多，夜卧窗前，睡眠受寒，次日头痛发热，憎寒无汗，全身酸懒，脘胀腹痛，呕吐4次，水泄3次，舌苔白腻，脉象浮滑，重按无力。据此脉症，知为暑夏季节，内伤湿冷，外感风寒，肠胃气乱，寒湿不化，而致吐泻，表证不解而致头痛寒热。四诊合参，诊为暑湿吐泻之证。治以温散化湿，佐以解暑。处方：藿香10g，紫苏9g，白芷9g，半夏10g，干姜6g，香薷9g，炒扁豆9g，茯苓20g，大腹皮12g，广木香6g，车前子（布包）12g，炒白术6g，伏龙肝（煎汤代水）60g。1剂显效，3剂痊愈。

藿香正气散与六和汤(砂仁、藿香、厚朴、杏仁、半夏、扁豆、木瓜、人参、白术、茯苓、甘草、生姜、大枣)皆能治疗夏月饮食不调、外感暑气而致寒热、吐泻等症。本方解表除湿之力大于六合汤，但正气虚弱之人应慎用；六合汤解表芳化之力虽小于本方，但益气匡邪之功却大于本方，并且还有和肝舒筋之作用，对吐泻转筋者有效。

本方与不换金正气散（苍术、厚朴、陈皮、甘草、藿香、半夏、生姜、大枣）皆用于治疗湿浊内停，兼有感冒而呕吐泄泻之证。本方解表发散与利湿之力较大，不换金正气散则化湿和胃、调中止呕之力偏重，解散之力较轻。

注意： 凡阴虚火旺，中焦火盛而作呕作胀，以及温热病，均忌用本方。

痛 泻 要 方
（《丹溪医集》）

要点

比较痛泻要方、四神丸。

土炒白术 90g　　　炒白芍 60g　　　防风 30g　　　　炒陈皮 45g

本方原来可作散剂或丸剂、汤剂。近人多酌减其用量作汤剂服用，参考用量为土炒白术 15g、炒白芍 12g、炒陈皮 7.5g、防风 6g。

《丹溪医集》中此方未命名，有称此方（方名）出于刘草窗。此方主要功用是扶脾疏肝，缓痛止泻，用于治疗因肝郁犯脾而致的腹泻。这种泄泻的症状特点是每遇生气则腹痛、腹泻加重，先感腹痛，后即泄肚，泄后腹部略觉舒服，痛一阵，泻一阵，反复发作，时轻时重，有的常年不愈。舌苔薄白，脉象常见弦意，有时左弦右滑，有时右手弦滑大于左手。本病乃因肝气久郁，肝郁乘脾，脾虚中湿不化，气郁不舒，气湿相搏而作腹痛。故《医方考》说："泻责之脾，痛责之肝；肝责之实，脾责之虚，脾虚肝实，故令痛泻。"所以临床常兼见气滞、烦闷、性情急躁、食欲不振、体倦易疲、女子月经不调等症。西医学之慢性肠炎、过敏性肠炎、肠功能紊乱、结核性结肠炎、慢性痢疾等病中，常出现痛泻之证，可用本方随证加减治疗。

方中以白术苦甘性温，功能健脾燥湿和中，为主药；白芍酸微寒，抑肝而扶脾，柔肝缓急而止痛，为辅药；防风辛温有香气，能散肝郁，醒脾气，又有风能胜湿的作用，为佐药；陈皮辛温，本能利气开胃，炒香则加强燥湿醒脾之效，气行则痛止，为使药。四药相合成为补脾泻肝之剂。本方原名白术芍药散，因其为"治痛泻要方"，故后人皆习称之为痛泻要方。久泻不愈者，可加升麻、伏龙肝、补骨脂等。

方中白芍、防风配伍使用甚为巧妙。二药相合有抑肝、柔肝、疏肝、扶脾、醒脾、燥脾的作用。李东垣用防风时曾说："若补脾胃，非此引用不能行。"《汤液本草》论白芍时曾说："腹中虚痛，脾经也，非芍药不能除。"前人认为白芍既入肝脾经血分，又为脾虚的引经药。防风不但有风能胜湿的作用，且能升阳气而醒脾，搜肝气而疏肝。可见朱丹溪深得白芍、防风之妙用，所制之痛泻要方疗效卓著，广为后人习用。希望今人学习本草者，不要受现在中药书中分类法的限制，要深入全面地学好每药的性味功能和配伍变化，打好扎实的基本功，才能肩负起继承发扬的重任。仅举此二药为例，望读者能举一反三地去领会。

我常用此方合四神丸方、附子理中汤治疗老年人年久泄泻，每到清晨腹中雷鸣、胀痛，赶紧上厕，泻后腹中即觉舒适，白天或再小泻一二次。如遇生气则病情加重，腹中阵阵作痛，每痛必泻，泻后痛减，食欲不振，饭后迟消，四肢乏力，舌苔较白，脉象弦细或弦滑，重按无力。大便化验阴性，结肠检查无器质性改变。我的验方如下：土炒白术 10g，土炒白芍 10g，防风 10g，炒陈皮 5g，补骨脂 10g，吴茱萸 6g，五味子 6g，肉豆蔻 10g，茯苓 18g，党参 10g，制附片 6~9g，炮干姜 3~5g，炙甘草 5g。如治中年人，附片、干姜可再酌减用较小量。如每次均为水泄，可将茯苓加至 20g 或 25g，肉豆蔻加至 12g，五味子加至 9g，另用伏龙肝 60~100g 煎汤代水。如腹胀明显可加木香 6~9g。每收良好效果，请参考试用。

本方与四神丸相比较，本方主治肝郁犯脾所致的泻肚，其症特点为腹痛一阵即泻 1 次，泻后痛止，遇生气则病发，脉常带有弦象；四神丸主治脾肾两虚所致的泻肚，其症状特点为清晨（约 5 时左右）腹中鸣响，即上厕泻肚 1 次，多见于老年人，尺脉多弱。

注意：对肠胃湿热所致的泄泻，忌用本方。

葛根黄芩黄连汤
（《伤寒论》）

 要点

比较葛根黄芩黄连汤、黄芩汤。

葛根半斤　炙甘草二两　黄芩二两（有的作三两）　黄连三两
上四味以水八升先煮葛根，减二升，纳诸药，煮取二升，去滓，分温再服。
以上为原书中的用量与煎服方法。近人的用量如下，可资参考。
葛根 15~24g　　炙甘草 6g　　　黄芩 6~9g　　　　黄连 9~12g
用水约 1200ml，先煮葛根，煎至 1000ml，放入其他药，再煎，煮取 400ml，分 2 次温服，每次 200ml。

本方为解表清里之剂。主治伤寒头痛发热，恶风自汗，本应用桂枝汤解表，医者误用下法，致虚其肠胃，热邪乘虚入里，而造成患者下利不止，脉促（为表邪仍未解），喘而汗出（里热气逆）之证。此为邪热留于太阳、阳明，协热下利，可兼见身热口渴，胸脘烦闷，自汗气喘，舌红，脉数或偶有一止（促脉）等症。

方中用葛根专解阳明之肌表，又能升阳明清气，而治泻利，作为主药；辅佐以芩、连，寒清里热，苦坚里虚，并燥肠胃之湿；使以甘草甘缓和中，协调诸药。四药相合而成解肌表、清里热之方，表解里和，不治热而热自退，不治利而利自止，不治喘而喘自平。此为太阳阳明表里双解之法。

西医的急性肠炎、细菌性痢疾等病，如出现上述诸症时，可用本方加减治疗，效果甚佳。

我常用本方加木香 9g、厚朴 10g、焦槟榔 12g、炒白芍 12g、马齿苋 10g 等，用于急性菌痢出现肠胃湿热证者，可收良好效果，请试用。

本方与黄芩汤均治伤寒病出现下利者。但要分清本方所治为太阳病桂枝证误下遂下利不止，喘而汗出，脉促者；而黄芩汤（黄芩、白芍、甘草、大枣）则治太阳少阳合病，自下利者，既有太阳证之身热、头痛、脊强，又有少阳证之耳聋、胁痛、呕而口苦、寒热往来。自下利，"自"是指未曾误用下法（本方所主为误用下法所致）而自出现下利之症，病在半表半里，故以黄芩汤和解之。

如下利带有脓血，血多脓少，腹痛腹坠，肛门灼热，里急后重，窘迫便频，舌苔黄腻，脉象滑数而弦者，可以本方加白头翁、秦皮、马齿苋、生地榆等，有佳效。

注意： 寒湿下利及里虚寒下利者，均禁用本方。

防风通圣散
（《宣明论方》）

 要点

> 防风通圣散，双解散，祛风至宝丹。
> 比较防风通圣散、三黄石膏汤；比较防风通圣散、
> 五积散。

防风 15g	川芎 15g	当归 15g	白芍 15g
大黄 15g	薄荷 15g	麻黄 15g	连翘 15g
芒硝 15g	生石膏 30g	黄芩 30g	桔梗 30g
滑石 90g	甘草 60g	荆芥 15g	炒白术 15g
炒栀子 15g			

上药共为末，每服6~15g，加生姜3片，水一大盏，煎至六分温服。近代多按原方比例斟酌用量，作为汤剂服用。或水泛为丸剂，每服6~9g，温开水送下。

大便自利者，去芒硝、大黄；自汗者，去麻黄，加桂枝；咳嗽痰涎多，加姜半夏；头痛目昏，加桑叶、菊花；两太阳穴处痛者，可加蔓荆子；体胖痰盛者，可加制半夏、化橘红、茯苓，适减当归、白术。

本方应用甚广，为解表通里、疏风清热之剂，凡属气血怫郁、表里三焦俱实、风火壅盛诸证，皆可应用。主治内有蕴热，外感风邪，症见恶寒发热、头目昏晕、耳鸣鼻塞、目赤睛痛、口苦舌干、咽喉不利、唾涕黏稠、咳嗽上气、大便秘结、小便赤涩等；甚至胃火引动肝风而致手足瘛疭、惊狂谵妄。由于气血怫郁壅滞，胃经风热而致的疮疡肿毒、丹斑瘾疹、皮肤瘙痒、头面疮癣等，随证用之皆有良效。

近代常根据辨证论治的原则，对该方随证加减，应用于流行性感冒、急性扁桃体炎、疖痛、败血症、胆囊炎、胰腺炎、阑尾炎、荨麻疹、过敏性紫癜等病而出现前述证候者。对于难治性头痛、偏头痛属于实证者，均有效果。

前些年，本方还用于减肥和预防中风。患高血压而体胖痰盛者可经常服用此方（加化橘红、半夏、茯苓），对预防脑出血有一定作用，尤其对大便经常干结者更为合适。

本方初看起来，药味繁多，似偏杂乱，其实组方之意非常合乎经旨，所以此方问世以来，沿用甚广。方中取防风、荆芥、薄荷、麻黄，轻浮发散以解表，使表邪从汗出，而散之于上。大黄、芒硝破结通腑；栀子、滑石降火利水，使热邪从大小便出，而泄之于下。风淫于内，肺胃受邪，故以桔梗、石膏清肺泻胃。风邪为患，肝木受之，以芎、归、芍和血益肝。再用黄芩清中上二焦之火；连翘散气聚血凝而解全身毒热。重用甘草缓峻而和中，配滑石又有六一散利水泻热之意。白术健脾而燥湿，使上下分消，表里交治，而于散泻之中又寓有温养之意。故喻嘉言赞誉本方是一个"汗不伤表，下不伤里"的有效良方，可以放心应用，且可常服。

我在临床上，除用此方作汤剂，治疗上述诸病证外，还去麻黄、滑石，加羌活（后头痛）、白芷（前头痛）、蔓荆子（两太阳穴处痛）、生石决明、菊花（偏头痛），以治疗各种头痛属于实证者；去滑石、栀子、芒硝，加赤芍10g、炙山甲6g、忍冬藤20g、白鲜皮20~30g、苦参20~30g，以治疗荨麻疹；去滑石、川芎、芒硝，加紫草、玄参、生地黄、茜草炭，以治疗过敏性紫癜；去滑石、芒硝、麻黄、白术、白芍，加赤芍、金银花、地骨皮、升麻、白芷，以治疗风火牙痛，齿龈红肿。最近治一青年女子（本院护士），面部皮肤发黑黯而微浮肿胀，致使面部很难看。我嘱其常服防风通圣丸，使大便每日达 1~2 次。另用荆芥 9g、生地黄 15g、当归 9g、红花 10g、白芷 9g、白附子 6g、麻黄 9g、生石膏 30g、白僵蚕 10g、白蔹 10g、苍术 9g，煎水内服，约服 3 周后，面部皮肤浮肿消退，皮肤变白，面现润泽，恢复了美观，患者非常高兴。中药之效果真是令人不可思议。

本方去麻黄、芒硝、白术、栀子，加桂枝，名**双解散**（《疡医大全》卷三十三），可用于表里皆实、皆热，能使表里证同时得解。方中桂、防、荆、薄、芎可以解表，芩、黄、翘、膏、滑可以清里。又有归芎和血，桔、草调气，表里气血，治疗全面，故名双解。主用于风热壅遏，痘疮初起，透而不显，便结尿赤，以及疮毒内外皆热之证。河间先生《宣明论方》中也有"双解散"，原方为益元散七两与防风通圣散七两相合均匀，每服三钱，水一盏半，入葱白五寸、盐豉五十粒、生姜三片，煎至一盏，温服。此方加强了治暑湿的作用，故对"小儿疫疹，使利出快，亦能使气宣通而愈"，扩大了防风通圣散的治疗范畴，对风寒暑湿、饥饱劳役、内外诸邪所伤，无问有汗、无汗，以及汗后杂症，便秘尿黄，自觉不快，便可通解得愈。尤其在夏秋暑湿季节，此方更较适用。

本方加人参补气，熟地黄益血，黄柏、黄连除热，羌活、独活、天麻、细辛、全蝎祛风。共为细末，炼蜜为丸，每丸重 9g，每服 1 丸，茶清送下，名**祛风至宝丹**，可用于防治中风，已病能治，未病能防。喻嘉言、陈修园等医家均称此方为"中风门不易之专方也"。

本方与三黄石膏汤（生石膏、黄芩、黄连、黄柏、栀子、麻黄、淡豆豉）皆能解表清里。三黄石膏汤辛寒味苦，偏于清里热，祛风解表之力不如本方，主用于清热攻邪，因缺乏顾正之品，故不如本方"汗不伤表，下不伤里"。

本方与五积散（方见后）相比，本方为解表清里之剂，主用于外感风热（或风寒化热），内有蕴热；五积散为解表温里之剂，主用于外感风寒，内伤生冷。

注意：一切虚证头痛、脾虚胃弱、内伤生冷所致的恶寒发热（发热轻、恶寒重、苔白滑）等症，均忌用本方。

蒿芩清胆汤

（《重订通俗伤寒论》）

要点

> 比较蒿芩清胆汤、小柴胡汤；比较蒿芩清胆汤、达原饮；比较蒿芩清胆汤、小柴胡汤。

青蒿 5~6g　　　淡竹茹 9g　　　制半夏 4.5g　　　赤茯苓 9g

黄芩 4.5~9g　　枳壳 4.5g　　　陈皮 4.5g　　　　碧玉散（布包煎）9g

附注：碧玉散为滑石、甘草、青黛三药制成的散剂。药店中有成品。

本方主治少阳胆经湿热郁阻，三焦气机不畅而见寒热如疟，热重寒轻，胸闷呕恶，口苦吐酸，胸胁胀痛，舌红、苔白腻，由于木郁犯土，胃中痰浊不化，土壅木郁，胆气疏泄不利，故脉见右手滑数，左手弦数，或见濡数之象。

方中用青蒿苦寒芳香入少阳经以清透邪热，黄芩苦寒清泄少阳郁火，二药清泄之中寓有芳化，共为主药；竹茹轻清化痰、除烦止呕，陈皮、半夏理气化湿、和胃降浊，赤茯苓利水化湿，共为辅药；枳壳理气宽胸、消闷除胀，为佐药；碧玉散清热利湿，引胆热下行，为使药。诸药相合具有清胆、利湿、和胃、畅三焦的作用，故对感受暑湿时邪、寒热交作、寒轻热重者，也常用此方治疗。方中各药的用量，可根据地区和人的体质等适当加重。要深入领悟组方精神随证运用，不可拘泥死板。

呕酸多者，可加左金丸；湿重者，可加草豆蔻、白豆蔻；全身肌肉酸困痛楚者，可加生薏苡仁、桑枝、络石藤、蚕沙等；兼发阳黄者，可加茵陈、栀子、黄柏、车前子，去陈皮、半夏；胃热胀满者，可加厚朴、黄连。

我曾用此方随证加减，治疗女青年原因不明的低热，症见胸脘闷胀，胁肋不适，先冷后热，冷少热多，心烦，食欲不振，低热多发生在 14~23 时，后半夜渐渐消退，但次日仍作，久久难愈，舌苔白，脉象细数等。我常用的药方如下：青蒿 15~30g，黄芩 10g，银柴胡 9~12g，竹茹 6~9g，枳壳 10g，陈皮 9g，半夏（口渴者不用）6~9g，地骨皮 9~12g，生白芍 9g，牡丹皮 10g，秦艽 12~18g，茯苓 12g，香附 9g，青黛（布包）6g。水煎服，每日 1 剂，连服 15 剂左右，如有效，再服 15 剂。有的服 2 个月左右而愈。

近些年来，对西医诊断的急、慢性胆囊炎，急、慢性肝炎，慢性胰腺炎，胃炎等病患者，如出现胆经湿热郁而不化证候者，也用本方加减治疗。

本方与小柴胡汤比较：本方主治湿热郁胆，三焦气机不畅，寒热如疟，热多寒少之证，主要作用是清胆、化湿、和胃；小柴胡汤则主治伤寒邪入少阳半表半里，寒热往来，胸胁苦满，呕恶不食，耳聋目眩，主要作用是和解表里，燮理枢机。本方多用于暑湿温热病，小柴胡汤多用于伤寒少阳病。本方清芬透达、辟秽化湿之力胜于小柴胡汤，小柴胡汤和解少阳、疏达腠理、达邪外出之力优于本方。本方长于化湿、清热而以祛邪为主。小柴胡汤和解达邪之中兼有扶助正气之功。

本方与达原饮比较：达原饮主治瘟疫或疟邪初入膜原，秽浊湿痰，遏阻于中，症见憎寒壮热，或1日二三次或1日1次，发作无定时，头痛烦躁，胸闷呕恶，渐成只发热不憎寒，或傍晚热甚，舌质红、舌苔白厚如积粉者。本方则主治少阳湿热，三焦失畅，胃有痰浊，症见寒热如疟，热重寒轻，舌苔虽白，但不是白厚如积粉。达原饮功在芳香辟秽，除湿化浊，开达膜原，破结清热。本方功在清芳透络，化湿祛痰，清胆和胃。二方虽均有芳香辟秽、化湿浊之效，但重点各有区别，用时要详审。

注意：若寒热往来，寒重于热，兼有正气虚不能抗邪外达者，不可用本方。

五 积 散
(《太平惠民和剂局方》)

 要点

比较五积散、防风通圣散；比较五积散、参苏饮。

白芷 90g	川芎 90g	甘草 90g	茯苓 90g
当归 90g	肉桂 90g	白芍 90g	半夏 90g
橘皮 180g	枳壳麻黄 180g	苍术 720g	干姜 120g
桔梗 360g	厚朴 120g		

上药共为粗末，每服9g，加生姜3片，水煎服。

本方主治寒湿为病。功能解表散寒，温中消积。用于治疗外感风寒，内伤生冷，或素有寒、食、气、血、痰五积。症见恶寒身热，头痛身痛，无汗，项背拘急，胸满恶食，呕吐腹痛，妇人经水不调，舌苔白腻，脉象浮迟或浮弦、重按乏力等。

方中以麻黄、桂枝解表散寒，干姜、肉桂温里散寒，共除内外之寒，为主药；甘草、白芍和里止痛，苍术、厚朴平胃土而散满，陈皮、半夏行逆气而除痰，为辅药；芎、归、姜、芷入血分而祛寒湿，枳壳、桔梗利胸膈而除满闷，为佐药。茯苓利水化湿，为使药。诸药共组成表里双解、气血同治、痰食并消、兼能调经的方剂。

本方与防风通圣散同为表里同治之剂，但本方为解表温里，防风通圣散为解表攻里。

参苏饮（方见后）虽然也治外感风寒、内伤饮食之证，但主用于老年人或虚弱之人，既受外邪，又无力抗邪外出。方中有人参匡正祛邪，发散之中又寓有益气扶正之力，本方则解表、温里、消积，无益气之功。

注意：内有蕴热、外受风寒者，忌用本方。

参 苏 饮
（《太平惠民和剂局方》）

要点

> 参苏饮、杏苏散、芎苏饮。
>
> 比较参苏饮、人参败毒散。

人参 3g	紫苏叶 3g	葛根 3g	前胡 3g
半夏 3g	茯苓 3g	陈皮 15g	甘草 15g
枳壳 15g	桔梗 15g	木香 15g	

共为粗末，每服12g，加生姜7片、大枣1枚，水煎服。外感重者，去大枣，加葱白；肺中有火者，去人参，加杏仁、桑白皮；泄泻者，加白术、扁豆、莲子肉。近代多按原方用量比例酌减，作为汤剂煎服。人参也可用党参代替，但体极虚弱者，仍以用人参为宜。

本方适用于虚人外感风寒，内有寒饮湿痰，症见恶寒畏冷，头痛发热，咳嗽痰多，呕逆恶心，痰阻中焦，眩晕嘈杂，舌苔白，脉象弱或浮细无力等。

方中以人参扶正匡邪，紫苏叶辛温解表、芳香和胃，为主药；辅以葛根升阳解肌，前胡降气清热，半夏化痰止呕，茯苓利湿调中；佐以陈皮理气化痰而开胃，枳壳行气宽胸以除闷，木香行气和中，甘草甘缓和胃、调和百药；使以桔梗宣通肺气，以利疏风解表。

本方去人参、葛根、木香，加杏仁，名**杏苏散**，有宣肺化痰作用，主用于秋冷季节外感凉燥，症见头微痛、咳嗽而痰稀白、微恶风寒、鼻塞无汗等，为宣肺疏解的轻剂。

本方去人参、前胡，加川芎、柴胡，名**芎苏饮**，有疏散解表、宣肺化痰的作用，主用于感冒风寒，症见发热，恶寒，无汗，头痛明显，咳嗽，吐痰，气逆胸闷。

人参败毒散（人参、柴胡、前胡、羌活、独活、川芎、枳壳、茯苓、桔梗、甘草）与本方均有益气解表的作用。人参败毒散散风祛湿的力量大于本方，本方则化痰理气的效果优于前方。

我曾用参苏饮合麻杏石甘汤随证加减，抢救了一名腹部大手术后，高热不退，呕血、便血、咳嗽，胸闷，经X线胸部拍片证实两侧有肺炎，经用多种抗生素均无效而生命垂危的患者。当时症见发热恶寒，无汗，咳嗽，吐黄痰，心烦口渴，但不引饮，时有呕逆、吐血，便血每日六七次，不进饮食，小便淡黄，精神衰惫，身体消瘦，气短息微，说话无声，面部虚浮，萎黄无华，舌质淡、苔黄腻，脉象数而濡软。化验白细胞总数 $41.7 \times 10^9/L$，分类：中性粒细胞 0.9，淋巴细胞 0.1。辨证为正虚邪盛，内热郁闭，肺失宣肃。治法：益气清解，标本同治。参苏饮合麻杏石甘汤加减。处方：生晒白人参（另煎兑入）9g，苏叶（后下）10g，桔梗 6g，生麻黄 6g，生石膏（先下）20g，葛根 9g，杏仁 10g，生甘草 5g，生藕节 20g，白及 9g，茯苓 15g，川黄连 6g，生白术 9g，荆芥 9g。2 剂。另：西黄丸每日 12g，分 4 次随汤药服；西洋参每日 6g，煎水频服。次日，因大便次多，便血亦多，又用诃子肉 10g、芡实 10g、赤石脂 15g、禹余粮 20g、藿香 10g、土炒白术 10g、伏龙肝（煎汤代水）60g，煎好后兑入前汤药内服。嘱患者服药后温覆取微汗。停用一切西药，输液亦停。两天后复诊，病情减轻，精神好转，能喝些稀米汤，扭转了垂危的局面，再以此方加减进之，病情日渐好转。后来，一直运用辨证论治的方法调治 3 个多月而痊愈（详细情况请参考《中医杂志》1985年 7 期 22 页）。

此方为虚人外感者常用，方中用人参很巧妙。中医治外感病，必须先用表药发汗，以驱邪外出，正气旺盛者，抗邪力盛，外邪乘药气而出。若正气素弱之人，虽然药气向外发表，但正气内馁，无抗邪之力，轻者邪气半出不出，留连为困；重者邪气随正气馁弱而内侵，则发热无休，变症百出。所以虚人外感，在发散药中加用人参以匡扶正气，增强抗邪外出之力，使邪气随药气发散而出，一表即尽。可根据情况而定用量，扶正是为了祛邪，并非为补养而设。我在遇年老体弱之人，患外感风寒证者，常斟酌情况，在表散药中稍加扶正之品，如人参、党参、附子、沙参、白术、当归、地黄等各随证加入。故古人立有扶正解表法，其中又分益气解表、助阳解表、滋阴解表等不同的治法。对虚劳患者患外感者，古人还有"补托"法，以托邪外出，也就是"补托"解表法。例如：益营内托散：柴胡、葛根、熟地黄、当归、人参、秦艽、川续断、甘草、生姜、大枣（《不居集》）。可资参考。

注意： 外感风寒、正气不虚者，忌用本方。

四 逆 散
（《伤寒论》）

要点

比较四逆散、逍遥散；比较四逆散、四逆汤。

炙甘草 50g　　　枳实 50g　　　柴胡 50g　　　　白芍 50g

共为细末，每次服 3g，温开水送下，日服 3 次。

近代常作汤剂服，用量可参考原方酌情减量而定。

本方主治邪热内陷，传入阴经，阳气郁阻，不能达于四肢，而出现四肢逆冷之症。故方名"四逆"。《伤寒论》原文是"少阴病，四逆，其人或咳，或悸，或小便不利，或腹中痛，或泄利下重者，四逆散主之。"伤寒病，邪在三阳，则手足必热，传到太阴，手足自温，至少阴，则热邪渐深，故四肢逆而不温，至厥阴，则手足厥冷，又甚于逆。四逆散的功能主要是疏散传入阴经之热邪。

本方组方之意是遵照《黄帝内经》治热淫之法中要佐以甘苦、以酸收之、以苦发之的精神，用枳实之苦泄里热，以甘草之甘缓逆气，以白芍之酸收阴气，以柴胡之苦发散郁结之邪热、透达表热。以甘苦酸辛之品，表里交治，和合阴阳，使阳气敷布于四末而愈四逆。

近代医家以主、辅、佐、使的组方原则来分析，认为方中以柴胡既可升发清阳，疏畅气机，又能使郁热外达，为主药；以白芍养血敛阴（郁热可伤阴），与柴胡相伍，有升有敛，使郁热透而阴亦复，作为辅药；枳实行气散结，苦以降泄，与柴胡一升一降，疏导气血，且防白芍过敛，为佐药。甘草缓急和中，配白芍柔肝和脾，为使药。四药合和，共奏解郁透热、疏肝和脾之效。

近代已在原方的启发下，发展了它的立法和使用范畴，并在这四味药的基础上，衍化出不少新方，如逍遥散、柴胡疏肝散等等。凡遇肝脾（胃）不和而致的两胁胀痛、胃脘堵胀或疼痛、嗳气吞酸等症，均可用本方加减治疗。西医诊断的慢性肝炎、肋间神经痛、胃神经痛、慢性胃炎等，均可使用此方随证加减治疗。

我也曾用此方加减治疗慢性肝炎。出现肝区隐痛，食欲不振，脘腹胀闷，饭后迟消，大便偏干，舌苔白，脉象弦或弦滑等症，证属肝郁犯胃、肝胃失和者，常收佳效。加减方如下：柴胡 10g，黄芩 10g，枳实 10g，炒川楝子 10g，赤、白芍各 10g，炒莱菔子 10g，厚朴 10g，制香附 10g，泽泻 12g，焦四仙各 9g，半夏 10g，炙甘草 3g。

本方与逍遥散皆能疏肝解郁。本方苦降理气之力大于逍遥散，逍遥散养血健脾之力优于本方。

四逆汤主治阳气虚衰、阴寒内盛所致的四肢厥逆冰冷。四逆散主治热邪内传，阳气郁阻所致的四肢逆而不甚冷。一寒一热，性同冰炭，临床时一定要分辨清楚，不可误用。一"汤"一"散"，一字之差，性命攸关，不可不慎。

注意：阳虚阴盛所致四肢逆冷者，禁用本方。

柴胡疏肝散
（《景岳全书》）

| 柴胡 12g | 陈皮 12g | 白芍 9g | 枳壳 9g |
| 炙甘草 3g | 川芎 9g | 香附 9g | |

用水三杯煎至一杯半，食前分 2 次服。（原方用量比现用量少一半，但原方是 1 次服完的量，现改为 1 日服 2 次，故用量加了一倍。特注明，请参考。）

原方主治"胁肋疼痛，寒热往来"。在《景岳全书·杂证谟》"胁痛"论治中说："若外邪未解而兼气逆胁痛者，宜柴胡疏肝散主之。"且《中国医学大辞典》说本方出自《医学统旨》，文曰："治怒火伤肝，左胁作痛，血菀于上。"又曰："吐血加童便半盅。"并指出"柴胡疏肝散""柴胡疏肝汤"都是本方。

本方以柴胡升散疏达、调肝解郁，为主药；陈皮理气开胃，枳壳宽中消胀，香附行气疏肝，三药理气，为辅药；白芍养血柔肝，川芎行血散郁，二药理血，为佐药；甘草缓急，调和百药，为使药。

我常用此方加减治疗急、慢性肝炎，慢性胃炎，出现肝郁气滞，木郁犯土，影响食欲，脘胁胀满，两胁疼痛，或肝区隐痛，或呕恶泛酸等症者。一般常用方如下：柴胡 10~12g，黄芩 10g，炒川楝子 10g，半夏 10g，枳壳 9g，陈皮 10g，香附 10g，白蒺藜 10g，川芎 3g，赤白芍各 9g，泽泻 12g，焦四仙各 9g。

急躁易怒者，去川芎，加生石决明（先煎）30g、生赭石（先煎）30g；食欲不振者，去焦四仙，加生麦芽、香稻芽；头晕者，改泽泻为 30g，加白术 9g、钩藤 25g；舌苔厚腻者，加厚朴 10g、藿香 10g；吐酸者去川芎、焦四仙，加吴茱萸 3g、黄连 5g、煅瓦楞 10g。

我曾用本方治疗因感冒初起发热时，未及时用解表发汗法，而自购一些退热药片、丸药等治疗，当时基本上不发热了，1 周以后因生气而又发低热，每发热前，先感到怕冷，发热时体温 37.2~37.6℃，以"发热待查"治疗半年未愈。诊其脉弦而较细略数，观其舌质略红、苔薄白，月经量少，稍向后错。除低热以外，尚有两胁隐痛，食欲不振，大便偏干，疲乏无力等症。据此知为外邪未全解，而入于半表半里，留连不去，又因生气肝气怫郁，新旧之邪相合而发为此证，治应采用和解疏肝之法。即用本方去川芎、陈皮，加生地黄 15g、玄参 12g、秦艽 12g、青蒿 20g、地骨皮 10g，进 10 余剂而痊愈。

注意： 本方对肝阳旺、肝胆有湿热结聚、火热上蒸之证，不适用。

第4讲 祛风、祛寒、祛湿的方剂

"风"为百病之长，风邪最容易伤人，所以祛风的方剂也为临床所常用。但风邪为病，又有外风、内风、虚风等不同；在与脏腑结合起来发生病变时，又有肝风、肾风、心风、肠风等区别；与六淫相合，又有风痰、风湿、风寒、风寒湿、风火、风燥、暑风等差异。风邪又有"善行而数变"的特点，凡是变化多、发病快、时发时止的一些疾病，也常与风邪有关。从近些年来的经验体会来看，西医诊断的某些过敏性疾病，也往往属于中医的"风"邪为病。另外，风邪为病还有瘙痒、抽搐、振掉、眩晕等特点，凡有这些症状的病证，也常与风有关。总之，应用祛风的方剂时，要注意区分其各种不同，以便与其他方剂或治则结合应用。

"寒"邪致病，在临床上也很常见，并且变化也很复杂。先师张仲景有《伤寒论》专著，来论述伤寒病的变化，给后世垂方立法，千古不磨。在杂病中寒病也不少，它具有疼痛、凝涩、畏冷、清稀、积、收引、挛缩、发凉、深侵入肾、四肢厥逆等特点。故前人又有祛寒法的方剂。但寒邪也有在表里、在气血、在经络、在皮肤、在筋骨等的不同，应用祛寒剂时要注意辨证，还要注意变化和兼夹等的不同情况，灵活使用。

"湿"性黏腻、重浊，湿聚还能为痰、为水，又可以与风、热、寒、暑等邪兼合为病。外湿常与风、寒、暑相合，内湿则常与脏腑正气的不足有关，或为外湿误治而入里。湿邪还有迁延留连难愈的特点。

总而言之，祛风、祛寒、祛湿之剂的应用，虽然要注意各自的特点，但又要分析它们常与何邪相兼为害，更要注意正气的强弱和疾病的转化。例如寒郁可以化热，风邪可能化燥，湿邪可以化热，表邪可以入里，里邪可出表外达等等。时时不要忘记"辨证论治"。

风 引 汤
(《金匮要略》)

大黄 60g	干姜 60g	龙骨 60g	桂枝 45g
甘草 30g	牡蛎 30g	寒水石 90g	滑石 90g

赤石脂 90g　　　　白石脂 90g　　　　紫石英 90g　　　　石膏 90g

上药共为粗末，每次用 4~6g，以水小杯煎煮三四沸，去渣，分 2 次温服。大便干燥者，可稍加量。大便溏泄者，可稍减量，或 1 日服 1 次，灵活掌握。

此方古人主治大人风引（风痫挈引）瘫痪，小儿惊痫，日数十发者。自 20世纪 60 年代起我曾用此方治疗血压高、体盛便秘、头昏欲作中风者，可以起到预防中风的作用，也用于治疗脑血管病（中风）后遗半身不遂，并能预防"复中"（第 2 次或第 3 次中风），均收到了理想的效果。

此方为镇降清热之剂。中风之病，原因虽有种种，但多由于风火内生，痰热亢盛逆塞灵窍，故昏倒而人事不省，痰阻经络而肢体不遂等。方中以龙骨潜镇安神，牡蛎潜志敛神，桂枝通阳气，甘草缓急迫，四药相合，先安心肾为主药。内风发动必夹肝木之势侮其脾土，脾气不行，则湿停液聚，又受风火相煽而湿热生痰，可致风痰上犯之证，故又以大黄荡涤湿热风火之邪，活血祛瘀，推陈致新，以杜痰火阻塞之源，为辅药。又取干姜温脾燥湿，并防寒药伤中；赤、白石脂燥湿健脾；滑石利湿健脾，石膏清肺以制肝，为佐药。更用寒水石之寒，以壮肾水制火之阴气，紫石英之甘温以镇补已虚之心神，为使药。诸药相配，使五脏得安，故上述诸症皆能主之。

中风之因虽多，但可归纳为风、火、气、血、痰五邪相互交错而成。本方风、火、痰血皆有药所主，并能调整五脏相互平衡，惟治"气"的药似乎缺乏，虽有石膏可以清金制木，牡蛎潜纳肝阳，但对肝气的疏达则无药专主。所以我用此方时，常常再加入香附 45g，不但能疏肝理气，使气舒火熄，并能行十二经之气，以助气血的循行通畅。

此方出《金匮要略》。因《备急千金要方》有紫石煮散，《外台秘要》有紫石汤，与本方相同，故后世有人说风引汤是宋人所附者，有人说为仲景之方者，有说不可轻用者，有深赞其方者，言皆有据，莫衷一是，然均未谈到临床应用有无效验。故清·汪昂说："抑亦门外揣摩云尔也。"（引自《金匮要略辑义》）中医学术最大特点是与临床密切结合，临床疗效是检验理论与方药的准则。我通过几年的临床应用，体会到本方治疗中风病，确有较好的效果，希大家遵照辨证论治的精神，随证选用，以使这一古方广为今人解除病苦。

注意：虚寒证者不可用此方。

天 麻 丸

（张洁古）

要点

> 天麻丸。
>
> 比较天麻丸、天麻散。

天麻 180g	牛膝（二药用酒同浸 3 日，焙干用）180g
萆薢 180g	玄参 180g
杜仲（酒炒去丝）210g	全当归 300g
羌活 300g	独活 150g
炮附子 30g	生地黄（有一方无独活）500g

上药研为细末，炼蜜为丸，如梧桐子大，每服 50~70 丸，病重者可加至 100 丸，清晨空腹时，温开水送服，每日 1 次。

本方为养血、祛风、补肾、壮筋骨之剂，可用于治疗肾经虚热生风、筋脉牵掣、遍身疼痛、手足麻木、口眼歪斜、半身不遂等症。

方中虽然重用生地黄、当归补肾养血为主药，但其妙用全在辅药天麻、牛膝同浸同焙，以使风痰浊湿下降而不上逆。又以萆薢、杜仲益肾、祛风湿、壮筋骨，玄参养肾阴壮水以制火，附子补肾阳温经以通络，又可使生地黄、玄参之"阴得阳助，而源泉不竭"，共为佐药。更以羌、独活祛太阳之风、搜少阴伏风以驱除风邪，为使药。诸药扶正祛邪，标本合治，具有养血、祛风、壮筋骨、补肾固本之功能。

近些年来，临床上常以此方随证加减治疗由肾虚风动而出现头晕目花、头重脚轻、两腿无根、肢体麻木或抽痛的高血压病（血压不高的也可服用）。可再酌加生赭石、生石决明、钩藤、泽泻、桑寄生、菊花之类的药物。

《灵枢·海论》说："脑为髓之海"，又说："髓海不足，则脑转耳鸣，胫酸眩冒，目无所见，懈怠安卧。"本方中补肾药占了很大比重。所以我在治疗眩晕、耳鸣以及神经衰弱等病出现头晕、耳鸣、视力减退、健忘、腰腿酸软、全身倦怠等症，经辨证属于肾虚证者，常用此方加生石决明（先煎）30g，养肝阴而潜肝阳，兼能明目；加远志 10~12g、夜交藤 15~20g 以交通心肾而安神；加灵磁石（先煎）15~25g 纳肾气而治耳鸣；加菊花 10g、钩藤 15~20g 祛风明目，配合天麻而除头晕。将原方药物参考其比例减少约 20 倍，作为汤剂煎服，每收良效。请参考试用。

本方与风引汤（用量加倍）相合，再加生石决明 250g、化橘红 180g、泽泻 180g、钩藤 180g，作为丸药，让年过 45 岁以上之人经常出现头晕眼花、头胀头痛、耳鸣健忘、腰酸膝软、两脚无根，或血压时常偏高，或肢体、手指、足趾时有麻木、欲作中风者经常服用，可有治疗和预防中风的作用（血压不高有上述诸症者，也可以用）。

本方与天麻散（《卫生宝鉴》方：天麻、半夏、茯苓、白术，共为细末，每用 3~4g，姜汤水送服）均治中风、半身不遂、口眼歪斜、语言謇涩。但本方主用于肾虚、血虚而虚风内动之证，天麻散则主用于痰浊内盛、风痰上扰之证。中风病名虽同，但二方所主之证却不同，临证者必须加以辨认，以免误治。

附注：古人书中还有一方无独活，而方中之羌活要求用独本者（即独一茎者），谓此"即真独活，不必更加也"。附此供参考。

镇肝息风汤
（《医学衷中参西录》）

 要点

　　镇肝息风汤。
　　比较镇肝息风汤、天麻钩藤饮；比较镇肝息风汤、羚羊钩藤汤。

怀牛膝 30g	生赭石（轧细）30g	生龙骨（捣碎）15g
生牡蛎（捣碎）15g	生龟板（捣碎）15g	生杭芍 15g
玄参 15g	天冬 15g	川楝子（捣碎）6g
生麦芽 6g	茵陈 6g	甘草 4.5g

水煎服。

方中石药及贝骨药，近些年多"先煎"。心中热甚者，加生石膏 30g；痰多者加胆南星 6g；尺脉重按无力者，加熟地黄 24g、山萸肉 15g；大便不实者，去龟板、赭石，加赤石脂 30g。

本方主治内风所致的中风病，表现为脉象弦长有力，尤其是寸脉弦长有力，血压过高或上盛下虚，头目时常眩晕，或脑中时常作痛，发热或目胀耳鸣，或心中烦热，或时常噫气，或肢体渐觉不利，或口眼渐形歪斜，或面色如醉，甚至眩晕颠仆，昏不知人，移时始醒，或醒后不能复原，精神短少，或肢体痿废，或成偏枯。

本方名镇肝息风汤，是遵《素问·至真要大论》"诸风掉眩，皆属于肝"之旨组织而成。因肝主风，肾虚水不涵木，肝阳上亢，风自内起，上盛下虚，肺气下降，肾气不摄，冲气和胃气也因风势而上逆，于是形成脏腑之气皆上升太过之势，出现血气并走于上而生大厥、薄厥等急证。急则治其标，故方中重用牛膝引气血下行，虽属治标，在本方中亦当为主药。更以龙骨、牡蛎、龟板（现用龟甲）、白芍滋肝肾之阴而柔肝、镇肝、潜阳，以息肝风治其本为辅药。佐以赭石降胃气、冲气，玄参、天冬以清肺气，使肺中清肃之气下行，自能镇制肝木。麦芽具有萌芽发越之气，顺肝气条达之性，而不致过于抑郁，且能和胃助消化。甘草和中调百药，且缓其急。又用茵陈具有初春少阳生发之气，与肝同气相求而泻肝热兼疏肝郁；川楝子引肝气下达，二药一升一降而为使药，共达镇肝息风之效。原书又明确指出：两尺脉虚弱者，当系肾脏真阴虚损，不能与真阳相维系，其真阳脱而上奔，并夹气血上冲头脑，如此，故加熟地黄、山萸肉滋补肾阴，收敛肾气。

本方近些年来多用于治疗高血压病引起的头晕目眩，面色如醉，两脚无根，欲作中风之证。我的体会是即使血压不高，而出现肝肾不足、肝风内动引致前述主治诸症者，也可以使用。总之辨证为肝阴不足、肝风内动所致的眩晕、头痛等，均可应用。

我还体会到中风之病，常有风痰上扰之情，故痰盛者，可选加化橘红、全瓜蒌、胆南星、天竺黄、茯苓之类一二味；头痛明显者，可酌加夏枯草、菊花；肝郁生热者，可酌加香附、黄芩；药后大便仍常干秘者，可酌加酒大黄 2~5g 以利下行。

本方与天麻钩藤饮（天麻、钩藤、生石决明、栀子、黄芩、川牛膝、杜仲、益母草、桑寄生、夜交藤、茯神）均可用于治疗肝风内动所致的头晕、头痛、耳鸣、目花、震颤、麻木甚至半身不遂等症。但本方镇肝息风、滋养肝肾之力较强，天麻钩藤饮清肝热、安心神、平肝息风之效较优。本方重镇滋柔以息风，天麻钩藤饮清凉安神、益肾平肝以息风。天麻钩藤饮中之桑寄生、杜仲、黄芩均有安胎的作用，故把方中的牛膝、益母草去掉，适加菊花、僵蚕、防风、羚羊角，可用于治疗子痫及妊娠高血压引起的头痛头晕、昏仆咬牙、四肢抽搐等症。

本方与羚羊钩藤汤（羚羊角、钩藤、桑叶、川贝母、竹茹、生地黄、菊花、白芍、茯神木、甘草）皆可用于息风。但本方主用于肝阴虚，肝风内动，手足不遂之证，镇肝息风是其特长；羚羊钩藤汤则主用于肝热生风、神昏痉厥、手足抽搐之症，清肝热、息肝风兼能化痰安神是其特点，若加生赭石 30g、生石决明 30g、桑寄生 30g、泽泻 20g，也可用于高血压病出现肝热生风而头晕、头痛、失眠、目花等症者，加桑寄生 20~30g、黄芩 10g、白僵蚕 9g、白蒺藜 9g，也可用于子痫。镇肝息风汤则不能用于子痫。

注意： 痰湿过重之人，不宜用本方。

地黄饮子
（《宣明论方》）

 要点

> 地黄饮子。
> 比较地黄饮子、镇肝息风汤。

生地黄 90g	巴戟天 30g	山萸肉 30g	石斛 30g
肉苁蓉 30g	炮附子 30g	肉桂 30g	茯苓 30g
麦冬 30g	菖蒲 30g	远志 30g	五味子 15g

上药共为细末，每服 10g，用水一杯半、生姜 3 片、大枣 1 枚、薄荷少许，同煎至八分杯，温服。近代多以上方根据辨证，适当增减，作汤剂煎服。

主治中风、少阴气厥不至，心肾不交，发为风痱，舌暗不能言，足废不能行，大小便或秘闭或失禁或正常，或兼面赤烦渴等。

本方重用地黄以滋肾之真阴，巴戟天、肉苁蓉、肉桂、附子以追复真元之火，石斛养胃安脾而秘气，山萸肉酸涩温肝而固精，菖蒲、远志、茯苓补心开窍而通肾脏，麦冬、五味子保肺养阴以滋水源。使心肾相交，精气渐旺，风火自熄。注意方中的附子、肉桂、巴戟天、肉苁蓉，原为驱逐浊阴而设，不可执己见而轻易去掉。综观本方的立意和作用，以温补下元、收纳浮阳为主，又兼有开心窍、祛痰浊、通心肾的作用。用之得当，确有良效。

我常用本方治疗西医诊断的脊髓痨、脊髓炎、侧索硬化、多发性硬化、慢性进行性延髓麻痹等病出现中风、风痱病证候者，或舌强语涩、吞咽发呛，或两腿瘫痪，或上下肢肌肉萎缩，或两脚如踩棉花，或如踩圆球而走路不稳，或二便失控等。如下肢走路困难，两腿发凉喜暖明显者，加淫羊藿、补骨脂、川续断、牛膝，并重用桂、附。小便不利者加车前子、川木通；小便失控者加覆盆子、桑螵蛸、乌药；肢体筋肉拘急者加伸筋草、生薏苡仁、生白芍、白僵蚕；久病难愈者加红花、桃仁、地龙、炙山甲。

我在1959~1960年，曾与中国医学科学院协和医院、皮肤性病研究所、天津医学院附属医院皮肤性病科协作，以地黄饮子为主随证加减（西药只需服用各种维生素）治疗脊髓痨、脊髓炎，取得了比较满意的效果。今摘要介绍2个病例，以供参考。

例1：刘某某，男，49岁，1959年4月13日入院。入院11日前，寒战，发热，两腿酸痛无力。4日尿闭，两腿不能行走。曾用多种西药治疗无效。神经系统检查：两腿完全软瘫，痛觉消失，触觉减退，深浅反射消失，反射消失，大小便潴留。经腰穿、验血等检查，诊断为脊髓炎。入院后经用维生素 B_1、B_{12}、B_6、C及B.A.L、青霉素、导尿管开放引流等治疗，病情无变化。

4月22日开始加用中药，中医诊断为风痱，投以地黄饮子为主随证加减的中药（各种维生素继续使用）。4月25日下肢痛觉部分恢复，肌张力增高，腱反射出现。4月27日，右下肢稍能活动。4月28日，两下肢皆稍能活动，感觉也恢复，两侧出现巴宾斯基征。5月23日能扶车下地行走。6月23日能独立行走，拔去导尿管能自行排尿。6月30日"基本痊愈"出院。

例2：王某某，女，22岁，入院日期1958年9月24日。患者于1956年2月，左眼视力减退，7日后失明，治疗后恢复到0.1。9月腰以下发麻，3个月后自愈。1958年5月两眼视力减退，7日后只有光感，以后四肢麻木力弱，右侧较重，入院时排尿困难，不能行走。检查：视力左0.1、右0.5，两侧视乳头原发性萎缩。颈1以下浅感觉减退，胸2以下深感觉消失，右侧上下肢力弱，左侧上下肢全瘫，两上肢腱反射亢进，两下肢腱反射能引出，浅反射消失，无病理反射。经查血、腰穿等检查，诊断为视神经脊髓炎。经用维生素 B_1、B_{12}、乌洛托平、青霉素、链霉素、B.A.L、可的松、理疗等治疗，病情虽有时波动，但整个病情没有好转。

1959年4月18日除应用一般维生素外，请中医加用中药。中医四诊合参，诊断为肾虚发为风痱，投以地黄饮子为主随证加减的汤剂。4月24日两下肢疼痛。5月9日半身痛觉稍恢复，左膝关节能抗重力。5月15日感觉全恢复，两下肢能抗重力，踝阵挛（＋）。5月18日两侧病理反射消失。5月27日排尿自如。6月3日两上肢力量也恢复，改用其他药物，随证调理，于8月16日已"基本痊愈"出院。

基本药方为：生地黄15g，熟地黄12g，山萸肉10g，肉苁蓉15g，附子9~12g，肉桂6~9g，巴戟天9~12g，淫羊藿9~12g，鹿角胶10g，牛膝10~15g，远志9~12g，桂枝9~12g，川续断9~15g，石斛12g，天、麦冬各9g。疼痛明显时加川、草乌各6~9g，庵闾子10g；小便不利者加海金沙9~15g，车前子15g；下元虚寒甚者加硫黄粉0.6~1g冲服、钟乳石10g；舌苔厚腻、食欲不振者加藿香10g、砂仁6g等。

30多年来，我用此方随证加减治疗脊髓病变，如脊髓痨、脊髓炎、侧索硬化、联合硬化、脊髓空洞症等，均收到较好效果。希大家采用，并作进一步研究。

本方与镇肝息风汤均治中风，但本方重点在补肾、养肝、开窍，镇肝息风汤重点在镇肝、降逆、息风。

消 风 散
《成方切用》

要点

> 消风散。
>
> 比较两个消风散；比较消风散、防风通圣散。

厚朴（姜汁炒）15g	陈皮15g	炙甘草15g	荆芥穗15g
防风60g	蝉蜕60g	羌活60g	藿香60g
白僵蚕（炒）60g	川芎60g	茯苓60g	人参50g

共为细末，每次服3g，病重者可每次服5g，每日3次，茶水送服，身有疮癣者可用黄酒送服。

后人多将消风散改为汤剂使用。一般用量为：厚朴3g，陈皮3g，炙甘草3g，人参3g，荆芥穗9g，防风10g，蝉蜕10g，羌活10g，藿香10g，白僵蚕10g，川芎10g，茯苓10g。水煎服。

无虚证或有风热证者，可去掉人参。

本方主用于治疗风邪上攻，头痛目眩，项背拘急，鼻塞声重，喷嚏流泪，皮肤风疹瘙痒，或皮肤干癣，痒疹难消，以及妇女行经期间被风邪所袭，冲任受风，而入血分，致使血中风邪羁留而皮肤生小红疹且瘙痒难忍，有的地方因用手搔痒致使皮肤破而成疮等症。

方中用羌活、防风、荆芥、川芎辛散轻浮之力以祛头、目、项、背之风。用白僵蚕、蝉蜕轻扬清散之力，更兼以皮走皮之性，而祛皮肤之风。藿香、厚朴芳香避秽，理气消胀，以除恶散满。人参、茯苓、陈皮、甘草益气化湿以调中扶正，使风邪无留滞之弊。全方合而成为治风邪为患的常用之方。

本方基本是《太平惠民和剂局方》的消风散，但药量稍有出入。《医宗金鉴》也有一消风散方，以当归、生地黄、防风、蝉蜕、知母、苦参、胡麻仁、荆芥、苍术、牛蒡子各9g，石膏15g，甘草、木通各5g，共13味药组成。主治风热袭表，皮肤瘙痒，起红疹，时起时落，甚或兼头痛发热等症。

二方都常用于治疗皮肤瘙痒、瘾疹、风疹、癣疮。二方的主要作用，均是疏风止痒。但本方外散风寒之力较大，除湿止痒之力较小，但兼有扶正作用；《医宗金鉴》消风散则除湿止痒、散风清热之力较大，不能散风寒，且无扶正作用。

我常将以上两方穿插裁摘，合并起来再随证加减应用。主要用于治疗顽固难愈之风疹（荨麻疹）、血风疮、牛皮癣等病，常取得满意的效果。我的常用方为：当归9g，赤芍12g，红花10g，防风9~12g，生芥穗6~10g，连翘12~18g，知母10g，蝉蜕9~15g，苦参10~30g，白鲜皮10~30g，白僵蚕10g，炙山甲6~9g，苍术6~10g，陈皮9g。水煎服。

风疹顽固久治不愈者，可再加皂角刺6~9g、蛇蜕3~5g、忍冬藤30g、丹参30g，苦参、白鲜皮均用30g，连翘可加到20~30g；兼有头痛、月经错后、月经量少者，加川芎6~10g。皮肤瘙痒处用手搔抓后发红而感到灼热者，可加生地黄10~20g、炒黄柏9~12g；兼口渴、恶热，或多在夏季或热环境中发病者，可加生石膏（先煎）30g、川黄连6~10g、薄荷（后下）3~5g、生地黄10~15g；红疹隐隐，痒而不易外透者，加牛蒡子10g、升麻9g、桔梗3~6g。

临床上常有不少医家用防风通圣散（或丸）治疗皮肤痒疹、疮癣等病。但防风通圣散主用于风热壅盛、表里俱实之证；本方则主用于风邪束闭、郁于皮表之证。

牵 正 散
《《成方切用》引《直指方》》

📓 **要点**

牵正散。

比较牵正散、不换金丹。

白附子 50g　　　　白僵蚕 50g　　　全蝎 50g

上药共为细末，每服 6g，黄酒调服。

主治中风（发病突然）口眼歪斜，半边脸面瘫痪，口不能撮，鼻唇沟歪斜不正，一侧嘴角下垂，一只眼不能闭合，全身无其他症状者，即西医所谓颜面神经麻痹。

中医认为此证主见口眼歪斜，别无他症，知为足太阳、足阳明二经（足阳明经夹口环唇、足太阳经起于目内眦）风痰蕴热，经脉牵急而口眼歪斜，其他经脉脏腑并未受邪，故无他证。

此病虽也称中风，风字实为表示发病突然、快速之意，并非专指伤风所致。本方取白附子性辛散而驱头面游风；白僵蚕性气轻清上走头面，咸能软化痰浊，辛能驱散风邪；全蝎为治风要药，有小毒，可破风痰结滞；又以黄酒调服，辛温疏散，引药入经络而正其口眼。

近代多把此方改为汤药服用，并且常常是随证加味而运用。一般每药用量为 6~10g，白附子可稍轻些（一般 5~6g），疗效也很好。

我应用本方加味曾治愈许多颜面神经麻痹患者，大部分患者能完全治愈，无后遗症。我常用的经验方为：白附子 6g，白僵蚕 10g，全蝎 9g，白芷 10g，葛根 10~15g，荆芥穗 6~10g，防风 10g，蜈蚣 2~3 条，苏木 12~18g，红花 10g，细辛 3g，炙山甲 6g。水煎服，每日 1 剂。

另用白芥子细末，以浓茶水调为稀糊状，摊在纱布上，贴于患侧。贴前先在口腔中患侧颊内黏膜上，用针尖挑之出微血。一般是令患者张口，沿患侧上齿边挑 3 针（前、中、后各 1 针）；沿下齿边挑 3 针，上下齿中间黏膜处挑 3 针。然后在患侧面部贴摊有白芥子末所调稀糊的纱布。纱布可按面形预先剪好。一般宜在晚上贴，至后半夜药力已无，则可弃掉。每晚或隔 1 晚贴 1 次。贴后如皮肤有起疱或破皮处，可等皮肤长好后再贴。再贴时可将其白芥子糊调稀些，摊薄些，以免再破皮肤。一般说内服上方、外贴此粉末，约 1~2 周即可明显见效。1 个月左右可渐痊愈。要注意，最好是内服汤药、外贴白芥子粉同时并用，这样可提高疗效，如再配合针灸治疗每周 2~3 次，则见效更快。

1980 年我一学生的母亲突患口眼歪斜，病例如下。

邵某某，女，50 岁，初诊时间为 1980 年 11 月 29 日。

初诊：前 1 天突然左侧面瘫，口向右歪斜，左眼亦不能闭合好，舌发木，左侧耳鸣，心跳，素有便秘之情，此次发病前曾患咽喉疼痛，舌苔薄微黄，脉象弦滑。据此脉证诊为风中于络，内有郁热，内外合邪，经络闭阻，发为口眼歪斜之证。治以疏风清热、平肝活络之法。牵正散结合消风散意加减。

处方：荆芥 10g，防风 10g，白僵蚕 10g，白附子 6g，全蝎 6g，菊花 10g，生石决（先煎）30g，金银花 10g，白蒺藜 10g，苏木 20g，黄芩 10g，玄参 15g，灵磁石（先煎）20g，蝉蜕 6g。3 剂。

二诊（1980 年 12 月 2 日）：口眼部仍歪斜，头晕，左侧耳鸣，舌左侧发麻，味觉不灵敏，舌质红、舌苔薄黄，脉弦细。再加减前方，加重平肝清火。

处方：生芥穗 10g，防风 10g，蔓荆子 10g，白僵蚕 10g，全蝎 6g，白附子 9g，菊花 10g，白蒺藜 10g，苏木 30g，生石决（先煎）30g，生赭石（先煎）30g，炒黄芩 12g，生大黄 3g。3 剂。

三诊（1980 年 12 月 5 日）：左口角已能自主活动，口已无明显歪斜，左面部及眉棱骨部疼痛，舌苔黄，脉滑。再守前方稍事出入，去白蒺藜、生大黄，加白芷 10g、炙山甲 6g、红花 10g，改生赭石为 40g。5 剂。

四诊（1980 年 12 月 13 日）：口眼已不歪斜，只有在大笑时可看到稍欠对称，尚有左侧耳鸣，舌脉同上次。再加减前方。

处方：白芷 10g，防风 10g，红花 10g，生芥穗 9g，全蝎 9g，白附子 6g，全瓜蒌 30g，炒黄芩 12g，苏木 30g，白僵蚕 10g，川芎 9g，菊花 10g，生石决明（先煎）30g，炙山甲 6g。5 剂。

五诊（1980 年 12 月 19 日）：面瘫、口眼歪斜已痊愈，只有仔细端详下，可看到鼻唇沟偏左侧稍浅，左耳尚鸣，大便不爽，舌质红、舌苔薄黄，脉象细弦、尺脉明显。据此脉症，知尚兼有肾火。

改方如下：炒黄柏 10g，知母 10g，生地黄 15g，白芷 10g，防风 10g，红花 12g，全蝎 9g，白附子 6g，白僵蚕 10g，瓜蒌 30g，生石决（先煎）30g，菊花 10g，炙山甲 9g。5 剂。

六诊（1981 年 1 月 2 日）：面部形态已完全恢复正常，左侧面部的感觉亦恢复正常，舌的感觉亦正常。近几天大便干结，口干，左耳尚鸣，舌质红、苔薄黄少津。面瘫已愈，尚有肝肾之火。治宜加强益肾平肝。

处方：生地黄 20g，地骨皮 12g，防风 10g，白芷 12g，全蝎 9g，白僵蚕 10g，白附子 5g，生石决明（先煎）30g，灵磁石（先煎）20g，草决明 10g，天花粉 15g，蔓荆子 10g，全瓜蒌 30g。6 剂。

追访数年，未再复发。

我的大女儿于 1960 年（18 岁）突患口眼歪斜，我当即用针刺太阳、耳门、上关、下关、颧髎、地仓、合谷，隔日一次，一次刺患侧，一次刺健侧，同时用牵正散加减：白芷 10g，防风 10g，白僵蚕 10g，全蝎 10g，白附子 6g，皂角刺 9g，炙山甲 9g，红花 10g，羌活 10g，当归尾 10g，赤芍 10g。水煎服，每日 1 剂。另用毛巾包裹本方煎汁后的药渣熨敷患处，10 天即痊愈。

古方中还有一名为"不换金丹"的丸药：荆芥穗、甘草、防风、天麻、白僵蚕各一两，薄荷叶三两，羌活、川芎、白附子、乌头、蝎梢、藿香叶各半两，共为细末，炼蜜为丸，每丸三钱（相当于现代剂量的 9g），每服 1 丸，用茶水或黄酒送下。也治中风口歪。也可用酒化开，涂口歪处。二方相比，不换金丹有退风散热、祛痰祛寒作用，药力大于牵正散，遇中风口眼歪斜，不但风邪盛大，而且夹寒、夹痰及气血闭塞之证者，可采用不换金丹，也可随证加减，改为汤药使用。牵正散药味少，便于随证加味，故应用较多。

桂枝芍药知母汤
（《金匮要略》）

 要点

桂枝芍药知母汤、补肾祛寒治尪汤。

桂枝 12g	白芍 9g	知母 12g	生姜 15g
白术 15g	防风 12g	麻黄 6g	制附片 6g
炙甘草 6g			

水煎 2 次，合在一起，分为 3 次服，每日 1 剂。

本方主治风寒湿三气杂至痹阻经络，气血不通而致的全身关节疼痛，久久难愈，身体尪羸，脚肿如脱，头眩短气，温温欲吐等症。方中桂、麻、防风温散风寒，芍药、知母和阴防热燥，生姜、甘草调胃和中，白术配附子温经散寒、祛寒湿痹痛捷效。诸药共奏祛风寒湿、温经脉、止疼痛之效。书中所说"身体尪羸"即指关节肢体僵屈变形，不能自由活动，身体羸瘦衰弱，生活不能自理，几成废人而言。从仲景先师这一段精确简练的描述来看，本汤可用于治疗西医学类风湿关节炎等关节肢体变形、骨质受损的疾病。

自20世纪50年代后期，我即用本方随证加减，用于治疗类风湿关节炎和强直性脊柱炎等病，常常取得理想的疗效。

1974年左右，我在一次内科医生业务学习会上向全科医生做了"痹证辨治体会"的学术报告，其中也介绍了用桂枝芍药知母汤随证加减，治疗类风湿关节炎的经验方。1981年我院李恒敏大夫在回答类风湿关节炎患者来信时，开出了我的这张经验方。几个月后，《人民日报》登出了这个患者的感谢信，因而医院门诊和院部忙了起来，院领导责成我们成立了痹证研究组，专门开展了专科门诊和病房工作。我又把桂枝芍药知母汤和《太平惠民和剂局方》的虎骨散合并起来进行随证加减，定名为**补肾祛寒治尪汤**。同时把具有肢体关节变形，骨质受损的痹证命名为"尪痹"。短短几个月我们小组就总结了"32例类风湿关节炎的临床观察"。1981年12月在武汉市召开的"中华全国中医学会内科学会成立暨首届学术交流会"上，我以《尪痹刍议》为题，向全国中医同道宣读了我们的文章。1983年中华全国中医内科学会痹证学组采用了"尪痹"这一新病名，以补肾祛寒治尪汤为主商订科研处方，进行了300多例的临床观察，研制了"尪痹冲剂"这一治疗类风湿关节炎的新药。今把我拟的补肾祛寒治尪汤介绍如下，以供同道们临床试用。

［**组成**］补骨脂9~12g，熟地黄12~24g，川续断12~18g，淫羊藿9~12g，制附片（用15g时，需先煎10~20分钟）6~12g，骨碎补10~20g，桂枝9~15g，赤、白芍各9~12g，知母9~15g，羌、独活各10~12g，防风12g，麻黄3~6g，苍术6~10g，威灵仙12~15g，伸筋草30g，牛膝9~15g，炙山甲6~9g，地鳖虫6~10g等；还可加用透骨草20g、自然铜（醋淬、先煎）6~9g、焦神曲12g代替原方的虎骨。

［**功能**］补肾祛寒，化湿疏风，活瘀通络，强筋壮骨。

［**主治**］尪痹肾虚寒盛证。其中包括西医学的类风湿关节炎、强直性脊柱炎、结核性关节炎、大骨节病等有肢体关节疼痛、变形、骨质损害的疾病。

［**方解**］本方以《金匮要略》桂枝芍药知母汤合《太平惠民和剂局方》虎骨散加减化裁而成。方中以川续断、补骨脂补肾阳，壮筋骨；制附片壮肾阳，祛寒邪；熟地黄补肾填精，养肝益血，共为主药。以骨碎补活瘀祛骨风；淫羊藿补肾阳，祛肾风；桂枝、羌独活、威灵仙搜散少阴经、太阳经及肢体的风寒湿邪；白芍养血荣筋，缓急舒挛，共为辅药。又以防风散风，麻黄散寒，配熟地黄可温肌腠，苍术化湿，赤芍活瘀清热，知母滋肾清热，穿山甲通经散结，地鳖虫活瘀壮筋骨，伸筋草舒筋活络，松节通利关节，共为佐药。其中赤芍、知母、地鳖虫兼

具反佐之用，以防湿药化热。牛膝益肾并能引药入肾，为使药。原方中的虎骨现已禁用，我常用透骨草 15g、自然铜（先煎）6g、焦神曲 12g 代替虎骨，效果不错。

[**加减法**] 上肢病重者，加片姜黄 10g；瘀血明显者，加红花 10g，乳香、没药各 6g，皂角刺 6g；腰腿痛明显者，可去松节、苍术，加桑寄生 30g、杜仲 12g，并加重川续断、补骨脂用量，吃药时再嚼服胡桃肉（炙）1~2 个；肢体僵屈者，可去苍术、防风、松节，加生薏苡仁 30~40g、木瓜 9~12g、茯苓 15g、白僵蚕 9~12g；脊柱僵直、弯曲、变形者，可去苍术、牛膝，加金狗脊 40g、鹿角胶（鹿角片、鹿角霜亦可）9g、白僵蚕 12g，羌活改为 12g；关节痛重者，可加重附片的用量，再加草乌 9g、七厘散（每次 1g）随汤药冲服；舌苔白厚腻者，可去熟地黄，加砂仁 5g、藿香 10g；中运不健，脘胀纳呆者，可加陈皮、焦麦芽、焦神曲各 10g。

[**注意事项**] ①本方以治本为主，往往需服 4~6 周才出现疗效；②服用 50~100 剂取得显效后，可将此方 3 剂研末，每次服 3g，温开水（或加黄酒）送服，长期服用。

用此方随证加减治疗尪痹，效果满意，并以研究"尪痹"为题招收了 3 批研究生，均取得了优良成绩。

今简单介绍有效病例，以供大家参考。

任某某，男，48 岁，工人，1971 年 10 月 28 日初诊。

主诉：关节疼痛、肿大、变形、僵化，肢体不能自己活动已 1 年有余。

病史：1970 年 9 月间，因挖地道而长时间在地下劳动。一日，突然高烧 40℃以上，继而出现左膝、左踝关节红肿疼痛，行走不便。虽经治约半年，但病情日渐加重。两手腕、食指关节亦相继红肿疼痛、变形、僵化，活动严重受限，晨起伸不开。两膝关节肿大、变形、疼痛、不能自由屈伸，左腿较重。两踝关节肿大如脱。经某医院检查，诊断为类风湿关节炎（当时血沉 55mm/h），即转该院中医科诊治，服中药 80 剂，症状未见改善，血沉增快（118mm/h），遂来我院就医。

现症：除上述两膝、两踝、两腕及指关节肿大、变形、疼痛、不能自由活动外，两髋关节亦强直僵化，固定成一种位置（大腿与躯干呈 120°，不能屈伸），两肩、肘关节亦僵化不能活动，故来诊时需人背抬。有间断发热，身体畏冷，心中烦热，食欲不振，时有恶心，大便 1 日一二次，小便黄赤，舌苔白腻，脉象弦数。经 X 线拍片，仍诊断为类风湿关节炎。

辨证：地下环境寒湿，久处其地而受风寒湿三邪侵袭致痹。寒湿最易伤肾，肾虚不能御邪，寒湿乘虚深侵，肾主骨，寒邪入骨，久久留舍，骨失所养，则可致骨质变形，节挛筋缩，肢体不能屈伸，脚肿如脱，温温欲吐，而呈现尪羸之状。脉症合参，诊为尪痹。目前虽有标热之象，但实质仍为寒。

治法：补肾祛寒，散风活络。

处方：补肾祛寒治尪汤加减。

制附片 10g	骨碎补 12g	桂枝 10g	赤、白芍各 10g
麻黄 6g	知母 10g	防风 12g	威灵仙 12g
白术 10g	炙山甲 10g	生姜 10g	甘草 6g

水煎服，6 剂。

药后诸症均减轻，仍守上方又加伸筋草 30g，嘱可常服。至 1972 年 3 月 10 日来诊时，已能自己行走，不用扶杖。两手腕及指关节虽仍有变形，但可用力活动，手按之亦无疼痛，膝关节尚有肿胀。于上方加黄芪 30g。3 月 17 日已能骑自行车上街，仍守上方服。

1972 年 5 月 3 日来诊时，食欲很好，仅腕、背、踝部有时发胀，偶有轻痛，腕、指、膝、踝关节虽外观尚变形，但均不影响活动。先后共诊 22 次，服药 110 多剂，病情已稳定，改用散剂常服，处方如下：制附片 45g，骨碎补 54g，川续断 60g，桂枝 36g，赤、白芍各 60g，知母 36g，防风 45g，苍、白术各 30g，威灵仙 120g，麻黄 36g，细辛 12g，松节 45g，伸筋草 120g，炙山甲 36g，地龙 45g，皂角刺 21g，泽泻 30g。共研细末，每服 3g，每日 2 次，温黄酒送服。

1973 年 1 月 27 日来诊，膝肿消退，关节明显变小，仍守上方，加当归尾 36g、焦神曲 30g、片姜黄 30g、红花 36g，改川续断为 90g，为细末服。1973 年 5 月 29 日，四肢功能明显好转，可以自由蹲下、站起，站立 1 小时多也不觉疲累，能骑自行车跑十几公里。脉亦较前和缓有力，舌苔正常。惟左腕及踝关节尚有轻痛。仍予原方以资巩固。

1975 年夏天追访，已全天班工作年余，腕指、左膝关节外形虽未完全恢复正常，但能活动、能工作，无痛苦。

1979 年夏季又约他来复查，血沉 13mm/h，类风湿因子仍为阳性。但一直上全天班，并能胜任比较繁重的工作。

1986 年我们的研究课题《尪痹的临床机制与实验研究》又被列为国家"七五"攻关课题，并荣获国家中医药管理局科技进步奖三等奖。同时又研制了"尪痹复康Ⅰ、Ⅱ号"第二代治疗类风湿关节炎的新药，此成果已转让给辽宁本溪第三制药厂，正在报批新药，不久即将问世。

补肾祛寒治尪汤不但治疗类风湿关节炎有效，而且对强直性脊柱炎、结核性关节炎均有良好效果，我正准备用此汤对大骨节病、氟骨病等的治疗进行研究。

独活寄生汤

（《备急千金要方》）

 要点

> 独活寄生汤。
>
> 比较独活寄生汤、蠲痹汤。

独活 9g	桑寄生 15~20g	秦艽 10g	防风 10g
细辛 3~6g	当归 6~9g	白芍 9g	川芎 6~9g
生地黄 12~15g	杜仲 9~12g	牛膝 9g	人参 5~6g
茯苓 10g	甘草 5g	桂心 3~5g	

古代医家用此方也有的把独活用三两，其余药皆为二两。共为粗末，每次用12~18g，煎水服，每日2次。

近代医家则多用此方随证加减，作为汤剂使用，上述用量即为汤剂常用量。

本方为治疗痹证的常用方剂。主用于肝肾两虚，风寒湿三气杂至，痹阻经脉，而致腰膝疼痛，酸软无力，屈伸不便，喜暖畏冷等症。

方中以独活、细辛专入足少阴肾经，搜风寒，通血脉；配以秦艽、防风疏经升阳，以祛风化湿；桑寄生补肝肾，益气血，祛风冷；又配合杜仲、牛膝壮肾健骨，强筋固下；更用归、芍、芎、地活血补阴；以参、桂、苓、草益气补阳。全方主旨是用辛温以散之，甘温以补之，使肝肾强，气血足，风湿除，筋骨壮，而腰膝痹痛自愈。

我在临床上治疗痹证时，经常使用本方随证加减，屡起沉疴，可以说差不多天天能有机会运用此方。本方照顾全面，力在治本，往往难以在短期内见效，常须久服方效。为了能见效迅速，我经常是以本方随证加减，尤其是要根据病因病机的不同，加用针对性强的祛邪之品，标本兼顾，取效则较快。兹把个人点滴经验和常用经验方以及主治病证、加减法等介绍如下，仅供同道参考。

（1）治疗腰腿痛痹，喜暖怕冷，见寒加重，膝腿屈伸不利，包括西医学中的坐骨神经痛、骨关节病、骨刺、风湿性关节炎等病证。

处方：桑寄生 20~30g　　独活 9~12g　　细辛 3~5g　　川续断 12~15g

　　　威灵仙 12~15g　　防风 10g　　杜仲 12g　　生、熟地黄各 12g

| 牛膝 12~15g | 红花 10g | 制附片 9g | 草乌 3~5g |
| 炙山甲 9g | 桂枝 12~15g | 伸筋草 30g | |

水煎服。

加减法：关节肿比较明显者，去生、熟地黄，加生薏苡仁 30g、汉防己 10g、茯苓 15~30g；脊柱痛明显者，加金狗脊 20~30g、地鳖虫 6~9g、羌活 6~10g；主诉大腿外后侧连及小腿外后侧疼痛者，可加重牛膝 15~30g，加地龙 10g、青风藤 20g、槟榔 12~15g；X 线片示腰膝关节骨刺明显者，可去伸筋草、杜仲，加骨碎补 12~18g、补骨脂 10g、乳没各 5g、生龙骨（先煎）15~20g。

（2）治疗妇女素有腰腿疼痛，但又妊娠数月，腰腿疼痛有加重者。

处方：
桑寄生 30g	独活 10g	当归 10g	白芍 12g
生地黄 12~15g	防风 10g	炒白术 12g	杜仲 12~15g
制附片 6~9g	炒黄芩 6g	苏梗 10g	炒黄柏 10g
川续断 20~25g	络石藤 20g	千年健 15g	

（3）治疗膝踝关节疼痛，喜暖怕凉，有时足跟亦痛，血沉快，抗链"O"滴度高者。

处方：
桑寄生 30g	独活 12g	杜仲 12~15g	牛膝 18g
细辛 3~5g	防风 10g	茯苓 15g	熟地黄 12g
肉桂 5g	泽兰 18g	制附片 12g	槟榔 10g
地龙 10g	威灵仙 15g	补骨脂 12g	松节 18g

《医学心悟》有蠲痹汤（羌活、独活、秦艽、桂心、炙甘草、当归、桑枝、川芎、乳香、木香、海风藤），也是治疗痹证常用的方剂。但蠲痹汤偏用于治疗人体上半部痹证无肝肾不足者，本方则偏用于治疗人体下半部痹证、病情较深重、肝肾不足者。

三 痹 汤
《成方切用》

要点

三痹汤。

比较三痹汤、蠲痹汤；比较三痹汤、独活寄生汤。

| 人参 6g | 黄芪 6g | 茯苓 6g | 甘草 6g |

当归 6g	川芎 6g	白芍 6g	生地黄 6g
牛膝 6g	杜仲（姜炒）6g	桂心 6g	细辛 6g
秦艽 6g	独活 6g	防风 6g	

加生姜 3 片、大枣 4 个水煎服。

本方也是治疗痹证常用的药方。主治风寒湿三气杂至，痹阻经络，而气血凝滞，手足拘挛，行、痛、着三痹症状皆有者。

明代医家喻嘉言曾称赞曰："本方用参芪四物，一派补药内，加防风、秦艽以胜风湿，桂心以胜寒，细辛、独活以通肾气。凡治三气袭虚而成痹患者，宜准诸此。"

本方与《医学心悟》蠲痹汤相比，本方主治因气血不足而受风寒湿之邪侵袭而成痹者。兼有补气血的功用；蠲痹汤则主治上半身痹证，无补虚作用。

本方与独活寄生汤比较，则本方偏治痹证兼有气血虚者；独活寄生汤则偏治肝肾不足，风寒湿邪痹阻于下半身的痹证。

近代医家应用本方时，多改为随证加减的汤剂而用之。各药用量很少用等份者。气虚证不明显者，人参可用党参代替；上肢肩、肘、腕关节疼痛明显者，可加片姜黄 10g、桂枝 10~15g；腰痛明显者，可加补骨脂 10g、川续断 18g、胡桃肉（分吞）2 个；足踝肿痛及脚后跟疼痛明显者，可加重牛膝 3g，另加泽兰 15g、生薏苡仁 30g；月经提前或量过多者，可去川芎，加川续断炭 20~30g。

清 震 汤
（《素问玄机气宜保命集》）

 要点

> 清震汤（升麻汤）。
> 比较清震汤、清空膏。

| 升麻 30g | 苍术 30g | 干荷叶 1 张（约 15~20g） |

共为末，每服 15g，水煎服。

本方原名**升麻汤**，为治雷头风（头痛，头面起疙瘩，或头内如雷鸣，憎寒壮热，状如伤寒）的特效药。

升麻味甘，其性属阳，其气升扬，能解百毒。苍术辛烈，能燥湿强脾，辟瘴疬疫气。荷叶色青气香，其形状如仰盂，其象属震（震仰盂，震为雷），能升助胃中清阳之气上行。配合甘温辛散之药，升发散邪，使邪从上越而散。且能固胃气，使邪不传里。

我常用本方治疗顽固的头痛。例如张某某患头痛数年，时轻时重，久治未愈。发作重时全头内皆痛，甚则似脑内轰响，如风如雷，每遇天气变幻刮大风时，则易发重痛。舌苔略白，脉象弦滑。曾在其他医院诊治，服用过以清空膏、愈风丹、川芎茶调散、牛黄上清丸、羌活胜湿汤等方加减的汤药、丸药等，均未效。据此脉症，我诊断为"雷头风"，用清震汤法，随证加减。

处方：升麻 10g   苍术 10g   藁本 6g   羌活 10g

夏枯草 18g   生石决明（先煎）30g   蔓荆子 10g

白蒺藜 10g   荷叶 12g   吴茱萸 6g

水煎服。

本方连服 3 周，头痛痊愈。

这张药方，即以清震汤轻扬发越，散风化湿，为主药。辅以羌活祛风胜湿，入太阳经，治太阳头痛；藁本入督脉，散风寒，治头顶。佐以吴茱萸辛温入肝经，治头痛；夏枯草入肝经，平肝阳，治肝郁头痛；生石决明养肝阴，潜肝阳；蔓荆子入少阳经，散头部风热，治头两侧痛。使以白蒺藜入肝肺二经，其性善破，用以开散肝肺郁结而治病久入络之疼痛。

东垣先生有"清空膏"，主治偏正头痛，年久不愈，以及风湿热上壅头目，及脑苦痛不止。其方为：炒黄芩、炒黄连、羌活、防风各 30g，柴胡 20g，川芎 15g，炙甘草 45g。共为细末，每服 9g，茶调如膏，用温开水送下。为何此例头痛患者曾服此膏未效呢？因为此膏以入太阳经药最重，其次为少阳经，再次为厥阴、太阴，且用酒炒芩、连上达清热，故此方以治风湿热上壅为主。本例乃为雷头风，其病情较头痛要深重，且多在天气变幻、刮大风时痛重，其痛为满头内皆痛，且重时有似风、雷之声，已非风湿热上壅之头痛证，而乃风邪深入，闭塞清窍，不得发越疏散，经络不通，风寒湿邪互相胶结，郁壅不散之证。故以清震汤为主，随证加减。全方以散风为主兼以祛寒、化湿。因其脉弦，故加入养肝阴、潜肝阳、平肝防热、温厥阴、破肝肺结气之品，气行血行，经络通畅，风寒湿邪得辛温阳性药发越升散，故很快取效。通过本例的诊治分析，我们更体会到中医治病不是针对症状进行治疗，重要的是要从病因病机的传变、转化中，抓住体内形成疾病的根本而立法、选方、加减药物，去进行治疗。故前人谆谆告诫我们"治病必求于本"。

理 中 汤
（《伤寒论》）

 要点

> 理中汤、附子理中汤（丸）、枳实理中丸、理中安蛔丸、温胃汤、治中汤、补中汤、连理汤。
>
> 比较理中汤、厚朴温中汤；比较理中汤、养中煎。

人参 9g　　　　白术 9g　　　　炙甘草 9g　　　　干姜 9g

水煎服。

本方出于《伤寒论》，原方是"理中丸"，原用法是四味为末，以蜜丸鸡子黄大，用沸汤和一丸，研碎温服，日三至四服，腹中未热，益至三四丸，然不及汤。可见本方既可作丸服，也可煎汤服，后世医家多以汤剂用之。但中成药中也有"理中丸"和"附子理中丸"供临床选用。

本方主治中焦虚寒，气不能燮理，腹痛，大便自利，便溏不成形，口不渴，寒多而呕，脉沉无力，或手足逆冷不温（厥逆）。

方中以人参补气益脾为主药，白术健脾燥湿为辅药，甘草和中补土为佐药，干姜温胃散寒为使药。因脾胃居中焦（或称中宫），故名曰"理中"。

本方加附子 6~9g，**名附子理中汤（丸）**，主治中焦寒盛，腹痛，身痛，四肢厥逆，拘急者。

本方加枳实 6~9g、茯苓 9~12g，做成蜜丸，**名枳实理中丸**，主治寒实结胸，疼痛欲绝，胸膈高起，手不可近，用大陷胸汤（大黄、芒硝、甘遂）治之不效者（此为大下之后的虚逆之证，气已不理，而复上攻，气搏结于胸者，用此丸先理其气，次疗诸疾，其效如神）。若口渴者加天花粉 10g，加重参、术用量；自汗多者可加生牡蛎（先煎）20~30g。

本方去甘草，加茯苓 15g、川椒 6~9g、乌梅 6~9g，做成蜜丸，**名理中安蛔丸**，主治胃寒痛、吐蛔虫。

本方加当归 9g、白芍 12g、陈皮 9g、厚朴 9g、川椒 6g、生姜 6g，**名温胃汤**，主治忧思郁结，脾肺气滞，胀满上冲，饮食不下等症。

本方加青皮 6g、陈皮 9g，**名治中汤**，主治理中汤症见腹满痞闷，兼有食积者。

本方加陈皮 9g、茯苓 15g，**名补中汤**，主治泄泻。若泻而不已者，再加附子

6~9g；食思缺乏，食而不化者，再加砂仁 6g。

本方加黄连 6~9g、茯苓 9~25g，名**连理汤**，主治伤暑泻肚而作渴之证。前人经验认为，外受酷暑、内伤生冷而致此证者，非此汤不可。

《内外伤辨惑论》中有厚朴温中汤，其组成为：厚朴 12g，陈皮 12g，干姜 10g，茯苓 6g，草蔻仁 6g，木香 6g，炙甘草 6g。二方比较，其共同点是，均能健脾燥湿，主治中焦寒盛，呕吐不食，脘腹冷痛，喜暖喜按，尿清便溏，舌淡苔白，脉滑等症。二方不同之点是：理中汤中有人参、白术，故偏治症见神疲少气、脉沉细无力或迟缓者；厚朴温中汤有厚朴、广木香、陈皮、茯苓，故侧重治疗脘腹胀满较重，泛吐清水，脉沉紧或沉弦者；前者的功效是温中祛寒，补益脾胃；后者的功效是温中理气，燥湿除满。

我在临床上经常用理中汤随证加减，用于治疗中焦虚寒腹痛泄泻之症，其中包括西医学的急、慢性肠炎，慢性痢疾，溃疡性结肠炎等病。对症见急性泄泻、胃肠不适，甚至呕逆胀满者，常合藿香正气散随证加减。经验方是：藿香 10g，苏叶（后下）6g，白芷 6g，茯苓 25g，土炒白术 10g，陈皮 10g，半夏曲 10g，芡实米 15g，干姜 6g，党参 9g，炙甘草 5g，广木香 6g，车前子（布包）12g，诃子 6g。

对症见慢性泄泻，便前腹部隐痛，大便 1 日 3 次左右，溏薄不成形或带些血液，或兼见里急后重者（包括慢性肠炎、溃疡性结肠炎、慢性痢疾、结核性结肠炎等），我常用此方合四神丸方随证加减应用。经验方是：补骨脂 10g，吴茱萸 6~9g，五味子 9g，肉豆蔻 10g，土炒白术 10g，党参（或人参 3~6g）9~12g，茯苓 20~30g，干姜 6g，广木香 6~9g，诃子 10g，车前子（布包）12g，赤石脂 12g，禹余粮 12g，炙甘草 5g，伏龙肝（煎汤代水）60g。大便带血较多者，可再加地榆炭 20~30g、防风 6g。

以上两个经验方是我临床常用的方剂，效果很好，请参考试用。

例如，杨某某，男，32 岁，初诊日期 1975 年 12 月 16 日。

1975 年 9 月 20 日在北京某大医院经 X 线拍片证实为慢性溃疡性结肠炎，经用药灌肠治疗 60 多次，同时服抗生素、黄连素等，未见效果。现大便 1 日二三次，大便干稀交替不等，有时带脓血，次数多，时有下坠感，左下腹部隐痛，腹部怕冷，舌苔薄白，脉沉滑。大便镜检：红细胞 10 个～成堆 /HP，白细胞数基本同红细胞。

辨证：脾肾虚泄。

治法：温补脾肾，固元止泄。

处方：补骨脂 10g   五味子 9g   肉豆蔻 12g

       炒白术 9g   茯苓 12g   吴茱萸 6g

       党参 12g   制附片 6g   炮姜 3g

       诃子 12g   赤石脂（打碎）15g   灶心土（煎汤代水）60g

复诊（1976年2月23日）：上药服20剂，腹已不痛，大便1日一行，大便镜检阴性。病已基本痊愈。舌苔微微欲现薄黄，脉弦滑。上方加炒麦芽9g，赤石脂改为12g，党参改为9g。又服6~10剂而收功。

理中汤与养中煎（人参3~6g，炒山药6~9g，炒扁豆6~9g，炙甘草3g，炒干姜3~6g）比较：二方均能治中焦虚寒而致呕泄之证。但前者有白术（无山药、扁豆），故益气健脾之力大于后者，并且对急性的中焦虚寒腹痛、腹泻，见效速于后者。后者有炒山药、炒扁豆（无白术），山药不但健脾且能益肺补肾。扁豆不但健脾，且能祛暑湿，故健脾、益肾、化湿祛暑的作用优于前者。其功效平稳和缓，故名养中。

大建中汤
（《金匮要略》）

 要点

大建中汤。

比较大建中汤、小建中汤；比较大建中汤、理中汤。

炒川椒 6~9g   干姜 9~12g   人参 4.5~6g   饴糖 3 羹匙

前3味药用水500ml，煮取250ml，去滓，加入饴糖，再用微火煎取160ml，分为2次温服。服药后约25分钟，再喝稀粥半碗，以助药力。1日服药2次，药后盖被卧床休息。忌硬食。

主治："心胸中大寒痛，呕不能饮食，腹中寒，上冲皮起，出见有头足，上下（攻窜）痛而不可触近"者。（仲景原文）

本方出于仲景先师的《金匮要略》"腹满寒疝宿食病脉证治"篇，主治阳虚之人，中焦受寒，阴寒之气，逆而上冲心胸，而见"心胸中大寒痛"；横格于中焦，故腹部皮肤之下，出现似有头足（肠蠕动波）的上下攻冲作痛；脾寒不运，水谷不消，故痛、呕、不能饮食。因证属寒邪盛实，故腹部剧痛而手不可近，拒触按。此证急需治以温中补虚、散寒止痛之法。方中以川椒（炒去汗）味辛性热，既能入脾暖胃，又能入肾补火，入肺散寒，作为主药；干姜辛热，通心助阳，逐冷散逆，为辅药；人参甘温，大补元气，为佐药；饴糖甘温补脾，缓急和中，为使药。人体以中气为主，本方用辛辣甘热之品，大建中焦之阳，以祛其逆上之浊阴。中阳得健，阴寒祛散，诸症自消，脾运复元，故名"建中"。因仲景先师还有"小"建中汤，故本汤又别以为"大"建中汤。

我常用此方治疗肠痉挛、肠疝痛等所致的腹中绞痛。如疼痛波及少腹、小腹，以及男子睾丸或女子阴部均感寒痛者，可加吴茱萸 6~9g、乌药 10~15g、炒小茴香 6~9g、炒荔枝核 10g 等温暖肝肾、散寒理气之品。

大建中汤与小建中汤比较：二方均用于治疗中焦阳虚的腹痛。但前者主治中阳虚弱，寒气上逆之心胸、脘腹疼痛；后者主治中焦虚弱，营卫失调，肝脾不和，腹中隐痛。前者药力偏于辛热；后者药力偏于甘温。前者力峻，多用于急性病，是急则治其标之法也；后者力缓，多用于慢性病，适用于久服，是缓则治其本之法也。

大建中汤与理中汤比较：二方均可用于治疗中焦阳虚寒盛的证候。但前者适用于中焦阳虚，寒邪上逆的心胸、脘腹上下攻冲作痛；后者适用于脾胃阳虚，寒湿内盛的腹痛、呕泄、口不渴，甚或手足厥冷，以及感寒霍乱（吐泻交作，手足挥霍缭乱，腹中绞痛）。

小 建 中 汤
（《伤寒论》《金匮要略》）

要点

> 小建中汤、黄芪建中汤。

桂枝 9g　　　炙甘草 9g　　　大枣（擘）4 枚　　　白芍 18g
生姜 9g　　　饴糖（约 3 汤匙）40g

取前 5 味药加冷水七茶杯，煮取三茶杯，去渣，加入饴糖，更上微火煮二三沸。每次服一茶杯，1 日服 3 次。

本方由桂枝汤倍芍药加饴糖而成，应用范围较广，外感伤寒病中用之，内伤杂病中亦用之。在伤寒病中用于"伤寒阳脉涩阴脉弦，法当腹中急痛者，先与小建中汤，不瘥者，与小柴胡汤主之。"又"伤寒二三日，心中悸而烦者，小建中汤主之。"从《伤寒论》的记载来看，本汤是温中补虚之剂。伤寒太阳病中如出现中焦营血不足（阳脉涩），脾胃虚寒，木来乘土（阴脉弦）而腹中急痛者，应用本汤温建中焦营气，则腹痛自愈。如服此汤中焦营气得以复建，而腹痛仍不能痊愈者，则应再投小柴胡汤以转枢，使邪气外达，其病自愈。如遇伤寒二三日，因过服发表之剂，虽然恶风寒之症状已无，二三日后因过汗而致的虚证已经形成，由于营血已虚，血不营心，故心悸，血虚则心神无所依附，故又见虚烦，此时病已入心包络，不能再用转枢之法，故必须用小建中汤温补脾胃以生营血，悸烦自愈。

在内伤杂病中用于"虚劳里急，悸，衄，腹中痛，（做）梦失精，四肢酸疼，手足烦热，咽干口燥"。从《金匮要略》中这段记载来看，本汤为甘温补中、和育营卫、通行津液、健脾治虚之剂。虚劳病久不愈，营血已耗，中阳虚弱，脾胃失养，故里急腹痛；血不营心故心悸；精血俱虚，虚热内生，故衄血、手足烦热、咽干口燥，相火妄动而梦失精；中土虚则四脏皆虚，故用此汤温健中脏，育化营血精津，以灌四旁，诸症自愈。正如喻嘉言先生所说，虚劳病已至亡血、失精、五心烦热、口干咽燥，已经精血枯槁，难以为力，故急建其中脏，使饮食增而阴血旺，取甘味以生精血，舍此则别无良法。仲景此汤正体现出《黄帝内经》所说"补阳则阴竭，补阴则阳脱，可将以甘药"的精神。

中医学认为脾胃居于中焦，位于四脏之中，生育营卫，通行津液，为后天之本。若中脏失调，则必以此汤温健中脏，故名建中。脾欲缓，急食甘以缓之，以甘补之。故以饴糖甘温养脾为主药；甘草、大枣入脾和中，以甘助甘，加强"缓补"之功力，为辅药；桂枝辛散温润，取营卫不足润而散之之意，白芍酸寒敛阴，柔肝护脾（土中泻木），取津液不通收而行之之意，共为佐药。生姜辛散温胃，能益卫阳，为使药。营出中焦，卫出上焦，卫为阳，益之必以辛，营为阴，补之必以甘。方中辛甘合化生阳，酸甘合化生阴，使脾胃健，营卫通，津液行，精血生，补中土以灌四旁，全身健壮，虚劳诸症自愈。

近人经过动物实验研究证明，本方有提高机体免疫功能的作用，故有许多虚损、劳伤之证，虽已近垂危，往往经服用小建中汤，而渐见起色，经慢慢润补中焦而愈。

腹中虚痛者，以本方加黄芪 30~40g，**名黄芪建中汤**。今人有的报道用黄芪建中汤治疗溃疡病取得了良好效果，并且已经动物实验证实可使溃疡灶愈合。兼见心痛、胃脘痛者，可加元胡 6~12g；有血虚证者，加当归 9g、川芎 6~9g；盗汗多者，加浮小麦 30g、茯神 12g；兼生虚热，体温在 37.6~38℃左右者，可加北柴胡 9~12g、地骨皮 9~12g。

经常容易呕吐的人，不可服大、小建中汤，以太甜故也。前人有呕家忌甘之说。

我曾用小建中汤随证加减，治愈过许多疑难病证。如过敏性结肠炎、肠胃神经官能症、肠功能紊乱、顽固的溃疡病、年久难愈的腹痛等。今举两个治愈病例如下，以供参考。

例1：李某某，男，45岁，1975年10月16日某大医院会诊病例。患者于1969年开始脐右上腹部阵发性疼痛，约1个月发作1次。因右下腹部也痛，故于1972年做了阑尾切除手术。术后，发作性右上腹部疼痛未能解除。今年开始，发作时伴有发热（体温38~39℃），白细胞增高，用抗生素治疗，对发热、白细胞升高有效，但对腹痛无效。今年5~6月，曾住院检查，出院诊断为右上腹痛待查，胆石症？胆道感染？痛部固定，舌苔正常，脉象略弦滑。诊为脾胃经气滞血瘀。治以温经、行气、活瘀。用小建中汤加味：桂枝9g，白芍18g，炙甘草6g，生姜3片，大枣4枚，饴糖（分冲）30g，吴茱萸4.5g，当归9g，红花9g，桃仁6g，五灵脂9g，香附9g，木香9g。10~20剂。

二诊（1975年12月4日）：腹痛减轻，未用抗生素，只服中药，舌脉同前。因有按时发作之状，故在上方中加柴胡12g、草果9g、常山4.5g。10~20剂。此后病情渐渐减轻，发作时也不必休息。共服90剂，病痊愈。为了巩固疗效，用此方减常山，加党参、黄芩、青皮、槟榔，用蜜、饴糖各半，炼蜜为丸，每丸9g，每次服1丸，每日3次。此后，病未再作。

例2：郑某某，男，45岁，1965年9月25日初诊。多年来便秘，大便如羊矢，数日一行，脐周经常隐痛，食纳少，失眠。西医院诊断为肠功能紊乱。腹部喜暖。舌尖红，脉象细。辨证为中阳不运，肠道血虚。治以温中养血。处方以小建中汤加味：桂枝5g，生白芍15g，全当归10g，瓜蒌30g，炙甘草4.5g，桃仁泥10g，火麻仁6g，饴糖（分2次兑入）60g。4剂。

二诊（1965年9月30日）：药后大便每日1次，不像以前那样干燥，脐围仍有隐痛，舌苔薄白，脉象较前活泼。再投上方6剂，加元胡末2g，分2次随汤药冲服。

三诊（1965年10月9日）：大便已能保持每日1次，不甚干，脐围尚隐痛，食纳同前，睡眠有好转，舌苔已正常，脉象细缓。再加减前方：桂枝6g，生白芍20g，全当归10g，全瓜蒌30g，炙甘草4.5g，桃仁泥10g，火麻仁7.5g，饴糖（分冲）60g。6剂。

四诊（1965 年 10 月 16 日）：大便每日 1 行，有时 2 次，基本成条状，已不干燥，脐腹痛未再发作。食纳增加，睡眠好转，舌苔正常，脉略细。再投上方（去桃仁泥）6 剂，而收全功。

四 逆 汤
（《伤寒论》）

 要点

> 四逆汤、四逆加人参汤、白通汤、通脉四逆汤。
> 比较四逆汤、理中汤、吴茱萸汤；比较四逆汤、回阳救急汤；比较四逆汤、四逆散。

制附子 9~15g　　　干姜 9g　　　炙甘草 12g

水煎服。（剂量参考了高等中医院校教材《方剂学》）

此汤为回阳救逆之要剂。主用于阳气衰微，阴寒内盛，四肢厥逆冰冷，畏寒蜷卧，下利清谷，腹痛，口不渴，或兼见干呕、咽痛，或大汗亡阳，脉沉微细欲绝者。近人用它抢救休克，全身冷汗，体温下降，血压测不到，脉搏触不到，或似有似无等症。

经云：寒淫于内，治以甘热。又说：寒淫所胜，平以辛热。故本方用附子大辛大热之品，温经济阳，以救欲绝之阳为主药；辅以干姜辛热之品温中散寒，助附子振发阳气，姜、附同用，相得益彰。更佐以甘温补中阳之甘草，鼓发胃气，并能缓调姜、附之烈性。三药相合，而为甘热回阳、辛热救逆之剂。取附子之热、干姜之辛、甘草之甘而为治也。

本方加人参 10g，名**四逆加人参汤**，治大吐大泻后，身恶寒，脉微欲绝，又出现下利，急以此汤温经回阳、益气生津。

本方去甘草，加葱白 4 茎，名**白通汤**，治阳虚寒盛下利，脉微，阳气不能通达之证。

本方加重干姜（改为 12~18g），名**通脉四逆汤**，治阳虚寒盛，下利清谷，手足厥逆，里寒外热，身反不恶寒，面色红赤，或腹痛，或干呕，或咽痛，或利，脉不出等症。面赤者可再加葱 9 茎；腹中痛加白芍 18g；呕者加生姜 10g；咽痛者加桔梗 3g；利止脉不出者加人参（益气行血）。

30 多年前，曾有些大医院把人参、附子、干姜做成注射液，名"参附姜注射液"，用于抢救休克、心衰，有良好的作用。

四逆汤、理中汤、吴茱萸汤皆治阳虚吐利之证。但四逆汤的主证为厥，理中汤的主证在利，吴茱萸汤的主证在呕。同中有异，不可不辨。

四逆汤与回阳救急汤（附子 9g、干姜 6g、肉桂 3g、人参 6g、白术 9g、茯苓 10g、陈皮 6g、炙甘草 4.5g）相比较：前者主治阳虚寒盛四肢厥逆之证；后者回阳救逆之力更大，主治寒邪直中三阴或吐泻亡阳，阴寒较重，呕吐较轻，正气欲脱者。

四逆汤与四逆散（柴胡、芍药、枳实、炙甘草）均治手足厥逆。四逆汤主治阳虚不能温煦四末之厥逆；四逆散则治肝郁气滞，表里不和，热邪内郁，气机不能通达四肢之厥逆，故治以和解表里、疏肝理脾之法，与四逆汤法截然不同，不可混淆。

注意：真热假寒之证禁用四逆汤。

当归四逆汤
（《伤寒论》）

 要点

> 当归四逆汤。
>
> 比较当归四逆汤、四逆汤。

当归 9g	桂枝 9g	白芍 9g
细辛 6g	炙甘草 6g	通草（古亦称木通）6g
大枣 8 枚		

水煎服。（原方中细辛用量同桂枝。）

主治厥阴伤寒，风寒中于血脉，手足厥寒，脉细欲绝之证。此为阴血内虚，不能荣于脉。阳气外虚，不能温于四末，故手足厥寒，脉细欲绝。本方以当归辛温，养血通脉为主药；以桂枝通经络、祛风寒，白芍养阴血、和营卫，共为辅药；细辛散血分之寒，通草利九窍、通血脉，共为佐药；大枣、甘草甘味益脾、补虚生血，为使药。

今人也用此汤治疗寒邪侵袭，痹阻经络，而致肌肉、关节疼痛，以及动脉炎而无脉等症，不少报道称疗效较好。

四逆汤所治之厥逆，是阳虚不能温达四末，故治以回阳救逆；当归四逆汤所治之厥逆，是血虚不能温达四末，故治以养血通脉。由此我们也可进一步领悟，仲景先师的四逆汤类方，均有附子、干姜，唯独当归四逆汤中不用姜、附，是因诸四逆汤主治阳虚阴盛之证，故须用姜、附；当归四逆汤主治阴血虚甚，乃由阴及阳之证，故不用姜、附。

我曾用当归四逆汤加减，治疗雷诺病，取得了理想的疗效。其经验方如下，供参考。

桂枝 12~20g	赤、白芍各 12g	当归尾 10g	细辛 3~5g
炙山甲 6~9g	红花 10g	片姜黄 9~12g	通草 6g
路路通 10g	白芥子 6~9g	桃仁 10g	熟地黄 20g

麻黄 6g

后二药同捣，水煎服。

第一二煎药汁混合，分 2 次服。将药渣放到小盆中再煎，俟不太烫时，把两手浸泡药水中至药水不热，即弃之。每日 1 次。如此治疗 1~3 个月。

真 武 汤
（《伤寒论》）

 要点

> 真武汤。
>
> 比较真武汤、小青龙汤。

| 附子 9g | 茯苓 15g | 白芍 9g | 白术 6~9g |
| 生姜 9g | | | |

水煎服。

主治少阴病，二三日不已，至四五日，腹痛，小便不利，四肢沉重，自下利者。此为少阴阳虚，内有水气所致。其人兼咳（加五味子 9g、细辛 5g、干姜 5g）、兼呕（去附子，再加生姜 3g 连前成 12g）、兼下利（去白芍，加干姜 6g）。若小便通利者可去茯苓，此为无水。

本方也用于伤寒太阳病，发汗，汗出不解，其人仍发热，心下悸，头眩，身瞤动，振振欲擗地（不能安卧）者。此为真气内虚，又出汗亡阳所致，急用此汤助正气温经而复其阳。

肾主水，此汤专入肾，故名真武（古称北方之神为真武，北方属水）。肾气内虚，不能制水，故以此方主之。方中以茯苓为主药，白术为辅药，二药入脾走肾，补土利水，伐肾邪而疗心悸；白芍酸平，敛阴和阳而益脾，为佐药；附子、生姜辛热，温经散寒，并补真火而逐虚寒，为使药。

在《伤寒论》太阳病中，小青龙汤与真武汤皆用于兼有水气的患者。但小青龙汤是治表未解有水气，内外皆实之证；真武汤则主治表已解有水气，内外皆虚之证。

近人常用小青龙汤随证加减治疗肾炎水肿难消，尿中蛋白（++~+++）的患者。我曾用此方合越婢加术汤随证加减治疗一中年女性慢性肾炎尿毒症患者，不但使症状和尿中蛋白消除，而且尿素氮从 17.85mmol/L 降到正常范围，患者精神、气力、体重均增加，取得了满意的疗效。经验方如下：茯苓 30g，苍术 10g，生姜 12g，炒白芍 10g（腹不痛、不急躁者可不用），生麻黄 6~10g，生石膏（先煎）30g，猪苓 20g，泽泻 25g，车前子 15g，冬瓜皮 40g，制附片 6~10g。水煎服，每日 1 剂，分 2 次服。腰痛者可加川续断 20g、牛膝 15g、泽兰 15g；身畏冷者加重附子（9~10g），无明显肾阳虚症状者可去此药；小便镜检红细胞满视野者，可加生茅根 30g、黄柏炭 12g、小蓟 20~30g；舌苔白厚而腻者加藿香 10g、佩兰 10g；呕吐者去附片加半夏 9~12g，另用玉枢丹 1~2g（分 2 次冲服）。

四 神 丸
（《校注妇人良方》）

补骨脂 120g	五味子 60g	肉豆蔻（面煨去油）60g
吴茱萸 120g	生姜 120g	红枣 49 枚

附注：《证治准绳》一方，吴茱萸为 30g、大枣为 100 枚。供参考。

上药共为细末（姜、枣除外）。用水一碗煮生姜、大枣，枣熟去姜，煮水干，取枣肉和药末为丸如梧桐子大，每服 50 丸，食前服。近人服法，每次 6~9g，用温开水送下，1 日 2 次。

本方药味精练而疗效确切，是治疗肾脾两虚而致五更泄（鸡鸣泄）和肾虚久泻的常用方剂，也用于治疗脾肾虚寒之饭后迟消、腹部冷胀、腰腿酸软等症，但主要用于脾肾虚泄。药店中有该药成品出售。今人常据此方随证加减改为汤剂使用。方中以补骨脂辛苦大温，补肾壮阳、暖丹田、固下元，为主药；五味子酸温补肾、敛精强阴，此药虽具五味，但其最酸，酸则能敛，敛极则具收藏之性，故用本品收肾中耗散之气，以助脾阳，为辅药；肉豆蔻辛温调中，固脾涩肠，兼能行气，为佐药。以吴茱萸辛热温中而止腹痛，理气开郁而兼调肝，其性既善上，能鼓舞胃气上腾，又善暖下焦，温肝肾而止腹痛，作为使药。更以姜、枣为引，辛甘合化，益脾调中。药味虽少而止虚泻之效甚宏。古人治泻有健脾不如补肾之说。此方既补肾又健脾，主辅佐使配伍精当，故疗效显著。

我常用此方合附子理中丸方随症加减，用于治疗西医学诊断的慢性痢疾、慢性结肠炎、溃疡性结肠炎等病表现为虚证泄泻者。兹介绍经验方及加减法如下。

补骨脂9~15g　　五味子6~9g　　肉豆蔻9~12g　　吴茱萸6g
炒白术10g　　茯苓12~20g　　制附片6~10g　　干姜6g
广木香10g　　炒枳壳6~10g　　川黄连6~9g　　党参10g
水煎服。每日1剂。

大便带血者，去干姜、附片，加黄柏炭12g、地榆炭15~30g、槐花炭10g、防风5~6g；大便带有似脓样的黏液者，去干姜、枳壳，加炒白芍12~20g、苍术10g、炒黄柏10g、生熟薏苡仁各15g；大便带少量脓血反复不愈者，去干姜、党参、附片、枳壳，加当归6~10g、白芍15~20g、生薏苡仁30g、地榆炭30g、防风6g、赤石脂12~18g、川续断炭15~30g；腹胀、腹部隐痛、食欲不振者，去党参、黄连，加陈皮10g、生麦芽12g、乌药12g、元胡10g，改枳壳为焦槟榔10g；脐周经常隐隐作痛，肠鸣似流水声，去枳壳、党参、黄连，加桂枝9g、白芍18g、饴糖（分冲）30g、泽泻20g、猪苓20g；腰痛腿软、疲倦乏力者，去枳壳，加川续断15~20g、炒杜仲12g。

今举治验病例，以供参考。

张某某，男，33岁，1958年3月13日初诊。4个多月前，因大渴而暴饮水并吃水果而致腹泻，每日大便4~5次，时有腹痛、腹胀，经服西药治疗，虽能减少大便次数，但停药即复发，缠绵数月不愈。现在每日清晨4~5时许即肠鸣、腹泻，食纳减少，心慌身倦，小便略少但不黄，腹部喜热熨，面色欠泽，舌苔微白，脉象左手沉滑、右手沉细、两尺脉弱、右尺明显。据此脉证，诊为脾肾两虚而致的五更泄泻。治以健脾化湿、温壮肾阳、补火生土之法。处方如下：党参12g，白术9g，茯苓12g，炙甘草6g，补骨脂10g，五味子6g，肉豆蔻6g，制附片5g，吴茱萸6g，肉桂3g，炒山药9g，干姜5g，炒薏苡仁9g。3剂。

进上药后，诸症减轻，精神好转，清晨已不泄。服此方10剂后，不但泄泻停止，并且体力增加，食纳旺盛，工作效率提高。又投3剂以除根，泄病痊愈，高兴而去。

注意：本方主治脾肾虚寒证的泄泻。内有湿热蕴结者，禁用本方。

半 硫 丸
（《太平惠民和剂局方》）

半夏（为细末）120g　　　　　　硫黄（明净质佳者，为细末）120g
生姜适量

古代治丸法：上药用生姜自然汁同煮，入干蒸饼末捣和匀，放白内杵数百下，丸如梧桐子大，每服15~20丸，食前空腹时，温酒送下，妇人醋汤下。

近代制丸法：上二药研为细末，用生姜120g打汁，和冷开水泛丸如绿豆大，每用3~6g，温开水送下。

本方主治老年人肾阳虚而致的大便秘结，中医称此为冷秘。年老肾阳不足，下元虚冷，火不生土，阴凝不化，大肠传导无力而大便不能顺利排出，遂成阳虚冷秘之证。古人虽亦说本方也可用于老年阳虚泄泻，但临床上主要是用于治疗老年人阳虚冷秘之证。

本方主用硫黄补命门真火，热壮肾阳。前人称本品为火之精，把它与大黄并称为"将军"（大黄苦泻之力雄，硫黄热补之力伟）。老年人真阳衰惫，下元火微，肾阳虚弱，火不生土，中运无力，故大肠传导失序，糟粕停滞不下而大便虚秘不通。方中取硫黄热补命火，并且热而不燥，又配以半夏和降中焦之气使谷气下行，水谷糟粕随肾气温壮、真阳充盛，主下元、司二便的功能加强而从浊道排除。故本方主治真阳虚衰、下元虚冷所致的虚秘、冷秘。

硫黄用量：一般在丸药中可用1.5~3g。近人多在汤药中加半夏6~12g，另用硫黄粉1g（分冲）。总之，用量不可过大。

注意：用硫黄时，要用猪大肠一段，洗净，装入硫黄30g，扎紧口，放锅内煮烂，约煮5~6小时。取出去肠，把硫黄晾干为末用。或把硫黄为粗末，放入豆腐块的中心，用布条合定，煮5~6小时，取出晾干，研细末使用。

注意：服用硫黄时，忌食各种禽兽的血，如猪血、牛血、鸡血、羊血等。

暖 肝 煎
(《景岳全书》)

当归 6~9g   枸杞子 9g   茯苓 6g   小茴香 6g

乌药 9g   肉桂 3~6g   沉香 3g   生姜 3 片

水煎服。如寒甚者加吴茱萸 6g、干姜 6g，再甚者加附子 6~9g。

本方主用于肝肾阴寒，小腹疼痛，疝气偏坠、睾丸疼痛等病证。注意，辨证属肝肾虚寒者才能使用，如系湿热下注而致的睾丸红肿热痛者，忌用之。

方中以当归养血补肝，枸杞子温阳补肾，为主药；配以肉桂助肾阳，小茴香暖肝理气治疝，为辅药；再佐以乌药顺逆气而治疝，茯苓祛湿，生姜散寒；使以沉香，引气归肾而达温肾暖肝、行气祛寒之效。中医理论认为，肝主七疝，凡各种疝气，均宜从肝入手论治，结合寒、热、水、癞、狐疝等不同，随证选方。本方专为肝肾阴寒而致的寒疝偏坠、睾丸胀痛、牵引小腹疼痛、见暖则舒缓、或兼尺脉沉弦而迟缓等病证而设，实为温肾祛寒、养肝理气之方，因肝主疝，故名暖肝煎。

我常用此方加炒橘核 9g、炒川楝子 9~12g、炒荔枝核 9g、青皮 6~9g、吴茱萸 6g，去沉香加广木香 6~9g，腹痛明显者再加白芍 9~15g，用于治疗慢性睾丸炎，经中医辨证属肝肾虚寒、下焦气滞者，每取良效。只要辨证准确，不要因有"炎"字而不敢用温肾暖肝、行气治疝之品。如再加香附、元胡对妇女行经时少腹、小腹攻窜疼痛者，也有良效。

五 苓 散
(《伤寒论》)

要点

> 五苓散、四苓散、猪苓散、茵陈五苓散、春泽汤、桂苓甘露饮、胃苓汤。
>
> 比较五苓散、猪苓汤。

茯苓 24g   猪苓 24g   白术 24g   泽泻 48g

桂枝 15g

共为细末，每次服 3~5g，温开水送下，1 日 3 次；或用 15~20g，煎汤去滓服。服后饮热水，温覆出微汗。近人多改为汤剂，水煎服。

本方功能化气利水、健脾祛湿，主治伤寒太阳证患者，内停水湿，服发汗剂后，表证未解，头痛发热，湿热之邪入里，内蓄于太阳之腑——膀胱，而小便不利，渴欲饮水，水入即吐，脉浮；及水湿内停而致的水肿、小便短少，或水湿泄泻、尿少等症。近代也常用于肾炎水肿、胃肠炎吐泻、传染性肝炎等病小便不利者。

本品为利水之剂，近代动物实验证明它有利尿作用。方中以泽泻咸寒，入水腑，胜结热，为主药；以二苓淡渗利湿，通调水道，下输膀胱以泻水热，为辅药；用白术健脾燥湿，助土以制水，为佐药；用桂枝之辛温，宣通阳气，助全身气化，蒸化三焦以利水，为使药。五药相伍，不但可治膀胱停水、小便不利之里证，而且同时能解停水发热之表证。无表证者，也可改桂枝为肉桂3~5g。

我常用五苓散加黄芩9g、黄连9g、黄柏9g、生地黄9~15g、木通6g，治疗下焦湿热所致小便频数、不利，尿道不痛，口渴但不欲多饮，舌苔黄腻，查尿常规阴性者。也常以上方去桂枝，加柴胡10g，用于治疗泌尿系感染属于下焦湿热证者。如小便时疼而带血者，再加小蓟炭30g、茅根炭30g、瞿麦15g，黄柏改为黄柏炭12g。

我也用五苓散合六味地黄汤，重用生地黄（40~50g），改桂枝为肉桂1~3g，加生石膏30~40g、葛根15g、天花粉15g，用以治糖尿病消渴引饮者，不但能止渴，并且能使血糖和尿糖降低。

五苓散去桂枝，名**四苓散**，主用于不恶寒发热，口渴，小便不利者。

五苓散去桂枝、泽泻，名**猪苓散**，治呕吐病在膈上，思饮水者。

五苓散加茵陈，名**茵陈五苓散**，治湿热发黄，表里不实，小便不利者。

五苓散加人参，名**春泽汤**，可助气化以生津液，故曰"春泽"，治体虚无大病而口渴，或大病愈后口渴者（有的加甘草）。

五苓散改桂枝为肉桂，加生石膏、滑石、寒水石，为末服，名**桂苓甘露饮**，能清六腑之暑热，化气利湿，治中暑受湿，头痛发热，烦渴引饮，小便不利。

五苓散合平胃散，名**胃苓汤**，治伤湿停饮、食滞腹痛、中暑泄泻、口渴、小便不利等症。

总之，本方为利水祛湿之剂，古今以本方加减变化者甚多，全在医者临床时，神而明之，灵活掌握，不一一赘述。

猪苓汤［猪苓、茯苓、阿胶（烊化）、滑石、泽泻，水煎服］与五苓散皆为利水之剂。但猪苓汤主治水热互结，内热伤阴而致的发热、渴欲饮水、小便不利，及少阴证下利，六七日，咳而呕渴，心烦不得眠，或血淋、尿血属阴虚有热者，偏重于治阳明、少阴二经水热已伤阴之证；五苓散偏于治太阳经水热，有表里证，未伤阴者。若阳明病，出汗多，口渴引饮者，二汤均不可用，以免利尿重亡津液。

<h2 style="text-align:center">五 皮 饮</h2>
(《澹寮方》)

 要点

> 五皮饮、五皮散、五子五皮饮。

陈皮　茯苓皮　桑白皮　大腹皮　生姜皮各等份（适量）
水煎服。

此方为治皮水（比较浅表的水肿）之剂，是比较轻巧的利水消肿药方。主治头面四肢水肿，小便不利，心腹胀满，上气喘促，以及妊娠水肿等症。

《黄帝内经》说：诸湿肿满，皆属于脾。方中以陈皮芳香化湿、理气和中、醒脾，为主药；茯苓皮淡渗利湿、健脾调中，为辅药；桑白皮泻肺行水，以治水之上源，通调水道，下输膀胱，大腹皮行气消胀，气行则水行，共为佐药；生姜皮辛散，通行全身而散水气，为使药。水湿得利，水肿自消。本方主治皮水，故全方药物皆用皮，寓有以皮走皮之意。药品用量较轻，所治的水证也较轻，临证时可酌情进行加减。

《太平惠民和剂局方》在本方中去陈皮、桑白皮，加五加皮、地骨皮，名**五皮散**。《麻科活人全书》在本方中去桑白皮，加五加皮，亦名**五皮饮**。五皮散和五皮饮治证差不多，临证时，可参考选用。

我常用本方，把茯苓皮加至30g，大腹皮加至15g，再加生麻黄6~12g、生石膏（先煎）25~35g、苍术（越婢加术汤的精神）6~9g、冬瓜皮30~40g，用于治疗肾炎水肿，每获良效，请试用。

我也常用本方改茯苓皮为30~45g、大腹皮为15g，另加炒苏子9g、炒莱菔子9g、葶苈子9g、槟榔（又名大腹子）9~12g、水红花子9~12g，命名为**五子五皮饮**，用于治疗水臌（包括早期肝硬化腹水、心脏性腹水等），对消除腹水有较好效果。有时还加冬瓜皮40g、抽葫芦30~40g、广木香6g、香附10g，以加强行气消胀之力。

八　正　散

（《太平惠民和剂局方》）

 要点

八正散。

比较八正散、五淋散。

瞿麦 100g　　　萹蓄 100g　　　车前子 100g　　　滑石 100g

栀子 100g　　　甘草 100g　　　木通 100g　　　大黄 100g

为粗末，每服 15g，加灯心草 1g、竹叶 3g，水煎服。

以上为原方用法，近代医家多以八正散方作为汤剂服用，常用量如下：瞿麦 9~12g，萹蓄 10~15g，车前子（布包煎）9~12g，滑石 9g，栀子 6~9g，生甘草梢 3~5g，木通 6g，酒大黄 3~5g，灯心草 1g 为引。

本方功能清热泻火、利水通淋，以泻利下焦湿热为主。主治湿热下注，蓄闭于膀胱，小便赤涩，尿频疼痛，淋沥不畅，小腹胀满，口燥咽干，淋痛尿血，大便干燥。甚至小便癃闭疼痛。

现代多用此方治疗急性泌尿系感染、膀胱炎、急性肾炎、尿道炎、肾盂肾炎、泌尿系结石等症。

方中瞿麦清心热、利小肠与膀胱湿热；萹蓄清利下焦湿热、降火通淋，共为主药。木通导心经湿热由小便而出；车前子利水通淋，兼能益肾，使利水而不伤肾阴，共为辅药。栀子兼清三焦之火，使由膀胱而出，使全方主治下焦而不专治下焦，上中二焦邪热清，三焦通利而主决渎水道之能才可执行无误；滑石利湿热兼能滑窍通淋，共为佐药。生甘草梢可直达前阴尿道，缓急止痛；大黄苦寒下行，泻火热从后阴谷道而出，共为使药。

我在临床上常用本方加金钱草 30~40g、海金沙（布包）9~12g、炒鸡内金 9~12g、冬葵子 9~12g、牛膝 6~12g，治疗泌尿系结石，常取到良好效果，能使结石排出。

我治疗急性泌尿系感染时，则加炒黄柏 9~12g、炒黄芩 9g、川黄连 6g，加强清热解毒之力。体温高而感到时冷时热者，再加柴胡 10g、金银花 12g、连翘 12g 以和解表里。近代实验证明，此方有抗大肠杆菌、金黄色葡萄球菌等多种细菌感染的作用。

中医对湿热下注而呈现的尿频、尿痛、尿急、小便涩滞不畅、小腹坠痛等症称为湿热淋。患此病的患者，经实验室查尿，有的可诊断为急性泌尿系感染，有的可诊断为急性膀胱炎，但也有的查尿无异常。不论查尿结果是否有炎症，只要辨准是湿热淋，即可用八正散加减治疗，诊断为炎症者，可加黄芩、黄连等以加强清热解毒之力。

膀胱癌患者若出现湿热淋症状，并且常兼有尿血，也可用八正散加减治疗。一般可加入黄柏炭 9~15g、川续断炭 20~30g、小蓟炭 30g、莪术 3~5g、白花蛇舌草 15~20g、琥珀粉（或三七粉）3g（分 2 次冲服）。疼痛重者，可加元胡 9g 和制乳、没各 5g。

五淋散（茯苓、当归、甘草梢、赤芍、栀子）也常用于治疗淋病，但偏用于小便淋沥疼痛，时发时止，膀胱湿热壅滞而尿涩不利，大便正常，其症状较轻者。八正散则用于湿热化火，不但尿痛、腹痛严重，小便不畅，而且大便亦燥结不通者。

茵 陈 蒿 汤
（《伤寒论》）

茵陈（先煎）20~50g　　　栀子（劈）6 枚　　　大黄 6g
水煎分 3 次服。

主治湿热黄疸（也称阳黄），症见全身发黄如橘子色，目睛发黄，其黄色鲜明，身热（或不热），口渴，腹部微满，小便不利而短赤，舌苔黄腻，脉数。本汤也可预防发黄，例如《伤寒论》中所说"阳明病，发热，……但头汗出，身无汗，齐颈而还，小便不利，渴饮水浆者，此为瘀热在里，身必发黄，茵陈蒿汤主之"。仲景指出"身必发黄"，可见尚未发黄，用此汤使阳明瘀热从小便而去，则可预防发黄，或减轻发黄。

方中以茵陈蒿苦寒清热、利湿退黄，为主药；栀子苦寒清三焦之热，并使从小便出而退瘀热发黄，为辅药；大黄下泄瘀热而除黄，为佐使药。三药共奏清热利湿退黄之功。

近代实验研究证明，本方有利胆和促进肝细胞增生作用，茵陈蒿还有利尿、降血压、平喘等作用。国外也有人对本方进行了动物实验研究，结果发现把茵陈、栀子、大黄三药分开单味投药时，没有明显利胆作用，只有按原方把三药配合起来用，才见到胆汁排泄大量增加，并且是量与质的排泄同时增多。

我在临床上常用此方治疗传染性黄疸型肝炎呈现阳黄证者。因本病常兼有右胁胀痛或隐痛、恶心口苦、不欲饮食等症，故常加柴胡 6~9g、黄芩 9g、半夏 9g、炒川楝子 9~12g、黄柏 9~12g、车前子 9~15g、焦三仙各 9g，疗效极佳。

对早期肝硬化或肝癌早期出现的黄疸，本方也有效。我常加柴胡、香附、黄芩、半夏、片姜黄、郁金、厚朴、元胡等。黄疸重者，还加茯苓、车前子、白鲜皮。肝癌者再加莪术、生牡蛎、炒枳实、小金丹或西黄丸（另吞服）等，随证出入。

治疗阴黄时（多为肝硬化晚期，或其他肝胆病晚期患者），也可合五苓散同用，或再选用广木香、制附片、吴茱萸、干姜、党参、黄芪皮、车前子、大腹皮等，随证出入。

第5讲　清火、消暑、润燥的方剂

本讲谈清火方剂而不谈泻火，是因为在第六讲中另有攻下以泻火的方剂。但火之为邪，常为热之渐积极而化火，所以火热之属性实同，火轻者常称热，《黄帝内经》说"热者清之"；热重者即化火，火热盛时要清泻之。故后一讲所谈的泻火方剂，由于全书分类的关系，包括在攻下剂之中，未专提泻"火"之字，而本讲所介绍的清"火"方剂，实际上是有清火的，也兼一些泻火的。

关于消暑方剂，由于暑病即夏季之热病，仲景先师称为中暍。后世又有阴暑、阳暑、暑月过食生冷而致吐泻等等不同，虽均为暍热之病，又不能概以清暑热之方治之，必须分别表里虚实、寒热温凉进行辨证论治，故本讲仅介绍一些有代表性的消暑方。

燥之为病，又有内燥、外燥、凉燥、温燥之分。《黄帝内经》有"燥者濡之""燥者润之"之旨。火热之邪也可致燥，故把润燥之剂，也放在本讲介绍。

白　虎　汤
（《伤寒论》）

 要点

白虎汤、人参白虎汤（白虎加人参汤）、苍术白虎汤（白虎加苍术汤）、白虎加桂枝汤。

知母18g　　　生石膏（先煎）35~40g　　　甘草6g
粳米6g

本方原为治疗伤寒病，发汗后，大热不解，多汗出，不恶寒，大渴能饮，脉洪大而表现为阳明经证的主方，后世多用于治疗各种高热性疾病，以及一些具有高热的传染性疾病出现身发高热，虽出汗很多，但身热仍不退，口大渴，喜多饮冷水，脉象洪大有力，不恶寒，反恶热，不欲盖衣服，面红，舌苔黄，尿深黄等症状者。在20世纪50年代曾以本方或白虎加人参汤为主，随证加减用于治疗流行性乙型脑炎（暑温），取得了良好效果，一时传为佳话。

本方的配伍，前人是根据《黄帝内经》热淫于内以苦发之的治则精神，取知母苦寒大清肺胃之热，且能益津液，为主药；以生石膏之辛寒，大清阳明经弥漫之热，为辅药；又据热淫于内佐以苦甘的经旨，以甘草味甘调中散热、调和百药，为佐药；再以粳米之甘味保护胃气为使，合甘草以配知母，不但能缓中益气（热则伤气），并能监制石膏、知母之寒，则既能清热、生津，又能护胃气而不伤中焦。

本汤的煎服法是先煎生石膏约10分钟，然后加冷水，使汤不烫后，将余药及粳米加入，煮至米熟则汤成。第一煎煮取约200ml，再加冷水煮取约200ml。将两煎的药汁混合后平分为2杯，每次服1杯，1日服2次，必要时也可服3次，甚或昼夜服4次（2剂）。

"白虎"在中国古代代表西方，中医学中西方又代表秋天，白虎汤的意思，是说人身热邪太盛时，犹如夏天暑热炽盛之时，刮来一阵清凉的秋风（指服了白虎汤），暑热顿时消散。故取"白虎"为汤名，言其具清热之性。所以本方用于治疗高热性疾病，效如桴鼓，立竿见影。有的医家在治疗重病时，把生石膏加至60~90g甚至120~150g，而收救死回生之效。但是临床医家也必须熟记白虎汤的禁忌证，否则会造成"下咽则毙"之祸。后世医家在治疗温热病的气分证时，也主以白虎汤治疗，效果也非常好。为禁止医家滥用此方，著名的《温病条辨》第九条特写出"白虎四禁"以告诫后人不可误用之，云："白虎本为达热出表。若其人脉浮弦而细者，不可与也；脉沉者，不可与也；不渴者，不可与也；汗不出者，不可与也。常须识此，勿令误也。"

前人另有白虎汤戒，也录之供参考。"白虎汤乃大寒之剂，若非大热多汗，渴饮水者，不可服也。若表证不解，无汗而渴者，又不可服也，只属猪苓汤。"又曰："无汗喜渴而脉单浮者，勿投白虎。"

关于本方的方解与配伍关系，后人又有新的解释，与前人不同，可见通过长期的临床实践，中医药学理论是会不断补充和发展的。例如《医宗金鉴·删补名医方论》对白虎汤的注解认为："石膏辛寒，辛能解肌热，寒能胜胃火，寒性沉降（清内），辛能走外（散热），两擅内外之能，故以为君。知母苦润，苦以泻火，润以滋燥（大热汗出必伤阴津），故以为臣。用甘草、粳米调和于中宫，且能土中泻火，作甘稼穑，寒剂得之缓其寒，苦药得之平其苦，使沉降之性皆得留连于味也。得二味为佐，庶大寒之品无伤损脾胃之处也。煮汤入胃，输脾归肺，水精四布，大烦大渴可除矣。白虎为西方金神，取名以汤，秋金得令而炎暑（大热）自解矣。"近代医家及近代方书，多遵此说。并且近人研究，粳米在汤中煮熟时，还能混悬石膏的粉末，可增强清热的作用。总之，前人认为本方以知母为君，后世渐渐认为应以石膏为君。我也同意石膏为君之说。尤其在近代著名医家张锡纯先生指出石膏必须用"生"石膏以来，近代医家多喜用生石膏，在临床上确实提高了疗效。我在临床上用石膏内服时，都用生石膏，并且要把生石膏打碎（或为末）先煎，如用量很大时，还常佐以葛根升发阳明清气，以免石膏寒抑中阳，每取得优异的疗效。

在适应证方面，古人尚有"仲景白虎汤三证"之说，今录之于后，以供参考。①"伤寒脉浮滑者，必里有热，表有邪，白虎汤主之。"（按：《伤寒论》原文"表有热，里有寒"为传抄之误，今改正之，"寒"字亦改为"邪"字。）②"伤寒，脉浮而厥者，里有热也，白虎汤主之。"③"三阳合病，腹满身重，难以转侧，口不仁而面垢，遗尿谵语，发汗则谵语，下之则额上生汗，手足逆冷，若自汗出者，白虎汤主之。"

《温病条辨》也有白虎汤证 3 条，亦录之供临床时参考。①"太阴温病，脉浮洪，舌黄，渴甚，大汗，面赤恶热者，辛凉重剂，白虎汤主之。"②"形似伤寒，但右脉洪大而数，左脉反小于右，口渴甚，面赤，汗大出者，名曰暑温，在手太阴，白虎汤主之。"③"手太阴暑温，或已发汗，或未发汗，而汗不止，烦渴而喘，脉洪大有力者，白虎汤主之。"

以上的适应证，如辨证准确，投服白虎汤可以出现往往连医生也不可思议的特殊效果，实令人叹服。

我在临床上遇有病情严重的"高热待查"、系统性红斑狼疮高热、风湿热高热、细菌感染用抗生素无效的高热、流行性乙型脑炎等患者，经过辨证，认为是白虎汤证者，往往投大剂白虎汤随证加减而退热。

但近人有的用白虎汤煎剂做动物实验，却看不到有明显的退热作用，可见对白虎汤的治疗机制尚需进一步研究，同时也说明，不要简单地把白虎汤看成是退热剂，应从整体观和中医的证候学中去探求其疗效机制。

本方加生晒白人参 6~9g，名曰**人参白虎汤或白虎加人参汤**，主治白虎汤证大烦渴、饮水多、脉洪数者；或暑热发渴脉虚者；或太阴温病，脉浮大而芤，汗大出，微喘，甚至鼻孔煽动者。总之，本方主用于白虎证见热邪伤正，大汗出、大渴引饮而脉现虚芤之象者。

本方能益气生津，清消暑热。

本方加苍术 9g，名**苍术白虎汤或白虎加苍术汤**，用于伤暑湿胜发为湿温，发热身重，汗出热不退，脉沉滑细者。

记得在 1957 年时，石家庄名医郭可明先生在北京运用白虎汤和人参白虎汤随证加减，治疗流行性乙型脑炎取得良好效果，1958 年我们在北京也运用白虎汤加减治疗乙脑，有的效果不佳，身热缠绵不退，舌苔白腻，后来请蒲辅周老先生会诊，蒲老指出今年多雨多湿，应再加苍术，后来我们改用苍术白虎汤加减，取得了良好效果。可见方剂的随证加减，非常重要。

本方加桂枝 9g，名**白虎加桂枝汤**，仲景先师用本方治疗温疟，病发时发热而不恶寒，骨节疼痛，时呕者。

我曾治一患者，长期以来，定时发热，体温可高达 39℃，虽经几家医院检查，都以"发热待查"出院，未能确诊。我观其发热时间均在下午 2 时左右开始，至晚上 9 时左右热甚，体温可达至 39℃，至夜 12 时则汗出身热渐退。仔细询问仅在刚发热时微恶寒，几分钟即无，以后则但热不寒，诊其脉象弦数有力，故按温疟的治法，用桂枝白虎汤加柴胡、草果、黄芩、焦槟榔、青蒿等，进 10 剂而愈。

我在临床上应用白虎汤时，对生石膏的用量，随患者病情轻重及体质强弱、年龄大小而临时酌定。一般成人常从 25~30g 起始，有时用 40g、45g，甚或用到 50g、60g、80g。用 30g 以上时，常佐用葛根 10~15g，以免寒抑中阳。小儿及妇女产后，则不可用量过重。

凉 膈 散
（《太平惠民和剂局方》）

连翘二斤半（四十两）　　　酒浸大黄二十两　　　朴硝二十两

甘草二十两　　　　　　　　炒栀子十两　　　　　炒黄芩十两

薄荷十两

以上共为粗末，每服二钱，加竹叶七片、生蜜少许，水煎去滓服。

以上为宋代原方的配制和煎服法。近代医家常将本方改为汤剂煎服。我在临床上常用的凉膈散处方如下：连翘 12g，炒黄芩 9g，炒栀子 6~9g，酒大黄 5g，生甘草 3g，薄荷（后下）5g，竹叶 3g。水煎 2 次去滓，取汤沉淀，去掉泥渣，再放入芒硝 6g、蜂蜜 1 匙，上火微沸，分 2 次温服。

本方主治上中二焦火热炽盛而出现的烦躁口渴、目红面赤、胸膈烦热、唇焦干裂、口舌生疮、咽喉疼痛、大便秘结、小便黄赤、身热出汗、鼻齿衄血、小儿热惊瘛疭、舌苔黄褐、脉数有力等症。

方中以连翘、芩、栀、竹叶、薄荷，升散清宣于上焦，并寓"火郁发之"的精神；火郁又可生毒，连、芩兼能解毒；以大黄、芒硝等斩将夺关、猛利推荡之品，泻其中焦火热，使上下升降通利，胸膈之热自清；因芒硝、大黄之力猛，恐其下降太速，膈热未能彻除，故又取甘草、蜂蜜之甘味以缓之，借缓行而把上中二焦之火热彻底清利。本方的组织，非常符合《黄帝内经》所说"热淫于内，治以咸寒，佐以苦甘"的治则。

我常用此方去芒硝加生地黄 15g、玄参 15g、射干 10g、板蓝根 10g，用于治疗急性扁桃体炎。初起兼有表证者，不用生地黄，再加荆芥 10g、金银花 12g；大便干秘，数日不行者，仍可用芒硝。每取良效。

治疗上焦毒火炽盛而见牙痛齿衄、口疮赤痛、咽喉肿痛、扁桃体红肿、颈淋巴结或颔下腺肿大压痛者，我常用本方加玄参 20g、生地黄 20g、牛蒡子 10g、射干 10g、板蓝根 10g、金银花 15g、生牡蛎 15g，大便不秘结者去芒硝，效果良好。

本方加菖蒲、远志、青黛、板蓝根、全蝎，也可用于治疗中风、肝胃火盛、神蒙舌謇、半身不遂、大便秘结的患者。

凉膈散实为仲景方调胃承气汤加连翘、栀子、黄芩、薄荷等变化而成，可见所谓时方者，常由经方变化而来，不可认为凉膈散仅为宣通肠胃的时方而轻视之，尤其是本方对《黄帝内经》大旨的运用非常贴切，更值得深思。

清瘟败毒散
（《疫疹一得》）

生石膏（先煎）30~90g	生地黄 10~30g	乌犀角（磨服）6~12g
真川连 5~12g	栀子 9g	桔梗 9g
黄芩 9g	知母 12g	赤芍 9g
玄参 12g	连翘 9g	牡丹皮 9g
鲜竹叶 6g	甘草 6g	

先煮石膏数十沸，量药兑入冷水后，下诸药同煎。犀角和汁磨服。

此方为清代治热疫名医余师愚先生经验方，在其所著《疫疹一得》书中论之甚详。本方主治一切火热实证，表里俱盛，狂躁烦心，口干咽痛，大热干呕，谵语不眠，吐血衄血，热甚发斑等症。

方中生石膏、生地黄、乌犀角、真川连四药最为重要。原方注明："生石膏大剂六至八两，中剂二至四两，小剂八钱至一两二钱。生地黄大剂六钱至一两，中剂三至五钱，小剂二至四钱。乌犀角大剂六至八钱，中剂三至五钱，小剂二至四钱。真川连大剂四至六钱，中剂二至四钱，小剂一至钱半。"还特别指出："若疫证初起，恶寒发热，头痛如劈，烦躁谵妄，身热肢冷，舌刺唇焦，上呕下泄，六脉沉细而数，即用大剂，沉而数者即用中剂，浮大而数者用小剂。如斑一出，即加大青叶，并少佐升麻四五分，引毒外透。此内化外解、浊降清升之法。"

乌犀角一味，目前已禁止使用，故临床上多用水牛角代替，每剂药一般可用30~60g，镑片，水煎服。如重症用大剂救急时，亦可每剂用120~150g。入汤剂，须先煎10分钟。

方中生石膏的用量，确实大得惊人，有的医家不敢用，病家也不敢服，药店也不敢卖。但原书记载清乾隆年间，京都大疫，"九门出棺"，经大胆使用本方，"活人无算"，并说："遇有其证，辄投之，无不得心应手，数十年来，颇堪自信。"

20世纪50年代，我曾参加北京治疗流行性乙型脑炎的工作。当患者确有恶寒发热、头痛如劈、大热干呕等症时，生石膏常用到90~120g，有的用到150~180g，确实收到了良好效果。可见用药必须对证，要求医者一定要辨证准确，药证恰当，即可起死回生。正如清代王士雄所说："盖一病有一病之宜忌，用得其宜，硝黄可称补剂，苟犯其忌，参术不异砒硇，故不可舍病之虚实寒热而不论，徒执药性之纯驳以分良毒。补偏救弊，随时而中，贵于医者之识病耳。先议病，后议药，中病即是良药。然读书以明理，明理以致用，苟食而不化，则粗庸偏谬，贻害无穷，非独石膏为然。"近人常用清瘟败毒饮治疗多种急性、热性传染病的重症，如流脑、乙脑、流行性出血热以及败血症、毒血症等，多有良效。可见不要因石膏用量重而不敢用此方，也不要猛浪滥用，关键在医者辨证准确，据证定方选药。

本方是由白虎汤、犀角地黄汤、黄连解毒汤、桔梗汤综合化裁而成的，是清热解毒、凉血益阴的重剂。据余氏自解说："重用石膏，直入胃经，使其敷布于十二经，退其淫热；佐以黄连、犀角、黄芩，泄心肺于上焦；牡丹皮、栀子、赤芍，泄肝经之火；连翘、玄参解散浮游之火；生地黄、知母，抑阳扶阴，泄其亢甚之火，而救欲绝之水；桔梗、竹叶载药上行，使以甘草和胃。此大寒解毒之剂，重用石膏，则甚者先平，而诸经之火，自无不安。"

本方确是清热解毒的复方重剂，用之得当，可有意想不到的效果，若误用之，也可误人性命。但从近些年来临床使用情况来看，多取得了良好效果，未见不良反应的报道。所以我认为这是一张疗效突出的良方，只要临床时细心辨证，斟酌好用量，多能取得佳效，不必过于害怕。我除以此方治疗上述诸症外，也曾用于治疗皮肌炎患者，因用特大量激素治疗后，高烧面赤，谵妄不宁，烦躁耳聋，目不识人，舌苔黄，脉数有力，辨证属阳明火热炽盛，治宜清热泻火、凉血解毒。用此方的精神，随证加减而转危为安。

化 斑 汤
《温病条辨》

 要点

> 化斑汤。
>
> 比较化斑汤、清瘟败毒散。

生石膏（先煎）30g   知母 12g   生甘草 9g   玄参 9g

犀角 6g   粳米 1 合

用水八杯，煮取三杯，日三服。渣再煎一杯，夜一服。犀角已禁用，可用水牛角代替，量要加大。

本方有清热凉血、滋阴解毒的功用，主治温病邪入营血，症见高热口渴、身发红斑、神昏谵语、汗出、脉洪等。

中医学认为，疹属肺，斑属胃，阳明主肌肉。温病发斑为阳明邪热炽盛，入扰营血，故遍身肌肤出现红斑。本方用白虎汤大清阳明邪热；又加玄参之甘寒，凉血解毒，清营血之热，并能益肾水以制火；犀角咸寒，解毒清火，辟瘟疫，托毒外出。营血受热邪所扰，故心神不安。气分热清，营血毒解，温热发斑自愈，心神自安。

如素日肠胃有热，感受温邪之后，内外合邪，热盛入营，又兼肠胃积热，不但可见身热发斑，还可出现大便秘结，谵妄神蒙，甚则寻衣摸床，舌苔焦褐，鼻孔发煤，脉滑有力等症。此时则须再加生大黄 6~9g、枳实 9g、元明粉（分冲）6~9g，以釜底抽薪。里气得通，表气得顺，内泻外清，才能化险为夷。此时如只用化斑汤，则病重药轻，杯水难救车薪。故临床运用方剂，不可死板拘执，必须灵活掌握，随证变化。

我在本方中加生地黄 15~20g、连翘 12~15g、小蓟 30g、忍冬藤 30g、藕节炭 20~30g，玄参改为 15~20g，曾多次用于治疗白血病患者高烧不退兼见皮下出血者，每取良效。

方中的犀角，前些年常用犀角粉 3~5g 分 2 次随汤药冲服。也有时用羚羊角粉 5~6g 代替，以冲服为多，很少用煎剂。但犀角主清心火，羚羊角偏清肝火，均有清热解毒作用。现今犀角已被禁用而以水牛角代替，只能先煎，入汤剂。

本方与清瘟败毒散比较，本方清灵轻巧，双清气营之热，兼能凉血解毒，适用于温病发斑；清瘟败毒散则为清热解毒重剂，适用于瘟疫斑疹、暑温谵妄及各种传染病的高热重证。

黄连解毒汤

（《外台秘要》引崔氏方）

要点

　　黄连解毒汤、栀子金花汤（丸）、三黄汤、二黄汤。

　　比较黄连解毒汤、大承气汤、清营汤；比较黄连解毒汤、三黄汤、二黄汤、凉膈散。

黄连 12g　　　　　栀子（约 9~10g）14 枚　　　　　　黄芩 9g

黄柏（用量是按古方比例酌定而成的）9g

　　本方名曰"解毒"，乃因中医学认为热极则为火毒或毒火，解毒即清泻极热之火邪。方中用黄连直泻心经毒火为主药，黄芩泻肺火为辅药，黄柏泻肾火为佐药，栀子通泻三焦之火从膀胱而出为使药。此方集中大苦大寒之品，为苦寒直折之药，能泻其盛极之火，而救被火炽之阴，主治一切火热狂躁，谵语不眠，面赤心烦，大热干呕，口燥咽干，血溢之吐血、衄血，热甚发斑，或服泻下药后，大便不实而热仍不退，及疮疡疔毒等。

　　黄连解毒汤、大承气汤、清营汤皆可用于治疗谵语狂躁。但黄连解毒汤适用于上、中、下三焦皆热，火热尚未集结于阳明之腑，毒火上扰，神昏谵语，狂躁烦乱，虽身热大便仍通畅，舌苔黄腻者；大承气汤则主用于热邪集结于阳明之腑，肠中有燥屎，大便秘结不通，数日不行，腹部硬满，邪热上扰神明，日晡谵语，甚则寻衣摸床，舌苔黄褐厚而少津之证；清营汤则适用于热邪入营，火热炽盛，神明受扰而谵语，身热为夜甚昼轻，大便不利，口反不渴，或身出红疹，舌质绛红者。

　　本方加生大黄，名**栀子金花汤**，可使三焦火热从大小便而出，适用于黄连解毒汤证兼有大便不通者。水泛为丸，名**栀子金花丸**，治同汤，可用于火盛而便秘者。我常用栀子金花汤加炒苏子 9g、白前 9g、炒莱菔子 9g、全瓜蒌 30g、紫菀 12g、枇杷叶 15g，治疗心肺有热之咳嗽、痰黄、口干咽燥，甚至痰中带血，舌苔黄腻，大便干燥者，效果很好。

　　本方去黄柏、栀子，加大黄，名**三黄汤**，用于治疗三焦实热，尚未酿成毒火，大便秘结者。

本方去黄柏、栀子，加甘草，**名二黄汤**，主治上焦火旺，头面肿，目赤肿痛，心胸、口鼻发热，或口舌面部生疮毒者。本方加甘草可使芩、连之性留连膈上，缓缓而下。

黄连解毒汤、三黄汤、二黄汤、凉膈散比较：黄连解毒汤治三焦毒火炽盛，大便通畅，苔黄仍腻（未伤阴津）者；三黄汤治三焦火热实证，尚未酿成毒火，大便秘结者；二黄汤治上焦火旺，面目红肿，口舌生疮，口鼻气热，大便通畅者；凉膈散治上、中二焦火盛，大便结实者。张洁古在凉膈散中去芒硝、大黄，加桔梗，治上、中二焦火热，大便通畅者，与二黄汤治上焦火热，大便通畅者，意义相仿。同是清热泻火之方剂，而其中又分上下、缓急、轻重不同，可见方剂的加减变化，治法的分合转化，实无穷尽。

我曾用黄连解毒汤加蒲公英 30g、紫花地丁 30g、板蓝根 10g、金银花 12g、连翘 15g、白芷 6~9g、桔梗 5g，并随证稍事加减，治愈因服野菜中毒，头面红肿热痛，至颈而止，目不能睁，心烦不食，病势猛烈，大便尚通，舌苔黄厚，脉弦滑而数的患者。3剂药后，肿消红退而脱白皮，又加减前方调理2次，共三诊而愈。

龙胆泻肝汤
（《兰室秘藏》）

 要点

> 龙胆泻肝丸。
>
> 比较龙胆泻肝丸、当归龙荟丸；比较龙胆泻肝丸、泻青丸。

龙胆草 1g	柴胡 3g	泽泻 3g	车前子 1.5g
木通 1.5g	生地黄 1g	当归 1g	

水煎服。

以上为李东垣原方，目前在临床处方时，多根据原方精神加大其用量。由于后世方书中所列的剂量，各有出入，并且还有加入黄芩、栀子的也名龙胆泻肝汤，故而把我用龙胆泻肝汤时常用的剂量列后，以供参考。

龙胆草 5~6g	柴胡 6~9g	黄芩 9g	泽泻 9g
木通 6g	生甘草 3g	竹叶 5g	生地黄 6~12g
当归 5g	有时加栀子 5g		

东垣原方本为治疗因饮酒湿热下注于下焦，前阴热痒臊臭等症而设。后世又加黄芩9g、栀子6g、生甘草3g，用来主治肝胆湿热所致的胁痛口苦、耳聋耳肿、前阴湿热痒肿、尿赤溲血、筋痿（阳痿）阴汗、妇女黄带臊臭等症。

方中以龙胆草泻厥阴肝经之热，柴胡平少阳胆经之热，二药共泻肝胆之热为主药。辅以甘草缓其急且护胃。更以黄芩清泻中上二焦之热；泽泻、木通泻肾与膀胱之湿，大利前阴，为佐药。车前子利湿而不伤阴为使药。尤为妙者，是恐大队泻肝胆利湿之药伤肝阴，而少佐了归、地以养肝血，在泻肝之中设有补肝之品，又寓有战胜之后兼顾安邦之意。

近代医家也常以此方加减用于治疗急性传染性肝炎，出现肝胆湿热证者。有黄疸者，我常加茵陈15~30g、黄柏9~12g、生大黄3g（大便干结者可用5~9g）；上腹胀满者，加厚朴9g、枳实9g；食欲不振者，加陈皮6~9g、麦芽9g；肝区痛者，加炒川楝子9~12g、元胡6~9g；呕恶嗳气者，加半夏9g、苏梗12g、茯苓12g。

我最常用此方随证加减，治疗缠腰蛇（龙），即西医诊断的带状疱疹，能获得良好效果。在日本和美国讲学时，也遇到过此病患者，都能很快治愈。今简举两例仅供参考。

例1：在美国时会诊一位韩国中年妇女，半个多月以来，左胁肋部起红色疱疹，从左乳外下方向左腋下及肩胛下蔓延，起疱疹处有的约2cm宽，有的约4~5cm宽，烧灼疼痛，影响饮食及睡眠，舌苔略黄，脉弦，小便短赤，大便略干。证属肝胆湿热，蕴成毒火，发为缠腰蛇病。治以清利肝胆湿热、泻火解毒。龙胆泻肝汤加减：龙胆草3g，泽泻21g，车前子（布包）9g，木通9g，柴胡9g，生地黄12g，当归尾6g，蒲公英24g，连翘15g，苦参15g，白鲜皮15g，黄芩9g，竹叶6g，忍冬藤30g。水煎服3剂。二诊时疼痛大减，夜间已能睡，食纳亦转佳，起床时很快即能起身下地，大便偏干。患处已有1/3干瘪生痂。上方去竹叶、加酒大黄4.5g、青黛（布包煎）6g，又进5剂而痊愈。

例2：苏某某，男，65岁。3天来初起似感冒，但很快即局限在左眼赤痛及左鬓额处头痛，左鬓额处皮肤发红，起小红疹，疼痛难忍，半夜即急去某某大医院急诊，诊断为眼型带状疱疹。经治疗无效，次日即来邀余诊治。诊其脉弦数，左目赤痛，左偏头痛，大便偏干，小便黄赤，口苦舌红，苔薄黄腻。辨证认为肝开窍于目，头两侧属少阳，脉症合参诊为肝胆湿热、肝火上亢之证。方用龙胆泻肝汤加减：龙胆草5g，泽泻30g，生石决明（先煎）30g，夏枯草15g，菊花10g，桑叶10g，车前子（布包）15g，连翘15g，金银花15g，蒲公英30g，蔓荆子10g，木通6g，白鲜皮15g，柴胡6g，黄芩10g，川黄连6g，玄参12g。5剂。

服 3 剂，头目即不痛，诸症减轻。仍以此方加减，共进 14 剂而愈。

当归龙荟丸（当归 30g、黄连 30g、黄芩 30g、龙胆草 30g、栀子仁 30g、大黄 15g、芦荟 15g、青黛 15g、木香 7.5g、黄柏 30g、麝香 1.5g，共为细末，炒神曲糊丸，如绿豆大，每服 20 丸，姜汤或温开水送下）与本方皆治肝胆实热之证。但当归龙荟丸治肝胆实火兼见惊悸、烦躁狂妄、大便秘结者，功用偏于治肝胆实火，可使火热从大便而去；本方功用偏于治肝胆湿热，可使湿热从小便而去。二方功能同中有异，异中有同，临床使用，须详为辨析。

泻青丸（龙胆草、栀子、大黄、川芎、当归、羌活、防风，蜜为丸）虽也可泻肝胆火热，但偏用于肝胆风热，症兼多惊多恐、目赤肿痛及小儿急惊抽搐者。

香 薷 饮
（《太平惠民和剂局方》）

 要点

> 香薷饮（三物香薷饮）、四味香薷饮、五物香薷饮、六味香薷饮、十味香薷饮、新加香薷饮、黄连香薷饮。

香薷 500g　　　　　　厚朴（姜炒）250g　　　　　　炒扁豆 250g

为粗末，每服 9g，水一盏，入酒少许，煎七分，冷服，1 日 2 剂。

本方为治暑专药，主治暑热季节，贪凉饮冷，阳气为阴邪所遏之头痛发热、恶寒烦躁、口渴腹满、吐泻等症。现今多改为汤剂服，用量：香薷多于其余二药一倍，约 9~12g。

方中用香薷芳香辛温，能发越阳气，有彻上彻下、解表利尿之功，为治暑要药，故以之为主药；厚朴辛温理气、除满化湿，为辅药；扁豆甘淡入中焦，消脾胃之暑湿，降浊而升清，为佐使。

本方又名**三物香薷饮**。如热盛心烦口渴者，加川黄连，名**四味香薷饮**。如湿盛便泄者，加茯苓、甘草，名**五物香薷饮**。如兼见暑热泄泻，腿肚转筋者，再加木瓜，名**六味香薷饮**。如暑湿内伤，头重吐利，身倦神疲者，可在六味香薷饮中加人参、黄芪、白术、陈皮，名**十味香薷饮**。

本方去扁豆，加鲜扁豆花（或扁豆衣）、金银花、连翘，名**新加香薷饮**，《温病条辨》用以治暑病初起。

本方去扁豆，加黄连，名**黄连香薷饮**，可使外暑内热，一齐汗解。

治暑病须注意：伤暑，阳为阴遏，有表证无汗即阴暑，治用香薷饮。如暑热伤气，汗多烦渴，体倦少气，脉虚数者，则用清暑益气汤（《温热经纬》方：西洋参、石斛、麦冬、黄连、竹叶、荷梗、知母、粳米、西瓜翠衣、甘草）；如为阳暑，发热汗出、口渴、脉虚大者，则用白虎加人参汤，或生脉饮加石膏、知母；如劳倦内伤，平素气虚，感受暑湿，脾湿不化，身热头痛，口渴自汗，四肢困倦，苔腻脉虚者，则用《脾胃论》清暑益气汤（方见后）。

我常用鲜荷叶 12g、鲜佩兰 12g、鲜藿香 12g、扁豆花 6g、苏叶（后下）5g、薄荷（后下）1g、车前子（布包）10g，煎水频服，以治暑病，效果满意。供参考。

清暑益气汤
（《脾胃论》）

 要点

> 清暑益气汤、黄芪人参汤。
>
> 比较清暑益气汤、生脉散。

黄芪 3g	苍术 3g	升麻 3g	人参 1.5g
白术 1.5g	陈皮 1.5g	神曲 1.5g	泽泻 1.5g
麦门冬 1g	当归 1g	炙甘草 1g	黄柏 0.6~1g
葛根 0.6g	青皮 0.75g	五味子 9 粒	

水煎服。以上为原方，体现了李东垣先生的药方，药味多而用量轻，组织巧妙，配伍有纪的特点。现在我们使用本方时，可结合当前情况和具体病情灵活运用。目前临床上的用量比原方约大 1~2 倍。

方中以参、芪益气而固表，二术燥湿而强脾，麦冬、五味以保肺而生津，黄柏泻热而滋水，青皮平肝而破滞，当归养血而和阴，神曲化食而消积，升、葛解肌热而升清，泽泻泻湿热而降浊，陈皮理气，甘草和中。诸药相合，能益气、强脾、除湿、清热。

炎暑则表气易泄，兼湿则中气不固。本方不只清暑又兼益气，因为暑能伤气。益气不但能使肺金不受火剋，而且凡气之上腾为津、为液者，下降即为肾中之水，故益气亦能生水，水气足，火热之气自退。

凡劳倦内伤，平素气虚，长夏受暑，四肢困倦，身热气短，口渴自汗，精神减少，心烦尿黄，大便溏黄，苔腻、脉虚者，以本方主之。

本方去青皮、泽泻、葛根，**名黄芪人参汤**，治暑热伤元气，长夏倦怠，胸满自汗，时作头痛（时作时止）者。

生脉散（人参、麦冬、五味子）亦治暑热伤气，但偏用于暑伤元气，气短倦怠，口渴多汗，肺虚而咳者。清暑益气汤则偏用于平素气虚暑伤气，湿困脾而精神、肢体困倦者。前方偏主于上焦，后方偏主于中焦。

竹叶石膏汤
（《伤寒论》）

 要点

竹叶石膏汤。

比较竹叶石膏汤、三物香薷饮、清暑益气汤、生脉散。

竹叶 12g　　　生石膏（先煎）30g　　　半夏 9g　　　麦冬 18g

白人参 5g　　　炙甘草 3g　　　粳米 9g

水煎服。（参考中医学院教材《方剂学》及原方改为近代用量）

本方主治伤寒解后，气阴两伤，虚羸少气，气逆欲呕，及虚烦者。也可用于治疗伤暑发渴，脉虚，气阴不足者。

方中以竹叶清心、利水、除烦为主药；生石膏清肺胃之热，麦冬养肝胃之阴，为辅药；人参、半夏益气和胃而降逆为佐药；甘草、粳米甘缓入胃而和中为使药。

暑病兼表里证者，治用三物香薷饮。暑病气虚、脾湿不化者用清暑益气汤。暑病伤肺气，肺虚而咳者，用生脉散。暑病气阴两伤，偏有胃热者，用竹叶石膏汤。证有不同，方有特点，不可不辨。

清　胃　散
（《兰室秘藏》）

 要点

清胃散。

比较清胃散、清骨散；比较清胃散、泻黄散。

黄连 9g　　　生地黄 18g　　　牡丹皮 9g　　　升麻 6g

当归 6g

水煎服。(原方为散剂，用量太轻，据今人用药习惯，参考原方改为汤剂用量)

本方主治胃有积热，牙痛喜凉，或齿龈红肿溃烂，头脑及面部发热，牙宣出血，口气热臭，或唇舌颊腮肿痛，口干舌燥，苔黄或兼舌红，脉数有力等症。

方中以生地黄凉血益阴为主药；以黄连清热燥湿为辅药；用牡丹皮佐生地黄，去血热而疏其滞，用当归佐黄连，养血以防过燥；以升麻辛凉引药上至病所为使药。咽喉、牙齿、唇口、颊腮之肿痛、溃烂，自会廓然俱清。

《医方集解》记载，本方有人加生石膏（先煎）30g，其清胃热之力更大。如大便干结者，亦可加生大黄 3~6g 导热下行，其效更佳。

我常用此方治疗牙痛、口舌生疮、咽痛、龈肿、扁桃体炎、腮腺炎、舌炎、齿龈炎等。扁桃体炎可加玄参 15g、射干 10g、连翘 12g、黄芩 10g。腮腺炎可加玄参 15g、板蓝根 10g、牛蒡子 10g、炒川楝子 12g。舌炎溃烂，加木通 6g、青黛（布包）6g、连翘 12g。齿龈肿痛出血溃烂，可加生石膏（先煎）30g、黄芩 10g、蒲公英 20g、连翘 12g，兼出血者，再加生茅根 30g、生藕节 30g。

清骨散与清胃散，一字之差，治证截然不同，不可不知。清胃散主治阳明胃火炽盛。清骨散(银柴胡、胡黄连、秦艽、鳖甲、地骨皮、青蒿、知母、炙甘草)则主治骨蒸劳热，肝肾阴虚。

清胃散与泻黄散（防风、藿香、栀子、生石膏、甘草）比较，清胃散主清胃热兼清心火，泻黄散主清脾肺伏火。

清燥救肺汤
(《医门法律》)

要点

　　清燥救肺汤。
　　比较清燥救肺汤、沙参麦冬汤；比较清燥救肺汤、桑杏汤。

桑叶 9g	石膏（煅，先煎）7.5g	人参 2g	甘草 3g
炒胡麻仁 3g	阿胶 2.5g	麦冬 4g	蜜枇杷叶 1 片
杏仁 2g			

水煎频服。

以上为喻嘉言原方剂量折算而成，用药量很轻，盖因治上焦如羽，若药量太重，则失去轻清入上焦之意。但近代因人的体质关系和药品关系等等原因，对本方的用量，大多医家皆在学习喻氏制方精神的原则上有所加重，皆能取得良好效果。今把近代医家所用的一般用量介绍如下，以资参考。近人很少用煅石膏，故改用生者。

桑叶 9g	生石膏（先煎）15~25g	麦冬 6~9g
阿胶（烊化）9g	火麻仁 9g	杏仁 9g
枇杷叶 9g	人参 3~5g	炙甘草 5g

水煎服。

本方主治温燥伤肺而见气逆喘息、干咳无痰、鼻燥咽干、心烦口渴、诸气膹郁、诸痿喘呕等症。

喻氏所创此方，是对《黄帝内经》病机十九条中有关治肺燥理论的补充，很受后人重视和尊崇。依法使用，确有良效。《医宗金鉴》解释本方时说："经云：损其肺者益其气。肺主气故也。然火与元气不两立，故用人参、甘草甘温而补气，气壮火自消，是用少火生气之法也。若夫火燥膹郁于肺，非佐甘寒多液之品，不足以滋肺燥，而肺气反为壮火所食，益助其燥矣。故佐以石膏、麦冬、阿胶、胡麻仁辈，使清肃令行，而壮火亦从气化也。经曰：肺苦气上逆，急食苦以降之，故又佐以杏仁、枇杷叶之苦以降气。气降火亦降，而制节有权；气行则不郁，诸痿、喘、呕自除矣。要知诸气膹郁，则肺气必大虚，若泥于肺热伤肺之说而不用人参，郁必不开，而火愈炽，皮聚毛焦，喘咳不休而死矣。此名救肺，凉而能补之谓也。若谓实火可泻，而久服芩、连，苦从火化，亡可立待耳。"喻氏自己也说："今拟此方名清燥救肺汤，大约以胃为主。胃土为肺金之母也。"可见本汤制方之精妙。

我常用此方随证加减，治疗秋季无雨而流行的外感咳嗽。此病多为感受秋燥之邪所致，其特点是干咳无痰，口鼻干燥，喉痒音嘎，甚可痰中带血、口渴、脉涩或虚数。兹举一验案如下。

邓某某，女，24岁，秋季无雨，天气燥热，贪凉而感冒，自购治感冒成药，服3天后，体温已正常，自认为感冒已痊愈。但此后喉痒干咳，鼻干唇燥，口渴思冷饮，声音发嘎，胸闷气憋，略感气短而喘，食纳减少，大便干涩不爽，小便微黄，有时因咽部干痒似有痰而用力咳嗽，不但无痰咯出，而且咳至声嘎干呕，仍胸中不爽，已20多天，虽服多种止咳药，均未见效，特来就诊。观其舌微红少苔，脉象数而少力。诊为肺燥咳嗽。治以润肺降气之法，方选清燥救肺汤加减。桑叶 9g，生石膏（先煎）24g，党参 9g，南沙参 6g，麦冬 6g，杏仁 9g，火麻仁 9g，炙甘草 5g，蜜紫菀 12g，蜜枇杷叶 10g，全瓜蒌 25g，炒苏子 9g，鸭梨皮 1 个。水煎服 6 剂后，咳嗽胸闷、口鼻干燥明显减轻，自云病愈三分之二。二诊据其尚有声嘎、少食，上方去南沙参、火麻仁，又加炒莱菔子 9g、金果榄 9g、玄参 9g、生麦芽 12g，进 6 剂而痊愈。

本方可以用于治疗急、慢性支气管炎和肺结核早期咳嗽少痰，证属肺燥伤肺者，确实有效。

沙参麦冬汤（沙参、麦冬、玉竹、桑叶、生扁豆、天花粉、生甘草）也用于治肺燥咳嗽，但适用于肺胃阴伤、燥邪偏重者。清燥救肺汤偏用于燥邪伤肺，燥热偏重，肺气受损者。前者润燥养胃之力大，补气之力小；后者清热、补气、降逆之力大，生津润燥之力不如前者。

桑杏汤（桑叶、浙贝母、豆豉、栀皮、杏仁、沙参、梨皮）也用于肺燥咳嗽。但桑杏汤轻宣解表之力偏大，润肺降气之力偏小，且无补肺救肺之力，适用于燥邪伤肺，初起表证重而燥邪较轻者。

我还常用清燥救肺汤加百部 9g、生藕节 30g、白及 6~9g、炒苏子 9g、川贝母 6~9g、苓贝秋梨膏 2 匙（分冲），治疗肺结核咳嗽久久不愈，干咳少痰，痰中带血丝者。如有低热，可在原方基础上加秦艽 10~18g、地骨皮 9~12g、白薇 9g、百部 9g；盗汗严重者，可再加煅龙、牡各 30g，均先煎。

通 幽 汤

（《兰室秘藏》）

| 当归 3g | 桃仁（打碎）3g | 升麻 3g | 生地黄 1.5g |
| 熟地黄 1.5g | 槟榔（研末冲服）1.5g | 红花 0.3g | 炙甘草 0.3g |

水煎服。

近人常把各药用量适当加大，可参照原方精神及具体证候，灵活运用。

本方主治幽门不通，胃气上逆，不得和降，而窒塞不下，大便燥结，甚至气上冲逆，而发生噎膈、呕吐，即前人所说：下脘不通，治在幽门。

方中以当归养血，二地滋阴，为主药；桃仁化瘀润燥，红花祛瘀生新，为辅药；佐以甘草调中舒缓，使以升麻升清气。清阳升则浊阴降，有升则有降，升降恢复正常，则幽门开通，诸症自除。

我常用此方随证加减，用于食道癌早期，便燥，咽下有噎塞感，或兼呕吐者。一般常结合旋覆代赭汤加减。具体用药如下：生赭石（先煎）20~30g，旋覆花（布包）10g，半夏10g，当归6g，红花6g，桃仁（打）6g，生地黄6g，熟地黄6g，槟榔6~9g，升麻5g，苏梗10g，酒大黄3~5g。噎膈明显者，可再加刀豆子9g，莪术5g；大便干秘者还可加全瓜蒌30~40g。

我也常将本方剂量加两倍，再加全瓜蒌30~40g、火麻仁10g、生白芍12g、黑芝麻10g、酒大黄5~9g，用于治疗老年人习惯性便秘。中医学认为老年人阴津不足，肠道血虚，浊道枯涩，糟粕不能传导而致大便秘结不下，并称此为水乏舟停。服本方养血润燥，升清降浊，滑润肠道，浊阴下降，大便自调，不可单用攻泻药。

我也曾用本方结合丁香透膈汤、旋覆代赭汤的精神随证加减，治疗因十二指肠球部溃疡而致幽门不全梗阻的患者。例如一患者20多天来，出现朝食暮吐的反胃症状。每到晚上9时左右，腹中攻窜，水响雷鸣，胀满上逆，最后大吐一阵，吐物中尚能辨出早饭中未全消化的残渣（朝食暮吐），吐后方舒，才能入睡，每晚如此。舌苔略白，右脉滑中带弦、尺脉较弱。处方如下：生赭石（先煎）30g，旋覆花（布包）10g，半夏10g，党参10g，当归9g，红花9g，桃仁9g，熟地黄12g，肉桂5g，赤芍12g，槟榔10g，公丁香（后下）3g，沉香粉（分冲）3g，广木香6g，砂仁5g，生大黄4.5g，生甘草3g。3剂药后症状明显减轻，8剂后，呕吐全止。用此方稍事加减，共进20多剂，痊愈出院。出院时，带香砂养胃丸20袋（每日2次，每次6g）、六味地黄丸20粒（每晨空腹服半丸或1丸），以善后调理。

活血润燥生津汤
（《成方切用》引朱丹溪方）

 要点

> 活血润燥生津汤。
> 比较活血润燥生津汤、通幽汤。

| 当归6g | 白芍6g | 熟地黄6g | 天冬5g |
| 麦冬5g | 全瓜蒌5g | 桃仁3g | 红花3g |

水煎服。用量比原方加重了1倍，需要时还可再加些。

本方主用于治疗内燥之证。内燥则血液枯少，火炎则津液不足，故见口唇干燥，皮肤皴裂，口渴咽干，唾液枯少，大便干涩难解，烦躁少食，舌红少津，脉沉涩等症。方中以归、芍、地黄滋阴生血，瓜蒌、二冬润燥生津，红花、桃仁活血润燥，八药互助互济，功能活血、润燥、生津、养液。凡阴虚血燥而兼瘀滞者，此方皆宜。

通幽汤润燥，偏用于幽门气逆不开，其大便燥结不下，尚用于清气不升、浊阴不降之证。本方则偏用于阴、血、津、液俱不足，其大便干涩不下，证由阴血津液俱虚，肠道失润所致。我常以本方合麻仁滋脾丸（火麻仁、白芍、枳实、大黄、厚朴、杏仁）随证加减，用于老年人习惯性便秘或大病后（尤其是高热病后）阴、血、津、液俱不足而大便困难者。

<h2 style="text-align:center">滋燥养营汤</h2>
（《成方切用》）

要点

　　滋燥养营汤。
　　比较滋燥养营汤、活血润燥生津汤。

| 酒当归 6g | 生地黄 3g | 熟地黄 3g | 白芍 3g |
| 黄芩 3g | 秦艽 3g | 防风 1.5g | 甘草 1.5g |

水煎服。

主治火热伤肺，血虚外燥，皮肤皴揭，筋急爪枯，或大便风秘。

方中以当归养血润燥为主药；二地滋肾阴而补肝血，白芍泻肝火而益血，为辅药；佐以黄芩清烁肺之火，秦艽养血荣筋，防风散肝胆之风，后二药散风荣筋而不燥；甘草甘平益脾，入润剂则补阴血，为使药。

活血润燥生津汤主用于治内燥，本方则主用于治外燥。

我有时用这两张药方的精神，结合健脾胃、生津液之品，如生白术、知母、玉竹、黄精、葛根、天花粉、沙参、生麦芽等，随证出入，用于治疗西医诊断的干燥综合征，能取得一定的效果。如因唾液太少，食道干涩，吃饭困难，不易下咽，须用水送者，还可加生赭石（先煎）20g、旋覆花（布包）10g、苏子梗各6~9g、焦槟榔 9g、六一散（布包）5g，以助降逆滑润之力。请参考试用。

<h2 style="text-align:center">炙甘草汤</h2>
（《伤寒论》）

| 炙甘草 12g | 生姜 9g | 党参（或人参 3g）6g | 生地黄 30g |

桂枝 9g　　　　麦冬 9g　　　　麻仁 9g　　　　　　　　大枣 4 枚

阿胶（烊化）6g

水煎服（原方以清酒和水各半同煎，阿胶烊化，日分 3 服，但其用量大，今折合为一剂汤药量）。

本方主治伤寒病后或重病恢复期阴血不足，血不荣心，虚羸少气，心慌心悸，虚烦少眠，大便干涩，舌质略红少苔，脉象结代不整。或肺痿久咳，吐涎沫稀痰，量多，咽燥而渴，或痰中带血，心悸气短，心中温温液液，失眠多汗，脉虚细而数，或偶见结代。

方中重用炙甘草甘温益脾，脾属土为心之子，补子而实母，缓心脾之急而复脉，为主药；生地黄滋阴生血，麦冬益阴养心以利复脉，为辅药；用人参（党参）益气以生阳，桂枝助心阳而通脉，阿胶养血滋阴，麻仁润肠缓中，得生姜之辛，滋而不腻，共为佐药；生姜和大枣调和营卫为使药。诸药相合，具有滋阴养血、益气复脉的功能。本方重用生地黄还配以麦冬、阿胶、麻仁，并以炙甘草为君药，可见是一滋阴养血之剂；善补阴者必于阳中求阴，故又配用人参、桂枝、生姜以益气、辛通而助阳。伤寒重证或大病久病之后，阴血耗伤，心血不足，心阳不振，而见心动悸、脉结代之症，本方最为适用。仲景这一滋阴养心血、益气助心阳而复脉之法，给后人极大启发。今人用此方治疗阴血不足，心阳不振而致的心律不齐、频发的期前收缩、室性早搏，甚至出现二联律、三联律者，随证加减，都能取得良好效果。

目前，不少学者在研究中医益气活血药物治疗心律不齐方面，虽然取得了一些可喜的成果，但因此就认为心律不齐的中医病机均为气虚血瘀，则欠妥。我们通过学习仲景先师为治疗伤寒病后心动悸、脉结代而制定的滋阴养血为主、佐以通阳复脉的炙甘草汤后，可以看出，西医诊断的心律不齐，在中医看来不一定均为气虚血瘀证，应该运用辨证论治的方法，首先进行准确的证候，针对不同的证候采取不同的治法。不可一见心律不齐即用益气活血药。

我在临床上常用此方随证加减用于治疗阴血不足证候中出现的心律不齐。兹举一病例如下。

宋某某，女，25 岁，1972 年 6 月 18 日初诊。

主症：数年来经常心慌气短，心中发空，胸间不适，脊背痛，劳动后更明显，食欲较差，大小便正常，月经正常。

诊查：舌尖红、舌苔薄白，脉弦细有结代，每分钟脉结代 3~4 次。

辨证：舌红脉细为阴虚之象。脊背疼痛、劳动后明显，知为胸背部阳气不振，经络痹阻。心慌气短，知为血不荣心，心中气血不足。综观脉症，诊为阴虚、血不荣心而心悸动、脉结代之证。

治法：养阴补血，益气助阳而复脉。

处方：炙甘草 9g　　麦冬 15g　　生地黄 15g　　五味子 9g

　　　当归 6g　　　丹参 15g　　党参 9g　　　玉竹 15g

　　　金狗脊 15g　桂枝 4.5g　　陈皮 9g

3 剂。

二诊：药后背已不痛，心律不齐次数减少（每分钟 1~2 次）。

处方：上方去狗脊，加龙眼肉 10g，再进 3 剂。

三诊：自觉症状已无，脉未见结代，心脏听诊未发现心律不齐。

此患者又服 6 剂中药进行调理，心慌气短、心律不齐得以治愈。

《千金翼方》用本方治疗虚劳。《外台秘要》用本方治疗肺痿，但本方为补虚之剂，治肺痿涎唾多、心中温温液液（心肺俱虚）者。甘草干姜汤则治肺中冷、吐涎沫、头眩、小便数或遗尿者，故仅用甘草 12g、干姜 6g 温之。可见同是肺痿，治法不同，不可不辨。

我也常用此方随证加减，用于治胸痹兼见心悸动、脉结代，西医诊断为冠心病心绞痛伴有频发室性早搏或房性期前收缩者。处方如下供参考：全瓜蒌 30g，薤白 12g，檀香（后下）6~9g，枳壳 10g，蒲黄（布包）10g，焦山楂 10g，炙甘草 9~12g，生地黄 15g，麦冬 6g，丹参 15g，党参 9~12g，桂枝 5~9g，远志 10g，炒枣仁 15g。水煎服。常收良效。胸痛明显者，去党参，加五灵脂 12g，或另随汤药加服苏合香丸 1 丸，1 日 2 次；心悸失眠者，加龙齿（先煎）10~30g、珍珠母（先煎）20~30g，炒枣仁（先煎）增至 30g；头眩晕者，再加泽泻 30g、钩藤 20~30g；大便干结者，加酒大黄 6~9g；体胖痰盛者，加半夏 10g、化橘红 12g、茯苓 15g。

第6讲　除痰、消导、攻下的方剂

《黄帝内经》中只谈到积饮之说，仲景先师有四饮之分，但痰饮居其首，后世又发展出痰证之论以及怪病皆生于痰之说等等，甚至提出痰为百病之母。有人指出除痰必须先治病因，其痰自除，例如热痰泻其火热，风痰祛其风邪，湿痰化其水饮，气痰舒其气郁。并强调"见痰勿治痰"，必遵"治病必求于本"之训。但从历代医家所订除痰方剂来看，其中也有不少是治标的。从疾病的某一阶段来说，有时治标也是很需要的。所以除痰之剂虽不可执，但也不可废。介绍数方以作参考。请遵辨证论治的法则灵活运用这些方剂，并可与利湿、攻下剂参看。

至于消导之剂，消有消散积滞的意思，导有行气推导的意思。如清·汪昂说："消者，散其积也。导者，行其气也。"脾虚不健运时，则中气不流畅，气不行则水谷停滞而为积滞，或发生泄利，或发生癥痞，以致影响消化，后天失养而导致虚衰之疾。故对积滞，必须及时消导。消导之剂比攻下之剂作用和缓，适用于消导中焦积滞。但对癥痞坚积者，则又不得不加攻削之品，甚至与攻下剂合用之。

攻下剂比消导剂峻利慓悍，不可久服，常用于急病实证。攻下又有攻气、攻血、攻积、攻结邪等不同。证情有微甚，攻法有轻重，如攻下太过，也可使人受害。故用攻下，要详加辨证，不可猛浪从事。并且还应时时记住病在表者不可攻里及病在胸中者不可攻下。所以有人说攻下之剂，犹如将帅之兵，虽不可无，但必须是极需时才能用之。要充分理解前人所说"成之难，败之易"的道理，不可滥用攻下。

二　陈　汤
(《太平惠民和剂局方》)

 要点

> 二陈汤、连栀二陈汤、砂壳二陈汤、加味二陈汤、导痰汤、温胆汤、六安煎、涤痰汤。

制半夏 150g　　　橘红 150g　　　白茯苓 90g　　　　炙甘草 45g

为粗末，每服 12g，加生姜 7 片、乌梅 1 枚，水煎服。现多改为汤剂：半夏 9g、橘红 9g、茯苓 6g、炙甘草 3g。

本方为治一切痰湿的基础方。主治痰湿所致之咳嗽痰多、恶心呕逆、脘腹胀满、食欲不振、头眩心悸、舌苔厚腻、脉滑等症。方中以半夏燥湿、降气、调中、利痰为主药；气滞则生痰，故用橘红行气和中为辅药；湿盛则生痰，故以茯苓利湿为佐药；更以甘草和中健脾为使药，加生姜之辛，以助陈、夏之利气化痰，加乌梅与甘草酸甘合化生阴，以防燥药之过燥。共成和中行气、化湿除痰之剂。

中医认为痰之本为湿。湿聚而停留则为水，湿不能气化则为饮，饮似痰而稀，可因气化不利而停滞，湿受气火之灼，可被煎灼变稠而为痰。所以前人说"稀者为饮，稠者为痰，水湿为其本也"。痰可随气升降，无处不到，变证百出。简言之，痰在肺则咳嗽，在胃则呕逆，在头则眩晕，在心则悸怔，在背则冷，在胁则胀，在四肢则肢节沉痛而类似痛风证，等等。对这些病证，均可灵活运用除痰之剂以治之。

本方加黄连 6g、栀子 6g，**名连栀二陈汤**，可用于治疗胸膈中有热痰，令人呕吐，吐物味苦等症。

本方加砂仁 5~6g、枳壳 6~9g，**名砂壳二陈汤**，可用于痰盛气滞而胸腹胀满，功可行痰利气。

本方加炒枳实 9g、瓜蒌 20~30g、炒莱菔子 9g、焦山楂 9g、焦神曲 9g，**名加味二陈汤**，主用于食积痰盛。

本方加苍术 6~9g、枳壳 9g、片姜黄 9g，主治痰气上攻，眼目肿胀，以及嗜酒之人手臂重痛麻木等症。

本方加胆南星 9g、炒枳实 9g，**名导痰汤**，功能燥湿豁痰、行气开郁，用于治疗顽痰胶固、头眩脘闷、呕恶少食、坐卧不安、痰盛晕厥等症。再加片姜黄 9g、木香 6~9g，用于治疗痰饮流入四肢、肩背所致的酸痛、沉重、手足疲软、乏力等症。再加木香 6g、香附 9g，用于治疗痰气结滞、胸脘满闷、咳逆上气等症。

本方加枳实 6g、竹茹 6g，**名温胆汤**，功能清胆和胃、除烦止呕，主用于痰气互阻，久郁化火，火热扰心而虚烦不眠，或大病之后，胆虚气寒，疏泄不利而致的痰涎不化而胃胀少食、苔腻脘闷等症。

本方加杏仁 5g、白芥子 3g，**名六安煎**，主治风寒咳嗽、痰多不易出、胸闷气滞等症。

本方加炒枳实 6g、竹茹 6g、胆南星 9g、菖蒲 6g、远志 9g、党参 6~9g（气实者可不加），**名涤痰汤**，功能化痰开窍，主治中风痰迷心窍之舌强不语、神蒙错乱、手足不遂等症。

我曾用此方随证加减治疗气郁、痰结蒙蔽清窍发为失语之证。举例如下。

何某某，男，40岁。因生气而两夜未睡，就诊前一天下午突然不能说话，自觉听力减退，头晕，头胀，胸闷，食欲不振，舌苔黄腻，脉象弦滑。辨证为痰迷清窍之证。治法豁痰开窍。处方：陈皮6g，半夏9g，茯苓12g，枳实9g，竹茹9g，菖蒲9g，郁金9g，胆南星6g，生龙、牡（均先煎）各15g，3剂。追访时说，取药回来，吃了1剂即会说话，又服2剂即痊愈。

我还曾用本方加理气药治疗梅核气，举例如下。

胡某某，男，34岁。1周来咽部有东西堵感，如有虫子在里面，常欲咽唾把物咽下或吐出。经耳鼻喉科检查正常。小便黄，胃胀如气囊隐痛，微有呕恶，舌苔白，脉细滑。诊为痰气凝结所致之梅核气。治以理气化痰。处方：陈皮9g，半夏9g，茯苓9g，厚朴6g，苏梗6g，全瓜蒌30g，麦冬9g，玄参9g，枳壳9g。共服6剂而痊愈。

总之，二陈汤是除痰剂的最基本方剂，经过历代医家加减变化，又发展出了许多除痰方剂，前面已有一些举例，还有不少由此方变化出来的方剂，不再一一列举，读者可以举一反三地去学习。后面要讲的是明代医家张景岳先生根据二陈汤化裁出的两张方剂，因为应用较广，效果较好，故特做专门讲述。

金水六君煎
《景岳全书》

当归 6~9g	熟地黄 9~15g	陈皮 5g	半夏 6g
茯苓 6~9g	炙甘草 3g	生姜 3片	

水煎服。

此方既是二陈汤加当归和血养血而益心肺，加熟地黄滋肾水而润肺金，又是六君子汤去参、术加归、地而成，故名金水六君煎。

本方主用于肺肾虚寒，水湿上泛为痰，湿痰内盛，咳逆多痰，或年迈阴虚，血气不足，外受风寒，咳嗽呕恶，多痰喘急，舌苔白厚腻，脉滑等症。

金水六君煎创既滋阴又化痰，治痰盛咳呕而肺肾不伤之法，临床用之确有良效。六君子汤适用于脾虚不化之痰浊壅盛、呕逆腹泻等症，金水六君煎适用于肺肾两虚、痰浊内盛、咳嗽痰多之证。但如脾虚多湿而大便不实者，可去当归加炒山药 9~15g；如痰盛气滞胸膈不快者，可加白芥子 3g；如阴寒内盛而咳嗽不愈，吐白稀痰者，可加细辛 3g；如兼寒居半表半里，而寒热往来者，可加柴胡 6~9g。

我曾用此方加生地黄、藕节炭、白茅根、旋覆花、白及等，治愈肺肾两虚所致的支气管扩张症，咳痰多，且痰中有血者。具体药方如下：当归炭 6g，熟地黄 9g，生地黄炭 20g，半夏 10g，化橘红 10g，茯苓 15g，紫菀 12g，藕节炭 30g，枇杷叶 12g，旋覆花（布包）9g，白及 9g，炒苏子 10g。共服 18 剂而痊愈。

苓术二陈煎
（《景岳全书》）

 要点

> 比较苓术二陈煎、金水六君煎。

| 带皮茯苓 12g | 生晒术 3g | 淡干姜（炒）1.5g | 广陈皮 6g |
| 泽泻 5g | 姜半夏 9g | 猪苓 5g | 清水炙甘草 1.5g |

水煎服。

此方也是从二陈汤发展而来的，其健脾利湿的力量大于二陈汤，且能温脾化气。脾胃虚寒之人，中湿容易停滞，往往出现泄泻便溏、胃气呆滞、小便少、四肢懈怠、精神疲倦或咳嗽吐稀白痰等症。以此方治之，最为适宜。

方中以白术、半夏为主药，二苓、泽泻为辅药，陈皮、干姜为佐，甘草为使，共成健脾化痰、温中疏滞、化气利水之剂。

与金水六君煎比较，本方偏重于温脾胃、化气利水而祛湿除痰。金水六君煎则偏重于补肺肾以助水之化源而祛湿除痰。

我曾用本方（用量稍加大）加桂枝 6~9g 及生麦芽、广木香等，用于治疗西医诊断的胃肠神经官能症一类疾病。举例如下。

毛某某，女，42 岁。多年来食纳不好，腹中常有似流水声漉漉作响的感觉，口干不欲多饮，腹部有时发胀，有时似坠，但都不严重，长期睡眠不佳，有时心慌心跳，四肢乏力，喜暖，倦怠神疲，轻度咳嗽，吐白稀痰。体重渐渐下降，头部似发沉而欠清爽，大便有时 1 日 2 次，有时 1 次，不成形，小便少，舌苔略白水滑，脉象沉滑欠有力。曾经住过几家大医院做各种检查，均未发现阳性所见，诊为胃肠神经官能症。做对症处理，效果不佳，故请中医会诊。我诊为中焦虚寒、脾不健运之证。中虚水湿不化，上则为稀痰而致咳，犯心而为心悸失眠；在中则为水饮而走肠间，影响水谷精微的升化；下则关门不利，气化无权而尿少。后天失养，故日渐虚疲。治宜温健中焦，利湿除痰，佐以安神之法。处方如下：生晒术 6g，带皮茯苓 12g，陈皮 6g，桂枝 6g，淡干姜 3g，泽泻 15g，猪苓 12g，姜半夏 9g，清水炙甘草 1.5g，生麦芽 9g，广木香 5g，香附 6g，远志 9g，炒苏子 9g，杏仁 9g。以此方随证加减共进 50 余剂（有时加党参 5~9g，有时加土炒白芍 6~9g，有时加吴茱萸 3~5g 等）而痊愈，上班工作。

我们通过对二陈汤加减化裁出来的许多方剂的学习，深深体会到中医学中方剂的组织配伍、加减化裁，实是一门理论深刻、涉及面广、出神入化的重要学问，必须深入学习中医理论，掌握辨证论治，才能真正体会到方剂灵活运用的深义。

清气化痰丸

（《医方考》）

 要点

> 比较清气化痰丸、苍莎导痰丸；比较清气化痰丸、景岳化痰丸；比较清气化痰丸、竹沥达痰丸。

| 姜半夏 45g | 胆南星 45g | 橘红 30g | 枳实 30g |
| 杏仁 30g | 瓜蒌仁 30g | 炒黄芩 30g | 茯苓 30g |

共为细末，姜汁糊丸，如绿豆大。每次服 6~9g，温开水送下。现在均把此方减量，作为汤剂服用。

此方为治热痰的常用方，功能清热顺气、化痰止咳。主治咳嗽，痰黄稠黏难出，痰热内蕴，气急呕恶，胸膈满闷，舌质红、舌苔黄腻，脉滑数等症。此证多属气郁化火，或偏食肥甘，嗜饮酒醴，酿生内热，灼津成痰而致。故以胆南星清热化痰为主药；黄芩、瓜蒌仁清热降痰为辅药；陈皮、枳实顺气除痰，茯苓健脾渗湿，杏仁肃肺降气（后二药体现着脾为生痰之源、肺为贮痰之器的理论），半夏燥湿化痰，共为佐使。

本方重点在于清气、顺气而达除痰之目的。因为气有余则为火，液有余则为痰，痰随火而升降，故治痰必降火，治火必顺气。半夏、胆南星可燥湿气，黄芩、瓜蒌仁可平热气，陈皮可顺里气，杏仁可降逆气，枳实可破积气，茯苓可行水气。水湿火热均为生痰之本，人体之气亢则为害，气亢为火，火退则还为正气，而各安其所归，所以化痰必以清气为先，故本方名清气化痰丸。

本方与苍莎导痰丸（苍术、香附、陈皮、茯苓、枳壳、半夏、天南星、炙甘草）比较，前者功在顺气清火，使火降气清而除痰止咳；后者则功在行气导痰，主治妇女形肥体胖多痰，痰湿阻滞经脉，使月经不调而久不受孕。

本方与景岳化痰丸（胆南星、半夏、礞石、枳实、麝香、朱砂）相比，前者功在清热化痰以清顺火热之气而化痰止咳；后者则功在清热化痰、镇惊开窍而安神，主治小儿痰热壅盛、喉中痰鸣、惊风抽搐等症，药力迅猛，只宜临时选用，不可久服，且久病虚证的慢惊风忌用。

本方与竹沥达痰丸（半夏、橘红、白术、大黄、茯苓、黄芩、甘草、人参、礞石、竹沥、生姜汁、沉香）比较，前者主治气火蕴热，灼津为痰，痰热壅盛而致的咳嗽、胸闷、痰稠厚难出，功能清火降气而除痰止嗽；后者主治实热老痰，蒙心则癫狂、惊悸，入肺则痰稠难出、咳嗽、胸闷气急，功能运痰从大便出而不损元气。

诸方虽然都是治痰，却各有巧思妙用，学者宜深思。

在农村巡回医疗时曾治一小男孩，神昏抽搐，体温不高，口中吐白泡沫很多，如吹小肥皂泡。经用竹沥达痰丸方，加菖蒲、远志、全蝎、蜈蚣、钩藤而取效。

三子养亲汤
（《韩氏医通》）

 要点

> 三子养亲汤、麻杏二三汤。
>
> 比较三子养亲汤、麻杏二三汤。

炒苏子（打碎），炒白芥子（打碎），炒莱菔子（打碎）或用同量，或依据证候所需而各选君药加减用量，水煎服。

此方主治老年人中运力弱，湿滞生痰，或兼生气，痰壅气实而痰盛喘咳，胸闷懒食，舌苔厚腻，脉滑有力之证，故名"养亲"。老年人气虚而喘者则忌用。

方中紫苏子降气，白芥子除痰，莱菔子消食兼降气。三药合用，气降则痰消。气逆不顺为主证者，可用苏子为主药，用量为9~10g，余药稍减。食滞为主证者，可重用莱菔子为主药。痰积为主证者，可重用白芥子为主药。但三药皆为行气豁痰之品，用之太过则恐伤正气，故药后诸症皆平后，则宜转入治本之方，或加调补之品，以免过服而伤中气。

前人对此方治标、治本有不同看法，兹择录以供参考。吴鹤皋说："治痰先理气，此治标尔，终不若二陈汤能健脾祛湿，有治本之功也。"李士材则说："治病先攻其甚。若气实而喘，则气反为本，痰反为标矣。是在智者神而明之。若气虚者，（本方）非所宜矣。"

我把此方与二陈汤相合，再加麻黄、杏仁，命名为**麻杏二三汤**，用于治疗风寒感冒，肺失宣肃，气逆作咳，痰白而多之证，有良好效果。在临床上常用于急性支气管炎、喘息性支气管炎、感冒咳嗽等，表现为风寒痰盛病证者。经验方如下。

炙麻黄（表证未解者用生者）5~9g，杏仁9g，化橘红9~12g，半夏9g，茯苓12g，炙甘草（或不用）1.5g，炒苏子9g，炒莱菔子9g，炒白芥子6g。咳甚者加紫菀12~15g、枇杷叶12~15g。每收良效，请试用。

三子养亲汤主要用于实证，其主证特点为"气实痰盛，胸闷懒食"。如果是虚证（咳嗽已很久，痰很少，舌上无厚苔，气短心慌，脉无力，食思缺乏，四肢倦怠，言语声低等），则非本方所宜。

金沸草散
（《太平惠民和剂局方》）

旋覆花90g　　麻黄90g　　前胡90g　　荆芥穗120g

甘草30g　　半夏30g　　赤芍30g

为粗末，每服9钱，加生姜3片、红枣1枚，水一盏半煎至八分盏，去滓温服。1日三四服。

今人多用本方改为汤剂服用，参考用量如下：旋覆花（布包）9g，麻黄3~6g，前胡9g，荆芥穗6~9g，甘草3g，半夏5~9g，赤芍3~6g，生姜3片，大枣1枚，水煎服。

主治伤风表证，鼻塞声重，头痛目昏，肺失宣肃，咳嗽多痰，胸膈满闷，痰涎不利等症。功能发散风寒，宣肺降气，止咳平喘。

本方因旋覆花的全草名金沸草而得名。但金沸草降气化痰之力不如其花，故今人多改用旋覆花。方用旋覆花咸温宣肺、降气化痰，为主药；麻黄、荆芥解表散风寒、宣肺平喘，为辅药；前胡下气消痰、止咳定喘，半夏燥湿化痰、降气止咳，赤芍苦而微寒，以防温燥太过，共为佐药；甘草和中益气、调和百药，姜、枣和营卫，合而为使。共收发散风寒、宣肺化痰、止咳平喘之功。

本方为宣、降合用之方。我治风寒束表的咳嗽，常用此方加炒苏子10g、杏仁10g、紫菀12g、枇杷叶15g、炒莱菔子10g，水煎服，常收良效。感受风寒，咳嗽痰多，舌苔厚腻，食思不振，脉象有力之证，也可与三子养亲汤合用。

本方的特点是偏重于解表宣肺，通过肺气宣畅，表邪疏散，肺气肃降之令行，而痰消咳平。本方放在除痰类中，实为解表除痰之剂。

礞石滚痰丸
(《玉机微义》)

 要点

> 礞石滚痰丸、竹沥达痰丸。
>
> 比较礞石滚痰丸、竹沥达痰丸。

青礞石（煅）30g 　　　沉香15g 　　　酒蒸大黄240g 　　　黄芩240g

将礞石打碎，同焰硝30g共入瓦罐内，盐泥固济、晒干，用火煅至石色如金，候冷取出，与上药共研细末，水泛为丸，如梧桐子大。根据患者身体强弱服用30~50丸，临卧时生姜汤或温开水送服。

本方取煅青礞石，药性慓悍，质重性降，能攻除陈积伏匿之痰，消一切老痰积滞，为主药；大黄荡热去实，涤积除陈，开下行之路，为辅药；黄芩苦寒，泻肺凉心，清上焦之火，为佐药；沉香导气散结，沉降下行以导诸药，为使药。

主治实热老痰内结所致的怪证百病。吴仪洛说："风木太过，克制脾土，气不运化，积滞生痰，壅塞中上二焦，回薄肠胃曲折之处，谓之老痰。变生诸症，不可测议，非寻常药饵所能疗也。此丸主之。"但本丸药峻力猛，必须遇大便秘结、舌苔黄厚而腻、脉滑数有力之实热证，才可应用，体虚者及孕妇不可轻用，以免伤正。

前人有"怪病皆生于痰"之论，即指老痰、顽痰而言。老痰、顽痰致病，往往不可名状，或头目眩晕，阻滞清窍，或停留胸膈肠胃，嘈杂痞闷，咽嗌不利，或心下如停冰铁，或梦寐奇怪之状，或腰背四肢筋骨疼痛，或胸腹间如有气交纽，噫息烦闷，或发癫狂痉痫，或毛发焦槁，月水不通，等等。王隐君曾对此有所论述，特制此丸以传世治之。

我曾用此丸治疗精神分裂症属于中医狂证者。中医认为狂证为气郁化火，木郁克脾，中湿生痰，痰火交结，蒙蔽心窍所致，故以此丸攻逐痰热以醒心神。具体治法是汤、丸同用。举例如下。

曾治一妇女31岁，神情狂躁，笑骂无常，手持锄铲，人不敢近，大便干燥，舌苔黄厚，数夜不眠而神情不衰，脉滑大有力。治以消痰泻火，清心平肝，佐以开窍息风之法。处方：生赭石（先煎）30g，半夏12g，胆南星10g，天竺黄10g，化橘红12g，茯苓18g，川黄连9g，郁金12g，生明矾3g，菖蒲12g，远志12g，全蝎9g，钩藤30g，香附10g，黄芩10g，带心连翘15g，生铁落（煎汤代水）50g。同时服礞石滚痰丸，每次6g，每日2次。如大便不泻，丸药可再酌增其量，以大便泻为好。药后大便得泻三四次，泻后即卧而入睡。此后汤剂渐转为疏肝解郁、化痰开窍之剂，而丸药仍每日服1次40丸，临卧时服，保持每日一二次稀便（便泻太过时，减为20丸，随证加减）。如此调治20余天而愈。

我用礞石滚痰丸结合应证汤药曾治愈多例癫、狂之证。对西医诊断的癫痫，如见痰热实证者，也可随汤药服此丸，常取理想疗效。但本丸不宜过久服用，一般服用1~3周即应停服。过一段时间如认为辨证治疗确实需要，可再服用。我经过多年应用，认为本丸疗效可靠，并不十分峻烈。

把本方的大黄、黄芩减为各180g，加橘红60g、半夏60g、甘草30g，用竹沥汁（加生姜汁三四匙）和为丸如梧桐子大，**名竹沥达痰丸**，治证同礞石滚痰丸，但药力比较和缓。

体会：礞石滚痰丸处方精炼峻利，开治老痰的一大法门，疗效可靠，为临床常用之品。凡久病顽痰、怪病难以名状者，只要不是虚证，皆可应用，往往收到满意的疗效，实为治疗老痰、顽痰不可或缺之药。

茯 苓 丸
（《全生指迷方》）

半夏60g　　　　　茯苓（乳汁拌）30g　　　　枳壳（麸炒）15g

风化硝（如一时找不到，也可用芒硝）7.5g

生姜汁为糊丸，如梧桐子大。每服30~50丸，姜汤送服。

本方主治因停痰阻滞经络，而两臂疼痛，或抖掉不能举物，两手疲软无力，背部凛凛恶寒，脉象沉细之证。

痰饮伏留于内，停滞于中脘，脾失健运，脾主四肢，脾气滞而不下，故上行攻于两臂，令人肩臂酸痛，手指握物无力，或攻胀不适，不可误以为风邪，实为伏饮停痰所致，胖人更应注意。此时治宜祛饮除痰，可用导痰汤加木香 5g、片姜黄 10g、生明矾 3g、郁金 10g，煎服，同时送服本丸。如痰涎重者，也可改服控涎丹（见下方）5~10 丸。攻逐停痰伏饮后，则可使两肩臂轻松，两手有力。

此方以半夏燥湿痰而和中焦，为主药；茯苓渗利水湿而助脾运，为辅药；枳壳宽胸行气通肠，为佐药；风化硝味咸软坚，去停痰坚积，为使药。更用生姜汁制半夏之毒而加强半夏除痰之力。诸药相合使痰行气通，肩臂之痛胀麻疲自除。

由于目前此丸在药店中不易购得，我在临床上遇到茯苓丸证常改用汤药，把本方的组方用药精神运用到汤药方中，也收到了良好效果。我常用的处方如下：半夏 9~12g，茯苓 9~15g，化橘红 12g，胆南星 6~9g，炒枳壳 10g，炒枳实 6~9g，香附 10g，广木香 6g，片姜黄 10g，桑枝 20g，郁金 10g，炒白芥子 5g，生明矾 2~3g，元明粉 6g（分 2 次冲服）。

组织此方，我把二陈汤、导痰汤、茯苓丸、白金丸、星香散、控涎丹几张治痰方的精神，集中于一方之中，所以常收理想疗效。但如痰证严重，须用攻泻痰浊者，仍应加服控涎丹。

控 涎 丹
（《三因极一病证方论》）

 要点

> 比较控涎丹、礞石滚痰丸；比较控涎丹、十枣汤；
> 比较控涎丹、葶苈大枣泻肺汤。

甘遂（去心）60g　　　　大戟（去皮）60g　　　　白芥子 60g

共为细末，糊丸如梧桐子大，每次服 5~7 丸，甚或 10 丸，痰盛体壮者，可适当加量，临卧前淡姜汤送服。

我在临床上用此方时，有的患者服 10 丸即大便稀泄，也有的服至 20 多丸也未出现泄痰之效，故关于用量，应根据具体情况而定，但需先从小量开始，慢慢增至见效剂量。药效也可能与选用的药品的质量有关，请多方面考虑应用之。还要注意服用本丸时，不可再服有甘草的药物，因甘草与大戟、甘遂相反。

本方主用于治疗素有痰涎伏留在胸膈上下之处，令人忽然胸背、手足、腰部、颈项等处的筋骨牵引疼痛，或隐痛不止，也可能游走不定，或手脚重着冷痛；或头痛眩晕；或神呆困倦多睡；或胸闷少食，痰多流涎；或脚肿重痛，不能步履；或某个肢体重着顽麻不遂，等等。此乃痰涎所致，不可误为他证。明代医家李时珍曾说："痰涎为物，随气升降，无处不到，入心则迷，成癫痫；入肺则塞窍，为喘咳背冷；入肝则膈痛干呕，寒热往来；入经络则麻痹疼痛；入筋骨则牵引钓痛；入皮肉则瘰疬痈肿。"本方由仲景十枣汤中去芫花、大枣，加入白芥子改为丸剂而成，为"治痰之本"的方剂。痰者，由水湿受气火煎灼阻滞而结成，故以大戟逐泄脏腑之水湿，甘遂攻破经隧之水湿，白芥子驱散皮里膜外之痰气，三药共成攻逐痰涎、水饮之峻剂，对痰涎伏留之实证，可建奇功。但大便素日溏泄及体虚之人，不宜使用本方。

如两脚患湿脚气，肿痛沉重，顽麻痪软，不可步履，可加槟榔 70~80g、木瓜 50~60g、松枝 60g、卷柏 60g。如惊痰为患，神呆易惊，失眠胆小，可加朱砂（水飞）30g、全蝎 60~70g。如气郁受惊，久久不解，渐结痃癖病块，可加炙山甲 60g、鳖甲 70~80g、元胡 60g、莪术 60g。热痰之证，可加芒硝 60~70g；寒痰之证，可加胡椒 30~40g、丁香 30g、干姜 30g、肉桂 20g。用量仍宜从小量渐渐增至见效剂量。

本方与礞石滚痰丸比较，本方偏用于治痰涎水湿为患，礞石滚痰丸则偏用于顽痰、老痰所致癫狂痫等病证。

十枣汤偏用于水饮，尤其是悬饮较常用，乃攻泻胸胁水饮之剂；本方偏用于痰涎，尤其是痰涎所致之肢体顽麻重痛，腰背、颈项牵引疼痛更为常用，乃破泄痰涎之剂。

葶苈大枣泻肺汤偏用于肺痈胸中痰水胶结，喘咳不得卧，甚则头面浮肿之病证，主治胸肺痰结之气逆作喘、作咳、作肿；本方则主用于痰涎留滞于脏腑经络之疼痛、牵引、重着、顽麻等证。

此方妙在加入白芥子。白芥子为除痰利气之药，其味辛性温，善行善通，利气豁痰，尤其善于祛除两胁及皮里膜外之痰。把仲景先师十枣汤攻逐水饮之剂，转变为破泄痰涎之剂，可见陈无择先生不但对仲景方有深入研究，而且对中药的特性有深刻的认识，尤其是能把《黄帝内经》精神与病机病证及仲景辨证论治原则化为一体，创出应用更为广泛的新方，实属难能可贵，非常值得学习。

我在临床上用此方时，多配合应证的汤药。例如治疗早期肝硬化腹水时，常用五子五皮活瘀利水汤送服本丸，每次 8~15 粒，每日 2 次。处方如下（自拟治肝硬化腹水经验方）：炒苏子 10g，葶苈子 10g，槟榔 10g，车前子（布包）15g，水红花子 10g，桑白皮 12g，冬瓜皮 40g，大腹皮 15g，茯苓皮 30~40g，陈皮 10g，桃仁 10g，红花 10g，木香 10g，抽葫芦 30~40g，泽泻 20~30g，莪术 6g，猪苓 20~30g，白术 6g，生姜 3 片。水煎服。

保 和 丸
（《丹溪心法》）

要点

> 保和丸、大安丸、加味保和丸、（《古今医鉴》）保和丸、越鞠保和丸（2 方）、保和汤。
>
> 比较保和丸、枳术丸；比较保和丸、大山楂丸。

山楂 90g	神曲 30g	半夏 45g	茯苓 45g
陈皮 15g	连翘 15g	莱菔子 15g	

为细末，炊饼为丸，如梧桐子大。每服 70~80 丸，食远白汤送下。

本方为消导剂之代表方。主治伤食积滞，胃胀胃痛，脘腹痞闷，嗳腐吞酸，厌食呕恶，腹痛泄泻，以及停食寒热如疟，舌苔白腻或黄，脉滑有力等症。

清·吴仪洛说："伤于饮食，脾主运化，滞于肠胃，故有泄利、食疟等证。伤而未甚，不欲攻以厉剂，惟以和平之品，消而化之，故曰保和。"可见本方纯为消导而设。方中山楂酸温，善消腥膻油腻肉积；神曲辛温，善消酒食陈腐之积；莱菔子辛甘，消痰下气，善消面食痰浊之积。伤食脾不健运而中湿不化，故以茯苓化湿健脾。久郁则生热，故以连翘散结而清热。半夏、陈皮和胃健脾、调中理气，和茯苓为二陈汤之意。诸药合用，能消食导滞，调胃和中。正如李东垣所说："伤食者，有形之物也。轻则消化，或损其谷，重则方可吐下。"

此方妙在加入连翘一味。该药微苦性凉，具有升浮宣散、清热散结之力，在大队消食导滞、和中降气之品中加入连翘，不但能清郁热、散滞结，而且用其升浮宣透之力，以防消降太过，使全方有升有降，有消有散，有温有凉，有化有导，呈现出一派活泼生机。再者本品善理肝气，既能疏散肝气之郁，又能苦平肝气之盛。在脾胃积滞、中运不健之机，加入平肝疏郁之品，更能防肝来乘。可见本药在本方中具有画龙点睛作用，使我们更能体会到前贤对中药深入领悟和善于妙用的精神。

本丸除药店中有售成品外，临床上也常把它改为汤剂使用。我常用的处方如下：焦山楂 9~12g，炒神曲 6~9g，制半夏 10g，茯苓 10g，陈皮 5g，连翘 6~9g，炒莱菔子 5~9g。积滞重者，还可加枳实 6~9g、炒麦芽 9g、厚朴 9g。腹部膜胀者，可加广木香 6~9g、苏梗 9~12g。气郁者，加香附 9g、青皮 5g。脘痞者，可加枳实 9g、莪术 6g。便秘者加生大黄 3~6g、枳实 6~9g、三棱 6g。兼有胃脘痛者，可加元胡 9g、金铃子 9g、炒五灵脂 6~9g。

以本方随证加减可用于治疗西医诊断的急性胃炎、慢性胆囊炎、慢性胃炎、萎缩性胃炎、胃黏膜脱垂、溃疡病、胆汁反流性胃炎等出现脾胃食滞，消化不良，食积不消，泄利不爽诸证者。

本方为消食导滞的代表方剂，历代医家以此方为基础又变化出许多具有不同消导作用的方剂。例如：

本方中加白术，名**大安丸**，主治食积兼有脾虚者，为消补兼施之方。

本方中加厚朴、枳实、炒麦芽、炒槟榔、香附，名**加味保和丸**，主治食积脘闷、胃胀迟消等症。

本方加白术、厚朴、香附、枳实、炒黄芩、姜黄连、炒麦芽，为细末，姜汁糊丸，梧桐子大，每服 50~80 丸，亦名**保和丸**（《古今医鉴》），主治食积内停，脘腹胀满，呕逆上气，舌苔黄，食欲不振等症，功能消食和胃、利气消胀、兼能清热。

本方加香附、苍术、抚芎、栀子、枳实、白术、黄连、木香、当归，名**越鞠保和丸**，功能解郁扶脾、消食开胃、清热化湿，主治气郁食积，脘腹胀满，湿浊不化，呕逆吞酸，口甜涎多，少食体倦，腹泻腹痛，舌苔黄腻等症。另有一方无枳实、白术、黄连、木香、当归，亦名**越鞠保和丸**，实为越鞠丸与保和丸合方，亦为开郁化湿、消食导滞的常用方，主治气郁、湿郁、火郁、血郁、痰郁、食郁（六郁）兼有食滞不化、郁久积结诸症。去半夏、神曲、茯苓，加麦芽、香附、厚朴、甘草，名**保和汤**，主治伤食积滞、心痛脘胀、食思不振、腹胀、腹痛等症。

本方与枳术丸（枳实 30g，白术 60g）比较，本方重在消食导滞，通过消导食滞而兼起和胃健脾之作用，无直接健脾之药；枳术丸则重在健脾，补重于消，补而不滞，消不伤正。

本方与大山楂丸（山楂 960g，麦芽 144g，神曲 144g，白糖 624g，蜜丸）比较，本方消导之中兼能和中化湿（含二陈汤）；大山楂丸重用山楂，以消除一切积滞，兼有活血行瘀之作用，既能消食积，又能防气滞导致血瘀之患。功能消食化滞，调和脾胃。主治食积停滞而伤脾胃，伤于肉食积滞者，其效更显著。

平 胃 散
《太平惠民和剂局方》

要点

> 平胃散、藿香平胃散（不换金正气散、金不换正气散）、和解散、加味平胃散、香连平胃散、香砂平胃散、和胃饮、对金饮子、胃苓汤。

苍术（米泔浸）2500g   厚朴（姜汁炒）1560g

陈皮（去白）1560g   炙甘草900g

共为细末，每服6g，水一盏、生姜2片、干枣2枚，同煎至七分，去姜、枣，带热服。

现代多把此方改为汤剂煎服。我常用的处方用量如下：苍术9~12g，姜厚朴6~9g，陈皮6~9g，炙甘草3~5g，生姜2片，大枣2枚。水煎服。有时去姜、枣。

本方主用于湿滞脾胃证。脾胃属土，土不平，湿邪则可停滞，故用温燥化湿之药，平治中土之不平，故名平胃。

由于胃湿太过，肝木乘不胜而侮中土，致脾不能健运，胃失和降，湿浊痰食留滞中焦，故其症状可见脘腹满闷，宿食不消，不思饮食，口淡乏味，呕逆恶心，大便溏泄，身体倦怠嗜卧。舌苔白厚而黏腻，脉多濡滑或缓。亦可用于初到气候潮湿之域，感受山岚瘴雾，水土不服，而出现上述症状者。

本方为治疗脾胃不和、中焦湿阻证的代表方剂。方中重用苍术辛烈温燥，以燥湿强脾为主药；厚朴苦温辛燥，散满消胀为辅药。二药相合既能强脾又兼疏肝，不但燥湿和胃，而且理气消胀。由于中湿太过，可致胃气阻滞，故又以陈皮行气开胃而化湿痰，以助健脾而为佐药；甘草既益中焦又和百药，而为使药；姜、枣亦有助和中之力，以为引。从本方的药味组成来看，从辛、从燥、从苦，能散、能消、能化，对中焦有湿而受阻滞者，确有良效。但要注意本方重点是适用于实证，乃祛邪（湿）之剂，不可作为健脾补虚之品常服，如欲常服必须随证加减。

兼有食滞者加焦神曲、焦麦芽、焦山楂（我国北方医药家称此三药为焦三仙），或再加枳实；湿盛兼有肢体酸困重浊浮肿者，加五苓散、桑白皮；痰浊盛兼呕恶者，加半夏；脘痞闷者，加枳壳、木香、砂壳；大便干秘者，加生大黄、元明粉；小便不利或赤涩者，加茯苓、泽泻；脾虚中焦气化不利，而肢体懒倦，饮食迟消，食纳不香者，可加党参、黄芪，缓服取效。

由于本方是治疗中焦湿阻的代表方剂，所以历代医家又以本方为基础，变化出不少临床常用的有名方剂。例如：

本方加藿香9g、半夏9g，名**藿香平胃散**，又名**不换金正气散**或**金不换正气散**，功能化湿解表、和中止呕，主治脾虚胃寒，兼受外感，而见腹痛呕吐、脘腹痞胀、寒热腹泻、舌苔白腻等症。

本方加藁本6g、桔梗6g（一方有枳壳9g），**名和解散**，功能散湿和中，主治外感寒湿之头痛呕泄、咳嗽胸闷、脘腹胀满、舌苔白厚腻等症。

本方加炒神曲、炒麦芽各9g，**名加味平胃散**，功能消食化滞，主治宿食不消，吞酸嗳腐，食欲不振，脘痞苔腻。

本方加川黄连5~9g、木香6g，**名香连平胃散**，功能燥湿清热，主治中焦湿热积滞之证。

本方去厚朴，加枳实6g、木香5g、藿香6g、香附9g、砂仁5g，**名香砂平胃散**，功能燥湿和胃、行气导滞，主治饮食伤胃、食滞湿阻之证。

本方去苍术，加干姜6g，**名和胃饮**，功能温中化湿，主治中焦寒湿，脘胀呕泄之证。

用平胃散30g，加桑白皮30g，水煎去渣服，**名对金饮子**（《成方切用》），功能燥湿行水，主治脾胃受湿之腹胀身重、不思饮食、四肢酸重、皮肤肿胀等症。

平胃散与五苓散和方，**名胃苓汤**，功能健脾利湿，主治停饮停食、脘胀吐泄、小便不利、身体浮肿等症，可用于急性胃肠炎出现水泻腹胀、小便短少者；或慢性肾炎出现脾虚湿盛之水肿尿少之证者；对西医学不能明确原因的下肢浮肿、小便不利、身体懒倦者，用此方随证加减，也可取效。

我曾治一患者，江某某，男，68岁。腹部发胀，脘部发闷，饮食少进，日夜胀满不消，非常难受，经几家大医院应用多种方法检查，均示一切正常。投以肠胃排气药。服药后排气很多，但腹胀不解，仍很难受。也曾多次服中药治疗，未见效果。病已3个多月，特从外省赶来治疗。我观其舌苔厚腻而滑，口干不欲饮水，肢体倦怠，记忆力差，头蒙不清，小便少，六脉皆濡。诊为中焦停湿所致之胀满。用平胃散和五苓散合方随证加减，处方如下：苍术10g，厚朴9g，陈皮9g，茯苓25g，猪苓20g，泽泻25g，桂枝6g，藿香9g，苏梗12g，炒槟榔9g，乌药 12g，檀香（后下）9g，泽兰 15g，广木香 9g。水煎服，3 剂。

服第 1 次药后，小便略增多，晚上服第 2 次药，小便明显增多，约 1 小时左右排尿 1 次，尿多而清，一夜尿多次，腹部之胀满霍然消失。3 剂药服完后，腹胀全消，盛赞中药效力之神速。二诊时，舌苔化薄，濡脉已消失，而现细而略弦之脉。知有脾土不健，木来乘侮之势，又在原方中加香附 9g、白芍 6g，以舒气、柔肝、扶脾而收功。

从此例中，我们可以体会到，本方确能消导中湿而和胃健脾。正如清·汪昂所说："消者，散其积也。"本例据其舌苔厚腻、饮食少进而用平胃散散其积、行其气而导其滞，据其口干、不欲多饮、小便不利，又用五苓散利其湿，故而取得除满消胀之效。从方中所用之药物来看，都是临床常用之品，并无奇特之药，而疗效确如此之神速，使我们更体会到"治病必求于本"的重要性和正确性。

<h1 style="text-align:center">痞 气 丸</h1>
（《东垣试效方》）

川黄连 24g	厚朴 15g	吴茱萸 9g	土炒白术 6g
黄芩 6g	茵陈（酒炒）4.5g	炮姜 4.5g	砂仁 4.5g
人参 3g	茯苓 3g	泽泻 3g	制川乌 1.5g
川椒（炒）1.5g	肉桂 1.2g	巴豆霜 1.2g	

共为细末，炼蜜为丸，每丸重 1.5g。每服 1~2 丸，1 日 1~2 次，以大便溏软为度。

《难经·五十六难》中说："脾之积，名曰痞气。在胃脘，覆大如盘（大如覆盘）。久不愈，令人四肢不收，发黄疸，饮食不为肌肤。"本方乃李东垣先生为治脾之积"痞气"所制的丸药方，主治心下痞满、堵闷，饮食迟消，食思缺少，上腹部有积块，生在胃脘部者。如积块不是生在上腹中部而在左右胁下者，不是本方所主治之证，此是必须注意分辨之处。

本方以黄连泻热燥湿，专治心下痞（《伤寒论》各个泻心汤都用黄连），为主药。厚朴、砂仁疏肝行气，调中除满；人参、白术补脾扶正以祛邪气；川椒、吴茱萸温脾祛寒；姜、桂、川乌补命门之火以生脾土，共为辅药。茵陈、茯苓利水除湿以实脾；黄芩泄热以存阴，共为佐药。巴豆霜能消有形积滞，斩将夺关，其性下行，乃消积先驱，为使药。

本方的特点是以血分药治痞满（黄连、黄芩、枳实、川乌、肉桂、川椒、吴茱萸、巴豆霜皆血分药），并指出"若全用气药则痞益甚，而复下之，气愈下降，必变为中满鼓胀"。故而主张以黄连、黄芩、枳实之苦以泄之，厚朴、半夏、生姜之辛以散之，人参、白术之甘苦温以补之，茯苓、泽泻之淡以渗之，上下分消而除痞满。若认为脘间痞堵有块而专用破气攻下之品，只顾一时痛快，却误犯东垣先生治痞之戒。东垣曾说："痞满皆血证也，下多亡阴（指攻下过多可使脾胃水谷之阴亡失）。"认为心主血，心虚而邪陷于血分，致心下痞满，故以血分药理脾胃而消痞满积滞。这也是李东垣先生诊治脾之积所具有的独到见解。

我曾用本方随证加减，治愈肝硬化患者的肝大症，今介绍一典型病例如下。

史某某，男，30岁，工人。1958年曾患肝炎，1961年在北京某医院发现肝大，经反复检查，诊断为肝硬化，经中西药治疗无效，且症状愈来愈加重。遂于1962年4月5日来我院就诊。主要症状为胃脘发胀，两胁胀痛，左侧较重，腹鸣大便溏，1日2次，两眼眶疼痛，经常鼻衄，全身倦怠乏力，脊柱上半段疼痛，下午五心烦热，夜难入睡且多梦，面色晦暗，舌质边尖绛红、苔白，右脉弦滑、左脉弦。尤为突出的是胃脘处有一大痞块如覆盘（肝大），横径（左肋弓下缘和左胸骨旁线交点处与右肋弓下缘和右乳中线交点处）12.5cm，直径（剑突下正中线处）8cm，质较硬，表面光滑，压痛（±）。脾未触及。腹水征阴性。化验结果：血清总蛋白72.0g/L，白蛋白38.5g/L，球蛋白33.5g/L，麝香草酚浊度试验20U，麝香草酚絮状试验（+++），谷丙转氨酶290U。中医辨证为脾之积——"痞气"。当时认为积块（肝大）为渐积而成，不能朝夕可去，须渐渐消磨，若攻之太急，反伤正气，正伤则积愈痼。故先用调肝和中之法，佐以软坚消积、疏达气血之品。服用汤药，同时配用"烂积丸"（其组成为黑丑、山楂、陈皮、枳实、青皮、大黄、莪术、三棱、槟榔、红曲，醋水泛制为小丸），每日2次，每次3g，随汤药服。治疗一个半月，症状有所减轻，但未全消，痞块（肝大）略见缩小（横11cm，竖6cm），肝功能也有好转。根据前人治积经验，认为汤剂能荡邪，适用于快速解决问题的情况，对于消除积块，则不甚相宜。丸药徐徐而化，药力缓缓而行，可使积块日渐消除。考虑到本患者，自觉症状已减，但肝仍很大，宜改用丸药为主，以消除积块。再者，从烂积丸的药味来分析，药力过于克消，不适于久服、单服。因而根据李东垣"痞气丸"方随证加减，配制丸剂常服。处方如下：黄连15g，厚朴9g，吴茱萸4.5g，白术6g，黄芩6g，茵陈9g，茜草根3g，炮姜4.5g，砂仁3g，人参3g，茯苓4.5g，泽泻3g，制川乌2.5g，川椒2.4g，莪术6g，三棱6g，皂角刺3g，海藻6g，大腹皮6g，昆布6g，生牡蛎9g，焦神曲9g，枳实 7.5g，巴豆霜（研入）1g。共为细末，炼蜜为丸，每丸重 3g，每日 2 次，每次 1~2 丸，以大便通畅、溏软为度。服用本丸后，诸症均减轻，肝大不但缩小，而且变软。仍守本方稍事加减（例如：有时加桂枝、鳖甲、山楂核、香附、红花，去大腹皮、昆布、海藻；有时加乌贼骨、炙山甲、川木通等）。共配制丸药 8 次，服用 15 个月，自觉症状全消，面色光泽红润，身体健壮，痞块明显缩小，横径 7.2cm，竖径 3.1cm，肝功能检查也逐步趋于正常，血清蛋白正常，麝香草酚浊度试验 5U，麝香草酚絮状试验（＋），谷丙转氨酶 124U/L。此时又根据《黄帝内经》"大积大聚，衰其大半乃止"，施以调理中焦、健运脾胃则痞块不攻自能逐步消除的训嘱，嘱患者停服自制的丸药，改服香砂养胃丸（白术、茯苓、香附、砂仁、苍术、厚朴、陈皮、甘草、木香、山楂、神曲、麦芽、藿香、莱菔子、枳壳、半夏、党参。共为细末，水泛为小丸），每日 2 次，每次 5~6g，温开水送服。

1968 年秋随访：早已停药，参加全日正常工作已数年，一般的体力劳动均能胜任。查体：肝仅能触及，质地柔软。身体很健壮。1971 年 10 月再访：数年来一直参加正常工作。查体：肝已不大，无所苦。1975 年 5 月又访：身体健壮，工作正常。

我用"痞气丸"方随证加减治疗肝大（以左叶大明显者）在心下中脘部者多例，均取得了理想的疗效。对肝有良性肿物，出现"痞气"证者，随证加减，也有良好效果。谨提出供大家参考试用。

大承气汤
（《伤寒论》）

大黄（酒洗）四两　厚朴（炙去皮）半斤　枳实（炙）五枚　芒硝三合

上四味，以水一斗，先煮二物（厚朴、枳实），取五升，去滓，纳大黄，煮取二升，去滓，纳芒硝，更上微火一二沸，分温再服，得下，余勿服。注意本方用量为汉制，今人用量，请看后文。

本方为峻攻泻下的代表方剂。主治伤寒邪入阳明，从阳化热，热邪积滞，互结肠胃，出现发热不退，潮热谵语，循衣摸床，手足濈然汗出，矢气频转，大便秘结不通，脘腹痞满硬痛拒按，舌苔焦黄起刺或焦黑燥裂，脉沉滑或沉迟有力，即阳明腑实证痞、满、燥、实、坚全见者。用此方急下泻热，以存津液，常取立竿见影般的良好效果，为临床常用之方，疗效可靠。

本方也可用于治疗高热谵语，口干烦躁，甚至发狂，下利稀水，极臭难闻，脐腹疼痛，按之坚硬有块，舌质红、舌苔黄、中部厚而少津、或焦黑起刺，脉沉实有力。此为热结旁流证，虽有大便，但仅拉些稀水，秽臭难闻。苔黄燥、脉沉实是辨证要点。

对于高热神昏、手足挥动、烦躁饮冷、大便秘结不通、舌苔黄燥、脉沉伏有力者，中医称热厥，亦可用此汤急下之。

还有痉病之属于刚痉证者，其证咬牙龂齿，手足痉挛，角弓反张，卧不着席，胸腹胀满，大便秘结，热而无汗，亦可用此汤急下之。

杂病中，出现热结肠胃之阳明腑实证者，用此汤治疗也可取得神速的疗效，不必一定拘泥于伤寒病。临床上见到阳明腑实证，具备前述证候特点者，即可用之，效果极佳，真有"用当通神"之妙。

临床上除用于治疗高热疾患出现阳明腑实证者外，也常用于急性肠梗阻、急性阑尾炎、急性胆囊炎、急性胰腺炎出现阳明腑实证者，均有佳效。

本方所主治者，为热邪内盛结于阳明之腑的里实热证。根据《黄帝内经》热淫于内治以咸寒、气坚者以咸软之、热盛者以寒消之等治则精神，方中以大黄之苦寒，泻热通腑，涤荡肠胃积滞结热，为主药；又用芒硝之咸寒，润燥软坚，为辅药；更以厚朴行气除满、降浊运脾，枳实苦降破气、消积除痞，共为佐使，协助硝、黄推荡肠胃积滞，通下阳明腑气。诸药合和，使大便畅而腑气通，泻热邪而保津液，使后天之本得以畅运，而水谷精华得以化生。所以后世医家称此方为"急下存阴"之特效方。

本方所记各药的用量是汉制用量，因为现代的度量衡与古代不同，故此将我在临床上使用本方时各药的用量介绍如下，以供参考。酒大黄 9~12g，厚朴 10g，枳实 10g，芒硝 10~18g（分 2 次冲服）。煎服法与前记者相同。对老年人或体弱者，可将芒硝改为元明粉，用量也可稍减。

大黄有时也用生大黄。据近代研究，大黄经过酒洗或酒浸后，其有效成分容易被煎出，可增强泻下作用。古人用酒洗大黄，是为了取酒能上行，使大黄能同时将上焦的热邪一齐泻出，不用酒制则恐怕上焦留邪，变生喉痹、耳鸣目赤、颈肿、膈上热诸疾，酒洗后则无此弊。

我曾很多次使用本方治疗急重病证，均收到了立竿见影般的效果。今介绍两个验案，供参考。

例 1：张某某，男，38 岁，1961 年 4 月 21 日初诊。

患者 4 月 16 日下午，吃过蒸野菜后，即感到上腹部有些不适，至夜 12 时，上腹部胀满疼痛，并泻稀便 3 次，均为消化不好的食物，无脓血及后坠感，恶心欲呕，但吐不出，于次日晨5时到医院急诊，经验血、查大便等检查，诊断为急性肠炎而收住院治疗。

入院后经用西药及输液等治疗，腹痛腹泻很快即止住。但自4月18日起，体温由37.5℃、37.8℃很快即升到39.3℃，高热不退。虽经过用抗生素、乙醇拭浴、冰袋、浣肠以及注射复方奎宁、内服撒烈痛和阿司匹林等多种治疗，高热仍不退。且于20日夜间开始神昏谵语、循衣摸床，不能安睡。

查白细胞9×10⁹/L，白细胞分类中中性粒细胞占0.85，血沉26mm/h，肥达氏、外裴氏试验均为（−）。诊断为：①沙门菌属感染；②高热待诊。于21日下午请我会诊。

现症：头痛，头胀，烦躁不安，高热口渴，喜冷饮，胸脘痞满，欲呕不出，饮食不进，大便4日未行，小便黄赤，下午4时以后神志不清，夜间谵语，小认亲疏，甚则循衣摸床，已两夜未眠，气粗声高，口有热臭味，面红目赤，舌苔黄厚少津、中部褐黄略黑，头部汗出。脘腹痞满拒按，腹部发胀，脉象洪滑而数。

据此脉症，知为阳明实热之证。但再进一步分析，患者目前尚有头痛、头胀、恶心欲呕、胸闷、脉洪等象，知太阳经证尚未全罢，热邪尚未完全结实于阳明之腑，目前尚属于太阳、阳明合病，故先用金银花、连翘、桑叶、菊花、荆芥、薄荷、生石膏、知母、黄芩、焦四仙等水煎1剂，以辛凉清解太阳经及阳明经尚未全罢的余邪，俟表热、经热全清，只剩阳明腑实之证，再投予大承气汤急下存阴（因目前尚有头痛、呕恶、胸闷等忌下之症）。

二诊：服辛凉清解之剂后，全身有汗，头痛、胸闷、恶心之症均消除，体温虽略有下降，但下午又上升，仍有腹部痞满拒按、夜间谵语等症，手足濈然汗出，大便5日未行，舌苔黄厚腻，脉滑数、重按有力。据此脉症，诊为阳明腑实证，投大承气汤急下之。处方：生大黄24g，川厚朴15g，枳实21g，芒硝（后下）21g，焦三仙各12g，川连9g，槟榔12g，清半夏15g，陈皮12g。1剂。煎取药汁400ml，分为2次服。嘱咐病家：服第1次药后，过4个小时以上，如泻下稀大便，则停服第2次药，如不见泻下即赶紧继服第2次药。

服第1次药后4小时排大便1次但量不多。通过电话联系，又嘱其服第2次药量的1/2。

三诊：药后大便又泻3次，体温已降到正常，夜能安睡，神识清爽，能进饮食，口中渐和，舌苔渐化，脉已不数、右手脉略滑、左手脉近平。稍事调理中焦而痊愈。

例2：杨某，男，38岁，1961年12月14日初诊。主诉腹痛2天。前天晚上从外地回京，腹中饥饿，即急食米面蒸糕约半小盆，食后即睡，未盖被而受了凉。次晨即觉上腹部及脐左处疼痛，胃脘痞塞胀满，不思饮食，小便短赤，大便3日未行，今日疼痛难忍，急来就诊。观其舌苔白，脉象弦滑有力。上腹及脐左处疼痛拒按。白细胞计数 $11.7 \times 10^9/L$，白细胞分类中中性粒细胞占0.86。据此脉症诊为食滞腹痛。治以消导攻下之法，以大承气汤随证加减。

处方：酒大黄12g，枳实12g，厚朴9g，芒硝（后下）6g，焦槟榔9g，焦三仙各9g。

水煎服1剂。立即针合谷、内关、商阳、天枢四穴，不留针，以迅速止痛。

药后排出稀臭大便2次，胃脘及脐部之疼痛完全消失，病即痊愈。以后追访，腹痛未作，早已上班工作。

我用大承气汤随证加减治疗阳明腑实证及胃肠邪实证数十例，均取得了立竿见影之效。多数患者一泻即安，故请读者放心使用。但必须确认为阳明腑实证——痞、满、燥、实、坚俱备，才可使用。要记住辨证准确才能速效。

小承气汤
（《伤寒论》）

 要点

> 小承气汤、厚朴三物汤、三化汤、调胃承气汤、桃核承气汤。

大黄（酒洗）12g　　　　厚朴6g　　　　　枳实（约9g）3枚

以上3味，以水500ml，煮取300ml，去滓，分2次温服。服第1次药后，当泻下大便。如服药后，未见泻下者，可将第2次药服下。如得到泻下者，则不可再服第2次药。

本方也是常用的有泻下作用之方剂，主治阳明腑实证，或杂病出现胸腹胀满属实证者。热邪结滞于阳明之腑，出现阳明腑实证者，皆可用攻下法治疗。但大热结实而大满、大实、痞硬、大便燥坚者，须用大承气汤急下之。若热邪微结阳明，尚未大实、大满、大燥，而见大便难、潮热、腹中痛、脉沉滑者，宜小承气汤下而和之。或阳明病出现谵语、潮热、大便六七日未行，而痞、满、燥、实、坚证又未全备，可先与小承气汤服1次，如转矢气（放很臭的屁）者，知腹中已有燥屎，可用大承气汤攻之。如服小承气汤 1 次后，不转矢气，则不可用攻泻之法，大、小承气汤皆不可用。杂病中如出现胸满脘胀，胃实而大便不畅，或胸闷而喘，舌苔厚，脉滑实有力者，可用本汤治之。

由于本方所主尚非大热结实于阳明肠胃之腑，不需用大承气汤急下存阴之法，故于大承气汤中去芒硝，又因热邪结滞尚不甚坚实，故减少厚朴、枳实的用量。以大黄为君而荡除邪热，以枳实为臣而消痞破结，以厚朴为佐使而调中气除胀满。一般说，邪在上焦则满闷，邪在中焦则痞胀，胃中邪实则潮热谵语。方中以厚朴、枳实去上焦、中焦满闷、痞胀，以大黄荡胃中之实热。因尚无大便燥硬坚实之症，故去芒硝，乃免伤下焦之意也。故杂病中见上、中二焦不通而满闷、痞胀或热喘者，均可用之。

我曾治一患者，因病前两天吃煮糖萝卜过多，食后又受寒而致胃痛剧烈难忍，西医诊断为急性胃炎。虽经服阿托品片和注射阿托品针 2 支，均未能止痛，上腹部痞满闷胀，不思饮食，大便 3 日未行，舌苔白满、中后部微黄，怀中抱着热砖熨腹，脉象弦滑。诊为寒实停滞所致的胃脘痛。治以温中导滞之法，以小承气汤加味治之，处方如下：酒大黄 9g，枳实 9g，高良姜 9g，干姜 6g，吴茱萸 9g，木香 5g，焦槟榔 12g，焦神曲 12g，三棱 9g，元胡 12g。急煎 1 剂，分 2 次服。

药后胃脘痛即止住，不再疼痛，但大便未行，故又于上方加当归 9g、桃仁泥 9g、鸡内金 9g、附片 6g。药后大便通畅，阳明腑气通畅，寒凝、食滞被推荡泻下，故病亦痊愈。

仲景先师在本方中加重厚朴的用量，名**厚朴三物汤**，用以治疗支饮胸满、腹胀等症。

后世医家在本方中加羌活 5~10g，名**三化汤**，主治中风病痰热结滞、二便不通、肠胃内实之证。注意：中风虚证不可用之。

仲景在《伤寒论》中将此汤中大黄稍减量为 6~9g，去枳、朴，再加炙甘草 6g、芒硝 3~6g，名**调胃承气汤**，主用于伤寒汗、吐、下后，病不解，心中烦躁，不得安卧，不恶寒，反恶热，口渴，便秘，腹满胀痛拒按，甚或烦躁谵语等症。方中以甘草甘缓以缓大黄、芒硝之急下，缓留中焦以撤泄阳明胃热，名"调胃"，并不是用甘草护胃，胃中结热泄尽，阴气也得上承，故也叫"承气"。

调胃承气汤加桃仁、桂枝，名**桃核承气汤**，主用于伤寒太阳病不解，热结膀胱，其人如狂，瘀血蓄结于下焦之证，是祛瘀活血的代表方剂之一。近人也用此方治疗妇女盆腔炎、附件炎等属于瘀血证者。

增液承气汤

(《温病条辨》)

要点

增液承气汤、宣白承气汤、导赤承气汤、护胃承气汤。

比较增液承气汤、大承气汤。

玄参 30g　　　　　麦冬（带心）24g　　　　　生地黄 24g

大黄 9g　　　　　芒硝 4.5g

用水 8 杯，煮取 3 杯，先服 1 杯，不知，再服。

本方用增液汤（玄参、麦冬、生地黄）滋阴增液、壮水清热、益肺润肠、增水行舟，用滋阴清热、壮水扶正之品，而达润肠通便泄热之功。因阳明温病热结伤阴，肠道乏津，犹如水乏舟停，而大便秘结不下，故又加硝、黄为臣使，推陈致新，泻热通便。硝、黄配增液，下之而不伤其阴；增液配硝、黄，润之而无恋邪之弊。

本方所主治之证，为阳明温病，热结阴亏，燥屎结滞不行，下之不通，口渴，咽燥，舌质红绛、苔黄少津、甚或糙干裂纹，脉象细数者。近人也常用于高热性疾病后期，津液耗伤而大便结滞不下者。也可用于其他疾病伤阴而便秘者，如阴虚体弱，阴津不足，产后便秘，大失血后便秘等证。

本方与大承气汤皆能治便秘，但大承气汤为"急下以存阴"之剂，增液承气汤为"增水行舟"之剂。前者是阴尚未伤，下之而防伤阴，后者是阴津已伤，增液滋阴而下之。虽然都是下法，却各有奥妙不同。

《温病条辨》中对承气汤有很大发展，除上述增液承气汤外，尚有**宣白承气汤**（生石膏 15g，生大黄 9g，杏仁粉 6g，瓜蒌皮 5g。水 5 杯，煮取 2 杯，先服 1 杯，不知再服），用于治疗阳明温病，下之不通，喘促不宁，痰涎壅滞，右寸实大，肺气不降者；**导赤承气汤**（赤芍 9g，生地黄 15g，生大黄 9g，黄连 6g，黄柏 6g，芒硝 3g。煎服法同宣白承气汤），用于治疗阳明温病，下之不通，左尺脉坚牢，小便赤痛，时烦渴甚者；**护胃承气汤**（生大黄 9g，玄参 9g，生地黄 9g，牡丹皮 6g，知母 6g，麦冬 9g。煎服法同上），用于治疗阳明温病，下后数日，热不退，或退不尽，口燥咽干，舌苔干黑或金黄色，脉沉而有力者。

另外，还有陷胸承气汤、紫草承气汤、犀连承气汤等等，均为后世医家在仲景承气汤精神指导下，据证加减变化而成，各有其主证，使承气汤法的治疗范围更为广泛。

三一承气汤
(《伤寒直格》)

大黄 15g　　　　芒硝 15g　　　　厚朴 15g　　　　枳实 15g
甘草 30g

研为粗末，用水一盏半、生姜 3 片煎至七分，分 2 次温服。

本方的"名义"有 2 种说法：第 1 种说法，认为本方把大、小、调胃 3 个承气汤合成为一个方，故名"三一"；第 2 种说法，认为河间先生于大承气汤中，加入了等于全方 1/3 药量的甘草，故名"三一"承气汤。但据河间在《伤寒直格》中说："然此一方，是三承气等汤也"的说法，以第一说为是。

关于本方的主治，刘河间先生在《伤寒直格》中说："通治大、小、调胃三承气汤证。"又说："须急下之者，宜大承气也。……或须微下及微和胃气者，小承气汤、调胃承气，为先后之次。由是观之，而缓下、急下，善开发而难郁结，可通用者，大承气汤最为妙也。故今加甘草，名曰三一承气汤，通治三承气汤证，于效甚速，而无加害也。然以其甘草，味能缓其急结，温中润燥，而又善以和合诸药，而能成功，故《本草》云国老子也，是以大承气汤得其甘草，则尤妙也。"

以上是河间先生对伤寒下法的论述，可以看出他对承气汤的使用又提出了新的使用方法，这也是他对下法使用的补充与发展。刘河间先生不论对伤寒、杂病，均常运用此方，主治范围很广。今将刘河间《伤寒直格》三一承气汤下的"主治"录下，以供临床参考："无问伤寒、杂病、内外一切所伤，日数远近，但以腹满、咽干、烦渴、谵妄、心下按之硬痛，……或热甚而喘咳闷乱、惊悸、癫狂、目疾、口疮、舌肿、喉痹、痈肿、疮疡，或伤寒、阳明胃热发斑、脉沉，须可下者；及小儿惊风、热极潮搐、涎喘、昏塞，并斑疹、痘疮、热极黑陷、小便不通、腹满喘急、将欲死者；或斑疹后热毒不退，久不作痂者；或作斑痛、疮癣，久不已者；或怫热内成痃癖坚积，腹满而喘，黄瘦潮热，惊风热积；及大人小儿久新疟疾，暴卒心痛，风痰酒膈，肠垢积滞，久壅风热，暴伤酒食，烦心闷乱，脉数沉实；或肾水阴虚，阳热暴甚，而僵仆卒中；或一切暴暗不语，失音；或蓄热内甚，阳厥极深，脉反沉细而欲绝者；或表之冲和，正气与邪气并之于里，则里热亢甚，而阳极似阴，反为寒战，脉微欲绝者；或风热燥甚，客于下焦，而大小便涩滞或不通者；……或产妇胎死不下者……；及两感表里热甚，欲可下者。"

从以上主治来看，河间先生把仲景先师承气汤主治的 20 多个症状，发展到 30 多个症状，实为师古而不泥古的大好例子，虽然发展了其主治范围，但又强调不可乱用，故明确指出"须可下者"方可应用，可见其立意之细致。

本方在大承气汤中重用甘草，使急剂缓投，变峻剂为平剂，扩大了使用范围。

我治疗老年人以及病后体虚须用下法者，常用此方，确实平缓而效确。治小儿实热病须用下法时，也常以此方加减投之，因为本方有甘草，味不甚苦，且用量不大而效宏，小儿容易服用。我在临床上，一般方剂中使用甘草较少，惟在使用三一承气汤法时，特重用甘草，实受河间先生之益也。

第7讲 涌吐、涩固、杀虫的方剂

汗、吐、下，是古人常用的治病方法。邪在表者，宜用汗法；邪在上焦者，宜用吐法；邪在中、下二焦者，宜用下法。但汗、下二法世人常用之，惟吐法，今人已较少使用。《素问·阴阳应象大论》中说："其高者，因而越之"，金元时代张子和又有"以吐发汗"的方法。本章介绍两张有涌吐作用的药方，以存其法。

涩固之剂是用具有收敛、固涩作用的药品，或合扶正药以救脱泄的方法。北齐徐之才曰："涩可固脱。"例如：久嗽气泄于上者，宜固其肺，同时更宜固其肾，兼固其气；汗泄不止者，宜固其皮毛。总之，脱泄在上、在表者，除用酸收固涩之品外，还宜固气；脱泄在下、在里者，除用酸涩、质重、收固、升提之品外，还宜固精；凡因寒而脱泄者，当兼用温补之品，有火而滑利脱泄者，当佐以凉药清火，要随证而变通之。固涩剂常在"急则治其标"时使用，并且要在无大实邪之后用之，故宜先治其本，方为万全。

人腹内如有寄生虫，则可为痛为呕，为嗽为嗜，种种烦苦，须仗医药治疗。但自古杀虫之剂，常常药性猛烈，每多险峻。为了能更好地达到杀虫疗疾之目的，须同时兼用养胃益血、理中健脾之药，才较为妥善，不可过用攻伐，克伤气血，反致虫疾难愈。

瓜 蒂 散
(《伤寒论》)

要点

　　(《伤寒论》)瓜蒂散、(《温病条辨》)瓜蒂散、独圣散。
　　比较瓜蒂散、参芦散。

瓜蒂（炒黄）、赤小豆各等份，分别捣筛为散，以后合在一起混匀，每用一钱匕（约3g左右），以香豆豉0.1L、热汤0.7L，煮成稀糜状，取其汁，用此汁调瓜蒂散，温顿服之。如不吐者，少少加，得快吐乃止。如服药后吐不止者，用葱白煎汤解之。如服散后，迟迟不吐者，令含砂糖 1 块，即吐。

本方主治痰浊宿食，填塞胸脘，气上冲逆，咽喉不利，呼吸不畅。舌苔厚腻，寸脉浮滑有力。或卒中痰迷，涎潮壅盛，人事昏沉，欲吐不出，手足厥冷，邪结胸中，心下满而烦，饥而不能食者。

本方取瓜蒂之苦越、赤小豆之酸涌，吐出上焦停壅之实邪，则肝木之气舒畅条达，如天地气交，万物化生。

凡失血而正气虚弱者，或老人、产妇、体虚脉弱者，皆不可服此散催吐。如体尚壮但胃气弱者须用吐法时，则可改用**参芦散**（人参芦为末，水煎服 3~5g）。

张子和只用一味瓜蒂为细末，每服 1~2 钱，齑汁调服，**名独圣散**，主治同瓜蒂散。

《温病条辨》**瓜蒂散**则在仲景瓜蒂散中加了栀子（量比瓜蒂、赤豆多 1 倍），用水 2 杯，煮取 1 杯，先服半杯，得吐则止后服；不吐再服。主治太阴温病，痰涎壅盛，胸闷痞胀，心烦欲吐之证。

三 圣 散
（《儒门事亲》）

防风 6g   瓜蒂 6g   藜芦 3g

上药各为粗末，每次约用 15g，以齑汁 3 茶盏，先用 2 盏煎三五沸，取出齑汁，次入 1 盏煎三沸，再将第 1 次取出的 2 盏加入，合同一处熬二沸，去滓澄清，徐徐服之，以吐为度，不必尽剂。口不开者，亦可从鼻内灌之，吐出涎，口自开。

方中瓜蒂为有力的涌吐药，其味苦性寒，能吐风热痰涎和宿食、湿浊；防风辛温，其性升散上行；藜芦辛苦性寒，能吐风痰。三药相合，具有很强的涌吐作用，故古人称之为"三圣"。功能涌吐风痰涎食毒物，是吐法中的峻剂。主用于风痰壅盛的中风闭证、癫痫，误食毒物时间不久，暴食宿食壅塞于胸脘间，痞胀不下，恶逆欲呕，形体壮实，舌苔黄厚腻，脉滑有力者。

注意：身体虚弱之人及孕妇等不可服用本方。

盐汤探吐法
（据《备急千金要方》改进）

食盐少许，放于热锅中炒令变色（红色），乃加入清水，煮至将沸未沸之际，搅均匀，试尝其滋味不太咸，候温则可饮用，每次饮半碗，渐渐增量，饮二三次可自然发吐，以去病为度。如不吐，则用鹅翎（或公鸡翎）探刺咽部，使之发吐（或用筷子卷些软布，刺激咽部，使之发吐）亦可。吐1次病未除可再吐，一般以吐3次乃停。

使用吐法，一般可先用盐汤探吐法，如不能奏效，再选用吐剂。有时也可随证处以汤药方，煮汤稍多些，饮后，再用上述的刺激咽部法探吐。

随着医学的发展，目前吐法已较少用，例如误服毒物或服毒自杀，发现毒物服下时间尚不久，神志仍正常者，常常去医院采用洗胃法治疗。

但吐法作为治病八法中之一法，仍有它一定意义，确能体现"因其高而越之"的精神，达到祛邪治病的目的。尤其对一些痼疾、怪病，中医认为"怪病皆生于痰"，吐法多能涌吐痰涎，故往往取效。今仍存其法，全凭医者灵活掌握。

赤石脂禹余粮汤
（《伤寒论》）

要点

> 赤石脂禹余粮汤、万金丸。

赤石脂 30~60g　　　　　　　　禹余粮 30~60g

上药打碎，用水6杯，煮取2杯，去渣，分3次温服。

本方皆为石类质重之品，重可以固下焦，又皆具有甘涩之性，涩可去脱，重可固下，是甘温固涩下焦之剂，故有很好的涩肠止泻作用。凡久利不止，肠道滑脱，下焦虚弱，服用温中健脾药泻利仍不止者，可用本方涩固之。如服此汤后泻利仍不止者，乃下焦清浊之气不分，可适当选用利小便之药以分其气。

如患者滑脱泻利已久，身弱气虚者，可加党参、白术、炙黄芪之类以补气；如手足厥冷者，也可适加制附子、干姜、紫肉桂之类以回阳；泻久而脱肛者，可加人参芦（少许）、伏龙肝、防风之类以升提固脱。

本方去禹余粮，加炮姜30g、胡椒15g，共为细末，醋糊为丸，**名万金丸**（《杂病源流犀烛》），每次服五七丸，空腹服。能温中涩肠，主治大肠滑泄不止，小便时常带有精状物者。

我曾用此方随证加减，用于治疗体弱危重患者便血不止者，其人因腹部大手术后，高热不退，并且合并肺部感染，消化道出血而吐血、便血，大便紫黑频频不计其数，已近1周，其人瘦弱，说话无声音，脉数，即用赤石脂15g、禹余粮

20g、诃子肉 10g、芡实 10g、藿香 10g、土炒白术 10g、伏龙肝 60g 煎汤加入应证汤药中（参苏饮合麻杏石甘汤加减）。服 1 剂便血即停止，以后仍辨证论治整体治疗而得治愈。

桃　花　汤
（《伤寒论》）

要点

桃花汤、大桃花汤。
比较桃花汤、白头翁汤。

赤石脂（一半入煎剂，一半为细末）40~60g　干姜 6g　粳米 1 小茶杯

用水 7 盏，煮米熟去渣，加入赤石脂末，分二三次温服。如服 1 次泄利即止，可停后服。本汤因煮粳米加赤石脂呈红色稀粥状，故名桃花汤。

本方主用于伤寒少阴病，下利不止，大便带脓血，小便不利者。对杂病下焦虚寒证，大便滑泄日久不止者，亦可用本方涩固止泄。

我在临床上对肾虚久泄，以及脾肾两虚，久泄难止，服用一般温肾药或温中健脾药不效者，常在四神丸合四君子汤加减方中加用赤石脂（先煎）20~30g、干姜 5~9g，取得良好效果。经验方如下：补骨脂 12g，吴茱萸 6g，五味子 6g，肉豆蔻 12g，党参 9~12g，炒白术 6~9g，茯苓 15~30g，车前子（包）12~15g，广木香 9g，川黄连 6g，诃子 9~12g，制附片 6g，干姜 6~9g，赤石脂（先煎）20~30g。

我用这张处方随证加减，治疗西医学的慢性结肠炎、结核性结肠炎、慢性痢疾等病，久泄难愈，出现肾脾两虚证者，常取得满意效果。伴有腹痛者，可加桂枝 9g、土炒白芍 18g、元胡 6~9g；腰痛腿软，下肢乏力，尺脉弱，属肾虚证明显者，可加炒川续断 12~15g、炒杜仲 12g、淫羊藿 10g；大便带脓血者，可加槐花炭 10g、棕榈炭 20~30g，改干姜为炮姜炭 6g；里急后重者，加焦槟榔 10g、台乌药 9~12g。

对于妇女漏证（子宫慢性出血），赤白带下，日久难愈者，我也常在辨证论治的汤药中，加用桃花汤，其效颇佳。

在《伤寒论》中，本汤和白头翁汤，均用于治疗下利，大便带脓血。但白头翁汤用于阳明病协热下利，大便带脓血；桃花汤则用于少阴病下焦虚寒，肠滑不约，下利，大便带脓血。白头翁汤性寒，桃花汤性温，主治证候不同，临证必须

辨证使用，不可只以"大便带脓血"为用药依据。

本方以赤石脂质重，直入下焦，性涩固脱为主药；为防止太涩生滞，故稍佐干姜之辛散；又使用大量粳米，取其和中养胃，并能混悬赤石脂末，便于服用，一举两得，可见用心之细。全方具有温脾肾、固下焦、养胃涩肠之功效。

《备急千金要方》有**大桃花汤**，治疗久痢不愈，脾肾又虚，气血不足，腹中隐痛，喜暖喜按，大便带色黯脓血，面色苍白，舌质色淡、苔薄白或白，脉象沉细者，有良好效果。其方列后，以供临床选用。赤石脂（打碎）20~30g，干姜 6g，当归 9g，煅龙骨 15g，煅牡蛎 15g，制附子 6g，白术 12g，甘草 3g，白芍 5g，党参 9g（或人参 3~5g）。上 10 味药先用水 6 杯，煮白术取 5 杯，再入各药，煎取 2 杯，分为 3 次服。便脓者加厚朴 9g，呕者加橘皮 9g。（方中用量已斟酌改为目前用量。）

牡 蛎 散
（《太平惠民和剂局方》）

煅牡蛎 30g   生黄芪 30g   麻黄根 30g

以上 3 药共为粗末，每次用 10g，用水一杯半、小麦百余粒，同煎至八分杯，去渣，热服。1 日可服 2 次，不拘时候。

现在多改为汤剂水煎服，其参考用量如下：生黄芪 12g，煅牡蛎 15g，麻黄根 12g，浮小麦 30~40g。水煎服。

本方为固表止汗之剂，为临床常用方。主治身体虚弱，卫外之气不足，表虚不固，体常出汗。汗为心之液，心阳不足，不能敛阴，阴不内守，心液外泄，亦致汗出。故症见自汗，夜卧尤甚，久而不止，心悸惊惕，烦倦短气，脉象虚或细弱。

方中以煅牡蛎敛阴潜阳，固涩止汗，兼除虚烦而安神，为主药；以黄芪益卫气而固表，为辅药；以麻黄根收汗涩固，合黄芪共走肌表而固卫，为佐药；小麦为心之谷，养心气而敛心阴，故能止汗，为使药。诸药相合，共奏敛阴潜阳、养心安神、敛涩止汗之功。

本方虽以治自汗（阳虚者居多）为主，但对盗汗（阴虚者居多）也有功效。因为小麦可益心阴，牡蛎可敛阴安心神而止盗汗。我在临床上遇有盗汗者，常在此方中加生地黄 15g、山萸肉 9g、五味子 6g、麦冬 6g，可明显提高其疗效。由此可见，中药方剂，绝大多数需要随证加减后使用，只有在极少数患者的证候与原方主治极为相合时，才能使用原方。

　　大家知道玉屏风散（黄芪、白术、防风）也是治疗自汗的常用方，但玉屏风散适用于气虚自汗，本方则自汗、盗汗都能用，且具有敛涩收固作用，玉屏风散则无涩固作用。

　　我用本方治自汗时，有时加五味子6g、珍珠母（先煎）30g、生龙骨（先煎）20g、党参10~12g，疗效可较前提高。

柏子仁丸
《成方切用》

 要点

　　　　比较柏子仁丸、当归六黄汤、生地黄煎。

柏子仁 90g	党参（或人参）30g	白术 30g
半夏 30g	五味子 30g	煅牡蛎 30g
麻黄根 30g	麦麸 15g	

　　上药共为细末，枣肉为丸，梧桐子大。每服50丸，1日2~3次，米汤送下。

　　本方主治阴虚盗汗，症见阴虚烦躁，夜难入睡，睡时则盗汗出，舌质微红，脉细而数。

　　汗为心之液，心血虚则睡中汗出，故用柏子仁甘辛而平，养心安神，为主药；用牡蛎、麦麸之咸凉，敛阴静躁，收脱止汗，为辅药；用五味子酸敛收涩，半夏和胃燥湿，为佐药；以麻黄根专走肌表，可引参、术入表而固卫气，为使药。今人常作为汤剂使用。

　　我用此方治盗汗时，亦作为汤剂使用，处方如下：柏子仁10g，党参6g，白术6g，半夏6g，五味子6g，煅牡蛎12g，麻黄根9g，浮小麦（代麦麸）15~30g。水煎服。并且常随证加入生地黄10~15g、川黄连3g、玄参9~12g。对下午有低热者，还要再加秦艽9~15g、地骨皮9~12g。请作参考。

　　当归六黄汤（当归、生地黄、熟地黄、黄柏、黄芩、黄连各6g，黄芪12g）也是常用的治疗阴虚盗汗的著名方剂。两方比较：柏子仁丸方偏用于阴虚兼有气虚之证；当归六黄汤则偏用于阴虚火旺之证。柏子仁丸方妙在酸收敛汗，且有麻黄根引参、术入表补固卫气之巧；当归六黄汤则妙在苦寒胜热，苦能坚之，且有在大苦大寒之中，倍用黄芪固表止汗，使诸药相得益彰，而收滋阴清热、固表止汗之功。二方各有妙处，医者宜深思之。

张景岳在当归六黄汤中，去熟地黄，减黄芪与他药同量，加麻黄根、浮小麦亦同量，名生地黄煎，主治阴虚火旺引起的盗汗，有滋阴清热、固表止汗之功，也有巧思之处，请互作参考。

秘 元 煎
《景岳全书》

要点

> 比较秘元煎、秘精丸。

金樱子（去核）6g　　五味子14粒　　炒枣仁6g　　芡实6g

炒山药6g　　　　　远志肉2.5g　　炒白术5g　　茯苓5g

人参3~6g　　　　　炙甘草3g

水煎服。

本方能收涩固精，益肾健脾，交通心肾。主要用于治疗无火滑精，或梦遗日久，下焦已无火邪而频频滑精，或思虑劳倦，心神不得下摄肾精而滑精、遗精，可兼见腰膝酸软、心神不安、倦怠乏力、脉象沉细等症。如尚有火者，可加苦参3~6g；如见气大虚者，可加黄芪6~9g。

张景岳制订此方是认为"精之所藏虽在肾，而精之主宰则在心"，故用五味子、酸枣仁、远志肉，收敛心神，交通心肾，并重用金樱子补肾涩精以固滑泄；又用四君子汤健脾益气；加山药、芡实，不但健脾，兼能收涩下焦精气。心、肾、脾三脏同治，故疗效显著。

本方与《医学心悟》秘精丸（白术、山药、茯苓、茯神、莲子肉各60g，芡实120g，莲须、牡蛎各45g，黄柏15g，车前子90g。共为细末，以金樱膏为丸，如梧桐子大，每服70~80丸，温开水送下）比较：本方主治心脾俱虚，心肾不交，气不摄精而致的滑精，下焦尚有湿热之邪者禁用；秘精丸则主治心失主宰，精关不固，下焦湿热而遗精、白浊，或妇女湿热带下，方中养心涩固与清利湿热同用，故滑精下焦有湿热者，用之最宜，无下焦湿热者不宜用。

我常用秘元煎加生地黄15g、炒黄柏12g、生龙牡（先煎）各20g、锁阳10g、莲须3~5g、玄参12~15g，水煎服，治疗脾肾两虚、心相二火妄动而遗精频频之证。兼有思想不遂、气郁忧思者，可加香附10g、柴胡10g、黄芩10g。

桑 螵 蛸 散
（《本草衍义》）

 要点

> 比较桑螵蛸散、缩泉丸；比较桑螵蛸散、秘元煎。

桑螵蛸（盐水炒）30g　　　远志 30g　　　　　　石菖蒲（盐炒）30g

煅龙骨 30g　　　　　　　人参 30g　　　　　　茯苓 30g

当归 30g　　　　　　　　醋炙龟板（现用龟甲）30g

共为细末，每次服 6g，临睡前，人参汤送下。

现在临床上多改为汤剂煎服。我常用的用量如下，请作参考：桑螵蛸 9~12g，远志 10g，石菖蒲 10g，煅龙骨 15g，党参 10g（或白人参 3~5g），茯苓 10g，当归 6g，炙龟甲（先煎）12~20g。水煎服。

本方有补心、益肾、固精止遗的功能。主用于小便频数而短，遗尿，滑精，健忘，精神不易集中之证。中医学认为心与小肠相表里，膀胱与肾相表里，小肠司泌别清浊，小肠虚则尿频数，小肠热则尿短。膀胱气化失职则尿不能约束。故以桑螵蛸、龙骨固心肾之虚而补助小肠、膀胱气化，并能补肾涩精，用为主药；以人参补心气，菖蒲开心窍，茯苓通心气于肾，远志交肾气于心并能清心，共为辅药；以当归、龟甲滋心肾以除热，为佐药。心清通而不虚，则小肠泌别正常，肾气得固膀胱气充，小便自不频数。

我常用此方随证加减治疗老年人肾虚膀气不固而小便次数多，尿不能摄固，上厕慢则稍遗尿于裤中，夜尿频多等症。曾治一男性患者，年 55 岁，主诉 20 多天来小便失禁，尿频数，色清白，无疼痛，时有尿床尿裤，两腿发软，口渴能饮，左侧上下臼齿疼痛，其牙龈亦肿痛但不甚红，牙有些动摇，舌苔薄白，右手脉象弦细数，左手虚数，两尺脉无力。诊为肾虚火浮、膀胱失约之证。治以补肾固摄、引火归原法。我采用桑螵蛸散的主药，减去菖蒲、远志、龟甲、当归、茯苓、党参，而与都气丸合用，加覆盆子、金樱子、益智仁等，加强补肾固涩、收摄膀胱，另加紫肉桂引火归原，少佐知母、黄柏坚滋肾水，以防肾热，收到了非常满意的效果。处方如下：桑螵蛸 9g，煅龙骨（先煎）12g，生、熟地黄各 9g，山萸肉 9g，益智仁 9g，覆盆子 9g，金樱子 6g，乌药 6g，五味子 3g，泽泻 6g，盐炒黄柏、知母各 5g，紫肉桂 3g。3 剂，水煎服。服本方 2 剂即见特效，小便能自主控制，牙亦肿消痛止，并能吃硬物，牙亦不感动摇，腿的气力亦增加，脉已不数。二诊时加巴戟天 9g，又进 5 剂，诸症痊愈。嘱再服 3 剂，以除病根。两个半月以后及一年半时曾 2 次追访，一直正常工作，身体健康。

桑螵蛸散与缩泉丸（乌药、益智仁、山药）比较：前者主治心肾两虚，小肠泌别和膀胱气化均失职所致的遗尿，并能治遗精、滑精；缩泉丸主治脬气虚寒，小便遗溺，以温固脬气为主，兼有收涩之力，无止遗精、滑精之力。

桑螵蛸散与秘元煎比较：本方治心肾不足而遗尿，秘元煎则主治心、肾、脾俱虚而遗精。前者重用金樱子，后者重用桑螵蛸。

我也曾用桑螵蛸散主药合缩泉丸、桂附地黄丸随证加减水煎服，治愈男性成人（22 岁）20 年的夜间尿床之病。本例所用处方如下：熟地黄 25g，桑螵蛸 12g，煅龙骨（先煎）15g，制附片 6g，紫肉桂 5g，淫羊藿 12g，益智仁 9g，乌药 12g，覆盆子 12g，川续断 12g，锁阳 12g，桑寄生 30g，鸡内金 12g。水煎服。

治小儿（8~12 岁）遗尿、夜间尿床的经验方为：桑螵蛸 6~10g，益智仁 6g，乌药 6~10g，覆盆子 6~10g，炒鸡内金 6~12g，煅龙骨（先煎）10~15g，炒白芍 6~9g，山萸肉 3~5g，泽泻 6~9g。水煎服。以上两个验方请试用之。

乌 梅 丸
（《金匮要略》）

乌梅 300 枚	细辛 180g	干姜 300g	黄连 480g
制附子 180g	当归 120g	川椒（微炒）120g	桂枝 180g
人参 180g	黄柏 180g		

用醋浸乌梅一宿，去核，蒸熟，捣如泥，和药，加炼蜜为丸如梧桐子大。空腹服 10~20 丸，渐加至 30~40 丸（约 9g），每日 2~3 次，温开水送服。

此方古人主要用于治蛔厥、久痢，后人逐渐扩大其应用范围，多用于治疗因蛔虫而引致的病证。前人认为蛔虫得酸则伏，得苦则安，因寒而动。后人逐渐补充认为，蛔虫见酸则软（静），见苦则下，见辛则伏，遇寒则动，得温则安。两种说法都有一定道理，以此理论所组之方剂，治蛔虫确有良效，可供临床组方时参考。

本方所用之药，即酸苦辛温热并用，故疗效显著。方中用乌梅之酸以胜蛔，为主药；以川椒、细辛之辛以伏蛔，为辅药；以干姜、附子、桂枝之温热以胜寒，温中而安蛔，以黄连、黄柏之苦以下蛔，共为佐药；以人参、当归之甘，补虚缓中，为使药。共奏安蛔复厥、补虚温中之效。

本方在临床上多用于治疗：①蛔厥：中焦虚寒，阴胜阳衰，手足厥冷，胃脘处或右上腹部疼痛，时有呕逆心烦，或吐蛔虫，舌淡苔白，脉弦或沉细。西医诊断的胆道蛔虫症见有上述证候者，也可应用。②虫病腹痛：脐周或腹部阵阵绞痛，或有包块，或有寒热，或有呕吐，或吐蛔虫，或便蛔虫，或有蛔虫病史，或腹胀且不能矢气，舌苔厚或白或黄，脉沉弦，或伏或细弦。西医诊断的蛔虫性肠梗阻，用本方加减治疗，也常取良效。③久痢：痢疾久久难愈，寒热错杂，时轻时重，下寒上热，格拒不和，腹中隐痛，下利白脓黏液，食欲不振，四肢不温，舌苔白，脉沉或兼沉缓。西医诊断的慢性痢疾出现如上证候者，亦可用此方加减治之。

近人多把此方，参考其组织比例，改为汤剂水煎服。我在临床上使用的组方用量如下，仅供参考：乌梅5~9g，细辛3~5g，桂枝9g，人参3~6g，制附片6~9g，黄柏9g，黄连9~12g，干姜10g，川椒6g，当归6g，醋（兑入）10~20ml。

我常用此方加使君子10g、槟榔10~12g等杀虫之品，用于治疗蛔虫病。对于小儿虫积，则常随证选加胡黄连、炒鸡内金、焦四仙、使君肉、榧子肉、枳实、白术等，颇有功效。

我曾用此方随证加减，治愈我院急诊观察室的一位胆道蛔虫症患者，介绍如下，以供参考。

患者刘某某，女，31岁，病历号20469。上腹剧痛已经一天半，曾昏厥6次，住进我院急诊观察室。来院前曾经两家医院急诊，均诊断为胆道蛔虫症。虽多次注射哌替啶（度冷丁）、654-2等止痛针，均未能止痛。来我院后，经B超等多种检查，确诊为胆道蛔虫，经用抗生素和反复注射哌替啶、布桂嗪（强痛定）、阿托品、地西泮（安定）、异丙嗪（非那根）以及针灸治疗，仍不能止痛。第3天邀余会诊。症状同上述，因剧痛患者不能安卧。我先令其饮米醋半茶杯，患者渐安，观其舌苔白，诊其脉象弦。四诊合参辨证为肝经气滞，肝气犯胃，胃失和降，胃寒虫动，随胃气上逆发为胃脘痛之证。治以调肝和胃、温中安蛔、佐以驱虫之法。

处方：乌梅6g，川椒5g，细辛3g，川黄连9g，干姜6g，高良姜10g，柴胡10g，香附10g，白芍18g，炒川楝子10g，生赭石（先煎）30g，使君子12g，鹤虱10g，生大黄6g，焦槟榔10g，元明粉（分冲）10g。

服药1剂即痛止，2剂后排出蛔虫1条。经B超复查，胆总管蛔虫已无，痊愈出院。

使君子丸

(《成方切用》)

要点

> (《成方切用》) 使君子丸、(《症因脉治》) 使君子丸。

使君子肉 60g　　　　天南星 (姜制) 30g　　　槟榔 30g

上药与其所嗜食之物合炒 (如：嗜食生米者，用麦芽 500g 合炒；嗜食茶叶，用茶叶 250g 同炒；嗜食泥土，用黄土 500g 同炒)，炒后把药研为细末，炼蜜为丸，如梧桐子大，每晨空腹用砂糖水送服 30~50 丸，小儿酌减。

本方主治因虫积而腹胀腹痛，或腹大青筋，或能食而消瘦、发黄，面现白斑，大便有长虫，或喜食茶、米、泥土等物。

本药能杀虫驱蛔，化痰消积。方中以使君子杀蛔虫、消虫积，为主药；槟榔杀绦虫，天南星化痰湿之积，并止心腹痛，共为辅佐。

《症因脉治》中也有**使君子丸**，其方中无南星，另有芜荑、鹤虱、百部、苦楝根皮。研末，水泛为小丸，每服 3g。主治同上述，但主治范围更广，如对小儿虫积、五疳 (主要是虫疳) 等，均可应用本方，杀虫之力也比前方为优。我常将该方改为汤剂煎服，随证加减，用于治疗儿童蛔虫病。经验方如下：使君子肉 6g，槟榔 9g，炒鸡内金 6g，焦三仙各 6g，胡黄连 5g，鹤虱 5g，榧子 (去壳) 5g，乌梅 3g，广木香 3g，生大黄 1.5g。适用于 6~10 岁儿童，腹中有寄生虫而消化不良，常常腹痛，面生白斑，偶有大便中带虫。成人可再稍加量，小儿可酌减。

化 虫 丸

(《医方集解》)

要点

> (《医方集解》) 化虫丸、(《北京市中成药规范》) 化虫丸、肥儿丸。

鹤虱 (去土) 30g　　　胡粉 (炒) 30g　　　苦楝根皮 (去浮皮泥土) 30g

槟榔 30g　　　　　　芜荑 15g　　　　　使君子 15g

枯矾 7.5g

共为细末，水煮米糊为丸，量人大小服用，1 岁儿可服 1.5g。

本方能杀肠胃中诸虫，主治各种常见寄生虫病。中医学认为肠胃为水谷之海，若误食带有寄生虫卵之食物，或遇中气虚衰或经中焦湿热郁蒸而生虫病。发作时腹中疼痛，痛甚时可上逆呕吐，或吐出蛔虫，或大便带虫，肛门痛痒，消化不良，面黄肌瘦，面生白斑，或肠中蛔虫成团而梗阻肠道等。方中鹤虱能杀诸虫，为驱虫常用药，苦楝根皮能杀蛔虫、蛲虫，槟榔能杀绦虫、姜片虫，枯矾、胡粉均具有杀虫之力，且能燥湿，使君子功擅杀蛔虫消积，芜荑杀虫消积。多种杀虫药集于一方，其杀虫效果大有增强。故本方杀虫之效比前几方均优。可用于治蛔虫、蛲虫、绦虫、姜片虫等症。但其中胡粉有毒性，故不宜大量服用及久服。

我常用本丸治疗儿童食积、虫疳，消化不良，体热面黄，肢瘦腹大，肚腹胀满，发焦目黯，口臭齿枯等症。可用焦三仙、乌梅煎汤送丸药。3 岁可用 5g，5 岁可用 8g，10 岁可用 9g，每日 1 次，晨起空腹服。12~15 岁者，每次服 6g，每日 2 次。成人均可每日服 2 次，每次 6g。因胡粉有毒性，故服用 1~2 周后，我常改投**肥儿丸**（由神曲、黄连、肉豆蔻、使君子、麦芽、槟榔、木香组成），长服以收功，效果满意。

北京市中成药中也有**化虫丸**，方由木香、槟榔、使君子肉、雷丸、枯矾、芜荑、芦荟、大黄、黑牵牛子（炒）组成，水泛为小丸，每服 6g，小儿酌减，主治饮食不洁，损伤脾胃，而致面黄肌瘦、虫积腹痛、胃脘疼痛、呕吐嘈杂、不思饮食、精神倦怠、嗜食泥土生米等症，杀虫消积的功效大于前几方。由于丸中含有芦荟、大黄、黑丑等药，故可在杀虫的同时，发挥泻下作用，能很快把寄生虫体排出。因本方消积排虫之力大，故对体弱者要小心使用。孕妇忌服。

第8讲 重镇、解毒和具有抗癌作用的方剂

重镇的方剂是用质重镇潜之品，随证组方，以治疗心神不宁、惊恐不安、狂妄疯癫、心悸怔忡以及气逆上冲、风阳上扰、真阳浮越等证的方剂。这类方剂具有重镇安神、镇肝潜阳、镇摄元阳等作用，即前人所称"重可去怯"之义。

解毒之剂多用于疮毒感染之焮热肿痛及疔毒走黄等的治疗，多用于外科临床，本讲仅介绍几张最常用的方剂，欲深研可参阅外科专书。

外科所用的一些具有解毒消疮、清热消肿的丸药，据近人动物实验和临床应用，证明具有抗癌的作用，引起了临床家的高度重视，故本讲在解毒方剂中，对具有抗癌作用的丸药也加以介绍，并根据临床应用的经验，谈些个人体会，谨供大家参考。

生 铁 落 饮
（《医学心悟》）

 要点

> 比较《医学心悟》生铁落饮、《证治准绳》生铁落饮。

生铁落 9g	天门冬 9g	麦门冬 9g	川贝母 9g
胆南星 3g	橘红 3g	远志 3g	石菖蒲 3g
连翘 3g	茯苓 3g	茯神 3g	玄参 5g
钩藤 5g	丹参 5g	朱砂 1g	

取生铁落加水煎熬烧三炷香时间，取此汤代水煎前药内服。

因原方用量较轻，近人常把用量加重使用。例如1974年版中医学院试用教材《方剂学》中的生铁落饮：生铁落（先煎）60g，天冬15g，麦冬15g，贝母12g，胆南星5g，橘红6g，远志6g，石菖蒲3g，连翘6g，茯苓6g，茯神6g，玄参6g，钩藤12g，丹参9g，朱砂1.5g。

我用此方时，多根据所主治的证候，加大其用量，参考剂量如下：生铁落（煎汤代水）60~90g，天冬10g，麦冬10g，川贝母10g，胆南星6~10g，化橘

红 9~12g, 远志 9~12g, 石菖蒲 6~10g, 连翘 10g, 茯苓 6~12g, 茯神 9g, 玄参 6~12g, 钩藤 10~20g, 丹参 9~15g。有时因生铁落一时买不到，我也曾嘱病家找新的生铁小块或生铁屑代用，但不如生铁落效佳。

本方是根据《素问》生铁落饮加味而成的，功能镇心坠痰、清心安神、开窍定志，主治痰火上扰之狂躁不宁、喜怒无常、骂詈歌号、爬墙上屋、不识亲疏、摔器毁物等痰火狂证，可用于西医学精神分裂症的狂躁型。

方中以生铁落镇心平肝、定惊疗狂，为主药。以朱砂泻心经邪热，镇心定惊；远志散心郁，通肾气上达于心；茯神开心益智，安魂养神；三药加强安神定志之力，共为辅药。以胆南星胜湿除痰；橘红调中快膈，导滞消痰；贝母散郁清心，润心肺，化燥痰；茯苓益脾宁心，淡渗除湿；钩藤除心热，平肝风；连翘泻心火，散血凝气聚；玄参滋阴降火；丹参祛瘀生新，通利血脉；八药合用，理气化痰、清心除烦，共为佐药。以二冬清泻心肺之火，为使药。诸药共奏心肝同治、痰火兼清、镇心安神之效，故对痰火蒙心所致之狂证有佳效。

本方临床常用，疗效甚佳。我曾用本方加减，治愈精神分裂症狂躁型患者。例如一女性，27岁。1年多以来精神失常，经常打闹、发脾气，近1个多月来加重，笑骂无常，怒目对人，手持铁锹，人不敢近。询得大便干结，夜睡很少，食纳尚可。望其舌苔黄燥少津，诊其脉弦滑略洪大。四诊合参，诊为气郁化热、痰火蒙心之狂证。治以重镇安神、清火化痰之法。方宗生铁落饮加减：生铁落（煎汤代水）80g, 生赭石（先煎）30g, 天竺黄 10g, 半夏 10g, 化橘红 12g, 茯苓 20g, 远志 12g, 石菖蒲 10g, 胆南星 9g, 钩藤 15g, 玄参 18g, 丹参 15g, 白僵蚕 10g, 栀子 6g, 连翘 15g, 生石膏（先煎）30g, 生石决明（先煎）30g, 黄芩 12g, 生大黄 9g, 全瓜蒌 40g。水煎服，2剂。药后大便通畅，精神安定。原方再进3剂，能够安睡，据家人说，连睡约2天，即渐清醒，神志清楚。上方减生石膏、栀子、钩藤，加香附 10g、郁金 10g、生明矾 3g，又进3剂，已几近常人，即用第2次方生铁落改为30g，加青礞石 20g、生姜 9g，共为细末，用炼蜜和竹沥汁 60ml，调合为丸，每丸重 9g，每日2次，每次1~2丸。3个月后追访，病愈，已每日下地劳动。

《证治准绳》书中也有**生铁落饮**：生铁落（煎汤代水）120g, 生石膏 90g, 龙齿 45g, 茯苓 45g, 防风 45g, 玄参 30g, 秦艽 30g。共为粗末，先将生铁落用水三大碗，煎取一碗半，入后药粗末，煎取八分碗，去渣，再入竹沥 60ml，和匀，不拘时，一日间把药汁分5次温服。主治狂证。两方均能重镇安神，但前方能化痰开窍、平肝理气，偏用于气郁化热、痰火蒙心所致的狂证；后方清热安神，偏用于治疗火热扰心、神明失守所致的狂证，即"重阳则狂"之证。

本方以生铁落为方名、为主药。生铁有质重能镇、味辛气平、镇心平肝、定惊疗狂等特性。取生铁一大块，入火中烧赤红欲沸，放砧上用锤重重敲煅时，火花四溅，纷纷坠地者，是名铁落，以此用水煎煮，铁的功效则易出。铁为五金之一，金能克木，故铁落有平肝之效。

磁 朱 丸
《备急千金要方》

磁石 60g　　　　　朱砂（水飞）30g　　　　　神曲 120g

共为细末，炼蜜为丸，如梧桐子大，饮服 3 丸，每日三服。现多改为神曲糊丸，每服 3~6g，每日 2 次。

主治肾虚不济心火，火邪上浮而致两目昏花，视物模糊，耳鸣耳聋，心悸失眠。也可用于治癫痫、白内障等。

本方取磁石质重色黑，补肾益精、除烦祛热，能引气归肾而镇摄肾气，为主药；朱砂质重色赤，镇心安神、清泻心热，为辅药。二药相配，一黑一赤，一补一泻，镇摄浮阳，清降心火，使心肾相交，精气上输，故能明目聪耳、宁心安神；又佐以大量之神曲，助石药之吸收以防石药碍胃，助中焦之运化而增强效力。《备急千金要方》中曾说本药"常服益眼力"，故近代也用于治疗视网膜、晶状体、玻璃体以及房水等眼疾属于肾虚心火上犯之证者。肾阴不足明显者，也可配服杞菊地黄丸。前人记载此丸可治疗白内障，经近人临床观察，它对早期白内障有提高视力的作用。我曾用此丸配合应证汤药合服治疗白内障，确有一定效果。例如治一老太太，年近七旬患白内障，西医医院约她半年后做手术，因惧怕手术而邀余用中药治疗。当时视物模糊，下午太阳偏西光线发暗或灯下则不能做针线活。视两目瞳仁均呈灰白色，诊其脉两尺均弱，心情烦躁。先服滋肾、清心、明目之汤药 10 余剂，并配合磁朱丸内服。以后我又嘱其自配丸药服用，处方如下：灵磁石 60g，朱砂 30g，神曲 80g，炒鸡内金 30g，生、熟地黄各 18g，山茱萸 15g，山药 20g，茯苓 18g，泽泻 20g，地骨皮 20g，干石斛 30g，潼、白蒺藜各 15g，夜明砂 20g，谷精草 15g，生石决明 25g，草决明 12g，黄芩 15g，香附15g，白芍 15g，当归 12g，远志 15g，川连 12g，砂仁 12g。共为细末，炼蜜为丸，每丸重 9g，每次 1 丸，每日 2 次，温开水送服。连服此丸约半年后追访，视力明显增强，视物较前清楚，决意不再做手术治疗，准备再配丸药服用。2 年后追访，仍能给小孙子缝制衣服、做鞋。10 年后追访，视力渐增强，能在灯下给小孩纳鞋底等。直到 80 岁去世，两眼一直未失明。

本方与石斛夜光丸比较：前者主要是重镇安神、补肾清心、交通心肾、镇摄浮阳，偏于治心火偏亢、肾虚精亏而致的两目昏花视物不清，白内障属于肾虚心火旺证候者，兼能治癫痫；后方则主用于治肝肾两虚、瞳神散大、视物不清、复视等，但不能治癫痫。前者属于"重"剂；后者属于"补"剂。

黑 锡 丹
（《太平惠民和剂局方》）

黑锡 60g	硫黄 60g	阳起石 30g
川附子 30g	木香 30g	胡芦巴（酒炙）30g
小茴香（盐水炙）30g	肉豆蔻（面煨）30g	桂心 15g
沉香 30g	川楝子 30g	补骨脂（盐水炙）30g

除黑锡、硫黄外，余药为细末待用。先将黑锡加热熔化，徐徐加入硫黄，不断搅拌，待烟冒尽结成砂粒状时，取出放冷后，研为细末。再将前药末与加了硫黄的黑锡末兑研均匀，用黄酒、白面制糊，和药末搅拌均匀后，制成小丸，如梧桐子大，入布袋内，擦令光莹。每次服 30~40 粒，晨起空心姜盐汤送下，或温开水送下。也可每次服 15~20 粒，1 日 2 次。

本丸药功能镇纳肾气，温煦下元，降气平喘（肾虚而喘）。主治肾虚阳衰，肾不纳气，胸中痰壅，上气喘促，以及奔豚气上冲致胸腹两胁疼痛；或脾寒心腹疼痛，或四肢厥逆，冷汗不止，脉沉微等病证。

本药所主之证，为上实下虚。下虚指肾阳衰微，下元虚冷，此是病证之"本"。上实指痰浊上浮，胸闷短气而喘促，此是病证之"标"。治此上实下虚之证，当从暖肾助阳、镇纳肾气治本，降逆化痰治标，标本兼顾为法。方中以黑锡（即黑铅）色黑属肾，重纳肾气，镇降浮阳，配以硫黄大热纯阳，补命门真火，能挽垂绝之真阳，为救危之妙药，二药熔合成丹作为主药，并以丹命名；辅以附子、肉桂、阳起石、补骨脂、胡芦巴等补肾壮阳、暖下元、逐寒湿之品；佐以木香、肉豆蔻温中调气，涩固下焦；更以川楝子苦寒入肝肾，利气止痛，加入大队温热药中，作为反佐；使以沉香降逆平冲，引气归肾。诸药合用，能标本兼顾，温而不燥，补而不滞。原书中赞此方能"生阳逐阴"，"使五脏安宁，六腑调畅"。喻嘉言先生对本丸药有很高的评价，他在《医门法律》中说："凡遇真阳暴脱，气喘痰鸣之急证，舍此药更无他法可施。"并且他把此药"每用小囊佩带随身，恐遇急证，不及取药"。如遇真阳暴脱、病势危急者，用人参汤送服，其效更好。

由于本药能镇摄肾阳，治真阳暴脱，故在临床也可用于治疗戴阳证（真阳欲脱而上浮，患者出现面红如妆，足膝冰冷，烦躁不宁，上盛下虚，脉微欲绝）。此证在八纲辨证中，属真寒假热证。我曾治疗一年老煤矿工人，多年来患有煤矽肺，咳喘气短，呼气易吸气难，气不能深纳丹田。一日忽然出现面红如妆，痰浊上壅，吸气少呼气多，气短欲断，足膝冰冷，头汗如油，舌短苔白，脉沉微欲绝。我诊为肾中真阳欲脱，虚阳上浮，发为戴阳之证，立即用人参 15g 急煎汤送服黑锡丹 45 丸，2 个多小时后，诸症渐好转。又用人参 9g、西洋参 10g、生白术 10g 煎汤送服黑锡丹 20 丸，每日 2 次。抢救 2 日，戴阳证除，转入辨证论治，调理肺肾，降气化痰，运脾化湿，温肾回阳，渐渐痊愈出院。

我在治疗哮喘时，遇有体虚或年老之人，出现气短而喘，呼气易，吸气难，尤其是不能深吸气纳入丹田，腰膝酸软无力，舌苔白，脉象沉、两尺弱或右尺微而欲绝，证属肾虚不能纳气而喘者，常在应证的汤药中，加服黑锡丹 15~20 丸，每日 2 次，连服 3 日，症状缓和后，则停黑锡丹而以汤药辨证论治，常收满意的效果。

因本品含有黑锡（黑铅），久服可发生铅中毒，故以用来救急除危为主，不可长久服用。因药性重坠，孕妇不可服用。

另外，镇肝息风汤（见第 4 讲）、礞石滚痰丸（见第 6 讲）、牛黄镇惊丸（见第 9 讲），也都有重镇作用，参见各门类，此不再重述。

金银花酒
（《医方集解》）

 要点

金银花酒、四妙勇安汤。

鲜金银花（干者亦可，不及鲜者力速）150g　　　　　生甘草 30g

用水 2 碗煎 1 碗，再入黄酒 1 碗，略煎，分 3 次服，一天一夜服尽。重者口服 2 剂，服至大小肠通利，则药力到。外以生金银花捣烂，酒调敷肿毒四围。

本方治一切痈毒恶疮，不问发在何处，或肺痈、肠痈，初起便服，可见奇效。

金银花性味甘凉，凉能清热解毒，甘能养血补虚，为治痈疮圣药，可治痈疽疔癣、杨梅恶疮、无名肿毒、肠癖血痢，本方以之为主药；配以甘草扶胃气，解百毒，生肌止痛；又加黄酒宣行药势，故其效奇速。金银花性极中和，故须用大量，才能有奇效。

金银花重用（90g），加玄参90g、当归60g、甘草30g，水煎分2~3次服，连服10剂，不可减量，减则不效，**名四妙勇安汤**。专治火毒内蕴，血行不畅而发生的脱疽。患处皮色黯红，微热微肿，疼痛剧烈，烦热口渴，或患处溃烂，脓血淋漓，多发于肢体远端处，舌红脉数。近代多用于血栓闭塞性脉管炎、动脉栓塞性坏疽属于火毒蕴结证者。

金银花是疗效确切的解毒药，性极平和，无甚禁忌，可大量使用。

真人活命饮
（《成方切用》）

 要点

> 真人活命饮（仙方活命饮）。
> 比较真人活命饮、五味消毒饮。

金银花 15g	陈皮（去白）5g	当归（酒洗）5g
防风 3g	白芷 3g	甘草节 3g
贝母 3g	天花粉 3g	乳香（后下）3g
没药（后下）3g	皂角刺 1.5g	穿山甲（蛤粉炒）3片

用好酒（黄酒）一大碗煎服，善饮酒者，可多饮酒以助药力。忌食酸物，因酸味收敛。现多改用水煎服，或水酒各半煎服。

此方又名仙方活命饮。《妇人良方》和《证治准绳》均载此方，但用量与本方不同（金银花、陈皮各9g，余药皆为3g），且多赤芍3g。《医方集解》也载有本方，无赤芍，但金银花为9g，余药量同本方。

本方功能清热解毒、消肿散结、活血止痛，主治一切疮痈肿毒初起，局部红肿热痛，全身微恶寒而发热，舌苔薄白或微黄，脉数有力。

痈疮肿毒多为经络不和，营卫失调，热毒壅结，气血瘀滞所致。治疗须以清热解毒、理气活血、散瘀消肿、疏通经络为法。故方中以金银花这一清热解毒的痈疮圣药为主药，天花粉清热降火，白芷排脓消肿，当归活血行瘀，陈皮理气化湿，防风宣肺疏肝，贝母消痰散结，甘草化毒和中，共为辅药；乳香调气、托毒外出，没药散瘀消肿而定痛，以为佐药；穿山甲性善走窜、散痈消肿，皂角刺辛散慓锐、溃痈破坚，二药能贯穿经络，引药力直达病所，故以为使药。加酒煎服，是欲使药力通行周身，增强散邪之力。

近人实验研究证明，本方对乙型链球菌有高度抑制作用，对金黄色葡萄球菌也有很强的抑制作用，故现在临床上常用它治疗多种化脓性炎症，如蜂窝织炎、脓疱疮、疖肿、化脓性扁桃体炎、乳腺炎、阑尾炎、深部脓肿等属于热毒壅结实证者。

本方适用于痈肿疮毒初起尚未溃破之前。若已溃破出脓者忌服。阴证疮疽不红不痛者，忌用本方。

我在临床上运用此方，常收立竿见影之效。药品用量常比原方稍增大，并且多是随证加减施用。兹将运用此方的经验体会介绍如下。

（1）治乳痈初起：全瓜蒌 30~40g，白芷 10g，金银花 20g，当归尾 10g，连翘 15g，天花粉 12g，炙山甲 6g，皂角刺 5g，乳香 3g，没药 3g，浙贝母 5g，蒲公英 30g，生甘草 3g，防风 5g。水煎服。能消肿止痛，使痈结渐渐消散吸收。

（2）治乳蛾红肿、寒热疼痛（急性化脓性扁桃体炎）：金银花 15~20g，当归尾 6g，浙贝母 10g，天花粉 15g，皂角刺 3g，炙山甲 5g，乳香、没药各 3g，玄参 20g，射干 10g，锦灯笼 9g，黄芩 10g，牛蒡子 10g，防风 9g。水煎服。有恶寒发热者可加荆芥 9g、薄荷（后下）5g。儿童用量酌减。

（3）治肠痈未溃期（急性化脓性阑尾炎未化脓时）：金银花 15~20g，当归尾 6g，赤芍 10g，白芷 5g，天花粉 12g，连翘 15g，防风 6g，乳香、没药各 5g，炙山甲 5g，生大黄 5~10g，牡丹皮 10g，桃仁 10g，冬瓜子 12~15g，元明粉（分 2 次冲服）6~10g。水煎服。功能消肿散瘀、解毒除痈、通腑止痛，使肠痈消除。若已化脓，可加重冬瓜子用量，再加生薏苡仁 30g、败酱草 15~30g，去炙山甲，水煎服。总之，在解毒化瘀的同时，必须使其大便通畅，泻除毒热，通则不痛，痈结消散。

（4）治无名肿毒初起，红肿焮痛，憎寒发热（包括西医学的急性蜂窝织炎、痈、疖）：金银花 12~15g，陈皮 5g，当归尾 6g，赤芍 9g，防风 6~9g，白芷 6g，生甘草 3g，天花粉 9g，制乳、没各 5g，皂角刺 5g，炙山甲 5g，炒黄芩 9g，连翘 10g，白僵蚕 6g，紫花地丁 15~20g。水煎服。功能清热解毒，消肿散结。

真人（仙方）活命饮是临床常用的处方，无论疮毒大小，或痈或疖，甚或皮肤经常易起小疖疮，时发时愈，长年不断者，以此方随证加减常能取效。一般对热盛者，常减去当归、陈皮、白芷等辛温药，加入蒲公英、紫花地丁、连翘、黄芩、黄连等，以加强清热解毒作用；对舌苔厚腻，容易恶心，疼痛不甚剧者，可去乳香、没药；对疮痈等已化脓破溃者，须去掉皂角刺、穿山甲；对肿毒僵硬红肿不易消散者，可加白僵蚕 6~9g、紫花地丁 15g、莪术 3~5g。临床上用本方时，常加连翘 10~15g、红花 9g、赤芍 9~12g、炒黄芩 6~9g。

本方与五味消毒饮（金银花 10g，野菊花 5g，蒲公英 5g，紫背天葵 5g，紫花地丁 5g）比较：前者适用于疡疮痈毒初起兼见微恶寒而发热，疮痈之处红肿热痛，证属热邪壅遏不散而成疮、疖、痈者；后者也为临床上治疮痈常用之方，但主用于痈疔疖肿，红肿热痛，疮形如粟，坚硬根深如铁钉之状者。前者偏于宣散清热、解毒化瘀，主治痈疖疮毒；后者偏于解毒消疔，主治疔毒疖疮。我在临床上用五味消毒饮时，常将用量加大，参考方如下：金银花 15~25g，野菊花 10g，蒲公英 15~25g，紫背天葵 9g，紫花地丁 15~25g。水煎服。

小　金　丹
（《外科证治全生集》）

白胶香 45g	草乌 45g	五灵脂 45g	地龙 45g
木鳖子 45g	乳香 22.5g	没药 22.5g	当归 22.5g
麝香 9g	墨炭 3.6g		

共为细末，糊丸，每丸重 0.6g，每日 2 次，每次 2 丸，病重者每次 3 丸，捣碎，用温黄酒或温开水送下。

功能消毒散结，活瘀解凝。主治气血凝结，经络不畅，而生瘰疬、鼠疮、乳痈、乳疮、乳岩、痰核、流注、横痃、贴骨疽、坚硬疼痛及一切阴疽初起等症。

临床上常把本丸药用于颈淋巴结核、甲状腺瘤、乳腺增生、乳腺瘤、腹股沟淋巴结肿大，以及胸胁四肢发生硬结肿硬、脂肪瘤等，服用本丸可使肿物缩小或消失。近来也用治于乳腺癌、食道癌、胃癌等病放疗、化疗后，或手术切除癌肿后，坚持内服本丸一段时间，不少患者病情可以减轻，生存期延长。经近人实验研究，本丸能抑制小鼠梭形肉瘤和肉瘤 180 的生长，即有一定的抗癌作用。

犀　黄　丸
（《外科证治全生集》）

> 📔 **要点**
>
> 犀黄丸（西黄丸）。
>
> 比较犀黄丸、醒消丸。

犀黄（即上好的牛黄）1g　　　　　　　　麝香 4.5g

乳香（去油）30g　　　　　　　　　没药（去油）30g

上药研细末用黄米饭 30g 与药相合，反复捣烂为丸，晾干（忌火烘）。用陈黄酒送服 9g。病生于身体上部的，临睡时服；病生于下部的，空心时服。

此方中成药现名**西黄丸**。方中以牛黄清热解毒化痰，为主药；麝香辛窜通络、活血散结，并助牛黄化痰之力，为辅药；乳香、没药活血祛瘀、消肿止痛，为佐药；黄米饭养胃，陈酒活血行气以助药力，共为使药。

本品功能解毒清热、活瘀散结，主治乳岩、横痃、瘰疬、痰核、流注等症。近代多用于淋巴结炎、乳腺炎、乳腺囊性增生、乳腺癌、多发性脓肿、骨髓炎等，见有毒热结滞证者。

肿疡已破溃流脓者和体虚、阴虚火旺者，禁用本品。

实验研究表明本丸能抑制小鼠梭形细胞肉瘤和肉瘤 180 的生长，故在临床上常用于各种癌症，作为抗癌药使用。

我治疗食道癌、贲门癌等患者时，常用本丸药与启膈散、旋覆代赭石汤随证加减同服，有较好的疗效。

《外科证治全生集》中还有醒消丸（乳香、没药各 30g，雄黄 15g，麝香 4.5g，糊丸，每服 9g，服法同上丸），也用于治疗痰湿阻滞，经络不和而致生疮肿痛、红肿坚硬等外科病证，近代医家也常将它用于各种癌症手术后或化疗、放疗后的治疗中。两个丸药主治虽然大致相同，但醒消丸中雄黄含有硫化砒。砒为有毒物质，故不可服用太久，以防中毒。如发生中毒，可用防己 10g 急煎服。另外醒消丸所含雄黄虽能解毒、治疮，但其性热，故火热太重的疮痈肿毒者不宜用。或用玉枢丹。

太乙紫金丹
（《外科正宗》）

要点

太乙紫金丹（紫金锭、玉枢丹）。

山慈菇 60g　　　　五倍子 30g　　　　千金子霜 30g　　　　红芽大戟 45g

共为细粉，再兑研入朱砂粉 9g、雄黄粉 9g、麝香 9g，用浓糯米汤调，制成锭或丸，每服 3g，捣碎煎水服，或用粉剂 1.5g，温开水送服。功能开窍通闭，解毒辟秽。主治霍乱、痧胀、山岚瘴气、水土不服，或暑湿温疫之邪，弥漫蒸熏，神明昏乱，以及喉风、蛇咬、癫狂等症。

本药又名**紫金锭**，也称**玉枢丹**，为居家旅行常备之药。我常将它用于肾炎尿毒症，出现呕吐、恶逆不食等症时，常用玉枢丹 0.3~0.6g 随应证汤药服。

近些年来也有将本品用于抗癌的。常在食道癌、胃癌、肺癌等手术或化疗、放疗后，用本品 1~2g 分 2 次随汤药送服。

我在治疗食道癌、贲门癌、胃癌初起，患者吞咽有一定障碍，但尚能纳食，西医未能确诊者，常用生赭石（先煎）20~30g，旋覆花（包）10g，半夏（口渴者可不用）10g，党参 10g，沙参 10g，丹参 15g，川贝母 9g，香附 10g，焦四仙各 9g，生白术 6~9g，茯苓 10g，莪术 3~6g，苏子、梗各 9g，作为基础方随证加减，水煎服。同时随汤药送服玉枢丹 1~1.5g，每日 2 次，以加强解毒散结之力，有癌可治，无癌可防。对已经做过手术，或接受过化疗、放疗的患者，也常用上方加生白芍 6~12g、当归 6g，舌红口渴者可再加生地黄 9~12g。一般多再加西洋参（另煎兑入）3~9g，同时随汤药送服西黄丸 3g 或小金丹 1.5g 或玉枢丹 1~1.5g，每日 2 次，常取得较好效果，请作参考。

对肺癌手术后或化疗、放疗后，则常用麻杏二三汤、百合固金汤等随证加减，同时随汤药送服西黄丸 3g 或小金丹 1.5g，均为每日 2 次。

飞龙夺命丹
（《增补万病回春》）

 要点

> 飞龙夺命丹、蟾酥丸。
> 比较飞龙夺命丹、梅花点舌丹。

蟾酥 6g	冰片 1.5g	轻粉 1.5g	麝香 1.5g
血竭 9g	寒水石（煅）9g	铜绿 9g	乳香 9g
没药 9g	胆矾 9g	雄黄 6g	朱砂 9g
蜗牛 21 个	蜈蚣（酒浸炙黄）1 条		

上药各研为极细粉末。将蜗牛研烂加蟾酥合研成黏稠状，再加入轻粉等各药粉，反复研磨到极均匀，做成绿豆大的药丸。每次服 20 丸，用葱白 15cm 捣烂，包裹为丸药，用无灰酒烧热，候能饮时送服，盖被取汗。病在身体上部者饭后服，病在下部者饭前服。

本药有拔毒消肿、祛腐止痛的功能。主治疔毒恶疮、脑疽发背、对口疮疡、乳痈、乳岩、附骨阴疽，及一切无名肿毒、溃烂疼痛、麻木昏愦等病证。

本品也可外用，或用醋研开，调涂患处；或用针刀把疮刺破，把药做成锭状插入疮口内（治疗疮常采用此法），同时再内服应证汤药。

《外科正宗》中有**蟾酥丸**，方中无蜈蚣，余药同，用量稍不同。治证相同，可与本药互为代用。

近代医家常把古人治疗恶疮、疔毒及恶疽的丸药、锭药、丹药，用治于今人的恶性肿瘤，常常收到较好的效果。不少学者对其中的主要药物进行了动物实验研究，证明具有一定的抗肿瘤作用。尤其是其中的蟾酥，经实验证明不但有很好的抗炎作用，并且有抗放射、抗肿瘤作用。用金黄色葡萄球菌造成家兔的局部感染，然后注射蟾酥注射液，则可阻止病灶扩散，使周围红肿消退。也有的报道，蟾酥对小鼠肉瘤180有效，在试管中对白血病细胞有抑制作用，能延长患精原细胞瘤、腹水癌和肝癌小鼠的生存期，并具有增强网状内皮细胞功能等作用。本药不但含有蟾酥，并且还有多种解毒活瘀之品，故也有一定的抗癌作用。

我也曾让患者服用应证汤药的同时，加服飞龙夺命丸（丹），每次5粒，每日2次，葱白煎汤送服，用于治疗子宫颈癌、肠癌、肺癌等。

另外，《外科证治全生集》尚有梅花点舌丹（熊胆、梅花冰片、雄黄、硼砂、血竭、葶苈子、沉香、乳香、没药、珍珠、牛黄、麝香、蟾酥、朱砂、金箔。小丸，绿豆大，可内服，亦可外用），功能与飞龙夺命丹相近，功能清热解毒、消肿止痛，主治疔疮、脑疽、发背、红肿痈疖、一切无名热毒初起。但梅花点舌丹其药性偏凉，故还可用于实火牙痛、喉痛、喉蛾、喉风、口舌生疮、小儿急惊风等。凡阴疽及阴虚内热、小儿慢惊风等病者证，皆禁用。本品孕妇忌服。

前些年，在患者买不到西黄丸、小金丹、飞龙夺命丹时，也常用梅花点舌丹代替，用于各种癌症患者在服用辨证论治的汤药时，加服1~3丸，每日2次。服用时先饮水一口，将药丸放在舌上，感到口舌发麻时，再用温黄酒或温开水送下，故名"点舌"丹。

第9讲 妇儿科常用的方剂

有些患有痛经、月经不调、白带、久不受孕、恶阻等妇科病，以及产后遗留一些妇科杂病的患者，往往到内科诊治。也有些小儿患咳嗽、哮喘、泄泻、发热、呕吐、吐乳、惊风等病，家长也常常带患儿到内科求治。所以在临床就有"内、妇、儿科不分"的说法。这说明一些常见的妇科、儿科疾病，作为内科医师也应当熟悉，尤其在基层医疗单位，更应如此。我在临床上常遇到一些一般的妇儿科常见病，经过辨证论治，也能收到良好疗效。故本讲介绍一些妇儿科常用方剂，以应临床的一般需要。

温 经 汤
(《金匮要略》)

 要点

比较《金匮要略》温经汤、《校注妇人良方》温经汤。

吴茱萸三两	当归二两	川芎二两	白芍二两
人参二两	桂枝二两	阿胶二两	牡丹皮二两
生姜二两	甘草二两	麦冬（去心）一升	半夏半升

上十二味，以水一斗，煮取三升，分温三服。

以上的用量为汉制用量。我在临床上使用本方时，常将用量改为：吴茱萸9g，当归6g，川芎6g，白芍9g，党参6~9g，桂枝9g，阿胶（烊化）6g，牡丹皮6~9g，生姜6g，甘草5g，麦冬6~9g，半夏6~9g。水煎服。

本方功能温经散寒，养血暖宫。主治妇人子宫虚寒，久不受孕，以及月经不调，或赶前，或错后，或经来过多，或逾期不潮。兼治漏血不止，下午低热，手心烦热，少腹里急，唇口干燥，以及年过五旬，月经仍来潮等症。凡血分虚寒而经血不调者，皆可用本方治疗。

方中以吴茱萸辛热温中、疏肝燥脾、暖冲脉、祛里急，善治下腹疼痛，为主药。辅以归、芍养血调血；川芎血中气药，升阳开郁，行血活瘀；人参补脾肺之气，以助生化气血；桂枝温经通脉，配白芍能调和营卫、缓急定痛，配吴茱萸温经散寒。又以牡丹皮泻血中伏火，通脉祛瘀；麦冬清心除烦，润肺化痰；阿胶养肝滋肾，止血祛瘀；半夏和胃健脾，下逆气，止呕烦；甘草补脾胃、泻心火，共为佐药。以生姜辛温行阳、宣行经络，为使药。

我曾用本方去人参、半夏，加川续断炭 15~30g、赤石脂（先煎）12g、艾炭30g，水煎服，治疗妇女年过五旬，月经仍来潮，且量多。经服上方 3 剂即减少，7 剂即愈。为了巩固疗效，又将汤药方 3 剂为细末，炼蜜为丸，每丸重 9g，每服1 丸，每日 2~3 次。追访 10 余年未犯崩漏之症。

也曾用本方去人参、半夏、麦冬，加炮姜 5g、紫石英（先煎）12g、香附9g、紫肉桂 5g，治疗青中年妇女子宫寒冷、月经不调、久不受孕之症。

本方与《校注妇人良方》温经汤（当归、川芎、芍药、桂心、莪术、牡丹皮各 1.5g，人参、牛膝、炙甘草各 2g）比较：本方偏于暖肝养血而温经散寒，调经、补血、止漏的效果比较好；《校注妇人良方》温经汤偏于暖肾、活血而温经散寒、活血化瘀，除血室寒凝效果较好，临床使用时用量可适当加重些。

我曾用《校注妇人良方》温经汤去川芎、人参、牛膝，加桃仁 9g、红花 6g、三棱 5g、川续断炭 15g、炒五灵脂 10g、艾炭 20~30g，用于治疗子宫肌瘤，常收到良好效果，瘤体可缩小。无大量出血者，可去艾炭；伴有子宫出血者，可再加棕榈炭 20~30g、阿胶珠 10g、赤石脂（先煎）12~15g。

芎归胶艾汤
（《金匮要略》）

要点

芎归胶艾汤（胶艾四物汤）。

川芎二两　　　阿胶二两　　　甘草二两　　　　艾叶三两
当归三两　　　白芍四两　　　干地黄六两（原方无量，据《千金方》补入）
以水五升、清酒三升，合煮取三升，去渣，纳胶令消尽，温服一升，日三服。不瘥，更作。

上记的药物用量及煎服法均为原书所记者，今人多改为今制使用。参考用量如下：川芎 6g，阿胶（烊化）9g，甘草 5g，艾叶 9g，当归 9g，白芍 12~15g，生地黄 18~24g。水煎，分 2 次服。

本方又名**芎归胶艾汤**，也有的称**胶艾四物汤**。功能养血调经，止血安胎。主治妇女下元不足，冲任虚损，崩漏下血，淋漓不断，或月经过多，或怀孕后下血，或妊娠腹中痛等症。方中以阿胶滋阴养血、固冲止血，艾叶暖宫安胎、止胎动下血，共为主药，故名胶艾汤，《金匮要略》中也有此名称；当归、白芍、生地黄、川芎，为后世的四物汤，功专养血调经、补冲任、安胎孕，为辅药；甘草配白芍更能缓急止痛，甘草还能调和诸药，为佐使。

我曾治一中年妇人，怀孕已 4 个多月，近半个多月来子宫不断出血，腰腹略感发坠，到妇产科检查，谓胎儿正常，经注射止血剂未效。我诊其脉沉细滑数，舌苔略白厚微黄，诊为下元不足，阳精进入阴血（怀胎），阴受阳扰，胎前多热，血热妄行，故发为胎漏，此属血虚夹胎热之证。治法滋养下元，固冲安胎，凉血止血。方用胶艾汤加减：桑寄生 30g，川续断炭 30g，炒白术 6g，子黄芩 12g，苏梗 12g，生地黄 30g，当归 10g，白芍 12g，艾叶 6g，阿胶（烊化）12g，黄柏炭 12g。共进 12 剂而安。

张某某，女，28 岁，素日健康，但近半年来月经赶前，每月提前约 10 天左右，经色鲜红，略有口干渴，腰腿酸困，余无大苦，舌苔薄白、舌质微红，脉细滑略数。诊为血虚生内热，热扰血海，故月经提前来潮，其色鲜红无血块，而有口干渴之症。治法调经固冲，凉血止血。方宗胶艾汤出入：生地黄 20g，川续断 18g，炒杜仲 15g，当归 9g，白芍 12g，阿胶块（烊化）12g，艾炭 20g，黄芩炭 12g，补骨脂 9g。水煎服。另用三七粉 2g，分 2 次随汤药冲服。连进 14 剂，月经按期来潮。嘱下月来潮前 10 天即服上方 10 剂，使月经应期而至。照此服法，连用 3 个月，均在月经来前 2 周即服上方 12 剂，使月经每月按期来潮。自此治后，诸症痊愈，月经正常。

近代临床上常将本方用于先兆流产及产后子宫恢复不全而出血、月经赶前、月经过多等病属于血虚下元不足之证者。如用于安胎时，一般常加条黄芩（又称子芩）9~12g、白术 6~9g、桑寄生 20~30g、川续断 12~18g。

当归芍药散
（《金匮要略》）

| 当归三两 | 芍药（白芍）一斤 | 茯苓四两 |

白术四两　　　　　　泽泻半斤　　　　　　　　　川芎三两

六味杵为散，取方寸匕，酒和日三服（为细末，每服 3g 温酒送服，1 日3 次）。

近世多把此方作为汤剂应用，其用量如下：当归 6~9g，白芍 30~45g，茯苓12g，白术 9~12g，泽泻 15~25g，川芎 6~9g。水煎分 2 次服。

功能养血益脾。主治妇人怀孕腹中疠（绞）痛和妇人腹中诸痛。妇女怀孕后，胎须血养。如血气不足，阴乘于阳，肾反侮土，脾郁不伸，中焦气血不调，故产生疠痛（急痛）。方中以当归养血；白芍益血缓急而止痛；茯苓、白术健脾化湿，扶助中运，并固胎元；泽泻泻其脾郁所滞之水湿；川芎辛窜舒达，以畅达欲伸之血气，共达养血益脾、止痛安胎之效。

我常用本方治疗妇女腹中绞痛、钝痛、抽痛、刺痛等各种腹痛症。这些患者都是经过西医检查，未找到器质性病变，各种化验指标均在正常范围之内，不能确诊的腹痛待查患者。用此方随证加减，常取得良好效果。今把经验方介绍如下，谨供参考。

当归 10g　　　　　白芍 30g　　　　　茯苓 15g　　　　　泽泻 20g

川芎 6g　　　　　　元胡 9g　　　　　炒五灵脂 12g　　　乌药 12g

炒小茴香 6g。

痛处固定不移，刺痛不已者，加丹参 30g、蒲黄（布包）10g、砂仁 6g。

钝痛绵绵，疼痛范围较大，不易指出疼痛点者，加白术 9g、干姜 6g。

抽痛喜暖，痛剧时自觉有气向心口攻窜者，加桂枝 15g、紫肉桂 6g、炒橘核10g、荔枝核 10g、吴茱萸 6g。

绞痛、急痛不休者，白芍加至 35~45g，再加制附片 6~10g、炮姜 5g、白术9g、广木香 9g，元胡改为 12g。

有蛔虫者，可加乌梅 6g、川椒 6g、使君子 10g、黄连 6g、广木香 6~9g、细辛 3g、干姜 6g。

月经来时疼痛加重者，加桃仁 10g、红花 10g、炮姜 6g、紫肉桂 3~5g、香附10g、莪术 6g。

月经来后疼痛明显者，可加炒白术 10g、熟地黄 15g、吴茱萸 6g、陈皮 10g、广木香 6g。最有意思的是最近治疗一男性壮年患者，半年多来大约每周发作腹痛 1 次，每次 3~5 天，痛处为右腰腹部偏上些有时波及到右胁下后部，二便饮食均正常，经几家医院做多种检查均未发现异常。舌苔略白，脉象沉而略弦。四诊合参认为此亦属腹中疠痛，处方用当归芍药散加减：当归 10g，白芍 35g，泽泻

20g，茯苓 12g，柴胡 10g，炒黄芩 10g，炒川楝子 12g，白蒺藜 12g，皂角刺 6g，红花 10g，元胡 10g，炒五灵脂 12g，蒲黄（布包）10g，桂枝 12g，乌贼骨 6g，焦槟榔 12g。共进 14 剂而愈。

个人体会使用当归芍药散方时，一定要注意白芍的用量要大。《神农本草经》中说本品主"腹痛"，并说"止痛"，《本草纲目》说"白芍益脾，能于土中泻木"。况且方中还配有白术、茯苓，故本方治腹痛，并非单纯地像近代所说的功在止痛，而是能够强健中焦，使脾气足而达到扶正祛邪目的。再者，方中还重用了泽泻（用量仅次于白芍），以利水除湿，而助脾运化，扶助中焦。如《神农本草经》中说泽泻能"养五脏，益气力，肥健，久服耳目聪明"。泽泻还能泻肝肾水湿邪气，白芍也能土中泻木，说明本方不但能益中焦，而且能够调和肝脾。又有当归养肝血而调经，川芎行血瘀并主"寒痹筋挛"（《神农本草经》）而温行全身血气，故对妇女腹痛实为治本之剂，能达到治中为主而益全身的功效。由于我体会本方是益脾调肝之药，故治上述男性腹痛患者时，考虑其疼痛部位虽云在腹部（脾），但其具体部位接近于肝经（右腰腹稍上方，右胁后稍下部），且其发作有定时，是与少阳经有关，故选用了当归芍药散方，并配用柴胡、黄芩、川楝子、白蒺藜调肝胆之品，因其痛处比较固定，时已半年，故又加失笑散等活血祛瘀药，肝脾同治而取效，进一步体会到了仲景先师组方之妙。

毓 麟 珠
（《景岳全书》）

 要点

> 毓麟珠（毓麟丸、调经毓麟珠、助孕八珍丸）。

人参 60g	土炒白术 60g	茯苓 60g	酒炒白芍 60g
当归 120g	熟地黄 120g	川芎 30g	炙甘草 30g
菟丝子 120g	酒炒杜仲 60g	鹿角霜 60g	川椒 60g

共为细末，炼蜜为丸，每丸 9g。每空心服 1~2 丸，温酒或温开水送服。

本方又名**毓麟丸**、**调经毓麟珠**、**助孕八珍丸**。功能补益气血，温养肝肾，强固冲任，调经助孕。主治妇人气血不足，肝肾两虚，月经不调或后错色淡，或量少腹痛，或淋漓不断，腰膝酸软，小腹冷痛，性欲减退，身体瘦弱，久不受孕等症。方中以参、术、苓、甘健脾补气；地、芎、归、芍补血养肝，固冲任；菟丝子、杜仲、鹿角霜温肾养肝，益精补冲；川椒补命门之火，温煦胞宫，暖督助阳。诸药相合而达温养先天肾气以生精，培补后天脾气以化血，调摄冲任，暖宫助孕之效。

若月经后错、行经腹痛者，可加补骨脂 30g、紫肉桂 30g，甚者再加吴茱萸 15g，若兼白带可再加龙骨 30g。

若子宫寒甚，或泄或痛，可加制附片 30g、炮姜 30g。

若肝气郁滞而气滞腹胀者，可加香附 60g，甚者可再加沉香 15g。

若血热多火，月经赶前者，可加川续断 60g、地骨皮 60g。

若内热甚者，可用汤剂先暂清其火，以后再服本丸，或用清热药煎汤为引送服。

男性气血不足，肝肾两虚，精液清冷而不育者，可加枸杞子 60g、胡桃肉 60g、鹿角胶 60g、怀山药 60g、山萸肉 60g、巴戟天 60g。

我治疗妇女婚后久不生育，经医院检查无生理障碍者，常先用此丸药方随证加减，改为汤药，先服 20~30 剂，以调理月经，月经调顺后，即以此方加减制成丸药服用，绝大多数都能成功。在我记忆中已有七八十名妇女经如此治疗后已生出可爱的小宝宝。兹将我常用的调经汤方和助孕丸方简介如下。

（1）调经汤方

熟地黄 10~20g	当归 10g	白芍 12g	川芎 6g
白术 10g	茯苓 15g	香附 10g	生艾叶 6~9g
川续断 10~15g	炮姜 3~6g	红花 5g	桃仁 5g

水煎服。

月经赶前、量多者，去川芎、红花，加炒黄芩 10g、杜仲炭 15g、黄柏炭 10~12g。改熟地黄为生、熟地黄各 12g，炮姜改为 3g，川续断改为川续断炭 15~20g，或再加阿胶珠 6~9g。

行经腹痛者，加吴茱萸 6g、炒五灵脂 12g、元胡 10g、乌药 12g。

月经后错，量少色淡者，加党参 10g、紫肉桂 5g，改川芎为 9g，改红花、桃仁为各 9g。

白带多者，加半夏 10g、苍术 10g、白鸡冠花 15g、煅龙骨 15~20g，改茯苓为 20~25g。

多次于怀孕两三个月即自然流产者，加桑寄生 20~30g、杜仲 15g、党参 10g、补骨脂 10g、山茱萸 10g、怀山药 12g，去炮姜、生艾叶。并嘱再怀孕后即赶紧服中药保胎药，以防再流产。

经医院检查输卵管不通者，除按上述随证加减药物外，可再加莪术 3~6g、三棱 5g、制附子 6g、炙山甲 6g。

小腹经常发凉，子宫寒冷，久不受孕者，可加紫石英（先煎）15~30g、紫肉桂 3~6g、川椒 3~5g。

有不少妇女经服用本汤药调理月经后，尚未配制丸药，已经怀孕。

（2）助孕丸方

熟地黄 90g	生地黄 15g	当归 50g	白芍 60g
川芎 40g	党参 50g	白术 50g	茯苓 80g
炙甘草 30g	益母草 60g	鹿角霜 50g	杜仲 60g
吴茱萸 40g	川椒 25g	川续断 50g	补骨脂 40g
山萸肉 50g	生艾叶 30g	香附 50g	紫肉桂 20g

共为细末，炼蜜为丸，每丸 9g，每日 3 次，每次 1 丸，饭前服。

启 宫 丸
（《医方集解》）

川芎 60g	白术 60g	半夏曲 60g	香附 60g
茯苓 30g	神曲 30g	橘红 12g	炙甘草 12g

共为细末，水丸绿豆大，每服 3g，每日 2~3 次。

本方功能化痰和血，燥湿除郁。主治妇人身体肥盛，湿滞气郁，子宫脂满，久不受孕。中医学认为肥人多痰，故方中以半夏、白术、橘红燥湿化痰为主药；辅以香附、神曲理气消滞；佐以川芎散郁和血；使以苓、草去湿和中，以助生气。壅者通，塞者启（中医学认为，妇女过于肥盛者，因子宫脂满壅塞故不受孕），故能受孕。

关于"妇人肥盛，子宫脂满不孕"之说，为中医学传统的说法。近人尚未对此做科学的研究，但以上方随证加减治疗体肥不孕之症，确有一定效果，并且为临床所常用，故仍存其说，俟近代科学研究后，再做出确切的解释。

我在临床上治疗妇人体肥盛而不孕者，常先将此方随证加减改为汤药：半夏 10g，橘红 10g，茯苓 18g，苍、白术各 6g，泽泻 15g，当归 9g，白芍 10g，川芎 6~9g，香附 9g，神曲 10g，泽兰 10g。水煎服，服用 20~30 剂后，再以启宫丸常服。也有时一边吃汤药一边服启宫丸，常能收效。

保 胎 丸

(《北京市中成药规范》)

茯苓 120g	党参 120g	白术 120g	当归 120g
桑寄生 90g	川芎 90g	川贝母 60g	姜厚朴 30g
熟地黄 120g	生黄芪 120g	白芍 120g	艾炭 120g
菟丝子 120g	炒枳壳 90g	生阿胶 60g	荆芥穗 30g
羌活 15g	甘草 15g		

共为细末，炼蜜为丸，每丸重 6g，每服 2 丸，每日 2 次，温开水送服。

本方根据《胎产心法》中保产无忧方加味而成。功能补气养血，保产安胎。主治孕妇气血虚弱，腰酸腿软，足膝浮肿，恶心呕吐，胎动不安，屡经小产、流产，以及胎位不正、临盆艰难等病证。

在临床上也常将本丸药方稍事精减，改为汤药服用，也可称保胎汤、保产汤、保产神效汤、保产无忧汤等，并且《济生方》《胎产心法》《傅青主女科》等书中也均有类似方名，或散、或丸、或汤等。我在临床上遇到要求保胎，防止小产，或要求保胎，使胎儿发育良好、聪慧、强壮，或要求吃保胎药，以使临盆时顺利分娩等之妇人时，常在保胎丸方的基础上随证加减，使之服 7~20 剂汤药（根据情况或 1 周 3 剂或 1 周 2 剂），然后令常服保胎丸。也有的每周 2~3 剂，服 4 周后，改为每 10~15 天服 1 剂，直到临产时。今将我常用的保胎基础方及加减法介绍如下。

炒芥穗 3~5g	黄芪 6g	菟丝子 6g	当归 10g
白术 6g	桑寄生 15g	川贝母 6g	白芍 12g
川续断 12g	炒黄芩 10g	茯苓 9g	党参 6g
羌活 3g	炙甘草 2.5g		

水煎服。

腰酸沉重，小腹发坠，有早产之势者，改桑寄生为 30g、川续断为 15~20g、白术为 9~12g，加黄芩 12g、杜仲 15g、山萸肉 10g、生地黄 15~20g。

如怀孕四五个月，出现腰腹坠痛，两腿无力，阴道时有少量血样物流出者，可加生地黄炭 30g、杜仲炭 20g、川续断炭 30g、棕榈炭 30g、黄柏炭 15g，去川续断、川贝母，改桑寄生为 30g、炒芥穗为 12g、黄芪为 12g、菟丝子为 10g、白术为 9~12g、党参为 9~12g。

如孕妇无不适症状，舌脉均无异常者，可进我的原方，不必每日 1 剂，用量也不宜加大，以调养气血、安胎保产为主。

保胎丸方药味虽然比较多，但其组方原则井井有序，非常精当。中医学理论认为，胎元需血来荣养，血以和为补，当归、白芍、川芎养血、和血，气以通为补，黄芪、甘草、厚朴、枳壳理气、益气，熟地黄、菟丝子、桑寄生补肾固胎元，川贝母运胎顺产，羌活、芥穗升举胎元，艾炭、阿胶止血养血，防止胎动不安。诸药共用，补而不滞，疏而无破，共奏安胎保产之效。但阴虚血热者不可用。

近代除将本丸药用于安胎之外，还常用治于习惯性流产、先兆流产等。治疗先兆流产时，宜减去运胎顺产之品，以免破气，加补肾安胎之药，以防流产。

生 化 汤
（《傅青主女科》）

当归 24g   川芎 9g   桃仁 14 粒   炮黑姜 1.5g
炙甘草 1.5g

用黄酒、童便各半煎服。目前临床常用水煎服，或酒水各半煎服，或水煎好后兑黄酒一盅服。

本方具有和血通滞、养荣消瘀的功用。主用于产后血块腹痛及恶露不行等证。《产宝》曾说："生化者，因药性功能而立名也。产后宿血当消，新血当生，若专消则新血不生，专生则宿血反滞。考诸药性，川芎、当归、桃仁三品，善治宿血，专生新血，佐以黑姜、甘草引三品入于肝脾，生血理气，莫善于此，所谓行中有补，化中有生，实产后圣药也。"自傅氏制订此方后，世人多遵用之，目前产后多种病证，常以此方随证加减治之，成为治产后病常用的方剂。方中以当归补血、活血、生新血为主药。川芎行血中之气郁，兼防补血药之滞，桃仁行血中之瘀、缓肝气之急，共为辅药。黑姜引血分药入气分而生血，并能温肾暖下元；炙甘草和中缓急，调和百药；童便咸寒直入下焦，降热活瘀；黄酒性热，温经散寒，共为佐使。本方诚为治疗产后儿枕痛（产后下腹痛）、血块、恶露不行等最合适、最常用的方剂。临床上应用很广，目前常用本方随证加减，治疗产后子宫收缩痛、产后胎盘残留、产后子宫复旧不良、慢性子宫内膜炎等病证。

加减法：如血块痛甚者加肉桂 2g，渴加麦冬 5g、五味子 10 粒，汗多加麻黄根 3g；如血块不痛，加炙黄芪 3g 以止汗；伤饭食、面食，加焦神曲 3g、焦麦芽 1.5g；伤肉食加山楂 5 个、砂仁 1.5g；若血块疼痛未止，不可加芪、术。若恶露已行，腹痛已止，去桃仁。此加减用量为原书用量，今人常稍加重用之。

我在治疗与产后有一定关系的内科杂病时，也常在应证汤药中，结合生化汤意加减用药，常收佳效。

例如治疗妇女腰痛已数年，久治未愈，细问诊，才说自从产后即腰痛，当时未注意，但至今不愈。因而我不但给予益肾、祛风寒湿、活络之品，同时结合生化汤加减则收效颇佳。举例方如下：桑寄生20~30g，独活10g，川续断15g，杜仲12g，补骨脂10g，红花9g，细辛3g，威灵仙12~15g，当归10g，川芎6g，桃仁6~9g，炮姜6g，桂枝6~12g，制附片10g。水煎服。

再如有些妇女全身关节疼痛若干年，各医院按风湿性关节炎治疗不效，来我处诊治时，主诉自从产后两三天时即患全身关节痛至今不愈。我常用两个方合起来为基础，按辨证论治需要进行临床加减而收效。即趁痛散合生化汤随证加减。基础方如下：当归9~12g，川芎6g，黄芪9g，白术9g，独活9g，桑寄生12~20g，紫肉桂6~9g，怀牛膝6~9g，薤白10g，川续断10~15g，片姜黄6~9g，炮黑姜5g，桃仁6g，炙甘草3g。水煎服。寒邪盛，疼痛甚者，可加制附片6~12g；湿邪盛，筋挛肢重者，可加生薏苡仁30g、伸筋草30g；月经赶前或月经量多者，去川芎、桃仁；疼痛喜捶拍者，可去芪、术，加香附10g、炙山甲6g；游走窜痛，痛处不定者，可加防风10g、羌活10g；兼见热证（口渴、便秘、舌苔黄、痛处有热感、脉数等）者，可去肉桂、黄芪，加秦艽9~12g、防己10g、玄参9~12g、络石藤30g或忍冬藤30g，等等。

赛金化毒散
（《北京市中成药规范》）

| 炙乳香60g | 炙没药60g | 川贝母60g | 黄连60g |
| 赤芍120g | 天花粉120g | 大黄120g | 甘草45g |

共为细末，再研入：珍珠粉24g、牛黄12g、冰片15g、雄黄粉60g，共研极均匀。每管装1.2g，每次（半管）0.6g，1日2次，温开水送服，周岁以内小儿酌减。外用时，水调敷患处。

本药处方来源于明·《幼科三种痘疹金镜录》。功能清热化毒，活血消肿。主治小儿蕴积热毒，而见头痛身烧、痄腮红肿、烦躁口渴等症者。胎毒、痱毒、丹毒、疹后余毒以及疮疖溃烂等病者适用之。

方中以牛黄清心解热、通窍辟邪，川贝母甘寒而宣、泻心火、散肺郁，川黄连苦寒泻火、解毒燥湿，共为主药；乳香、没药行气散结、消瘀定痛、祛毒护心、赤芍、天花粉清热凉血、活瘀解毒，大黄泻毒火、除积滞、推陈致新，共为辅药；雄黄解毒镇惊，甘草解诸毒且和百药，珍珠咸寒制火、镇心安魂、坠痰拔毒，共为佐药；冰片芳香走窜、通窍散火，以之为使。诸药共奏清热化毒、活血消肿之效。

我治疗小儿毒热火盛之证，常用此散随汤药冲服，疗效极佳。例如七八岁小儿口舌生疮，咽喉肿痛，两腮肿胀，口渴口臭，苔黄便秘，身热烦躁，脉数，此为毒火内蕴、心胃热盛之证。可用荆芥 5g，防风 6g，金银花 12g，连翘 9g，蒲公英 15g，紫花地丁 15g，黄芩 5g，黄柏 5g，栀子 3g，青蒿 10g，生地黄 12g，玄参 10g，生大黄 2~3g。水煎服。另用赛金化毒散 1.2g，分 2 次随汤药服。一般说，凡遇小儿因毒火而发热之证均可应用。包括西医学中的急性扁桃体炎、急性腮腺炎、急性咽喉炎、小儿肺炎、麻疹后肺炎、小儿丹毒等均可使用。

因内热蕴郁而生毒疮、火疖、无名肿毒等，除内服药外，也可用本散适量，冷开水调涂患处。

注意：疮毒痈疖破溃后则禁服本散。

五粒回春丹
《北京市中成药规范》

橘红 105g	防风 105g	胆南星 105g	淡竹叶 105g
茯苓 60g	白僵蚕 60g	甘草 60g	金银花 105g
连翘 105g	桑叶 105g	麻黄 75g	薄荷 75g
蝉蜕 75g	山川柳 45g	赤芍 75g	川贝母 75g
苦杏仁 45g	羌活 105g	牛蒡子 75g	

共为细末，再研入：牛黄 12g、冰片 12g、麝香 21.6g，研合极均匀，用糯米粉熬汁，泛制为绿豆大小丸，朱砂为衣。每服 5 粒，日服 2 次，鲜芦根煎汤或温开水送服。周岁以内小儿药量酌减，10 岁以上小儿药量酌增。此方为《北京市中成药规范》中"五粒回春丹（丸）"第二方，第一方还有犀角粉 30g、羚羊角粉 30g、琥珀粉 12g。因犀牛角已禁止使用，故只介绍第二方。

本方由古人经验方"小儿万病回春丹"（原方载《中国医学大辞典》）加减化裁而成。功能清热解毒，透表化痰，清心开窍。主用于小儿瘟毒内热所致的头痛身热，鼻流清涕，隐疹不出，咳嗽气促，痰涎壅盛，目赤多泪，烦躁口渴，呕乳吐食，二便不利，抽风瘛疭，天吊惊厥等病证。兼有抽搐者，可用钩藤汤送下；麻疹难出者，用鲜芦根汤送下。

我在时疫瘟毒流行时，诊治小儿发热，表证不解，身热难退者，往往在服用应证汤药（荆芥、薄荷、桑叶、金银花、连翘、大青叶、黄芩、菊花、杏仁、牛蒡子、生甘草）时，同时服用五粒回春丹，每次 3~5 粒，1 日 2 次，随汤药服，可提高疗效。甚至大人发热因未及时解表，致使邪郁化热，再兼治不得法，致使身热辗转不退，邪渐深入，表里俱病，口渴咽痛，烦躁，头痛，身痛，时有汗出，不恶寒，甚或皮下隐疹瘙痒，苔黄脉数。此时我常用清气凉营、由营透气、引邪出表的汤药［荆芥 10g，金银花 15g，连翘 12g，玄参 12~15g，蒲公英 20~30g，生石膏（先煎）30g，葛根 12g，知母 10g，生地黄 15g，赤芍 10g，白鲜皮 12g。水煎服］，同时加服五粒回春丹 10~15 粒，1 日 2 次，随汤药服，或另服，往往取得很好的效果。

注意： 本药丸主要有清热解毒、透表散邪的作用，故在服药期间禁受风寒，忌食油腻厚味。

小儿至宝锭
《北京市中成药规范》

陈皮 150g	焦山楂 150g	焦麦芽 150g
全蝎 150g	蝉蜕 150g	白附子（矾制）150g
天麻 150g	羌活 150g	钩藤 150g
槟榔 150g	白僵蚕 150g	川贝母 15g
紫苏叶 150g	滑石 150g	炒白芥子 120g
胆南星（酒炙）150g	茯苓 600g	六神曲（麸炒）600g

共为细末，再研入：牛黄 1.8g、麝香 1.2g、冰片 1.2g、朱砂 36g、雄黄粉 15g、琥珀粉 9g，研合极均匀，炼蜜为锭，每锭重 1.5g。每服 1 锭，1 日 1~2 次，温开水送服。

本药锭是据明·《婴童百问》琥珀散方改制而成的。功能清热导滞，化痰祛风。主治小儿内有积热，外感风寒，停乳停食，呕吐便泻，烦躁口渴，咳嗽发热，痰涎壅盛，睡卧不安等。

小儿的特点是爱吃零食，不知冷热调节，故常常内有饮食停滞，又外受风寒侵袭而发热不食，甚至呕恶腹胀，或见泄泻等症，治疗此证与大人不同，不能单纯解表散邪，还要注意导滞化食，帮助消化，兼之小儿为纯阳之体，容易化热，所以还须兼以清热化痰。本方对这些治则兼而有之，故儿科常用，即使内科医师遇到小儿此证，也常使用。如果4~5岁的小儿患此病证时，还可适当配合服汤药，以提高疗效。我在临床上治疗此证，常用：荆芥3~5g，防风5g，苏叶3g，薄荷2g，金银花6g，连翘5g，焦山楂3~5g，焦神曲3~5g，焦麦芽3~5g，炒鸡内金3~5g，焦槟榔3~5g，炒黄芩3~5g，生甘草3g。水煎服。同时服小儿至宝锭每次2粒，1日2次，随汤药服，或另服。

由于本方内有朱砂、全蝎、钩藤、白僵蚕、牛黄、川贝母等药，故也有镇惊、息风、化痰、清心的作用，对小儿外感高热而动风抽搐、痰声辘辘者，可急化服此锭1~2锭。

牛黄镇惊丸
（《北京中成药规范》）

要点

> 比较牛黄镇惊丸、牛黄抱龙丸。

天麻 150g	防风 150g	石菖蒲 150g
川芎 150g	茯苓 300g	法半夏 150g
蜈蚣 25 条	酸枣仁（炒）150g	甘草 90g
全蝎 150g	沉香 90g	羌活 150g
远志肉 150g	人参 150g	荆芥穗 150g
僵蚕（麸炒）150g	白附子（矾炙）150g	天竺黄 450g
桔梗 150g	乌梢蛇（酒炙）150g	白术（麸炒）150g
细辛 150g	川乌（甘草、金银花水炙）45g	胆南星（酒炙）150g

上药共为细末，再研入：牛黄25g、麝香23g、冰片25g、琥珀粉125g、雄黄粉20g、朱砂粉50g，研合极匀，炼蜜为丸，每丸重1.5g。每服1丸，每日1~3次，温开水或薄荷汤送服。周岁以内小儿酌减。

本方以《证治准绳·幼科》镇惊丸方加减化裁而成。功能镇惊安神，祛风化痰。为治小儿高热惊风常用药。治证以小儿心火热盛，风寒闭窍而致急热惊风，头痛身热，咳嗽声哑，痰涎壅盛，气促作喘，四肢抽搐，牙关紧闭，睡卧不宁为主。

我在临床上遇有上述证候的患儿，常用清热解表、祛风安神的汤药（荆芥、薄荷、金银花、连翘、菊花、天竺黄、蝎尾、白僵蚕、茯苓、生赭石、生石决明、防风、钩藤、黄连、远志，水煎服），同时服用牛黄镇惊丸每次1~2丸，1日2次，效果很好。

我有时也用此丸配合镇肝息风之汤药，治疗小儿各种风证。例如我曾治愈1例弄舌风证，即用了此药，简介如下。

张某，男，10岁，农村学生。1972年5月21日初诊。

病史：不停地吐舌挤眼、手足挥舞，坐立不安，已3个多月。半年前，曾因与同学生气，次日发生手足不自主地挥舞运动，经西医诊断为"小舞蹈病"，经注射硫酸镁等而愈。今年春节因同学在背后燃放爆竹受惊而复发，又经医院注射硫酸镁，并服用多种药物治疗，均未见效。现除不停地吐舌挤眼、两手不自主地挥舞外，头也不停地摆动，两腿也不自主地乱动。二便饮食尚正常。舌苔薄白，舌质略红。切脉时，因手乱动而不能安静诊脉，只诊到脉有弦象。诊为肝经风动、心经热盛而致的弄舌风。

治法：镇肝潜阳，息风清心。

处方：生代赭石（先煎）21g　　生牡蛎（先煎）24g　　天竺黄6g

　　　白蒺藜9g　　　　　　　钩藤15g　　　　　　　全蝎9g

　　　防风9g　　　　　　　　归尾9g　　　　　　　白芍12g

　　　桑枝30g

水煎服。6剂。

另：牛黄镇惊丸12丸，每日2次，每次1丸，随汤药服。

服上方6剂和丸药12丸，二诊时已基本痊愈，能安静诊脉，手足均不乱动，挤眼弄舌已基本停止。又进6剂，服丸药12丸，即痊愈。3个多星期后追访，已下地干活，诸症痊愈。

注：本患儿在我治疗之前，跟我学习的医师曾抄服一本《内科手册》中治小儿舞蹈病的处方：艾叶3g，防己1.5g，桂枝3g，秦艽1.5g，防风3g，女贞子1.5g，菖蒲3g，花椒1.5g，密蒙花3g，橘叶3g，干姜0.9g。共服6剂，诸症同前，遂改请我治。附此以供参考。并且有力地证明中医采用西医病名、对号入座的方法，是取不到好疗效的，必须运用辨证论治的方法，才能取得良好效果。

从本例说明本丸药确有清心息风、镇惊开窍的良好效果，但必须在辨证论治的指导下应用，才能应手取效。

　　牛黄抱龙丸(胆南星、全蝎、僵蚕、茯苓、竺黄、牛黄、琥珀、雄黄、朱砂、麝香）也常用于治疗小儿惊风、高热神昏等症。与牛黄镇惊丸比较，牛黄抱龙丸主要作用是息风、清心、化痰，其散风疏解、清热开窍、息风定搐、镇惊安神的作用则不如牛黄镇惊丸。临证时，请详细斟酌选用。

第10讲 焦树德经验方

我行医50多年来，经过无数次的临床医疗与反复地再学习、再实践，并结合多年的教学与科研心得体会，总结出了一些经验方。今把反复应用于临床，传授给学生、研究生、徒弟等，经证实确有良好效果者，加以整理，介绍如下，谨供同道们参考选用。每张处方中，均有"组方医理"和"加减运用"两项，这是我对该方经验体会的重点部分。所附验案，也均有实践意义，都应注意推敲，领悟其精神，才能灵活运用好这些经验方，提高疗效。由于时间的关系，仅整理出经验方10余首。今后再版时还会陆续介绍更多的经验方，和大家共切磋。

挹 神 汤

生石决明（先煎）20~45g	生龙、牡（均先煎）各15~30g
生地黄 12~18g	生白芍 10~15g
炒黄芩 10g	茯神（苓）15g
香附 10g	远志 9~12g
炒枣仁 12~20g	白蒺藜 9~12g
合欢花 6g	夜交藤 15g

水煎服（附注：本方于1964年曾在《上海中医药杂志》上介绍过，今又进行了一些修改）。

[功能] 养阴柔肝，潜阳安神。

[主治] 肝肾阴虚、肝阳亢旺所致的头痛，头晕，急躁易怒，失眠健忘，心悸不宁，阵阵烘热，心烦汗出，情绪不稳，精神不振，悒悒不乐，遗精滑精，腰酸腿软，不耐作劳，舌苔薄白，脉象细弦等症。包括西医学的神经衰弱、癔病、围绝经期综合征、忧郁症等出现上述证候者。

[组方医理] 本方以生石决明、生牡蛎咸凉清热，益肝阴，潜肝阳，收浮越之正气，为主药；生地黄、白芍补益真阴，滋水涵木，凉血生血，柔肝安脾，为辅药；夜交藤滋益肝肾、交合阴阳，合欢花解郁安神，酸枣仁养肝助阴、宁心敛汗而安神，远志肉交通心肾，白蒺藜散肝郁、祛肝风，共为佐药；香附为阴中快气药，引血药至气分，增强诸药活力，兼能理气解郁，黄芩泻肝胆火、益阴退

阳，共为使药。诸药合和，共达养阴柔肝、潜阳安神、交通心肾之功。

[**加减运用**]肝血虚者可加当归6~9g、阿胶（烊化）6~9g；急躁易怒者可加生赭石（先煎）20~30g、灵磁石（先煎）20~30g、白蒺藜10g；头晕明显者可加泽泻30g、钩藤20~30g；悒悒不乐，精神不振者，可加厚朴花10g、玫瑰花5g、佛手片6g，加重合欢花之量；肝火旺，口苦口渴，舌红，目赤，多怒，大便干结者，可加龙胆草6g、芦荟1~2g，青黛（布包）6g，木通5g，并加重生地黄、黄芩的用量；肝肾阴虚，梦遗失精者，可加山萸肉6~9g、天门冬10g、玄参15g、泽泻12g、金樱子10g；心火旺而失眠多梦者，可加黄连6g、竹叶3g、莲子心3g、远志10g；心血不足而心悸不宁者，可加麦冬10g、丹参12~15g、柏子仁10g；心脾不足，消化不良，四肢倦怠，大便溏软者，可加炒白术10g、芡实米12g、龙眼肉10g、茯苓改为30g；大便溏泄者，去生地黄，加肉豆蔻10g、车前子（布包）12~15g；心肾不交者，可加灵磁石（先煎）20~30g、磁朱丸（布包煎）6g，交泰丸（川黄连、肉桂）6g；心肝血虚，神魂不宁而失眠严重者，可加生赭石（先煎）15~25g，改炒枣仁（先煎）为30g、白芍为15g，加重生牡蛎用量。

我在1960~1962年以本方为主随证加减治疗了神经衰弱属于阴虚阳旺证者48例，收到了显著效果。并经过随访观察，治愈者8例，基本痊愈5例，显效16例，有效16例，无效3例。

我在临床上治疗妇女围绝经期综合征具有肝肾阴虚、肝阳旺证者，常以此方随证加减，灵活运用，每收到极其满意的效果。

根据"异病同证同治"的原则，凡西医诊断的神经衰弱、癔病、围绝经期综合征、狂躁症、忧郁症等，具有肝肾阴虚、肝阳亢旺证者，均可用本方加减治疗，收到满意的效果。

[**验案举例**]吴某某，女，28岁，平素多思，精神易激动，近1年多来善忧易怒，有时自己独在室中哭笑，有时悲观不乐，精神忧郁，失眠健忘，性情似变孤僻，食纳尚可，二便正常，月经略错后，脉象沉弦细数。曾在西医院诊断为严重的神经衰弱，也曾去精神病院就诊1次，可疑为精神分裂症，建议连续治疗，但因无效而求治于中医。我据此脉症，诊断为肝阴虚肝阳旺之证。治以养阴柔肝，潜阳安神。用挹神汤随证加减。处方如下：生石决明（先煎）30g，生龙、牡（均先煎）各30g，灵磁石（先煎）30g，生地黄15g，生白芍12g，制香附10g，合欢花6g，合欢皮10g，远志12g，生赭石（先煎）25g，炒枣仁（先煎）30g。水煎服，另投礞石滚痰丸，每次6g，每日2次，随汤药服。如大便溏稀时，可改为每日1次，临卧前随汤药服。药后诸症减轻，共进34剂而愈。

正　颜　汤

荆芥 9g	防风 9g	全蝎 6~9g	白僵蚕 10g
白附子 6g	蜈蚣 2~3 条	白芷 10g	钩藤 20~30g
葛根 12g	桃仁 10g	红花 10g	炙山甲 6g

[功能] 散风活络，化痰解痉。

[主治] 中风病中络证。风邪中于面部络脉，颜面不正，皮肌麻痹，口眼歪斜，漱水外漏，唇不能撮，眼闭不合等。适用于西医学的颜面神经麻痹。在服药的同时，还可将药渣用毛巾包裹，热敷患部。

[组方医理] 本方以荆芥祛散皮里膜外之风，且兼入血分；防风宣表祛风，兼散头目滞气，共为主药。全蝎入肝祛风，善治口眼歪斜；白僵蚕祛风化痰，其气轻浮，善治面齿咽喉等上部之风痰结滞；白附子祛风燥痰，引药力上行，善治面部百病，合全蝎、僵蚕为治口眼歪斜名方牵正散，再配白芷芳香上达，入阳明经（其经络走头面部）散风除热；钩藤祛风舒筋，清心凉肝；蜈蚣祛风止痉（中医认为健侧痉急、患侧缓软，故口眼歪斜），以加强药力，共为辅药。葛根轻扬升发，入阳明经，解肌开腠，以利风邪外达；红花、桃仁活血散结，以奏"治风先治血，血行风自灭"之效，共为佐药。炙山甲通行经络，引药直达病所，为使药。诸药相合，共成散风活络，化痰解痉，善治颜面不正，口眼歪斜之有效方剂。

[加减运用] 兼偏头痛者，可加生石决明（先煎）20~30g、蔓荆子 10g、川芎 6~9g；舌苔黄，口鼻发干，咽部微痛，口渴者，可加生地黄 15g、玄参 15g；急躁易怒，胸胁闷痛，脉象弦数者，可加炒黄芩 10g、香附 10g、生白芍 12g；大便干结，数日一行者，可加全瓜蒌 30g、酒大黄 3~6g、枳实 10g。

此方主用于中风病中络证，与西医诊断的颜面神经麻痹相符合。如属脑血管病造成的口眼歪斜、口角流涎之症，即中医学所说的中风病之中经、中腑、中脏诸证中所出现的口眼歪斜，则非单用本方所能治疗，须根据证候需要在辨证论治的方药中适当结合本方一部分药物进行全面治疗，不能单用本方治疗。

[验案举例] 孙某某，女，50 岁，1981 年 5 月初诊。主诉近来工作忙，家务又累，心中有急火，有时贪凉而受风，突于 3 天前早晨出现漱口时右口角漏水，经照镜一看，发现右口角下垂，右眼不能完全闭合，口眼向左侧歪斜，右侧面部略感皮肤发厚（不仁），较前不灵敏，即速去某大医院诊治，诊断为颜面神经麻痹，嘱做电疗。次日又去针灸治疗，已扎针 2 天，口眼歪斜不见好转，特来

诊治。询其大便较干，二三日一行，小便尚调，口略渴，不引饮，月经已停。舌苔薄微黄，脉象弦细滑略数。四诊合参知为操劳过度，性急而肝热，贪凉爽而受风，致发中风病，幸风邪未深入，仅中于络脉，发为中络证。治拟散风活络，清热息风。

处方：荆芥 10g，防风 10g，白僵蚕 10g，白芷 10g，白附子 10g，全蝎 9g，蜈蚣 2 条，红花 10g，炙山甲 6g，钩藤 30g，炒黄芩 10g，全瓜蒌 30g，菊花 10g。

水煎服，7 剂。另嘱用浓茶水调白芥子粉为稀糊状，摊纱布上（薄薄一层），贴敷患侧（瘫软的一侧），夜晚敷上，早晨去掉。隔一两天用 1 次。

二诊：面歪明显好转，大便通畅。上方改蜈蚣为 3 条，加皂角刺 6g。又进 7 剂，外用药同前。

三诊：面部已基本看不出歪斜，只在大笑时口略向左偏。舌苔已不黄，脉已不数。上方去菊花、瓜蒌，加丹参 15g。又服 12 剂，完全治愈。

三化复遂汤

生大黄 3~10g	枳实 10g	厚朴 10g	羌活 10g
全瓜蒌 30g	半夏 10g	防风 10g	桃仁泥 10g
钩藤 20~30g	元明粉（分冲）6~9g		

[**功能**] 通腑化痰，活血通络。

[**主治**] 中风病中经证。表现为神志清楚，半身不遂，病侧肢体不能活动，肌力 0 度或 I 度。大便秘结，数日甚至 10 余日不能自行排大便。可兼见口中有热腐气味，舌苔厚腻而黄，脉象沉滑、重按有力等症。或渐渐出现神识恍惚，有欲向中腑证转化趋势。

[**组方医理**] 仲圣有"邪在于经，即重不胜（指肢体沉重不能自由活动）"之说，后世医家又有邪中于经，必归于腑之论。证之临床，中风病，邪中于经者，除半身肢体不遂，不能自己活动外，又多出现大便秘结，阳明经痰热结滞，腑气不通之证。常须同时通其阳明腑气，使大便通畅，半身不遂之情也常随大便的通利而随之明显好转，活动度一日比一日增强，而渐恢复正常。如大便不通，腑气闭阻，全身气血运行也因之不畅，故半身不遂之症也多不见好转，所以前人制订了三化汤（大黄、枳实、厚朴、羌活）以专主此证。然而本证不仅腑气不通，而且还有痰浊瘀血阻滞，经络血脉不通之证，故我又在三化汤中加入化痰降浊、活瘀通络之品，而成三化复遂汤。方中以大黄荡涤肠胃，下燥结，除瘀热，推陈致新；枳实行气降痰、除痞消积，二药一走血一走气，共为主药。以厚朴行气除

满，消痰化食；半夏除湿化痰，下逆止呕；羌活搜肝风，理游风，共为辅药。以全瓜蒌降气化痰，润肺滑肠；桃仁泥活血润燥，通大肠血秘；防风搜肝散风行滞气，钩藤舒筋活络、平肝息风，共为佐药。元明粉咸能软坚、通腑泻热，为使药。

[加减运用] 上肢不遂者，可加桑枝 30g、片姜黄 10g、红花 10g；下肢不遂者，可加桑寄生 30g、怀牛膝 12~15g、地龙 6g、川续断 15g；大便通畅后，可减去元明粉；去元明粉后大便仍 1 日二三次者，可减少大黄用量，但不可去掉；去元明粉后，大便虽能 1 日 1 次，但感到排便不太通畅，腹部略感胀满者，可另加焦槟榔 10~12g 消滞行痰、通降腑气；时日稍久，病入血分，瘀血证明显者，可加红花 10g、鸡血藤 15g、川芎 6g；患肢感到有胀痛者，可加红花 10g、地龙 9g、地鳖虫 6g、络石藤 20~30g、伸筋草 20~30g；舌苔厚腻，食纳不香者，可加苍术 9g、藿香 10g、佩兰 10g、陈皮 3~6g、茯苓 10g；兼有言语不利者，可加全蝎 6~9g（或蝎尾 10~20 条）、菖蒲 10g、远志 10g；有欲向中腑证转化者（神识有些恍惚），可加菖蒲 12g、远志 12g、天竺黄 10g，或再加服牛黄清心丸。

[验案举例] 李某，男，65 岁，农民，原河北省遵化县某某医院住院患者。会诊日期：1978 年 5 月 10 日。4 天前感到右上下肢麻木，活动不利，但尚能活动，言语声音有些改变，说话较笨。次日诸症越来越加重，即送来医院，经检查诊断为脑动脉血栓形成而收住院。经输液等治疗后，未见好转，半身不遂日渐加重，即邀请中医会诊。

患者发育正常，营养中等，意识尚清，能回答问题，但朦胧嗜睡，言语謇涩，勉强能听清楚，自诉头晕。右上肢完全瘫痪，右下肢能勉强抬离床面，不能屈伸活动。右侧面部下半部瘫软，口向左歪，右侧口角下垂流涎。大便秘结，已数日不行。舌苔白厚略黄，脉象弦滑有力，腹部切诊未见异常。四诊合参，诊为中风病中经证（已向中腑证转化）。治宜祛风化痰，通腑活络。以三化复遂汤随证加减。

处方：防风 6g，胆南星 9g，半夏 9g，化橘红 12g，茯苓 9g，炒枳实 9g，生大黄 3g，羌活 6g，全瓜蒌 30g，红花 9g，片姜黄 9g，桑枝 30g。2 剂。

上药进 2 剂后，大便已通畅，右上肢屈伸、抬起比上次有明显恢复，右下肢屈、伸、抬、蹬等各种活动已近于正常。但大便又干结未行，头晕已除。舌上有瘀斑，舌苔化为薄白。脉象右手弦滑，左手略弦，右手脉大于左手脉。上方去白僵蚕，加元明粉 15g（分 2 次冲服，嘱如服第一煎后大便通下，第二煎可不再冲服元明粉），大黄改为 9g，1 剂。

服此药后，大便通畅，诸症均有好转，又去元明粉、桃仁，进 5 剂后，患者口面歪斜已完全恢复，言语清楚，下地可以自由行走，右半身不遂已基本恢复正常，舌苔正常，脉象略弦。病已基本治愈，又投以收功方如下：胆南星 9g、半夏 9g，茯苓 12g，生大黄 6g，羌活 6g，红花 9g，桃仁 9g，赤芍 12g，白蒺藜 9g，桑枝 30g。3 剂。患者于 5 月 24 日，自己走着高兴地出院，回家休养。

镇肝复遂汤

生石决明（先煎）25~35g	生牡蛎（先煎）20~30g
生代赭石（先煎）20~30g	胆南星 10g
制半夏 10g	化橘红 12g
茯苓 15g	钩藤（血压高者后下）30g
全蝎 6~9g	桑枝 30g
红花 10g	桃仁 10g
赤、白芍各 12g	菖蒲 10g
郁金 10g	炙山甲 6~9g

竹沥汁（临服前滴入生姜汁二三滴）50~60ml 分 2 次随汤药同服，羚羊角粉（分冲）1~1.5g。

[功能] 镇肝息风，化痰活络。

[主治] 卒然中风，神情烦躁，半身不遂，口面歪斜，言语不利，神志尚清楚，或兼患肢抽动拘挛，属肝阳旺、肝风盛之证。适用于西医学脑血栓形成刚发病后，或突患脑出血轻症（出血量少，未出现神志昏迷）者。

[组方医理] 本方以安魂汤和导痰汤加减化裁而成。方中以生代赭石镇肝降逆，生石决明、生牡蛎养肝阴、潜肝阳，为主药；以胆南星、半夏、钩藤、全蝎、羚羊角化痰息风，牛膝（配代赭石）引风阳下行，以交于阴中，共为辅药；用白芍养血柔肝，郁金舒郁化风，橘红、茯苓健脾化湿，菖蒲开窍涤痰，红花、桃仁、赤芍活血行瘀，以应血行风自灭之理，桑枝祛风活络、通达四肢，竹沥善祛经络之痰（滴入生姜汁既助辛通之力，又防寒滑伤胃），共为佐药；以炙山甲通经活络、直达病所，为使药。

[加减运用] 半身不遂主要在上肢者，可减郁金、赤芍（以免药味太多），加片姜黄 9~12g、葛根 10g、羌活 6g；半身不遂主在下肢者，减药同上，加桑寄生 30g、怀牛膝 15g、川续断 15g、地龙 9g；言语不利明显者，可加羌活 6g，改全蝎为 9~12g；口眼歪斜较重者，减药同上，加白僵蚕 9~12g、白附子 6g、白芷

6g；大便不畅通者，加川大黄3~6g、全瓜蒌30g，桃仁改为桃仁泥；患肢有时出现拘挛者，可加伸筋草30g、生薏苡仁30g、鸡血藤15g。

[**验案举例**] 冯某某，男，59岁，1986年4月24日初诊。患者前天下午突然发现面部向右歪斜，流涎，很快又感到左上下肢活动不灵活，遂即卧床休息。次晨左上下肢不会自己活动，口面仍歪斜，并且有时抽动，左下肢也有时抽动，并略有拘挛之象，面部略红，神情烦躁，即送往附近医院，经CT检查，发现右侧脑部有梗死灶，临床诊断为脑血栓形成。经输液、降血压等治疗，2天后病情未见好转，经家属坚决要求，同意请我会诊。观该患者面部发红，神志尚清楚，但夜间有时朦胧嗜睡，左下肢和面部有时感到抽动。血压170/100mmHg，左侧半身不遂，肌力0度，左面及口角下垂，舌苔白腻，脉象弦滑有力、左手脉象大于右手。四诊合参，诊为中风病中经证，并有向中腑证转化之势。须急治以镇肝息风，化痰活络。以镇肝复遂汤加减治之。

处方：生石决明（先煎）30g，生赭石（先煎）30g，胆南星10g，半夏10g，茯苓20g，化橘红12g，钩藤（后下）30g，红花10g，桃仁10g，全蝎9g，蜈蚣3条，郁金10g，炒白芥子6g，桑枝30g，桑寄生30g，怀牛膝15g，羚羊角粉（分2次冲服）2g。3剂。

药后口面歪斜好转，左下肢能抬离床面，用手帮助屈腿后，能自己伸直，面红已退，神志清爽，血压150/95mmHg，又投上方7剂。

药后口面已恢复正常，下肢已能自主屈伸，肌力Ⅳ度，上肢亦能活动，肌力Ⅲ~Ⅳ度间，手能握，但握不紧。大便3日未行，舌苔仍白厚，脉象弦滑、重按有力。上方去郁金、白芥子、羚羊角粉，加全瓜蒌30g、枳实12g、酒大黄3g（各包，大便泻下后可去掉或减半），又投7剂。

大便通畅后，肢体活动恢复加快。7剂服完后，左上下肢基本恢复正常，血压148/88mmHg，舌苔化薄，脉象沉滑。上方去酒大黄，加地龙9g、炙山甲6g，又进5剂而痊愈出院。

活瘀复遂汤

桑枝 30g	地鳖虫 6~9g	红花 10g	桃仁 10g
皂角刺 6~9g	赤芍 9~12g	蜈蚣 2~3条	钩藤 30g
半夏 10g	化橘红 12g	茯苓 15g	地龙 6~9g
川续断 15~18g	怀牛膝 15g	炙山甲 6~9g	

[**功能**] 活血通络，化痰息风。

[**主治**] 中风病中经证的恢复期。症以半身不遂为主，其他症状不明显，中风后已数月（或更长时间），半身不遂之症迟迟不见恢复者。

[**组方医理**] 本方以桑枝通利四肢关节、祛风活络，地鳖虫破血逐瘀、搜剔血积、通经活络，共为主药。红花、桃仁破瘀通经，行血润燥；皂角刺搜风通络，溃散壅结；赤芍散瘀，行血中之滞；蜈蚣入肝祛风，并善走散；钩藤除风舒筋，共为辅药。半夏、化橘红、茯苓化痰祛湿，和胃健脾；地龙性寒，祛湿清热，以防瘀血久郁化热，并善通下肢经络；川续断补肾肝，壮筋骨；怀牛膝益肝肾，强筋骨，起足痿，共为佐药。炙山甲活血通络，引药直达病所，为使药。中医学有久病入血分之说，故本方组用多种破瘀、行血、活络、祛风之品作为主要成分，又配以化痰祛湿、健脾胃、补肝肾之品，使之祛风不燥血，破瘀不伤正，标本同治，提高疗效。

[**加减运用**] 大便经常干燥者，加全瓜蒌30g、酒大黄5g，或加当归9g、生大黄3~5g，体胖痰盛者用前者，体瘦、血虚者用后者；上肢不遂明显者，去地龙，加片姜黄9~12g、桂枝6~12g；言语不利者，去蜈蚣，加羌活6~9g、全蝎6~9g；兼有头晕者，去地龙，加天麻9~12g、泽泻25~30g；症情深痼者，可加水蛭3~5g；下肢不遂明显者，可加重川续断、牛膝的用量，另加杜仲15g、补骨脂（或巴戟天）9~12g；足部浮肿者，加重地龙、茯苓的用量；患侧的脉象明显小于健侧脉象者，可加黄芪15~30g、当归9g；见人易哭者，去赤芍、地龙，加天竺黄9g、合欢花6g、节菖蒲9g、远志9g；吞咽时容易发呛咳者，可去赤芍、蜈蚣，加代赭石（先煎）15~25g、旋覆花（布包）10g、羌活9g、全蝎9g；健忘者，去地龙、赤芍、蜈蚣，加菖蒲9~12g、远志肉9~12g、生龙骨（先煎）15g、炙鳖甲（先煎）15g、水蛭3g；肢体沉重，舌苔厚腻，痰浊壅盛者，可加竹沥汁60ml（兑入生姜汁二三滴）分冲。

[**验案举例**] 曹某某，男，59岁，某医院神经科会诊患者。中风半身不遂已半年多。初发病时曾出现意识朦胧，急躁，右手足不会活动，经医院抢救治疗后，症情已经稳定，西医诊断脑血栓形成。目前患者神志清楚，右侧半身不遂，不会翻身，不能坐起，不会说话，喝水急时或喝大口水时发呛。食纳一般，二便尚可。舌苔白厚；脉象滑略弦，右手脉大于左手脉。四诊合参，诊为中风病中经证恢复期。乃痰浊壅盛，痰阻舌本，气血瘀结，阻滞经络，血脉不通而致半身不遂之证。治宜活瘀通络，化痰开窍。以活瘀复遂汤加减。

处方：桑枝30g，红花10g，桃仁10g，地鳖虫9g，皂角刺6g，全蝎9g，羌活 6g，钩藤（后下）30g，半夏 10g，化橘红 12g，茯苓 15g，菖蒲 12g，远志 12g，地龙 9g，川续断 18g，炙山甲 9g，怀牛膝 12g，竹沥汁 60ml（兑入生姜汁二三滴）分冲。7 剂。

另用十香返生丹 14 丸，每次 1 丸，每日 2 次，温开水送服。

二诊：诸症减轻，已能在床上自己翻身。舌苔同前，再投上方加水蛭 3g。7 剂。

三诊：家人说：现在有人稍加扶助，即可坐起，吃饭时（用左手）也可以坐在床上吃，病情大有好转，喝水已不呛。舌苔较前化薄，脉象沉滑有力。再投上方，桑枝改为 40g，羌活改为 9g，去皂角刺，加片姜黄 12g。7 剂，另加七厘散每次 1g，每日 2 次，温开水送服，丸药同前。

四诊：患者已能由人扶到沙发上坐，精神较前活泼，并且能说"我""好"等单字，全家高兴，管此床的西医住院医师也感到惊奇。舌苔已化为薄白；脉象沉滑，略见缓和之象，但右手脉仍大于左手脉。再投上方，去竹沥汁，加天竺黄 10g，川续断改为 20g。7 剂，七厘散同前，停丸药。

五诊：患者已能由人扶着在室内行走，并能说"你好""吃饭"等简单词语。根据中医"效不更方"的原则，再投上方 7 剂。

六诊：已能由人稍加扶助，送我到电梯口，说话也较前又有好转。舌苔正常；脉象滑，两手脉象大小差不多。上方去钩藤，加鸡血藤 18g、伸筋草 30g。7 剂。

七诊：患者每天到楼道行走锻炼，说话也能说简单的句子，并且能跟人学唱"东方红"歌第一句。仍守上方 7 剂。

八诊：已出院回家休息，并且能不用人扶自己拄手杖行走。又投上方 14 剂，停七厘散，改用血竭粉 1g、三七粉 2g，分 2 次随汤药冲服。此后停服汤药，改服散风活络丸，到疗养院休息疗养，不用家人陪住，生活能自理。

补肾祛寒治尪汤

"尪痹"这一病名，是我在 1981 年提出的，主指类风湿关节炎、强直性脊柱炎等具有关节变形、骨质受损的疾病（痹病）而言。以补充行痹、痛痹、着痹分类的不足。以下这 3 张处方都是我治疗尪痹的经验方。

补骨脂 9～12g	熟地黄 12～24g	川续断 12～18g
淫羊藿 9～12g	骨碎补 10～20g	桂枝 9～15g
赤、白芍各 9～12g	知母 9～15g	羌、独活各 10～12g

防风 10g	麻黄 3~6g	苍术 6~10g
威灵仙 12~15g	伸筋草 30g	牛膝 9~15g
松节 15g	炙山甲 6~9g	地鳖虫 6~10g
透骨草 20g	寻骨风 15g	自然铜（醋淬，先煎）6~9g

制附片（用 15g 时，需先煎 10~20 分钟）6~12g

［功能］补肾祛寒，化湿疏风，活瘀通络，强筋壮骨。

［主治］尪痹肾虚寒盛证。其中包括西医学的类风湿关节炎、强直性脊柱炎、结核性关节炎、大骨节病等有肢体关节疼痛、变形、骨质损害的疾病。出现肾虚寒盛证者。

［组方医理］本方以《金匮要略》桂枝芍药知母汤合《太平惠民和剂局方》虎骨散加减化裁而成。方中以川续断、补骨脂补肾阳、壮筋骨，制附片壮肾阳、祛寒邪，熟地黄补肾填精、养肝益血，共为主药。以骨碎补活瘀祛骨风，淫羊藿补肾阳、祛肾风，桂枝、羌活、独活、威灵仙搜散少阴、太阳经及肢体风寒湿邪，白芍养血荣筋、缓急舒挛，透骨草、寻骨风、自然铜代原方中的虎骨祛风壮骨，共为辅药。又以防风散风，麻黄散寒，配熟地黄可温肌腠，苍术化湿，赤芍活瘀清热，知母滋肾清热，穿山甲通经散结，地鳖虫活瘀壮筋骨，伸筋草舒筋活络，松节通利关节，共为佐药，其中赤芍、知母、地鳖虫兼具反佐之用，以防温药化热。牛膝益肾并能引药入肾，为使药。

［加减运用］上肢病重者，加片姜黄 10g；瘀血明显者，加红花 10g，乳香、没药各 6g，皂角刺 6g；腰腿痛明显者，可去松节、苍术，加桑寄生 30g、杜仲 12g，并加重川续断、补骨脂用量，吃药时再嚼服胡桃肉（炙）1~2 个；肢体僵屈者，可去苍术、防风、松节，加生薏苡仁 30~40g、木瓜 9~12g、茯苓 15g、白僵蚕 9~12g；脊柱僵直、弯曲变形者，可去苍术、牛膝，加金狗脊 40g、鹿角胶 9g（鹿角片、鹿角霜亦可）、白僵蚕 12g，羌活改为 12g；关节疼痛重者，可加重附片的用量，再加草乌 9g，七厘散（每次 1g）随汤药冲服。舌苔白厚腻者，可去熟地黄，加砂仁 5g、藿香 10g；中运不健、脘胀纳呆者，可加陈皮、焦麦芽、焦神曲各 10g。

［注意事项］①本方以治本为主，往往需服 4~6 周才出现疗效。②达到显效后，可将此方研细末，每次服 3g，温开水或温黄酒送服，长期服用。

［验案举例］任某某，男，48 岁，工人，1971 年 10 月 28 日初诊。主诉：关节疼痛、肿大变形、僵化，肢体不能自己活动已 1 年有余。1970 年 9 月间，因挖地道在地下休息和交接班时，即睡觉，一日，突然高烧 40℃以上，继而出现

左膝、左踝关节红肿疼痛，行走不便。虽经治约半年，但病情日渐加重。两手腕、食指关节亦相继红肿疼痛、变形、僵化，活动严重受限，晨起伸不开。两膝关节肿大、变形，不能自由屈伸，左腿较重。两踝关节肿大如脱。经某医院检查，诊断为类风湿关节炎（当时血沉 55mm/h），即转该院中医科诊治。服中药80 剂，症状未见改善，血沉增快（118mm/h），遂来我院就医。接诊时除上述两膝、两踝及两手腕、指关节肿大、变形、疼痛、不能自由活动外，两髋关节亦强直僵化，固定成一种位置（大腿与躯干呈120°，不能屈伸），两肩肘关节亦僵化不能活动，故来诊时需人背抬。有间断发热，身体畏冷，心中烦热，食欲不振，时有恶心，大便 1 日 1~2 次，小便黄赤，舌苔白腻，脉象弦数。经我院放射科X 线拍片，仍诊断为类风湿关节炎。辨证：地下环境寒湿，久处其地而受风寒湿三邪侵袭致痹。寒湿最易伤肾，肾虚不能御邪，寒湿乘虚深侵，肾主骨，寒邪入骨，久久留舍，骨失所养，则可致骨质变形，节挛筋缩，肢体不能屈伸，脚肿如脱，温温欲吐，而呈现尪羸之状。脉症合参，诊为尪痹。目前虽有标热之象，但实质仍为寒。治宜补肾祛寒，散风活络。以补肾祛寒治尪汤加减。

处方：制附片 10g，骨碎补 12g，桂枝 10g，炙虎骨 6.25g（另煎兑入，现已禁用），赤、白芍各 10g，麻黄 6g，知母 10g，防风 12g，威灵仙 12g，白术 10g，炙山甲 10g，生姜 10g，甘草 6g。水煎服，6 剂。

药后诸症均减轻，仍守上方，又加伸筋草 30g，虎骨改为 12g，嘱可常服。至 1972 年 3 月 10 日来诊时，已能自己行走，不用扶杖，两手腕及指关节虽仍有变形，但可用力活动，手按之亦无疼痛，膝关节尚有肿胀。予上方加黄芪 30g。3 月 17 日已能骑自行车上街，仍守上方。

1972 年 5 月 3 日来诊时，食欲很好，仅腕、背、踝部有时发胀，偶有轻度疼痛，腕、指、膝、踝关节虽外观尚变形，但均不影响活动。先后共诊 22 次，服药 110 多剂，病情已稳定，改用散剂常服。处方：制附片 45g，骨碎补 54g，川续断 60g，桂枝 36g，炙虎骨 60g，赤、白芍各 60g，知母 36g，防风 45g，苍、白术各 30g，威灵仙 120g，麻黄 36g，细辛 12g，松节 45g，伸筋草 120g，炙山甲 36g，地龙 45g，皂角刺 21g，泽泻 30g。共研细末，每服 3g，每日 2 次，温黄酒送服。

1973 年 1 月 27 日来诊，膝肿消退，关节明显变小。仍守上方，加当归尾36g、焦神曲 30g、片姜黄 30g、红花 36g，改川续断为 90g，为细末服。

1973 年 5 月 29 日，四肢功能明显好转，可以自由蹲下、站起，站立 1 小时多也不觉疲累，能骑自行车上街跑十几公里，脉亦较前和缓有力，舌苔正常，惟左腕及踝关节尚有轻痛。仍予原方以资巩固。

1975 年夏天追访：已上全天班工作年余，腕、指、左膝关节外形虽未恢复正常，但能活动，能工作，无痛苦。

1979 年夏季又约他来复查：血沉 13mm/h，类风湿因子仍为阳性。但一直上全天班，并能胜任比较繁重的工作。

补肾清热治尪汤

生地黄 15~25g	桑寄生 20~30g	桑枝 30g
地骨皮 10~15g	酒浸黄柏 12g	知母 12g
川续断 15~18g	骨碎补 15~18g	白芍 15g
威灵仙 12~15g	羌、独活各 9g	忍冬藤 30g
络石藤 20~30g	桂枝 6~9g	红花 9g
制乳、没各 6g	炙山甲 9g	

炙虎骨（或豹骨、熊骨）（另煎兑入）12g

［**功能**］补肾清热，疏风化湿，活络散瘀，强筋壮骨。

［**主治**］尪痹肾虚标热重证。尪痹病程较长，再兼体质、年龄、地域等不同，有的则可寒郁化热或从阳化热而出现热证。但这是其标，其本仍是肾虚受寒所致，故称肾虚标热证。热象轻者为轻证，热象重者为重证。本汤所治证为：关节肿痛，不怕冷，夜间喜把患肢放到被外，但时间过长又会加重疼痛，或有五心烦热、低热、咽干牙痛，大便干秘，舌苔黄、舌质红，脉细数尺脉小等。

［**组方医理**］本方取丹溪先生潜行散合自拟的清热散痹汤加补肾强骨之品组合而成。方中以生地黄补肾壮水，黄柏坚肾清热，川续断补肾壮筋骨，骨碎补补肾祛骨风，共为主药。以桑寄生补肾强筋、除风通络，地骨皮益肾除劳热，威灵仙祛风湿、除痹痛，羌、独活搜肾与膀胱二经之风湿，虎骨祛风壮骨、以骨治骨，共为辅药。以白芍养血以缓急；知母降火清热，除蒸消烦；忍冬藤、络石藤通经络，祛风热；红花活血通经；乳香、没药化瘀定痛；炙山甲通经活络，有虫蚁搜剔之能；桂枝温阳宣痹，配羌、独活之辛温，可以免除方中大队凉药抑阳涩滞之弊，为佐药。以桑枝通达四肢、祛风湿、利关节，共为使药。

［**加减运用**］有低热或下午体温升高，五心烦热者，加秦艽 20~30g；关节、筋肉痛重者，加蚕沙 10~15g、海桐皮 15g；晨僵明显或关节僵直、挛缩严重者，可加白僵蚕 10~12g、木瓜 10g、生薏苡仁 30g、地鳖虫 9g；上肢痛重者，加片姜黄 9~12g；尚兼有受凉痛增症状者，可加草乌 3~6g、地鳖虫 6~9g；肿痛关节略

现轻度发红，用手扪之局部略热者，可加皂角刺 6~9g、连翘 10~15g、白芷 6~9g；瘀血证明显者，可减地骨皮、白芍，加赤芍 15g、桃仁 10g，活血止痛散每次 1g 装胶囊随汤药吞服，每日 2 次；下肢病重者，加牛膝 10~15g、泽兰 10~15g；大便干结者，可加桃仁泥 10g、酒大黄 3~6g；口渴思冷饮者，可加生石膏 30g。

[注意事项] ①肾虚标热重证因为是标热，所以多数患者服补肾清热治尪汤一段时间后，热证消除而又复现肾虚寒盛证，这时仍需投以补肾祛寒治尪汤而渐收全功，此时仍须参考补肾祛寒治尪汤的注意事项。②本方中的黄柏须用黄酒浸泡 3 小时以上，捞出入煎药中同煎（此法是仿丹溪先生潜行散的精神）。

[验案举例] 李某某，女，52 岁，病案号为 593365，病房会诊患者，1993 年 9 月 7 日。患类风湿关节炎已七八年，手指变形，两膝、踝关节肿痛，左肘关节肿痛，左臂不能伸直，类风湿因子阳性，血沉快（87mm/h），每天下午定时发热，体温 37.8℃，疼痛的关节夜间喜放在被子外面，但时间长了又因冷而疼痛加重，赶紧放回被内。腕部肿痛发僵，不能自由转动，用手扪之其肿痛处皮肤略发热，皮肤不红。舌苔薄白微黄，脉象沉滑略数、尺脉沉细。四诊合参，诊为尪痹肾虚标热重证。治拟补肾清热，疏风化湿，活瘀通络，强壮筋骨。方取补肾清热治尪汤加减。

处方：生地黄 18g，骨碎补 18g，川续断 15g，桑枝 30g，知母 15g，秦艽 15g，银柴胡 12g，柴胡 10g，黄芩 10g，赤、白芍各 12g，络石藤 30g，桂枝 6g，威灵仙 15g，酒浸黄柏 12g，羌、独活各 10g，红花 10g，炙山甲 9g，伸筋草 30g，片姜黄 10g。7 剂。

二诊：体温降到 37.2℃，关节疼痛减轻，舌脉同前。上方减银柴胡、威灵仙，加忍冬藤 30g、白僵蚕 12g。14 剂。

三诊：体温正常，关节疼痛减轻，关节肿处已现皱纹，下地活动增多，夜间不再把患处放到被外，舌苔薄白，脉象沉滑略细。上方去柴胡、黄芩，改桂枝为 9g，桑枝为 40g，川续断加到 18g、骨碎补加到 20g，加制乳没各 5g、生薏苡仁 30g。14 剂。

药后诸症均减，可自由下地行走，手腕可以稍事活动，手指能自由屈伸，吃饭可用筷子（过去用匙）。原方加地鳖虫 6g，又进 14 剂。

药后膝踝关节已不肿，疼痛基本消失，左肘关节亦不肿痛，左臂已可伸直，生活完全可以自理，血沉已恢复正常，关节略怕冷，食纳、二便均正常，舌苔薄白，脉沉滑略细。病已近愈，投以善后方，出院后带回家服用。处方：骨碎补 20g，生、熟地黄各 15g，川续断 18g，怀牛膝 15g，桑枝 25g，桂枝 10g，赤、白芍各 12g，知母 15g，炒黄柏 10g，防风 10g，羌、独活各 10g，络石藤 30g，白僵蚕 12g，炙山甲 9g，制附片 9g，秦艽 10g，伸筋草 30g，生薏苡仁 30g，地鳖虫 6g。15 剂。患者于 11 月上旬高兴地出院休养。

补肾强督治尪汤

熟地黄 15~20g	淫羊藿 9~12g	金狗脊 30~45g	制附片 9~12g
鹿角胶（烊化）9g	川续断 12~20g	骨碎补 15~20g	羌活 12g
独活 10g	桂枝 12~20g	赤、白芍各 12g	知母 12~15g
地鳖虫 6~9g	防风 12g	麻黄 3~9g	干姜 6~9g
怀牛膝 12~18g	炙山甲 6~9g	草乌 5~9g	

水煎服。

[**功能**] 补肾祛寒，强督助阳，活瘀通络，壮骨舒筋。

[**主治**] 尪痹肾督虚寒证（强直性脊柱炎）。症见腰脊疼痛，遇寒加重，脊柱僵屈，弯腰、直腿受限，甚或两髋关节疼痛，骶髋关节骨质受损，致两腿活动受限而腰腿疼痛，全身倦怠，气力不足，舌苔略白，脉象沉滑或沉弦，尺脉多见沉细或弱。

[**组方医理**] 西医学的强直性脊柱炎，也属于中医学尪痹之病，但其证候特点又与类风湿关节炎有不同之处。强直性脊柱炎之病机也是肾虚寒湿之邪深侵而致，其特点是不仅肾虚，而且督脉也虚，肾与督脉均"贯脊"而相联，督脉"督一身之阳""贯脊属肾"，肾督阳虚，寒湿深侵肾督，督脉伤而气血痹阻，筋骨失养，脊膂乏荣，故脊柱僵屈；督脉还"合少阴上股内后廉"，故病情重则可致骶髂关节受损而腰、骶、大腿皆痛，甚至僵化，使大腿不能自由活动。因而本方的组织除补肾祛寒外，还要突出强督助阳之特点，以治病之本。方中以熟地黄味甘性温，质重而沉，补肾肝二经，生血填精，长骨中、脑中之髓；金狗脊补肾健骨，坚脊利俯仰，益血滋督脉，强脚壮腰；淫羊藿补肾阳，坚筋骨，除风冷，益气力，共为主药。鹿角胶能通督脉，补肾生精血，强骨壮腰膝；骨碎补补肾行血，壮骨接骨，善祛肾风；附片大补肾命真火，祛在里之寒湿，善医"拘挛风痹，督脉为病，脊强而厥"；羌活辛温散风，入太阳、督脉二经，主治脊强而厥，刚痉柔痉，脊项强痛，独活善搜少阴肾经伏风而治脊痉湿痹；川续断补肝肾，壮腰膝，强筋骨，共为辅药。以桂枝温太阳经而通血脉；赤芍行血散血滞；白芍养肝缓筋急；知母润肾滋阴，能防辛燥之药化热；地鳖虫搜剔血积，接骨疗伤；防风祛风胜湿，善治脊项强痛；麻黄散寒祛风；干姜逐寒温经；草乌逐寒搜风，善除

腰脚冷痛，共为佐药。怀牛膝引药入肾，治腰膝骨痛；炙山甲散瘀通络，引药力直达病所，合为使药。本方以仲师桂枝芍药知母汤合补肾强督之品化裁而成。

［加减运用］腰痛重者，加桑寄生30g、杜仲12~15g、胡桃肉1~2枚嚼服每日2次，加重川续断、狗脊的用量，去赤芍、白芍；项背僵痛者，制附片改为12g，草乌改为9g，必要时干姜也改为9g；腿拘挛，脊柱僵直（或僵屈）者，加白僵蚕12g、生薏苡仁30g、苍耳子（或白芥子）6~9g，地鳖虫用9g；腰部僵硬如石者，加急性子3~5g；髋关节僵化，两腿收展、屈伸不利者，加伸筋草30g、泽兰15g、生薏苡仁30g、皂角刺6~9g、白僵蚕6~9g；舌苔厚腻，食欲不振者，去鹿角胶，加鹿角霜6~9g、砂仁3~5g、苍术6~9g；脾运不健，脘胀纳呆者，去熟地黄、鹿角胶，加陈皮9~12g、焦麦芽10g、焦神曲10g、焦山楂10g、枳实10g；脊柱僵挛，髋关节僵化，脊以代头，尻以代踵者，加自然铜（先煎）9g、寻骨风15~20g、透骨草15~20g、白僵蚕12g，地鳖虫用9g，另加七厘散1g，汤药冲服，1日2次；下午低热，或药后出现咽干痛、口渴、大便秘者，去干姜，减少桂枝、制附片、草乌的用量，加生地黄15~20g、秦艽12~18g、酒浸黄柏12g、地骨皮12~15g；痰湿偏重，缠绵难愈者，加白芥子6~9g、苍耳子6~9g。

［验案举例］范某某，男，35岁。20年来，开始时腰痛僵直感，弯腰受限，渐渐颈部疼痛而抬头困难，现左髋关节疼痛，牵及左腿疼痛，外展受限，走路困难，需人搀扶拄拐勉强能走200~300米。畏寒喜暖，经几家医院诊治均诊断为"强直性脊柱炎"，常服"吡氧噻嗪"以止痛，于1986年5月20日来北京请余诊治。观其身体尪羸，腰脊僵直，弯腰受限，两手尖仅能与膝平，生活不能自理。舌苔白厚微黄，舌质略黯；脉象沉滑，尺沉略细。四诊合参诊为尪痹肾督虚寒之证。治法：补肾祛寒，强督助阳，散风除湿，活瘀通络。处以补肾强督治尪汤加减。

处方：桑寄生30g，川续断15g，羌、独活各10g，补骨脂12g，制附片10g，骨碎补15g，淫羊藿10g，鹿角霜10g，金狗脊30g，牛膝12g，威灵仙15g，海桐皮15g，伸筋草30g，地龙10g，桂枝、赤白芍、知母各12g。水煎服。

回原籍服本方约150多剂，于1987年6月来复诊。腰痛、腿痛均明显减轻，左腿外展较前灵活，走路不需人扶，自己拄手杖可走1公里，不用手杖也能走200多米。弯腰时双手尖可达三阴交穴水平，抬头、低头均可。自服中药后即完全停服"吡氧噻嗪"，现尚感脊背、腰、颈发僵，腰腿尚痛。舌苔白；脉象右手沉滑缓，左手沉滑略细，尺脉略小。仍守上方，改骨碎补为20g、淫羊藿为12g、川续断为18g，加片姜黄10g、葛根30g、白僵蚕10g。

又服上方50多剂，髋关节疼痛基本消失，腰腿痛和脊柱僵感均显著减轻，可以自由抬头、低头、转项，走路已扔掉手杖，并能手持一定重物行走几公里，无明显不适，已能下地干农活儿，生活完全自理，弯腰时两手可以触地。于1992年6月特来感谢，进门来3次跪地致谢。我见其病已基本近愈，又给予一处方，劝其再服，以冀痊愈。处方如下：骨碎补20g，补骨脂12g，淫羊藿12g，巴戟天12g，川续断20g，羌活12g，葛根30g，知母15g，鹿角胶（烊化）10g，片姜黄12g，桂枝10g，赤、白芍各12g，麻黄5g，独活10g，泽兰18g，制附片6g，防风10g，生地黄25g，地鳖虫10g，伸筋草30g，牛膝18g，秦艽18g。并嘱服本方20剂左右，即可停汤药。继用本方3剂，共为细末，每服3g，1日2次，温开水送服，以收全功。

燮　枢　汤

北柴胡 9~15g	炒黄芩 9~12g
炒川楝子 9~12g	制半夏 10~12g
红花 9~10g	白蒺藜 9~12g
皂角刺 3~6g	片姜黄 9g
刘寄奴 9~10g（或茜草 15~25g）	焦四仙各 10g
炒莱菔子 10g	泽泻 9~15g

每日1剂，水煎分2次服（白天与睡前各1次）。

[**功能**] 调肝和中，燮理枢机，活瘀散结。

[**主治**] 凡较长期间具有右胁隐痛或两胁均痛，脘闷迟消，腹部胀满，食思缺乏，胁下痞块（肝或脾大），倦怠乏力，小便发黄，大便欠爽或溏软，舌质红或有瘀斑、舌苔白或黄，脉象弦或弦滑或兼数等症状的肝胃失和，肝郁克脾，肝肺气郁，中焦湿阻，肝病累肾，肝热扰心，久病气血郁滞诸证者，均可使用。这些证候包括西医诊断的迁延性肝炎、慢性肝炎、早期肝硬化、慢性胆囊炎、慢性胆道感染等疾病出现上述症状和证候者。对临床症状不太明显，肝或稍大或不大而肝功能化验较长期不正常，或有时腹胀或消化稍慢，脉带弦意（尤其是左手）或右脉滑中寓弦，舌质或正常或略红、舌苔或薄白或微黄者，亦可使用。具有前述症状和证候，而西医诊断不是肝胆病者，亦可使用。主要按中医辨证论治加减变化。

[**组方医理**] 肝藏血，主谋虑，胆主决断，二者相表里，一身上下，其气无所不乘。清·沈金鳌说："肝和则生气发育万物，为诸脏之生化，若衰与亢则能为诸脏之残贼。"其性条达而不可郁，其气偏于急而易怒，其病多为气郁而逆，

气逆则三焦受病，又必侵乎及脾，然虽郁但不可用攻伐，应遵《黄帝内经》以辛散之、以辛补之之旨。肝经郁热之实，又常因肝血之虚，亦须遵《黄帝内经》酸收、甘缓之旨。综合起来看，前人治疗肝胆病，常以条达疏解、散清养潜为主要治则。本方结合前人经验，参以己见，以柴胡苦平入肝胆，条达疏发，畅郁阳而化滞阴，解心腹肠胃间结气，推陈致新；黄芩苦寒入肝胆，降泄清热，治自里达外之热，尤其是协柴胡更可以清气分郁结之热，二药相配，柴胡升清阳，黄芩降浊阴，能调转、爕理阴阳升降之枢机，而用为主药。以半夏辛温散降中焦逆气而和胃健脾；白蒺藜苦辛而温，宣肺之滞，疏肝之郁，下气行血，二药辛温入肝，又寓有《黄帝内经》肝欲散、急食辛以散之之意；川楝子苦寒入肝，炒则寒性减，能清肝热行肝气而治胁痛、脘痛、腹痛；红花辛温，活血通经，并能和血调血，主气血不和，四药合而为辅药。以片姜黄辛苦性温，行血中气滞，治心腹结积、癥满胀痛；皂角刺辛温，开结行滞，化痰消癥，破坚除积；刘寄奴苦温兼辛，破瘀消积，行血散肿，治心腹痛，消散肥气、息贲、痞块；炒莱菔子辛甘性平，理气消胀，配焦四仙（焦神曲、焦麦芽、焦山楂、焦槟榔），共助消化而除胀满迟消，运中焦而健脾胃，共为佐药。以泽泻入肝肾，能行在下之水使之随泽气而上升，复使在上之水随气通调而下泻，能降泄肝肾二经水湿火热之邪而助阴阳升降之机，用为使药。本方中又含有几个药组，一是柴、芩合用，有调肝转枢之效；一是白蒺藜、红花、皂角刺三药相配，则有宣畅肺气、疏达肝气、通行胸胁胠肋之间行瘀散结之能，尤其是对久病者，三药合用能深达病所，斡旋枢机；一是川楝子、片姜黄、刘寄奴（或茜草）三药同用，既苦泄肝气之郁，又理血中气滞，而治心腹胁痛，结合皂角刺、红花、白蒺藜三药，又对消散痞块有帮助。一是半夏、焦四仙（或三仙）合用，和中运脾以健中焦，寓有"见肝之病，当先实脾"之意。方中入血分的药物比重较大，是针对"病久入血"而设，以求推陈致新，新血生则气化旺，气化旺盛则康复之力增强。多年来，我在治疗西医诊断的慢性肝胆病的过程中，逐渐体会到中医治疗肝胆病，不是专从肝胆治，而是从整体观出发，根据五脏六腑相关等理论去进行辨证论治。总之，此方既着重于调转枢机，升降化育，又照顾到肝主藏血和病久入血等特点，故命名为"爕枢汤"。

[加减运用] 中湿不化，脘闷少食，舌苔白厚（或腻）者，加苍术 6~9g、草豆蔻 6~10g；气血阻滞，胁痛明显者，加元胡 9g、枳壳 10g、制乳没各 5g 等；如果血瘀明显，胁痛处固定，或兼月经量少有块者，可改加茜草 12~20g、乌贼骨 6~9g、桂枝 6~10g；胃纳不佳，食欲不振，饮食少进者，加生谷芽 10~12g、

陈皮 10~12g；肝热扰心，心悸、失眠、多梦、健忘者，加珍珠母（先煎）30g，远志、天竺黄各 9~10g，栀子仁 3g（热象轻者可改夜交藤 15~20g）；血络瘀郁，面或胸颈等处有血丝缕（蜘蛛痣）者，加茜草 10~15g、乌贼骨 6~9g、丝瓜络 10g；下午低热者，加生白芍 12g、银柴胡 10g、青蒿 15g；肝胆热盛，口苦、尿黄、目红者，加栀子 6~10g、龙胆草 3g；胁下痞块，肝脾肿大明显者，加炙鳖甲（先煎）15~30g，生牡蛎（先煎）20~30g，射干 10g，莪术、三棱各 3~6g，玄参 12~20g 等；肝病累肾，脾湿不化而腹部坠胀，小便短少，有轻度腹水者，加大腹皮 12~15g，茯苓、冬瓜皮各 30~40g，水红花子 10~12g（猪苓 20g、泽兰 15g 可代用），车前子（布包）12~20g，泽泻可改为 30g；每遇情志不遂即各症加重者，加香附 10g、合欢花 6g；肝胆郁滞，疏泄不佳，胃失和降而呕逆便秘，上腹及胁部疼痛，舌苔不化者，加生赭石（先煎）30g、旋覆花（布包）10g、生大黄 3~5g、生甘草 3g、炒五灵脂 9g；兼有胆结石者，加金钱草 30g，郁金、炒鸡内金各 10g；肝功能化验较长时间不正常（尤其是谷丙转氨酶高者），可同时加服五芦散（五味子 95g、芦荟 1.5~2.5g，共为细末，每服 3g，1 日 2 次，温开水送下，或随汤药服用）；大便经常干燥，肝病久久不愈，或目赤涩，或月经闭止者，可酌加芦荟末 0.3g 左右，装胶囊，随汤药服，此药可引药力入肝。腹部喜暖，见凉隐痛者，减黄芩为 6g，去川楝子；饮食正常者，可去莱菔子、焦四仙，只用焦神曲；口渴明显者去半夏。女子月经不潮或经水量少者，可去刘寄奴，改加茜草 15~30g；药后胁痛反而加重者，可去皂角刺，减少片姜黄用量，以后再渐渐加入。

　　[验案举例] 黄某某，男，41 岁，干部，1972 年 7 月 14 日初诊。1962 年患无黄疸型急性传染性肝炎，经北京某医院中西医治疗 2 年多，肝功能正常而上班。1969 年突发上消化道出血，经输血等治愈。1970 年又出现肝炎症状，经北京某医院化验肝功能不正常，诊断为迁延性肝炎，经用中西药治疗 1 年多，症状不减，肝功能化验越来越不好，面部及手背出现蜘蛛痣，肝脏未触及，诊断为早期肝硬化，经治无效而转来我院诊治。现症右胁疼痛，不思饮食，倦怠乏力，形体瘦弱，面色晦暗，面部鼻头有血丝缕（蜘蛛痣），手掌发红，严重失眠，腹胀迟消，大便溏软，肝功能化验：麝香草酚絮状试验（++++），麝香草酚浊度试验 >20U，转氨酶 600U/L。HBsAg 弱阳性。舌质略红，舌苔厚实微黄，中有剥脱，脉象滑数，左手略有弦象。辨证：肝郁犯胃，中湿不化，心神不宁。治法：调肝和胃，佐以安神。处用燮枢汤加减。

　　处方：柴胡 12g，黄芩 12g，炒川楝子 9g，皂角刺 6g，白蒺藜 12g，茜草

12g，草决明 9g，焦四仙各 9g，香谷芽 9g，青陈皮各 9g，草豆蔻 9g，珍珠母（先煎）30g。6 剂。

二诊、三诊时，诸症略有减轻，均以上方加减。

四诊（1972 年 8 月 11 日）：右胸胁痛已有间断，食纳渐增，大便仍软，有头重腿沉之感。舌苔已化薄尚略黄，剥脱处已见新生之薄苔，脉同前。再守上方出入：柴胡 12g，黄芩 9g，白蒺藜 12g，红花 9g，刘寄奴 9g，桃仁 9g，当归 6g，赤、白芍各 15g，川续断 15g，茜草 9g，栀子 6g，焦神曲 12g，草豆蔻 9g，芦荟末（装胶囊）0.3g。分 2 次随汤药服，6 剂。

此后均以此方随证加减。1973 年还加服"五芦散"2 料（每料服约半个月）。口腔有溃疡时，曾加生石膏、连翘、玄参等。腰腿痛时，曾加独活、威灵仙、附片等。以蠻枢汤加减，服至 1973 年 5 月下旬，不但诸症消退，人亦渐壮实，肝功能化验亦完全恢复正常。1974 年 1 月试做半日工作。以后到几个医院多次检查肝功能均正常，于 12 月上班正常工作。

1975 年秋、1976 年夏 2 次追访，身体很好，正常工作，与病时判若两人。

1981 年 6 月追访：七八年来，一直上正常班，并且常到基层指导工作，均能胜任。自从服药以后，多年的关节炎也未发作。面色红润，身体健壮。

1983 年 3 月追访：一直正常工作，未发作过肝胆病。

1988 年 2 月追访：身体健壮，全日正常工作，已提升为司长，能以身作则，领导大家工作。

三 合 汤

高良姜 6~10g　　制香附 6~10g　　百合 30g　　乌药 9~12g

丹参 30g　　檀香（后下）6~9g　　砂仁 3~5g

[功能] 温中和胃，散郁化滞，调气养血。

[主治] 长期难愈的胃脘痛，或曾服用其他治胃痛药无效者。舌苔白或薄白；脉象弦或沉细弦，或细滑略弦。胃脘喜暖，痛处喜按，但又不能重按，大便或干或溏，虚实寒热症状夹杂并见者。可包括西医学各种慢性胃炎（浅表性、萎缩性、肥厚性），胃及十二指肠球部溃疡、胃黏膜脱垂、胃神经官能症以及胃癌等所致的胃痛。

[组方医理] 本方由良附丸、百合汤、丹参饮 3 个药方组合而成，故名"三合汤"。其中良附丸由高良姜、香附组成，主治肝郁气滞、胃部寒凝所致的胃脘疼痛。高良姜辛热，温胃散寒，《本草求真》说："同香附则除寒祛郁。"香附味

辛微苦甘，性平，理气行滞，利三焦，解六郁，李杲曾说它"治一切气"，"消食下气"。二药合用，善治寒凝气滞胃痛。寒凝重者，重用高良姜，因气滞而痛者，重用制香附。百合汤由百合、乌药组成，主治诸气膹郁所致的胃脘痛。百合性味甘平，主入肺胃，降泄肺胃郁气，肺气降，胃气和，则诸气俱调；配以乌药快气宣通，疏散滞气，温顺胃经逆气。二药合用，既能清泄肺胃郁气，又能防止百合平凉之性有碍中运，再参《神农本草经》说：百合能"补中益气"，王好古说乌药能"理元气"，故本方更适用于日久不愈，正气渐衰之证。丹参饮为丹参、檀香、砂仁三药组成，是治疗心胸、胃脘疼痛的有效良方。其中丹参味苦性微凉，活血祛瘀、通经止痛。《吴普本草》说它"治心腹痛"；檀香辛温理气、利胸膈、调脾胃，《日华子本草》说它"治心痛"；砂仁辛温，行气调中、和胃醒脾。三药相合，以丹参入血分，又配以檀香、砂仁，既能活瘀滞，又能理胃气，再兼丹参功同四物，砂仁兼益肾"理元气"、"引诸药归宿丹田"，故对久久难愈、气滞血瘀、正气渐虚的胃脘痛，不但能够活瘀定痛，并能养血、益肾、醒脾、调胃。以上这3个药方相合，组成三合汤，则既主气又主血，既主寒又主滞，治疗心腹诸痛，既能治病，又能益人，功效全面。

［**加减运用**］胃脘痛以寒凝为主，遇寒痛重，得暖则舒，苔白，脉缓或沉弦，证属胃寒盛者，可减丹参为20g，加砂仁为6g，高良姜用10g，再加吴茱萸5g、干姜3g；兼有胸脘发闷，泛恶吐水，喜干食，不欲饮水，舌苔白腻，便溏脉濡，证属中湿不化者，可加陈皮10g、半夏9~12g、茯苓10~15g、木香6~9g、煅瓦楞10g；兼有右胁或两胁胀痛或隐痛，情绪不佳则胃痛加重，喜长吁、嗳气，大便时干时软，脉象沉弦或弦细，证属肝郁犯胃者，可轻用高良姜，重用香附，再加柴胡9g、厚朴10g、炒川楝子10g、绿萼梅5g、白芍10g，把檀香改为9g；兼有口苦、舌苔微黄，虽思冷饮食，但食冷物痛又加重，胃中似有灼热感，脉略有数象，证属标热本寒者，减高良姜为5g，加炒川连6g、炒黄芩9g、千年健12g，去砂仁。兼舌红无苔，口干不欲饮水，饭后迟消，大便少而涩或干燥，证属中焦气化不利、津不上输者，可加知母9g、焦三仙各9g、香稻芽10g、葛根9g；大便色黑，潜血阳性者，加白及9g、生藕节15~30g、茜草炭12g，减高良姜为5g；舌红无苔，口干，喜稀饮食，夜间口渴，胃中有灼热感，食欲不振，大便干涩不爽，脉象沉细数或弦细略数，证属胃阴不足者，可减高良姜为3g，去砂仁，加沙参9g、麦冬6g、知母9g、白梅花3g。

［**验案举例**］赵某某，女，55岁，家庭妇女。1983年12月初诊。胃脘痛已经15年，时常隐痛，曾在几家医院诊治，去年经X线钡餐透视及胃镜检查诊断

为：胃溃疡病，慢性轻度萎缩性胃炎。经服中西药治疗，均只能取效于一时，并且停药即胃痛隐隐，长年不断，时轻时重。近半个多月来胃痛又加剧，喜暖怕凉，喜热饮食，不吐酸，偶有嗳气，胃部喜按，喜热熨，痛重时波及两胁下痛，食纳不甘，大便略干，小便正常，睡眠欠佳。舌苔白；脉象右手弦略滑，左手沉滑略细。综观脉症，知为久病不愈，气血乖乱，中焦虚寒，右脉见弦，痛及两胁，又知肝来乘之。四诊合参，诊为久治难愈的胃脘痛，中焦虚寒证。治宜温中和胃，化滞散郁，抑木扶土，调气养血。以三合汤加味治之。

处方：高良姜10g，吴茱萸5g，干姜6g，制香附10g，百合30g，乌药12g，丹参30g，檀香（后下）9g，砂仁6g，桂枝9g，白芍15g，白蒺藜10g，炒川楝子10g，焦三仙（山楂、神曲、麦芽）各9g。7剂。

二诊：药后，胃痛已止，食纳渐增，舌苔化薄，惟睡眠尚不好，一夜睡不到4小时，右手弦象略缓。上方去干姜、白蒺藜、川楝子，加半夏10g、北秫米12g、茯苓18g、远志12g。7剂。

三诊：胃痛完全消除，食纳佳，精神好转，睡眠已正常，胃部已不怕凉，舌苔薄白，两手脉沉略滑。上方去焦三仙、吴茱萸，加厚朴10g、焦白术6g、广木香5g。14剂。药后胃痛一直未再发作，面色光润，精神焕发，食睡正常，感到气力亦有增加，舌脉均正常。

处方：百合30g，乌药12g，高良姜9g，香附10g，丹参30g，檀香（后下）6g，砂仁5g，炒鸡内金9g，炒枳实9g，焦白术6g。10剂。

5个月后追访，胃痛未作，钡餐透视胃溃疡愈合，萎缩性胃炎减轻。

四　合　汤

高良姜6~10g　　制香附6~10g　　百合30g　　乌药9~12g

丹参30g　　檀香（后下）6~9g　　砂仁3~5g

五灵脂9~12g　　蒲黄（布包）6~10g

[功能] 温中和胃，活瘀散滞，理气养血。

[主治] 同三合汤证，但又兼有胃脘刺痛，痛处固定，唇舌色黯或有瘀斑，或夜间痛重，脉象沉而带弦，证属中焦寒凝气滞兼有瘀血者。

[组方医理] 本方是在三合汤的基础上加失笑散。其中蒲黄活血散瘀，《本草纲目》中说：蒲黄"凉血、活血、止心腹诸痛"，加五灵脂行血止痛，《本草纲目》中说它"治男女一切心腹、胁肋、少腹诸痛，疝痛，血痢，肠风腹痛"，二药合用，再配合丹参，活瘀止痛的功效增强，对中焦有瘀血阻络而发生的心腹疼痛有

良好疗效。三合汤加失笑散 4 方合用，既有气药，又有血药，既能祛邪，又兼益人，所以对久治不愈的胃脘痛能发挥特有的效果。

[加减运用] 兼有呕血、便血者，改用蒲黄炭、五灵脂炭，再加白及 10g、生藕节 20g，或藕节炭 30g、三七粉（分冲）2g、伏龙肝（煎汤代水）60~100g，香附也要炒黑，可去砂仁；如无呕血、便血，但大便黑色，潜血阳性者，也可用蒲黄炭、五灵脂炭，或再加白及、乌贼骨等。其余加减同三合汤。

[验案举例] 张某某，女，49 岁，歌舞团演员，1985 年 10 月 18 日初诊。胃痛已五六年，近半年来病情加重。渐渐消瘦，面色萎黯，舌苔根部较白，胃部疼痛喜按，得热减轻，脘部发堵，腹部发胀，精神不振，全身乏力，食欲不振，二便尚调。右手脉象细弦，左手脉沉细。于 10 月 4 日在某医院做胃镜检查，诊断为多发性溃疡，欲收住院治疗，但因目前无空床，在等空床的时间内，来找我诊治。根据其疼痛已久，久病入血，并见痛处固定，腹胀脘堵，右脉细弦，诊为气滞血瘀所致的胃脘痛。再据其喜按喜暖，知兼有虚寒。治法采用温胃调肝、行气活瘀之法，以四合汤加味。

处方：高良姜 10g，香附 10g，百合 30g，乌药 10g，丹参 30g，檀香（后下）6g，砂仁 5g，吴茱萸 6g，生蒲黄 9g，五灵脂 9g，茯苓 15g，木香 6g。水煎服，7~14 剂。

二诊（1985 年 11 月 5 日）：进上药后，胃已不痛，精神好转，右手之脉已不细，弦意亦退。仍感胃部发堵，但已不发胀。再守上方，稍事变动，乌药改为12g、檀香改为 8g、砂仁改为 6g、五灵脂改为 10g，加桂枝 9g、苏梗 10g。7~14 剂，嘱效可继服。

三诊（1985 年 11 月 20 日）：近日因生气，又有胃痛，但较以前轻。改檀香为 9g、桂枝为 6g，加白芍 12g。7 剂。

11 月 28 日住入某医院，自觉症状已消失，停中药，等待胃镜复查。12 月 5 日，胃镜检查报告 10 月 4 日所见之溃疡已经愈合，不必再治疗。于 12 月 7 日出院。

按：良附丸、百合汤、丹参饮、失笑散，均为治疗胃脘痛的古方，但每方又各有特长，把这 3 个或 4 个药方合为一方，共治其所长为一炉，并互纠其短，发挥它们治疗胃脘痛的共济作用，故在临床上常常出现令人难以想象的奇效。三合汤、四合汤确是治疗胃脘痛非常有效的经验方，我应用几十年，愈人无算，谨供同道们参考选用。

足骺消肿汤

"骺"字读"衡"音，与"胻"字通用。"足骺"指小腿及足踝部位。

焦槟榔 12~18g　　茯苓 20~30g　　木瓜 10g　　苍术 6g

紫苏梗、叶各 9g　　生薏苡仁 30g　　防己 10g　　桔梗 4.5g

吴茱萸 6g　　　　黄柏 10g　　　　牛膝 12~15g

[**功能**] 降气行水，祛湿消肿，散寒温经，舒筋活络。

[**主治**] 风寒湿之邪流注于小腿、足踝而致两足及胻踝浮肿胀痛、沉重、麻木，筋脉挛急，行走障碍等。包括西医诊断的下肢淋巴或静脉回流障碍等引起的足、踝、小腿下部（胻）肿胀疼痛。

[**组方医理**] 本方据《证治准绳》鸡鸣散加减而成。方中以槟榔辛温降气，质重达下，破滞行水为主药；辅以茯苓、紫苏散寒行气，辟秽祛湿；佐以生薏苡仁、木瓜理脾行湿，舒筋活络，苍术、黄柏、防己益肾祛水，吴茱萸温肝肾、燥湿浊，桔梗宣肺气而利水；牛膝引药下行直达病所，为使药。全方共奏降气行水、祛湿消肿、舒筋活络、散寒温经之功效。

[**加减运用**] 湿郁化热，症见足胻肿胀灼热，口干口渴，舌质红、苔黄，脉滑数者，可去吴茱萸、苍术，加重黄柏为 12g，另加木通、泽泻、连翘、滑石等；兼有肾虚而腰酸腿软，足跟疼痛，尺脉弱者，可去桔梗、黄柏，加桑寄生、川续断、杜仲等，或兼服济生肾气丸；若足胻浮肿，并见青筋怒张或皮下青色脉络缕缕，舌质黯或有瘀斑者，可加红花、赤芍、泽兰、瞿麦、白茅根等。

[**验案举例**] 党某某，男，55 岁，工人，1980 年 5 月 23 日初诊。1966 年始左下肢浮肿 10 余年，以后渐至双足及下肢均浮肿胀痛，麻木筋挛，步履艰难，双足浮肿而至夏天不能穿单鞋而穿棉鞋。近 4 年来加重，每到夏季即复发，逢雨天更加重。西医诊断为"下肢静脉回流受阻"。曾服多种中西药物均不效，西医建议手术治疗。今又发作如上述，且有头晕。观其舌苔薄白，切其六脉皆弦。约其每年夏季来治，连治 3 年。

辨证：湿邪下注，络脉郁阻，气机不畅而致足胻肿痛。属中医脚气病范畴。

治法：降浊利湿行气，佐以益肾。

处方：焦槟榔 12g，木瓜 10g，茯苓 20g，生薏苡仁 30g，防己 10g，吴茱萸 6g，苍术 6g，炒黄柏 10g，桑寄生 20g。

二诊（1980 年 6 月 3 日）：足胻浮肿沉重感均减轻，舌苔薄白，脉沉细弦。上方茯苓改为 30g，苍术改为 9g。继服 6 剂。

三诊（1980年6月17日）：头晕及下肢浮肿均明显减轻，足胕仍感发胀。上方改焦槟榔15g，加红花6g，服12剂。

1980年夏共服上述中药68剂，症状消失。1981年、1982年夏天均服上述中药预防。追访3年，未见复发。

索　引